**Wohnungspolitik
und regionale Siedlungsentwicklung**

CIP-Kurztitelaufnahme der Deutschen Bibliothek

Wohnungspolitik und regionale Siedlungsentwicklung. –
Hannover: Vincentz, 1982.
   (Veröffentlichungen der Akademie
   für Raumforschung und Landesplanung:
   Forschungs- und Sitzungsberichte; Bd. 146)
   ISBN 3-87870-507-7

NE: Akademie für Raumforschung und
Landesplanung ⟨Hannover⟩: Veröffentlichungen
der Akademie für Raumforschung und
Landesplanung/Forschungs- und Sitzungsberichte

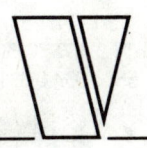

VERÖFFENTLICHUNGEN
DER AKADEMIE FÜR RAUMFORSCHUNG UND LANDESPLANUNG

Forschungs- und Sitzungsberichte
Band 146

Wohnungspolitik und regionale Siedlungsentwicklung

CURT R. VINCENTZ VERLAG · HANNOVER · 1982

Zu den Autoren dieses Bandes

Jürgen Friedrichs, Dr. phil., Professor, Institut für Soziologie der Universität Hamburg, Korrespondierendes Mitglied der Akademie für Raumforschung und Landesplanung.

Josef Schmid, Dr. phil., Dr. rer. oec. habil., Dipl.-Volksw., Professor, Lehrstuhl für Bevölkerungswissenschaft der Universität Bamberg.

Volker Kreibich, Dr. rer. nat., Professor an der Universität Dortmund, Abteilung Raumplanung.

Karl-Heinz Dehler, Dr. phil., federführender Stadtentwicklungsplaner der Stadt Hanau.

Helmut W. Jenkis, Dr. rer. pol., Professor, Verbandsdirektor, Verband niedersächsisch-bremischer Wohnungsunternehmen e.V., Hannover, Korrespondierendes Mitglied der Akademie für Raumforschung und Landesplanung.

Peter Knauer, Dipl.-Geogr., Wissenschaftlicher Angestellter, Fachgebietsleiter im Umweltbundesamt Berlin.

Hans Hellberg, Dr. rer. pol., Dipl.-Volkw., Geschäftsführer, Neue Heimat International Wohnungs- und Siedlungsgesellschaft m.b.H., Hamburg, Korrespondierendes Mitglied der Akademie für Raumforschung und Landesplanung.

Hans-Gottfried von Rohr, Dr. rer. nat., Leiter der Abteilung Langfristige Aufgabenplanung im Planungsstab der Senatskanzlei Hamburg, Korrespondierendes Mitglied der Akademie für Raumforschung und Landesplanung.

Lidwina Kühne-Büning, Dr. rer. pol., Lehrbeauftragte der Ruhr-Universität Bochum.

Gerd Turowski, Dr.-Ing., Baudirektor, Referent für Raumordnung und Landesplanung beim Senator für das Bauwesen, Bremen, Korrespondierendes Mitglied der Akademie für Raumforschung und Landesplanung.

Reinhold Koch, Dr. phil., Dipl.-Geogr., Oberregierungsrat, Referent im Bayerischen Staatsministerium für Landesentwicklung und Umweltfragen, München.

Karlheinz Witzmann, Dr. rer. pol., Dipl.-Volkw., Abteilungsdirektor, Leiter der Abteilung Landesentwicklung und Umweltfragen der Regierung von Oberbayern, München, Korrespondierendes Mitglied der Akademie für Raumforschung und Landesplanung.

Eckart Güldenberg, Dr.-Ing., Sachgebietsleiter in der Abteilung Regionalplanung beim Zweckverband Großraum Hannover.

Best.-Nr. 507
ISBN 3-87870-507-7
ISSN 0344-0311

Alle Rechte vorbehalten · Curt R. Vincentz Verlag, Hannover 1982
© Akademie für Raumforschung und Landesplanung, Hannover
Gesamtherstellung: Druckerei Josef Grütter GmbH & Co KG, Hannover
Auslieferung durch den Verlag

INHALTSVERZEICHNIS

	Seite
Vorwort *Jürgen Friedrichs*	VII

Teil I : Rahmenbedingungen

1. Demographische Rahmenbedingungen der Wohnungspolitik und Regionalentwicklung
   Josef Schmid 1

2. Determinanten des Standortverhaltens von Haushalten
   Volker Kreibich 19

3. Vorbereitung und Realisierung der Bauleitplanung: Zeitverzögerungen als Ursache räumlicher und sozialstruktureller Fehlentwicklungen
   Karl-Heinz Dehler 45

4. Die ökonomischen Rahmenbedingungen des Wohnungsbaues
   Helmut W. Jenkis 79

5. Ökologische Rahmenbedingungen der Siedlungspolitik
   Peter Knauer 103

Teil II : Wirkung wohnungspolitischer und raumplanerischer Instrumente

6. Instrumente der Wohnungsbauförderung in der Bundesrepublik Deutschland
   Hans Hellberg 127

7. Wohnungspolitische und städtebauliche Maßnahmen in großstädtischen Altbaugebieten in ihrem Einfluß auf Wanderungsbewegungen der Bevölkerung
   Hans-Gottfried von Rohr 153

8. Der Wohnungsneubau in seinem Einfluß auf die räumlich differenzierte Siedlungsentwicklung
   Lidwina Kühne-Büning 167

9. Raumordnerische Instrumente in ihrer Bedeutung für den Wohnungsbau
   Gerd Turowski 193

Teil III: Fallstudien

10. Wohnungsversorgung in der Bundesrepublik Deutschland im regionalen Vergleich
    Reinhold Koch 205

11. Siedlungspolitik und Regionalentwicklung, dargestellt am Raume München
    Karlheinz Witzmann 233

12. Siedlungsentwicklung in Abhängigkeit wohnungspolitischer und kommunaler Rahmenbedingungen, dargestellt am Raume Hannover
    Eckart Güldenberg 273

Empfehlungen des Arbeitskreises „Siedlungspolitik und Regionalentwicklung" 307

Mitglieder des Arbeitskreises „Siedlungspolitik und Regionalentwicklung"

Prof. Dr. J. Friedrichs (Leiter)

Dr. H.-G. von Rohr (Stellv. Leiter)

Dr. W. Droth (Geschäftsführer)

Dr. K.-H. Dehler

Dr. E. Güldenberg

Dr. H. Hellberg

Prof. Dr. J. Heuer

Prof. Dr. H. W. Jenkis

Dipl.-Geograph P. Knauer

Dr. R. Koch

Prof. Dr. V. Kreibich

Dr. L. Kühne-Büning

Prof. Dr. J. Schmid

Dipl.-Geograph W. Schultes

Dr. G. Turowski

Dr. K. Witzmann

Der Arbeitskreis stellt sich seine Aufgaben und Themen und diskutiert die einzelnen Beiträge mit den Autoren. Die wissenschaftliche Verantwortung für jeden Beitrag trägt der Autor allein.

Vorwort

Der Arbeitskreis „Siedlungspolitik und Regionalentwicklung" der AKADEMIE FÜR RAUMFORSCHUNG UND LANDESPLANUNG wurde Ende 1978 in einer Zeit gegründet, als Regional- und Stadtentwicklungsplaner in fast allen Verdichtungsräumen der Bundesrepublik Deutschland feststellten: Die Wohnungsmarktsituation verschlechterte sich in Teilen in erheblichem Ausmaß.

Dem Arbeitskreis war die Aufgabe gestellt, in der sich verstärkenden Diskussion über diese Tatsache zu verdeutlichen, daß es sich dabei keineswegs allein um ein Problem der Wohnungspolitik handelt. Vielmehr geht es um sehr enge Wechselwirkungen zwischen Wohnungsversorgung einerseits und regionaler Siedlungsentwicklung andererseits. Der Arbeitskreis konzentrierte sich in seiner gut dreijährigen Tätigkeit bald auf die Frage, wie wohnungspolitische Ziele und Maßnahmen klein- und großräumig differenziert wirksam werden. Ausschlaggebend für diese Schwerpunktbildung war, daß sich im Bereich der Wohnungswirtschaft und Wohnungspolitik beinahe unabhängig von der Regional- und Stadtentwicklungsplanung anerkannte Meinungen und vor allem gesetzlich fundierte Verfahrensweisen herausgebildet hatten, die von ganz erheblicher Bedeutung für die kommunal und regional differenzierte Siedlungsentwicklung sind, ohne daß dies in der Vergangenheit immer berücksichtigt worden ist.

Die Grundfrage lautet: Welchen Einfluß hat die Wohnungspolitik auf die Entwicklung großstädtischer Ballungsräume, also auf die Standorte und die Struktur der Wohnungen? Diese Fragestellung ist deshalb bedeutsam, weil damit auch die Umzüge und Wanderungen in Ballungsräumen mitbestimmt werden. Um diese Frage beantworten zu können, wurde untersucht, welche Wirkungen

- die wohnungspolitischen Instrumente,

- die städtebaulichen und landesplanerischen Instrumente sowie dabei

- die demographischen, ökonomischen, ökologischen und institutionellen Rahmenbedingungen haben.

Die Untersuchungen konzentrierten sich folgerichtig auf die großstädtischen Ballungsgebiete in der Bundesrepublik Deutschland. Wenn man davon ausgehen muß, daß den raumbedeutsamen Wirkungen der Wohnungspolitik bislang eine zu geringe Bedeutung in den einschlägigen Diskussionen und Entscheidungen beigemessen wurde, so ist das um so gravierender, als umgekehrt die Wohnungspolitik und die dadurch gesteuerte Entwicklung des Wohnungsmarktes entscheidende Faktoren der intraregional differenzierten Siedlungsentwicklung sind. Eine Grundthese des Arbeitskreises ist daher, daß der Spielraum der Steuerung der intraregionalen Siedlungsentwicklung, also der Spielraum regionalplanerischer Tätigkeit, sowohl von der Seite der sozialen und demographischen Rahmenbedingungen als auch von der Seite der wohnungspolitischen und auch der politisch-administrativen Rahmenbedingungen in einem Maße eingegrenzt wird, das bisher in der Diskussion nicht ausreichend berücksichtigt wurde.

In Erkenntnis dieser Zusammenhänge werden die Ergebnisse der Beratungen im Arbeitskreis unter dem Titel „Wohnungspolitik und regionale Siedlungsentwicklung" veröffentlicht.

In zweierlei Hinsicht wurde der Versuch unternommen, den vorliegenden Ergebnisband besonders aussagekräftig zu gestalten:

1) Die Mitglieder des Arbeitskreises – nach Art der Akademie interdisziplinär aus Demographen, Geographen, Regionalplanern, Soziologen und Wohnungswirtschaftlern zusammengesetzt – einigten sich auf einen einheitlichen und systematischen Aufbau des Berichtsbandes, dessen Einzelteile von den Arbeitskreismitgliedern zur Bearbeitung übernommen wurden.

2) Die Ergebnisse der einzelnen Kapitel wurden zu Empfehlungen verdichtet, die der Arbeitskreis an die beteiligten Politikbereiche richtet.

In der Arbeit und Gestaltung dieses Bandes haben sich die Mitglieder des Arbeitskreises an einem einfachen Grundschema der Zusammenhänge zwischen Wohnungspolitik und regionaler Siedlungsentwicklung orientiert.

Schema der Zusammenhänge von Wohnungspolitik und regionaler Siedlungsentwicklung

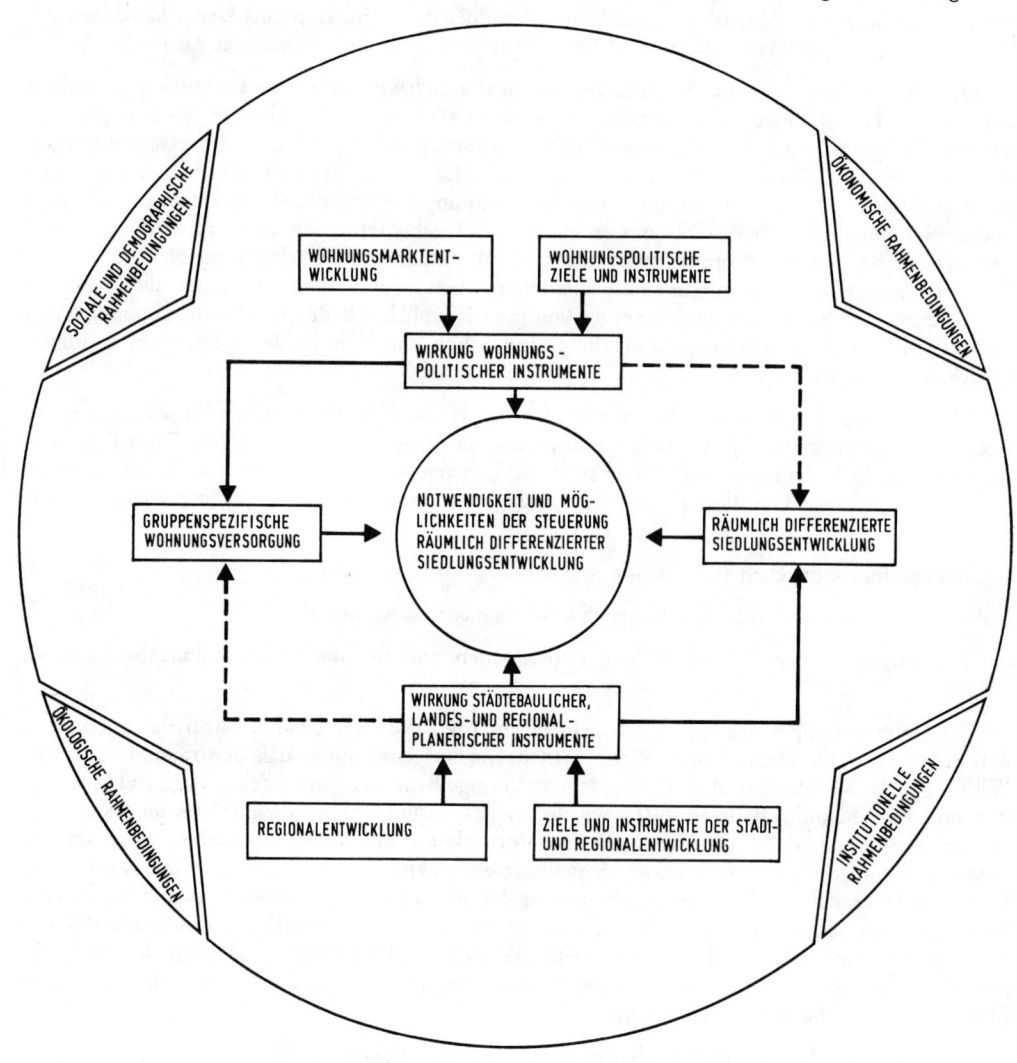

Der *erste Hauptteil* enthält Aufsätze, in denen die Rahmenbedingungen der Wohnungspolitik und der regionalen Siedlungsentwicklung dargestellt werden:

– demographische Rahmenbedingungen, z. B. Veränderungen im Haushaltsaufbau;

– soziale Rahmenbedingungen, z. B. das Nachfrageverhalten von Haushalten;

– ökonomische Rahmenbedingungen, z. B. Entwicklungen der Bodenpreise und der Bautätigkeit;

– ökologische Rahmenbedingungen, z. B. die Verknappung natürlicher Ressourcen;

– institutionelle Rahmenbedingungen, z. B. die Wirkungen von Planungs- und Baustandards.

Bei den sozialen Rahmenbedingungen wurden vor allem das Nachfrageverhalten der Haushalte, bei den zahlreichen institutionellen Rahmenbedingungen insbesondere die Zeitverzögerungen in der Planung behandelt.

Im *zweiten Hauptteil* werden die Wirkungen von Instrumenten untersucht. Dazu wird zunächst das umfangreiche wie gleichermaßen in seinen Folgen widersprüchliche Instrumentarium der Wohnungspolitik dargestellt. In der Analyse der wohnungspolitischen Ziele und Instrumente werden drei Probleme behandelt: 1. die Verteilung der unterschiedlichen sozialen Gruppen auf die Wohnungen (Belegungspolitik); 2. in welchem Umfang, welcher Struktur und an welchen Standorten neue Wohnungen gebaut werden sollen; 3. wie die Nutzungsdauer bestehender Wohnungen verlängert bzw. der Abriß von Wohnungen gesteuert werden könnte. Bei allen drei Problemen geht es immer wieder darum, zu fragen, nach welchen Kriterien der öffentlich geförderte Wohnungsbestand verteilt werden soll.

Die Auseinandersetzung mit wohnungspolitischen Zielen und Instrumenten soll aufdecken, wie die wohnungspolitischen Entscheidungen bzw. das Handeln einzelner Gruppen auf dem Wohnungsmarkt bei gegebenen Rahmenbedingungen die Standorte und die Struktur der Wohnungen – und damit das Ausmaß und die Richtung intraregionaler Wanderungsbewegungen – beeinflussen.

Diese Probleme werden getrennt für den Altbau und für den Neubau untersucht. Für beide Bereiche war es erforderlich, die jeweiligen Instrumente systematisch darzustellen, die ihnen zugrundeliegenden wohnungspolitischen Ziele herauszuarbeiten und die Rahmenbedingungen des Maßnahmeeinsatzes zu bestimmen. Im Mittelpunkt der Analyse stehen – darauf aufbauend – die Fragen, ob die Instrumente direkt oder indirekt Wanderungsbewegungen auslösen und wie dementsprechend die Wirkung auf die intraregional differenzierte Entwicklung von Siedlungen zu beurteilen ist. Dabei sollten sowohl die Entwicklungen der 70er Jahre als auch die in den kommenden Jahren zu erwartenden Entwicklungen erörtert werden. Im Anschluß daran wird noch einmal das Instrumentarium der Raumordnung auf seine Auswirkungen auf den Wohnungsbau hin untersucht.

Der *dritte Hauptteil* enthält zwei Fallstudien über die Regionen München und Hannover. Sie sollen dazu dienen, die allgemeineren Aussagen des Arbeitskreises in den beiden ersten Teilen anhand zweier Regionen historisch-empirisch zu verfolgen. Da die Probleme in den einzelnen Ballungsgebieten unterschiedlich sind, wurden die Region München mit einem stark belasteten und die Region Hannover mit einem weniger belasteten Wohnungsmarkt ausgewählt. Beide weisen eine Vielzahl von Problemen und ein Mischsystem der angewendeten Instrumente auf.

Vorausgestellt wird den Fallstudien eine Klassifikation der Einheiten des Bundesraumordnungsprogramms. Diese Regionen werden nach unterschiedlichen Merkmalen, z. B. der Wohnraumversorgung und des Arbeitsmarktes, gekennzeichnet. Diese Klassifikation erlaubt es auch, die beiden ausgewählten Regionen der darauf folgenden Fallstudien den einzelnen Typen der Klassifikation zuzuordnen und damit auch, sie zumindest auf die Regionen gleichen Typs zu verallgemeinern.

Ein besonderer Stellenwert kommt dem letzten Teil dieser Veröffentlichung zu: den *Empfehlungen*. Es werden hier die bislang ermittelten beabsichtigten und nichtbeabsichtigten Folgen des Einsatzes einzelner Instrumente erörtert. Dabei wird versucht, einerseits die Einflüsse der sich verändernden Rahmenbedingungen zu berücksichtigen, andererseits die angesprochenen Unterschiede in der Struktur der einzelnen Ballungsräume einzubeziehen.

Die Beiträge in diesem Band konnten die Wirkungszusammenhänge zwischen Wohnungspolitik und regionaler Siedlungsentwicklung nicht erschöpfend behandeln. Dennoch dürfte es gelungen sein, wesentliche, bislang jedoch nur ungenügend untersuchte Wechselbeziehungen zwischen beiden Politik- bzw. Planungsbereichen vor dem Hintergrund der aktuellen und künftigen Rahmenbedingungen deutlich zu machen. Die Ergebnisse des Arbeitskreises wurden im Januar 1982 in einer Sitzung der Sektion IV „Siedlungsräume" der Akademie zur Diskussion gestellt (als Arbeitsmaterial Nr. 56 unter dem Titel „Disharmonien zwischen Wohnungspolitik und Regionalentwicklung" von der ARL veröffentlicht). Der Verlauf dieser Diskussion gibt berechtigten Anlaß zu der Hoffnung, daß der vorliegende Berichtsband speziell der Planungspraxis weiterführende Impulse vermitteln und zur zwingend notwendigen Fortsetzung der Diskussion anregen kann.

Der Redaktionsschluß für alle Beiträge war der 31. März 1982. Ergebnisse der laufenden politischen Diskussion und Entwicklungen nach diesem Zeitpunkt konnten also nicht mehr berücksichtigt werden.

Zur abschließenden Beratung der Beiträge und insbesondere des Empfehlungsteiles am Schluß dieses Bandes wurde eine Redaktionsgruppe gebildet, der neben dem Arbeitskreisleiter die Herren DROTH, VON ROHR und SCHOLICH angehörten. Ihnen – wie allen anderen Mitgliedern des Arbeitskreises – sei für die intensive Mitarbeit gedankt.

Jürgen Friedrichs

1. Demographische Rahmenbedingungen der Wohnungspolitik und Regionalentwicklung

von

Josef Schmid, Bamberg

Kurzfassung

Planung und Entwicklung rechnet durchweg mit einem Bevölkerungsfaktor, und zwar mit der Wanderung – streng genommen mit der Binnenwanderung –, die von jeder Maßnahme am Wohnungsmarkt einer Region ausgelöst wird. In dem vorgestellten Beitrag soll eine deutliche Spezifizierung und Differenzierung des Bevölkerungsstandes gegeben werden, die die Fluktuation von Nachfrage und Angebot am Wohnungsmarkt erkennen lassen. Indem der Faktor Wanderung in anderen Zusammenhängen seine Behandlung erfährt, werden „Demographische Rahmenbedingungen" auf natürliche Bevölkerungsbewegung beschränkt und gleichzeitig mit neuen Inhalten versehen.

Natürliche oder „biosoziale" Bewegung umfaßt die Geburtenentwicklung (Fruchtbarkeit) und Sterblichkeit. Beide Faktoren setzen sich aus „Ereignissen" zusammen, die in ihrer Summe zwar den Bevölkerungsstand bestimmen und im Einzelfall aber Veränderungen in der Familien- und Haushaltsstruktur hervorrufen und damit in der Struktur des Wohnungsbedarfs.

Sterblichkeit ist in der Bevölkerung konstant niedrig; in der Ausländerbevölkerung noch niedriger, weil in ihr Altenjahrgänge äußerst schwach vertreten sind. Die hohe Lebenserwartung, besonders des weiblichen Geschlechts, verstärkt die Tendenz zum Ein-Personen-Haushalt und zu mangelhafter Investition in den Wohnbestand in typischen Rentnerquartieren. Die Geburtenüberschüsse bedeuten einen ständigen Druck auf Infrastruktureinrichtungen und den Wohnungsbedarf. Die 50 % der deutschen Familien, die noch 2 oder mehr Kinder bekommen, geraten in den Druck des Wohnungswechsels, soweit ihnen aus der Kinderzahl untragbare Belastungen erwachsen. Geburtenüberschüsse gehen noch von der ausländischen Bevölkerung aus, deren Fruchtbarkeit mehr als das Doppelte der deutschen beträgt.

Mit den Heiratsverhältnissen und ihrer Einbettung in den Lebens- und Familienzyklus kommt eine dynamischere Sichtweise in das Bedarfsdenken der Wohnungspolitik: bedarfsrelevante Entscheidungen und Ereignisse im Lebenslauf von Personen, die größtenteils in einer Familiengründung münden, verändern analog mit Stationen im Lebensvollzug auch Bedarfsstrukturen im Wohnungsmarkt.

Ziel des Beitrags ist es, über die statische Betrachtungsweise demographischer Randbedingungen hinauszugehen und eine Wohnungspolitik auf demograpische Veränderungen aufmerksam zu machen.

Gliederung

Einleitung

1.1 Bevölkerungsstand

    1.1.1 Das Bevölkerungsvolumen
    1.1.2 Verteilung nach Alter und Geschlecht

1.2 Natürliche Bevölkerungsbewegung

    1.2.1 Geburtenbewegung und differentielle Fruchtbarkeit

        1.2.1.1 Zeitbezogene oder „kohortenspezifische" Fruchtbarkeit
        1.2.1.2 Regionale Unterschiede in der Kinderzahl
        1.2.1.3 Erwerbstätigkeit, Einkommen und Kinderzahl

    1.2.2 Sterblichkeit

1.3 Heiratsverhältnisse

    1.3.1 Status
    1.3.2 Familienzyklus – Lebenszyklus

Einleitung

Unter demographischen Rahmenbedingungen oder Einflußfaktoren wird in der Planungs- und Prognosepraxis meist nur die natürliche Bevölkerungsbewegung, d. h. das Zusammenspiel aus Geburten- und Sterbewerten verstanden. Ihre Darstellung ist, von wenigen Ausnahmen abgesehen[1]), knapp gehalten. Das mag seine Gründe in dem noch unzureichend geklärten Gewicht, das demographischen Faktoren in Wohnungspolitik und Entwicklungsplanung zukommt, haben. Man geht meist davon aus, daß die demographischen Faktoren natürlicher Bevölkerungsbewegung durchweg von kurzfristigeren und unmittelbarer wirkenden Entscheidungsfaktoren aus dem politischen Raum überformt werden, daß Wohnungs- und Siedlungspolitik ihrerseits die demographischen Fakten setzen und – nach Maßgabe raumordnungspolitischer und versorgungspolitischer Normen – die demographische Substanz weitgehend allein ausrichten.

Außerdem soll der Umfang des kommunalen bzw. urbanen Wanderungsgeschehens, das hier nicht behandelt wird[2]), gegenüber den demographischen Veränderungen sogar unbedeutend erscheinen. Laut Planungspraxis sind es die kleinräumlichen Wanderungen, die die Siedlungsplanung spürbarer durchkreuzen als demographische Prozesse aus Altersstruktur und natürlicher Bevölkerungsbewegung.

---

[1]) BOUSTEDT, O.: Grundriß der empirischen Regionalforschung, Teil II, Bevölkerungsstrukturen. Hannover 1975.
BARNER, J.: Einführung in die Raumforschung und Landesplanung. Stuttgart 1975, S. 31 ff.
MYRENNE, E.: Theoretische Grundlagen und Modellentwicklung zur kleinräumigen Bevölkerungsprognose, In: Deutscher Städtetag, Bevölkerungsprognosen als Beiträge zur Stadtentwicklung, Reihe H, Heft 9, Köln 1977, S. 63–89.

[2]) In der Bevölkerungswissenschaft wird vielfach auch die Migrationsbewegung als „demographisches" Phänomen bezeichnet. Migration fällt allerdings aus der „natürlichen Bevölkerungsbewegung" der biologisch bedingten Vorgänge wie Geburt und Tod heraus und wird im angelsächsischen Bereich unter „Sozialdemographie", im deutschen unter Bevölkerungssoziologie oder -wissenschaft thematisiert.

Soweit Bevölkerung nur als zu bewegendes Potential der Wohnungsnachfrage betrachtet wird, mag dieser Gesichtspunkt seine Berechtigung haben. Man wird jedoch nicht ohne gründliche Analyse des Bevölkerungsstandes auskommen. Jedes Planungsvorhaben hat mit einem „demographischen Hinterland" zu rechnen; dabei geht es nicht nur um seine äußere Mobilisierbarkeit, sondern auch um die innere Dynamik eines Bevölkerungsstandes, der auf seine laufende und künftige Entwicklung abzuschätzen und zu berücksichtigen ist. Diese Eigendynamik des demographischen Potentials, deren Gerüst die natürliche Bevölkerungsbewegung darstellt, ist Thema der folgenden Ausführungen; die darin aber eine gewisse Erweiterung erfährt:

Die kommunale Entwicklungsplanung, ihre Wohnungs- und Siedlungspolitik, benutzt seit langem demographische Bestimmungsgrößen in den verschiedensten Prognosemodellen. Der Bevölkerungsbegriff der Raumordnung und Regionalforschung allgemein ist stark geprägt von den Verwaltungskategorien der amtlichen Statistik und vom prognostischen Verwendungszusammenhang der Stadtentwicklungsplanung.

Die ersteren unterliegen den rechtlichen Bestimmungen zur Erfassung des amtlichen Personalstandes von Einwohnern und widerspiegeln nicht zur Gänze die reale Belastung von Regionen und Wohneinheiten – man denke nur an die Differenz von wohnberechtigter Bevölkerung und Familienwohnsitzbevölkerung. Die Prognose ihrerseits verwendet in den meisten Fällen nur das „demographische Skelett" eines Bevölkerungspotentials, d. h. eine über Geburten und Sterbeläufe fortgeschriebene „Basisbevölkerung" und konzentriert sich im übrigen auf die Wanderungsbewegung, die ihr komplexer und kurzfristig raumprägender erscheinen. Die siedlungs- und wohnungspolitisch bedingten Wanderungen wären als eindeutig sozialer und politischer Bevölkerungsfaktor geeignet, jenes schmale Band der natürlichen Bevölkerungsbewegung realistisch zu ergänzen. Hier soll nun der Versuch unternommen werden, den in den meisten Fällen auf Grundvariablen „Fruchtbarkeit" und „Sterblichkeit" reduzierten und dadurch beschränkten Bevölkerungsbegriff mit Hilfe von sozialen Komponenten des Lebens- und Familienzyklus realitätsgerecht zu korrigieren und zu erweitern.

Die Bevölkerungsdynamik erschließt sich aus dem (1) Bevölkerungsstand, der das quantitative Bevölkerungsvolumen, die Alters- und Geschlechtsstruktur enthält und (2) der natürlichen oder „biosozialen" Bewegungen, die über Zugänge (Geburten) und Abgänge (Sterbefälle) der Bevölkerungsdynamik ein bestimmtes demographisches Profil verleiht. Da vor allem die Geburtenbewegung in ihrer rein statistischen Darstellung zu wenig Informationen für Wohnungspolitik und Regionalentwicklung enthält, soll besonders auf (3) Heiratsverhältnisse eingegangen werden, die der Geburtenbewegung zugrundeliegen.

1.1 Bevölkerungsstand

1.1.1 Das Bevölkerungsvolumen

Das Bevölkerungsvolumen, ausgedrückt in absoluten Zahlen, ist die Basis jeder raumpolitischen Versorgungsschätzung. Seine Zu- oder Abnahme muß jedoch genau auf seine Faktoren untersucht werden, um ein siedlungspolitisches Urteil zuzulassen. Es handelt sich jeweils um einen Saldo aus Geburten und Zuzügen zum einen und Sterbefällen und Fortzügen zum andern. Da die Bundesrepublik Deutschland ihren Bevölkerungsstand ab 1974 nicht halten und auch in kaum einem Landkreis mehr Geburtenüberschüsse verzeichnen kann, kann von einem Bevölkerungsdruck („Population Pressure"), der von der demographischen Dynamik des Bevölkerungsvolumens ausgeht, nicht gesprochen werden.

Druck auf Ressourcen geht eher aus von Bevölkerungsneuverteilung (im Zuge sozialökologischer Prozesse), von steigenden Erwartungen und Ansprüchen der Erwerbsbevölkerung und der Neufestsetzung von Standards im Zuge der Generationenablöse.

Tab. 1 *Wohnbevölkerung (im Bundesgebiet) nach Deutschen und Ausländern (1970 bis 1979)*

Bevölkerungs-gruppen	Einheit	30. Sept. 1970	30. Sept. 1973	30. Sept. 1974	30. Sept. 1975	30. Sept. 1976	30. Sept. 1977	30. Sept. 1978	30. Sept. 1979
Wohnbevölkerung	1 000	60 907,2	62 088,6	62 048,1	61 746,0	61 489,6	61 389,0	61 331,9	61 402,2
davon									
Deutsche	1 000	57 930,7	58 122,4	57 920,7	57 656,4	57 541,3	57 440,7	57 350,8	57 258,4
Ausländer	1 000	2 976,5	3 966,2	4 127,4	4 089,6	3 948,3	3 948,3	3 981,1	4 143,8
	%	4,9	6,4	6,7	6,6	6,4	6,4	6,5	6,7

Quelle: Der Bundesminister des Innern (BMI): Bericht über die Bevölkerungsentwicklung in der Bundesrepublik Deutschland, 1. Teil, DS 8/4437, 8. 8. 1980, S. 9.

Auch in der Bundesrepublik Deutschland gewinnt die Analyse des Bevölkerungsvolumens nach ihrer ethnischen Zusammensetzung steigende Bedeutung: der Anteil der Ausländerpopulation an den Bewegungen der Gesamtbevölkerung im Bundesgebiet. Der Bevölkerungszuwachs zwischen 1961 und 1970 um 4,5 Millionen war noch zum größeren Teil auf jährliche Geburtenüberschüsse (2,9 Millionen) zurückzuführen. Seit 1971 übersteigt in der deutschen Bevölkerung die Zahl der Sterbefälle die der Geburten, die ausländische Wohnbevölkerung dagegen verzeichnet starke Geburtenüberschüsse: 1978 gab es ca. 210 000 mehr deutsche Sterbefälle als Geburten, während die Ausländerpopulation im selben Jahr einen Geburtenüberschuß von 67 000 aufwies. Seit 1974 beträgt die Gesamtzahl der Ausländer im Bundesgebiet 4,1 Millionen, das sind 6,7 % der Wohnbevölkerung. Sie sank zwischenzeitlich aufgrund des Anwerbestops und der verstärkten Abwanderung von Arbeitskräften, die aber durch Familienzusammenführung und nach wie vor hohe Geburtenzahl wieder aufgeholt wurde.

Es scheint unnötig, an dieser Stelle auf die Verteilung der Bevölkerung einzugehen und ihren Verstädterungsgrad darzustellen. Es sei nur so viel bemerkt, daß seit Ende der 60er Jahre bei rasch sinkenden Geborenenziffern keine nennenswerte Zuwanderung in den Verdichtungsräumen zu verzeichnen ist – bei gleichzeitiger Abwanderung aus den Innenstädten.

Zum landläufigen sozialen Problem wurde jedoch die starke Konzentration ausländischer Bevölkerung in den Verdichtungsräumen, wo ihr Anteil ihren Bundesdurchschnitt bis zum dreifachen übersteigt (so im Raum Frankfurt–Offenbach bis zu 20 %). Es sind vor allem Quartiere mit überwiegendem Altbaubestand und Wohnungseinheiten mit deutlichem Substandard, in den sie einsickern.

1.1.2 Verteilung nach Alter und Geschlecht

Neben den groben Bestandsfaktoren ist die in der Alterspyramide abgebildete Alters- und Geschlechtsverteilung zu beachten. Sie bildet im Rückblick auf eine maximale Lebenslänge das demographische Schicksal der Nation ab. Die deutsche Bevölkerungspyramide bietet das Bild eines schütteren Tannenbaums: 2 Weltkriege und eine Weltwirtschaftskrise sorgten für Einbrüche in den entsprechenden Jahrgangsstärken. Der ab 1965 meßbare und fortschreitende Geburtenrückgang verdünnte den Pyramidensockel zum „Baumstamm", der die jugendstarken Nachkriegsjahrgänge ins Erwerbsalter und schließlich einmal ins Rentenalter treibt.

Als Beispiel einer Alterspyramide und ihre summerische und prozentuelle Verteilung dienen die jüngsten Ergebnisse des Freistaates Bayern (s. Tab. 2 und Schaubild 1).

Tab. 2 Wohnbevölkerung am 31. 12. 1980
nach Altersgruppen – Bayern insgesamt

Alter von .. bis unter .. Jahren	Personen					
	insgesamt		männlich		weiblich	
	Zahl	%	Zahl	%	Zahl	%
Bevölkerung insgesamt						
0 – 6	647 742	5,9	331 301	6,3	316 441	5,6
6 – 15	1 325 818	12,1	679 091	13,0	646 727	11,3
15 – 18	563 231	5,2	290 044	5,5	273 187	4,8
18 – 25	1 223 160	11,2	630 604	12,1	592 556	10,4
25 – 30	769 276	7,0	393 302	7,5	375 974	6,6
30 – 40	1 483 613	13,6	766 873	14,7	716 740	12,6
40 – 50	1 540 692	14,1	786 480	15,0	754 212	13,2
50 – 65	1 712 996	15,7	746 474	14,3	966 522	17,0
65 u. mehr	1 661 623	15,2	604 800	11,6	1 056 823	18,5
zusammen	10 928 151	100	5 228 969	100	5 699 182	100
darunter						
0 – 18	2 536 791	23,2	1 300 436	24,8	1 236 355	21,7
18 – 65	6 729 737	61,6	3 323 733	63,6	3 406 004	59,8
18 u. mehr	8 391 360	76,8	3 928 533	75,2	4 462 827	78,3
Deutsche						
0 – 6	583 431	5,7	298 482	6,2	284 949	5,3
6 – 15	1 219 664	11,9	623 646	12,9	596 018	11,1
15 – 18	530 804	5,2	271 638	5,7	259 166	4,8
18 – 25	1 140 307	11,2	582 726	12,1	557 581	10,3
25 – 30	688 800	6,7	352 917	7,3	335 883	6,2
30 – 40	1 312 519	12,9	665 201	13,8	647 318	12,0
40 – 50	1 441 486	14,1	719 700	14,9	721 786	13,4
50 – 65	1 659 641	16,2	713 928	14,8	945 713	17,5
65 u. mehr	1 640 966	16,1	594 686	12,3	1 046 280	19,4
zusammen	10 217 618	100	4 822 924	100	5 394 694	100
darunter						
0 – 18	2 333 899	22,8	1 193 766	24,8	1 140 133	21,2
18 – 65	6 242 753	61,1	3 034 472	62,9	3 208 281	59,4
18 u. mehr	7 883 719	77,2	3 629 158	75,2	4 254 561	78,8
Nichtdeutsche						
0 – 6	64 311	9,0	32 819	8,1	31 492	10,3
6 – 15	106 154	14,9	55 445	13,7	50 709	16,7
15 – 18	32 427	4,6	18 406	4,5	14 021	4,6
18 – 25	82 853	11,7	47 878	11,8	34 975	11,5
25 – 30	80 476	11,3	40 385	9,9	40 091	13,2
30 – 40	171 094	24,1	101 672	25,0	69 422	22,8
40 – 50	99 206	14,0	66 780	16,5	32 426	10,6
50 – 65	53 355	7,5	32 546	8,0	20 809	6,8
65 u. mehr	20 657	2,9	10 114	2,5	10 543	3,5
zusammen	710 533	100	406 045	100	304 488	100
darunter						
0 – 18	202 892	28,5	106 670	26,3	96 222	31,6
18 – 65	486 984	68,6	289 261	71,2	197 723	64,9
18 u. mehr	507 641	71,5	299 375	73,7	208 266	68,4

Quelle: Bayer. Statistisches Landesamt: Altersstruktur der Bevölkerung Bayerns – Stand: 31. 12. 1980. Statistische Berichte, Juni 1981, S. 243.

Schaubild 1 *Altersaufbau der Bevölkerung Bayerns am 31. Dezember 1980*
(Gebietsstand 31. Dezember 1980)

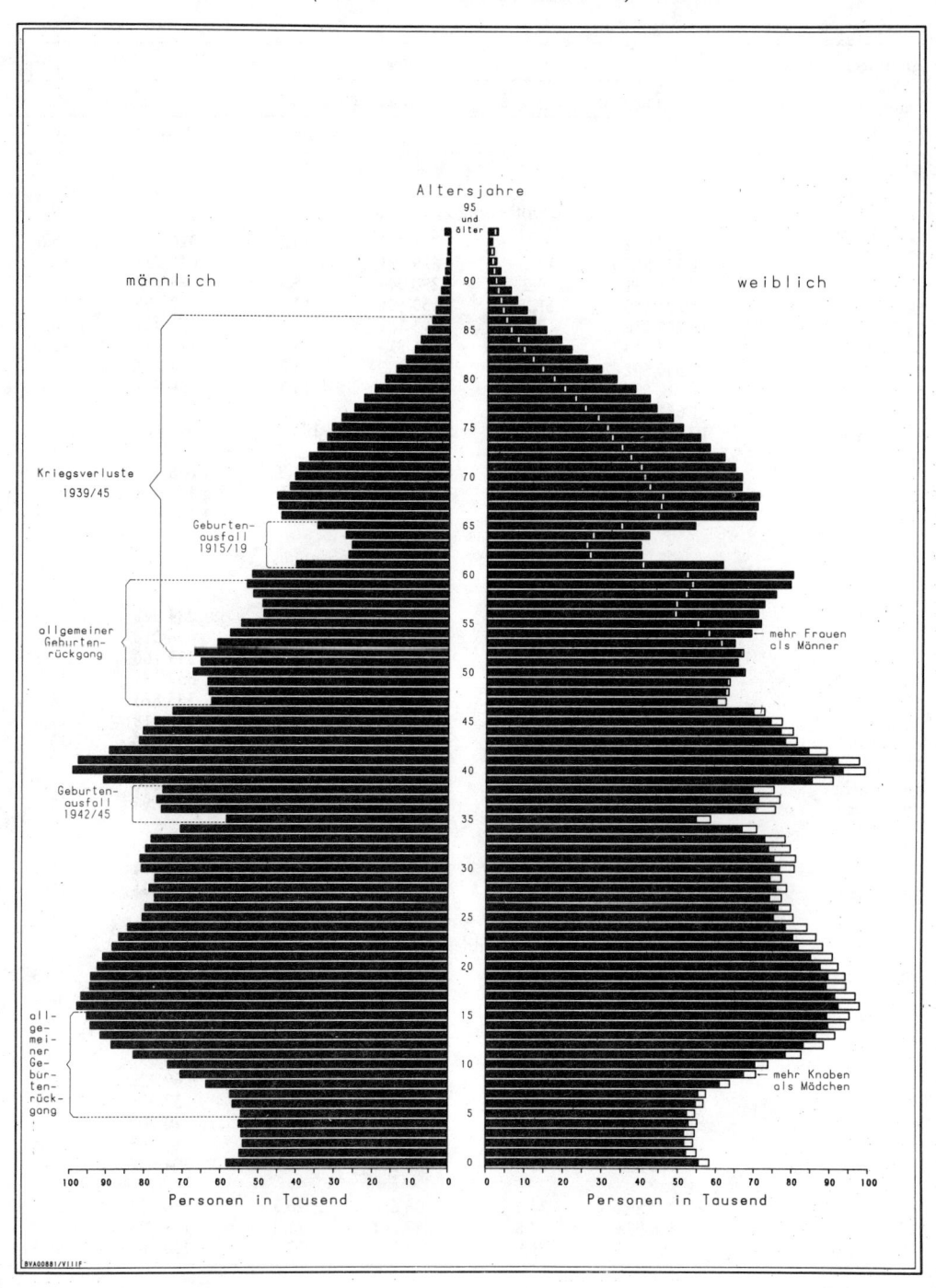

Quelle: Bayer. Statistisches Landesamt, a. a. O., im Anhang.

Bemerkenswert ist die Alters- und Geschlechtsverteilung der Ausländerpopulation („Nichtdeutsche"). Der Männerüberschuß in der ersten Gastarbeitergeneration ist weitgehend beseitigt. Der Anteil der 30–40jährigen beiderlei Geschlechts liegt um ca. ⅔ höher als in der deutschen Bevölkerung. Der geringere Anteil an Altenjahrgängen in der ausländischen Bevölkerung vermehrt auch ihre Geburtenüberschüsse.

Die Alterspyramide des Bundes ist mit denen der Länder und der einzelnen Regierungsbezirke weitgehend strukturgleich. Erst auf der Ebene einzelner Stadtteile machen sich völlig andere Strukturen bemerkbar, etwa in Form eines überhöhten Altenanteils, der die Pyramide „kopflastig" macht, oder in Industriequartieren mit hohem Gastarbeiteranteil, der in der Pyramide eine Ausbuchtung der jüngeren männlichen Erwerbsfähigenjahrgänge verursacht.

Schaubild 2 *Altersaufbau der Bevölkerung in Neubaugebieten zur Gesamtstadt*

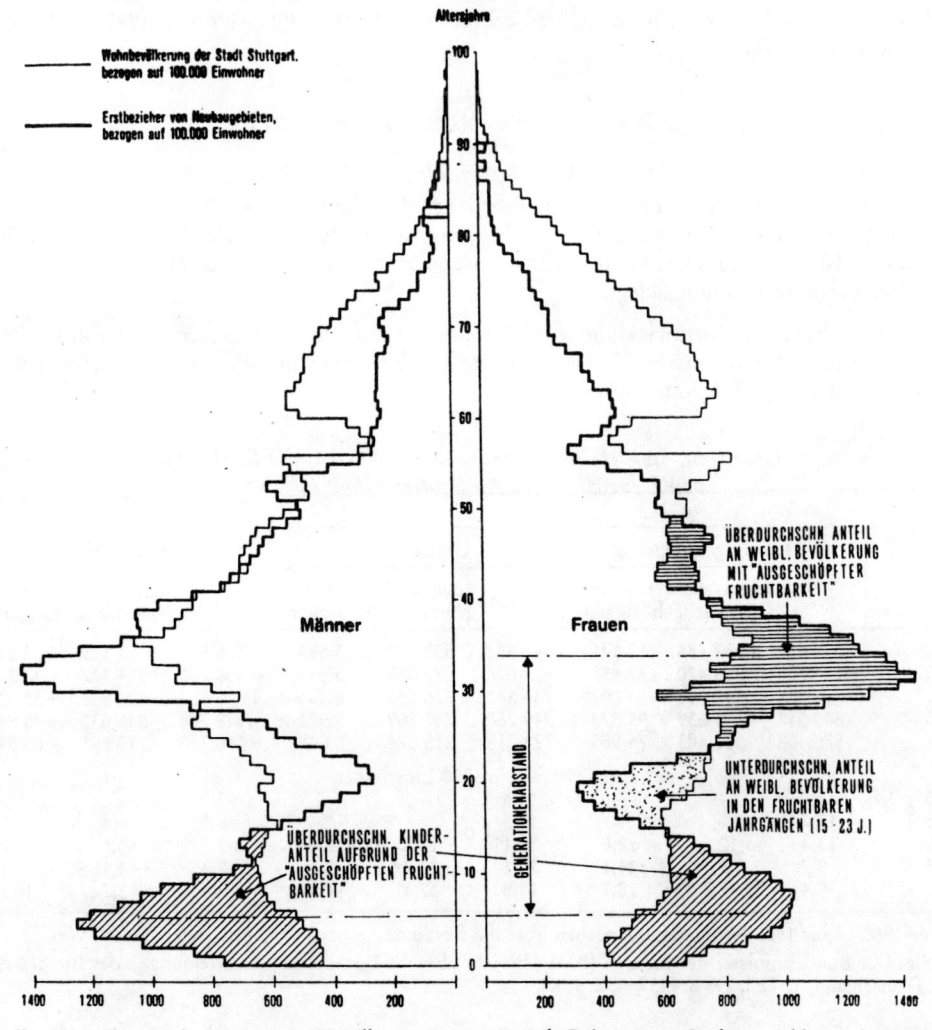

Quelle: Deutscher Städtetag (Hrsg.): Bevölkerungsprognosen als Beiträge zur Stadtentwicklungsplanung. Reihe H, DST-Beiträge zur Statistik und Stadtforschung, Heft 9, Köln 1977, S. 85.

Neubaugebiete haben ebenfalls eine charakteristische Pyramide. Sie weist einen durch Zugang bedingten überdurchschnittlich hohen Anteil verheirateter Frauen mit erbrachter Geburtenzahl (1,4 bis 2,0 Kinder) aus, was auch den entsprechenden Männeranteil und die Jugendjahrgänge beiderlei Geschlechts erhöht[3]).

Der Alters- und Geschlechtsverteilung wohnen *Struktureffekte* inne. Darunter versteht man bestimmte Geburten- und Sterblichkeitsbewegungen, die von Jahrgangsstärken einer Alterspyramide ausgelöst werden: starke Jugendjahrgänge verstärken die Heiratsfähigkeitsjahrgänge und damit die Geburten in der nächsten Generation.

Solche Struktureffekte dürfen nicht für Verhaltensweisen der Bevölkerung genommen werden. Wir befanden uns gerade in einer strukturbedingten Wirkungsphase: steigende Anzahl von Eheschließungen und steigende Geburtenzahlen sind gegenwärtige Folgen des Geburtenberges bis Ende der 60er Jahre. Die relativ hohe Sterbeziffer der Bundesrepublik Deutschland von 11,6 (auf tausend) gegenüber Sterbeziffern um 7 a. t. in lateinamerikanischen Staaten zeigt ein stagnierendes Bevölkerungswachstum mit relativ hohen Altenjahrgängen an. In den Agglomerationen im Bundesgebiet sind aufgrund der Altersverteilung die Sterbeziffern überdurchschnittlich hoch (1980 in Hamburg 14,3 a. t., in Berlin (West) 18,2 a. t.).

1.2 Natürliche Bevölkerungsbewegung

1.2.1 Geburtenbewegung und differentielle Fruchtbarkeit

In Absehung von Migrationsprozessen liegt jeder Bevölkerungsbewegung das Zusammenspiel von Geburten- und Sterbewerten zugrunde. Mit ihm ist jeweils ein soziales Entwicklungsstadium bezeichnet, das ein bestimmtes Sterblichkeitsniveau aufweist und eine entsprechende Familienform und Nachwuchserzeugung nahelegt.

Die deutsche Geburtenentwicklung wurde bereits als niedrig und – gemessen am Sterblichkeitsniveau – als defizitär charakterisiert. Diese niedrigste Kombination von Geborenen- und Sterbeziffern im Weltmaßstab zeigt folgende Entwicklung:

Tab. 3 *Geburten, Sterbefälle und Saldo der Geburten und Sterbefälle von Deutschen und Ausländern (1960 bis 1978)*

Jahr	Lebendgeborene			Gestorbene			Geburtensaldo		
	insgesamt	deutscher Staatsangehörigkeit	fremder Staatsangehörigkeit	insgesamt	deutscher Staatsangehörigkeit	fremder Staatsangehörigkeit	insgesamt	deutscher Staatsangehörigkeit	fremder Staatsangehörigkeit
1960	968 629	957 488	11 141	642 962	639 369	3 593	+325 667	+318 119	+ 7 548
1965	1 044 328	1 006 470	37 858	677 628	672 093	5 535	+366 700	+334 377	+32 323
1970	810 808	747 801	63 007	734 843	726 838	8 005	+ 75 954	+ 20 963	+55 002
1975	600 512	504 639	95 873	749 260	740 269	8 991	−148 748	−235 630	+86 882
1978	576 468	501 483	74 985	723 218	715 174	8 044	−146 750	−213 691	+66 941
				je 1000 Einwohner					
1960*)	17,4	–	–	11,6	–	–	+5,9	–	–
1965*)	17,7	–	–	11,5	–	–	+6,2	–	–
1970	13,4	12,8	22,5	12,1	12,5	2,9	+1,3	+0,4	+19,6
1975	9,7	8,7	24,1	12,1	12,8	2,3	−2,4	−4,1	+21,8
1978	9,4	8,7	18,7	11,8	12,5	2,0	−2,4	−3,7	+16,7

*) Für 1960/62 bis 1966 liegen keine Angaben über die Bevölkerung nach der Staatsangehörigkeit vor.
Quelle: Der Bundesminister des Innern (BMI), Bericht über die Bevölkerungsentwicklung in der Bundesrepublik Deutschland, 1. Teil, DS 8/4437, 8. 8. 1980.

---

[3]) Beispiel Stuttgart, vgl. MYRENNE, E., a. a. O., S. 85.

Zur natürlichen Bevölkerungsbewegung der Ausländer sei folgendes bemerkt:

Die im Jahre 1981 vier Millionen umfassende Ausländerbevölkerung ist relativ jung. Die Zahl ihrer Eheschließungen stieg in den letzten Jahren an und erreichte 1979 die Anzahl von 5 895. Einen noch stärkeren Anstieg zeigt die Zahl der Eheschließungen zwischen einem ausländischen Mann und einer deutschen Frau, die 1979 8 777 Fälle betrugen. Die Zahl der Eheschließungen zwischen Deutschen dagegen betrug 1979 313 905 und macht 91 % des Heiratsgeschehens aus. Die Geborenenziffern zeigen eine doppelte Fruchtbarkeit der Ausländerbevölkerung – schon wegen der Überrepräsentation junger und mittlerer Jahrgänge.

Die durchschnittliche Geburtenzahl deutscher Frauen ist vom geburtenstärksten Jahrgang 1964 mit 2,5 Geborenen auf 1,3 im Jahre 1979 abgesunken. Bei ausländischen Frauen dagegen nur auf 2,0. Die meisten Geburten werden gegenwärtig mit 3,6 für türkische Frauen errechnet, deren Geburtenhäufigkeit damit dreimal so hoch wie die der deutschen ist. Es ist jedoch für alle ausländischen Bevölkerungsgruppen ein Rückgang der Geburtenhäufigkeit festzustellen. So lagen im Jahre 1975 die durchschnittlichen Geburten für ausländische Frauen bei 2,4 – für die Türkinnen sogar noch bei 4,3.

Dieser „Gesamtindex der Fruchtbarkeit" ist nur bedingt prognosefähig, weil er einen gegenwärtigen Status in einen fiktiven Längsschnitt projiziert. Er bleibt ein zeitgebundenes Maß und nur gültig für den Berichtszeitraum. Er kann jedoch einen allgemeinen und planungsrelevanten Trend untermauern und Anhaltspunkte für die zu erwartende Kinderzahl von Frauen geben.

Man kann mit Recht behaupten, daß in Bevölkerungen mit extrem niedriger Fruchtbarkeit wie die der Bundesrepublik Deutschland die „differentielle Fruchtbarkeit", d. h. die unterschiedliche Kinderzahl in besonderen Bevölkerungsgruppen, zwar erhalten, nach konventionellen, sozialstatistischen Kategorien aber bedeutungslos werden kann. Sobald jedoch regionalpolitische Vorhaben geplant und verwirklicht werden sollen, muß mit sozio-demographischen Differenzen des Nachfragepotentials gerechnet werden, da sie kleinräumig verstärkt hervortreten.

Aus der Fülle der Differenzierungskategorien sollen die zeitbezogenen oder kohortenspezifischen, regionalen und diejenigen nach Erwerbstätigkeit und Einkommen herausgegriffen werden.

1.2.1.1 Zeitbezogene oder „kohortenspezifische" Fruchtbarkeit

Mit Hilfe einer Längsschnittbetrachtung sind Veränderungen demographischer Größen besser aufzuspüren; man versteht darunter das konsequente Verfolgen von Geburts- und Heiratskohorten hinsichtlich ihres generativen Verhaltens. Sie liefert längerfristige Trends über einen Lebenszyklus hin und bildet sozialen Wandel im aggregierten Entscheidungsbereich der Individuen ab. Der wichtigste Anwendungsbereich ist die Entwicklung der Kinderzahlen für bestimmte Ehejahrgänge.

Die Längsschnitt-Ergebnisse zeigen nicht diese Schwankungen wie der Querschnitt. Für siedlungs- und raumpolitisches Handeln ist jedoch die darin zum Ausdruck kommende schrumpfende Geburtenordnung von Bedeutung: eine sich verringernde Zahl und Streuung der Geburten pro Familie, ein tendenzielles Verschwinden der Kinderreichen, Anstieg der Kinderlosen, Häufung der Familien mit einem oder zwei Kindern (vgl. Tab. 9).

1.2.1.2 Regionale Unterschiede in der Kinderzahl

Die Stadt-Land-Differenz im Fortpflanzungsverhalten gehört zu den klassischen Themen der Demographie[4]: Der Entwicklungstrend zu geringer Fruchtbarkeit in Städten und Verdichtungsräumen setzt sich fort, wobei ländlich geprägte Regionen diesen Trend in abgeschwächter Form nachvollziehen.

---

[4] SCHMID, J.: Einführung in die Bevölkerungssoziologie. Reinbek 1976, S. 199 ff.

Tab. 4 *Ehen aus den Jahren 1900 bis 1972 nach der Zahl der lebendgeborenen Kinder*)*

Eheschließungs-jahr[1])	Von 100 Ehen haben					Kinder insgesamt[3])
	keine Kinder	1 Kind	2	3 Kinder	4 und mehr	
1900 – 1904	9	12	16	15	47	393
1905 – 1909	10	15	20	17	38	335
1910 – 1912	12	17	22	17	32	294
1913 – 1918	14	20	24	17	25	252
1919 – 1921	16	23	24	15	21	234
1922 – 1925	18	24	24	15	20	222
1926 – 1930	17	23	25	15	20	223
1931 – 1935	16	22	27	17	18	218
1936 – 1940	14	25	31	17	14	205
1941 – 1945	13	25	31	17	14	205
1946 – 1950	13	26	30	17	14	207
1951 – 1955	13	25	31	17	14	205
1958 – 1962	13	22	36	19	10	200
1963 – 1967[2])	13	26	40	15	6	185
1968 – 1972[2])	17	29	36	13	5	160

*) Ehen ohne Begrenzung des Heiratsalters.
[1]) Bis 1912 Ergebnisse der Volkzählung 1933 in Preußen. 1913 bis 1921 Ergebnisse der Volkszählungen 1933 und 1939 im Deutschen Reich. 1922 bis 1935 Ergebnisse der Volkszählung 1950 (ohne Berlin). Danach Ergebnisse der Volkszählung 1970 und des Mikrozensus. Hier nur deutsche Ehepaare und einschl. der Kinder aus evtl. früherer Ehe, vorher nur Kinder aus den am Zählungstag bestehenden Ehen.
[2]) Kinder nach April 1978 geschätzt.
[3]) Lebendgeborene Kinder ohne Berücksichtigung der rückläufigen Entwicklung der Säuglings- und Kindersterblichkeit.
Quelle: Stat. Bundesamt: Bevölkerung und Erwerbstätigkeit. Reihe 2: Haushalte und Familien 1979, Stuttgart-Mainz 1980.

Tab. 5 *Häufigkeitsverteilung der Nettoreproduktionsraten der Kreise*

Netto-reproduktionsraten	1961			1976		
	Gesamtbevölkerung			deutsche Bevölkerung		
	kreisfreie Städte	Landkreise	zusammen	kreisfreie Städte	Landkreise	zusammen
0,39 und weniger ..	–	–	–	–	–	–
0,40 bis 0,59	–	–	–	4	11	15
0,60 bis 0,79	5	–	5	58	147	205
0,80 bis 0,99	45	4	49	27	86	113
1,00 bis 1,19	79	79	158	4	4	8
1,20 bis 1,39	11	192	203	–	2	2
1,40 bis 1,59	2	124	126	–	–	–
1,60 bis 1,79	–	30	30	–	–	–
1,80 und mehr	–	–	–	–	–	–
insgesamt..	142	429	571	93	250	343
Mittelwert	1,04	1,34	1,27	0,57	0,77	0,71
1961 = 100	100	100	100	54,8	57,5	55,9
Standardabweichung vom Mittelwert:						
absolut........	0,144	0,172	0,211	0,105	0,117	0,144
in %	13,8	12,8	16,6	18,4	15,3	20,2

Quelle: BMI, a. a. O.

Eine deutliche Sprache sprechen die Nettoreproduktionsziffern (NRZ) in den Landkreisen[5]: Ihre fallende Tendenz zeigt an, daß sie nicht ausreichen werden, den Bevölkerungsrückgang der sie umgebenden Großstädte auszugleichen. 1976 lag die NRZ in den Landkreisen noch bei 0,77, in den kreisfreien Städten bei 0,57 und in den Städten über 100 000 Einwohner bei 0,5. Die niedrigste wird mit 0,4 für München angenommen. Von den 250 Landkreisen gab es 1976 nur 6 mit einer NRZ von 1 und mehr, und zwar alle im Emsland. Überdurchschnittlich hohe Geburtenhäufigkeit finden wir nur noch in der Eifel, in Unterfranken und im Bayerischen Wald (Oberpfalz, Niederbayern). Es handelt sich durchweg um dünn besiedelte und noch von Landwirtschaft geprägte Gebiete.

Es muß betont werden, daß der Geburtenrückgang oder das „Niedrig-Fruchtbarkeits-Syndrom" der Bundesrepublik Deutschland sich zwar mit beispielloser Vehemenz eingestellt hat, daß aber auch die übrigen europäischen Staaten in ihrer Nettoreproduktion unter 1 gefallen sind[6].

1.2.1.3 Erwerbstätigkeit, Einkommen und Kinderzahl

Als Faktor der Differenzierung zerfällt Erwerbstätigkeit in Beruf oder zumindest Produktionssektor, in dem der männliche Ehepartner beschäftigt ist, und die Erwerbstätigkeit der Frau. Die meisten Kinder haben Landwirte, gefolgt von Arbeiterehen mit noch 188 Kindern (je 100 Ehen), Beamte mit 183 Kindern und Angestellte mit 164. Eine weitere Aufschlüsselung nach Einkommensgruppen ist erforderlich. Für die Bundesrepublik gilt ein positiver Zusammenhang zwischen Kinderzahl und Monatsnettoeinkommen des Mannes: unter DM 1 200, 158 Kinder auf 100 Ehen; DM 2 500 und mehr erbringen 183 Kinder auf 100 Ehen. Dieser Anstieg vollzieht sich nicht proportional und ist überhaupt nur im Zusammenhang mit weiblicher Erwerbstätigkeit erklärlich. In den hohen Einkommensgruppen gehen die Frauen nicht im gleichen Umfang der Erwerbstätigkeit nach wie in Ehen der unteren Einkommensgruppen und beschränken daher die Kinderzahl nicht so drastisch. Das mag auch Ergebnisse erklären, wonach ganztags beschäftigte Frauen die wenigsten, teilzeitbeschäftigte etwas mehr und ausschließlich Hausfrauen noch die meisten Kinder haben.

Eine exakte Isolierung der Frauenerwerbstätigkeit als Faktor des generativen Verhaltens wird nicht möglich sein angesichts der Einwände, daß die Geburten ja rascher sanken als die weibliche Erwerbstätigkeit zunahm, und daß die Arbeitszeitverkürzung demnach eine geburtenfördernde Wirkung haben müßte, was nicht nachzuweisen ist. Die Tatsache, daß in bestverdienenden Angestelltenehen mit vollbeschäftigten (qualifizierten) Frauen besonders wenig Kinder vorhanden sind, legt eine neue Faustregel nahe, wonach die Kinderzahl der erwerbstätigen Ehefrauen um so kleiner ist, je mehr sie verdienen[7].

1.2.2 Sterblichkeit

Im Vergleich mit den Problemen, die der Bereich der Geburten für Demostatistik und Interpretation aufwirft, gelten die Sterblichkeitsverhältnisse als relativ abgeschlossene Bewegung. Änderungen in Todesursachen oder Morbiditätsstrukturen sind mehr von sozialmedizinischem als regionalpolitischem Interesse. Von Belang sind jedoch die unterschiedlichen Lebenserwartungen der Geschlechter.

---

[5] Mädchengeburten der Frauen eines Jahrganges, die das Erwachsenenalter erreichen und die Müttergeneration damit ersetzen. Eine solche Geburt reicht aus und bezeichnet eine Nettoreproduktionsziffer von 1.

[6] Council of Europe: Recent Demographic Developments in the Member States of the Council of Europe. Strasbourg 1980.

[7] HÖHN, Ch./SCHWARZ, K.: Demographische Lage. In: „Bevölkerungswachstum und nachwachsende Generation", BMJFG, Schriftenreihe Nr. 93, Stuttgart 1980, S. 47 f.

Die Lebenserwartung entwickelte sich in unserem Jahrhundert wie folgt:

Tab. 6   *Lebenserwartung bei Geburt in Jahren*

	1924/26	1932/34	1949/51	1960/62	1970/72	1977/79
Männlich	55,97	59,86	64,56	66,86	67,41	69,36
Weiblich	58,82	62,81	68,48	72,39	73,83	76,07

Quelle: Statistisches Jahrbuch für die Bundesrepublik Deutschland 1981, S. 74.

Frauen haben mit 76 Jahren eine um beinahe 7 Jahre größere Lebenserwartung als Männer mit 69,4 Jahren.

In der Alterspyramide war schon der hohe Frauenanteil in den Altersjahrgängen abgebildet. Konzentrierte Witwenschaft prägt Wohnbezirke und hält den lokalen Wohnungsmarkt in besonderer Weise in Bewegung.

In Prognoseverfahren und Modellrechnungen wird die Sterblichkeitsstruktur der Bevölkerung als vorgegeben behandelt und für regionale Untergliederungen übernommen.

1.3 Heiratsverhältnisse

Veränderung des Bevölkerungsstandes und jeweilige Ausprägung der natürlichen Bevölkerungsbewegung sind Aggregatgrößen, in denen sich bevölkerungsbezogenes Handeln nur abstrakt abbildet. Konkret realisiert es sich dagegen in Partnerschaft und Familie.

Jedes demographische Ereignis weist einen Familienbezug auf; die Familie (Privathaushalt, Familienhaushalt) ist außerdem die häufigste Nachfrageeinheit auf dem Wohnungsmarkt. Die amtliche Statistik kennt „Ehen", die auf offiziellen „Eheschließungen" beruhen, „Privathaushalte", die nach Mitgliederzahl und sozialstatistischen Kriterien (Vorstand, Einkommen, Region) aufgeschlüsselt werden und „Familien": das sind Ehen bzw. Elternteile mit Kindern, die nach Kinderzahl und Familienstand des Familienvorstandes gegliedert werden. Die amtlichen statistischen Kategorien erlauben die Wiedergabe eines Status der Heiratsverhältnisse, einschließlich ihrer quantitativen Veränderungen in der Zeit. Die Familiendemographie bemüht sich darüber hinaus um eine dynamischere Sicht gegenwärtiger Heirats- und Familienverhältnisse, indem sie lebenszyklischen und familienzyklischen Wandel analysiert. Ihre Ergebnisse liefern für wohnungspolitische Entscheidungen eine verfeinerte Information.

1.3.1 Status

Die jüngste Entwicklung der Eheschließungen im Bundesgebiet läßt einen Struktureffekt erkennen. Der Geburtenberg vor 20 Jahren bewirkte einen Anstieg der heiratsfähigen Jahrgänge: 1980 heirateten rund 370 000 Paare, das waren 4,9 % mehr als im Vorjahr, jedoch weniger als in den Jahren 1946 bis 1976[8].

Neben diesem Struktureffekt kommen zusätzlich neue Einstellungen gegenüber Ehe und Familie zum Tragen: rückgängige Heiratsneigung und Zunahme der Scheidungen haben die Anzahl der

---

[8]) Wirtschaft und Statistik Nr. 7/1981, S. 490.

„Nichtverheirateten" ansteigen lassen. Die strukturbedingte Zunahme der Eheschließungen kann diesen Trend nicht umkehren, nur verzögern, denn trotz des Anstiegs der Personen, die ins heiratsfähige Alter kommen, hat die Zahl der jungen Ehen, bei denen die Partner noch nicht 20 Jahre sind, abgenommen. Ein Rückgang der Verheirateten ist in allen Altersklassen zu beobachten, besonders bei Männern. Während 1968 25- bis 29jährige Männer zu 61,8 v. H. verheiratet waren, waren sie dies 1979 erst zu 53 v. H. Diesem Trend unterliegen auch in abgeschwächter Form die Frauen. Den stärksten Rückgang der Eheschließungen verzeichnen die Jahrgänge zwischen 20 und 24, was auf die verlängerte Ausbildung und allgemeine Höherqualifikation der unverheirateten Frauen zurückzuführen sein wird.

Tab. 7   *Anteil der verheirateten Personen an allen Personen nach ausgewählten Altersgruppen und Geschlecht (in Prozent)*

Altersgruppe	1968	1975	1978	1979
		Männer		
20 bis 24 Jahre	18,2	21,9	17,6	16,4
25 bis 29 Jahre	61,8	60,0	55,2	53,0
30 bis 34 Jahre	82,3	77,7	74,5	72,9
		Frauen		
20 bis 24 Jahre	48,0	51,4	43,9	41,2
25 bis 29 Jahre	81,7	80,0	76,0	73,8
30 bis 34 Jahre	87,3	85,9	85,3	84,8

Quelle: Wirtschaft und Statistik 7/81, S. 490.

Von den 1980 geborenen 620 657 Kindern waren 46 923 nichtehelich, also 7,6 auf Hundert der Lebendgeborenen. Diese Zahl hat sich geringfügig gegenüber dem Vorjahr erhöht, liegt aber grundsätzlich höher als in den Jahren 1973 bis 1977, wo sie nicht über 40 000 gestiegen war. Diesem Anstieg werden mehrere Faktoren zugrundeliegen. Zum einen dürfte die verminderte Heiratsneigung die Unehelichenquote automatisch erhöhen, zum anderen vermutet man jedoch eine schwindende Scheu vor unehelicher Geburt; selbst wenn sie später einmal legitimiert wird läßt diese Einstellung die Zahl der nur zeitweilig (!) unehelichen Kinder ansteigen. Das immer häufiger werdende „Zusammenleben ohne Trauschein" dürfte diese Tendenz fördern.

Der Anstieg der Scheidungsziffern ist in allen industriellen Gesellschaften zu beobachten. Die Bundesrepublik Deutschland unterliegt demselben Trend:

Tab. 8   *Rechtskräftige Urteile auf Ehescheidungen**)

Jahr	insgesamt		
	absolut	je 10 000 Einwohner	je 10 000 bestehende Ehen[1]
1950	84 740	16,9	67,5
1955	48 277	9,2	36,3
1960	48 874	8,8	35,7
1965	58 718	10,0	39,2
1970	76 520	12,6	50,9
1975	106 829	17,3	67,4
1978	32 462	5,3	20,8
1979	79 490	13,0	51,0

*) Bis zum 30. 6. 1977 nach dem Ehegesetz (Gesetz Nr. 16 des Kontrollrates) vom 20. 2. 1946, ab 1. 7. 1977 nach dem Ersten Gesetz zur Reform des Ehe- und Familienrechts (1. EheRG) vom 14. 6. 1976.
[1]) Jeweils bezogen auf die verheirateten Frauen.
Quelle: Stat. Jahrbuch 1981, a. a. O., S. 76.

Die Scheidungsziffern, die in ihrer Gesamtheit Bewegungen auf dem Wohnungsmarkt nachziehen, schließen in der Bundesrepublik an die hohen Werte der Nachkriegszeit an. Der durch Gesetzesänderung bewirkte Aufschub von Scheidungen in den Jahren 1977/78 scheint sich abzubauen. Ein Anknüpfen an die Scheidungshäufigkeit vor Erlaß des neuen Ehe- und Familienrechts ist unverkennbar.

Die *Haushalts- und Familienstatistik* gliedert den Bevölkerungsstand nach besonderen Gesichtspunkten. Er wird als Gesamtheit von Haushaltsmitgliedern betrachtet, die je nach ihrer Anzahl Haushaltsgrößenklassen bilden. Selbst bei konstanter Bevölkerungszahl nehmen im Zuge wirtschaftlicher Entwicklung und Steigerung des Lebensstandards die Privathaushalte zu, bei abnehmender Anzahl von Personen je Haushalt. 1950 teilte sich die Bevölkerung von 49,8 Millionen noch 16,6 Millionen Haushalte, das bedeutete durchschnittlich 3 Personen je Haushalt; 1979 waren es 61 Millionen in 24,4 Millionen Haushalten, was eine durchschnittliche Belegung von 2,5 Personen ergibt.

Die Ergebnisse des letzten Mikrozensus zur Verteilung der Bevölkerung auf Haushaltstypen bestätigten den Trend zum Ein-Personen-Haushalt, zum rapiden Rückgang des Zusammenlebens von drei Generationen und zum Anstieg des „formlosen Zusammenlebens".

Die folgende Darstellung setzt die Haushaltsgrößen mit dem Haushaltseinkommen und der Wohnfläche in Mietwohnungen in Beziehung:

Schaubild 3   *Haushaltseinkommen und Wohnfläche*

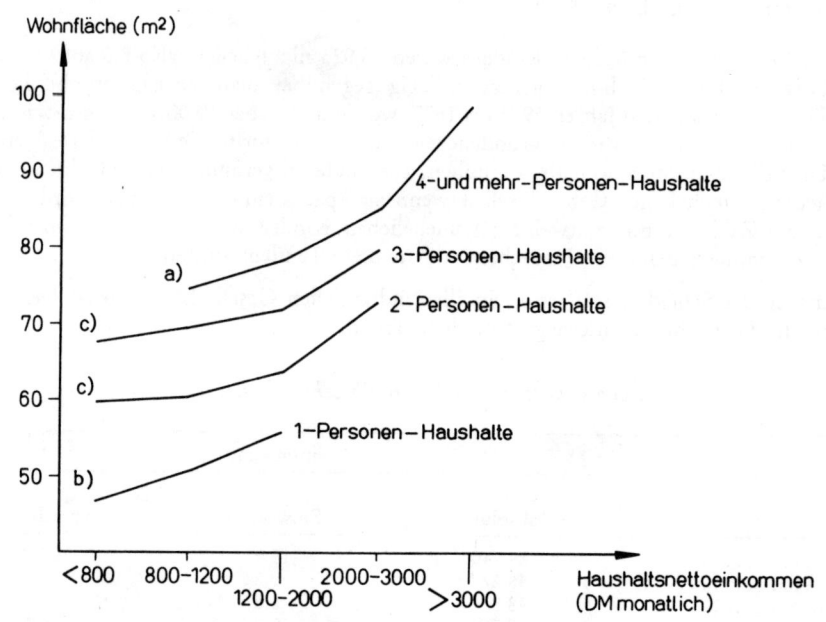

Quelle: BRECH, J. (Hrsg.): Wohnen zur Miete. Weinheim-Basel 1981, S. 25.

Aus obigem Schaubild geht die bekannte Proportion zwischen Einkommen und Wohnfläche hervor. Für das bevölkerungsbezogene Verhalten, wie Nachwuchs, Migrationsbereitschaft, ist entscheidend, wie sich das Einkommen zusammensetzt. Für die Beurteilung der Lebenslage ist weniger die Höhe des Haushaltsnettoeinkommens aufschlußreich als vielmehr die Tatsache, wieviele Haushaltsmitglieder dazu beitragen; so z. B., ob die Erwerbstätigkeit der Frau den typischen Zuverdienst verfolgt oder auf eigenständiger Karriereabsicht basiert.

Tab. 9   Privathaushalte mit Haushaltsmitgliedern nach Haushaltstypen

Haushaltstypen	Haushalte				Haushaltsmitglieder							
	1980		1972		männlich				weiblich			
					1980		1972		1980		1974	
	1000	%	1000	%	1000	%	1000	%	1000	%	1000	%
1. Einpersonenhaushalte von	7 493	30,2	6 014	26,2	2 298	7,9	1 743	6,0	5 195	16,2	4 276	13,4
1.1 Ledigen	2 680	10,8	1 943	8,5	1 241	4,2	847	2,9	1 439	4,5	1 098	3,4
1.2 Verheiratet Getrenntlebenden	376	1,5	377	1,6	255	0,9	283	1,0	121	0,4	94	0,3
1.3 Verwitweten	3 668	14,8	3 130	13,6	485	1,7	395	1,3	3 183	10,0	2 737	8,6
1.4 Geschiedenen	770	3,1	564	2,5	317	1,1	219	0,7	453	1,4	346	1,1
2. Mehrpersonenhaushalte von Ehepaaren ohne Kinder im Haushalt	5 631	22,7	5 265	22,9	5 666	19,4	5 311	18,1	5 667	17,7	5 273	16,5
2.1 ohne weitere Personen	5 563	22,4	5 164	22,4	5 565	19,0	5 163	17,6	5 553	17,4	5 101	16,0
2.2 mit weiteren Personen[1]	68	0,3	103	0,4	101	0,3	148	0,5	114	0,4	172	0,5
3. Mehrpersonenhaushalte von Eltern mit Kindern[2] im Haushalt	10 548	42,5	10 587	46,0	19 513	66,7	20 080	68,6	18 302	57,2	19 688	61,7
3.1 ohne weitere Personen	10 301	41,5	10 278	44,7	18 963	64,8	19 350	66,1	17 744	55,5	18 900	59,3
3.2 mit weiteren Personen[1]	248	1,0	309	1,3	550	1,9	730	2,5	558	1,7	788	2,5
4. Mehrpersonenhaushalte von Großeltern, Eltern, Kindern mit Enkeln[2] im Haushalt	509	2,1	768	3,3	1 138	3,9	1 814	6,2	1 343	4,2	2 133	6,7
4.1 ohne weitere Personen	481	1,9	720	3,1	1 048	3,6	1 655	5,7	1 243	3,9	1 969	6,2
4.2 mit weiteren Personen[1]	28	0,1	48	0,2	90	0,3	159	0,5	100	0,3	164	0,5
5. Mehrpersonenhaushalte, in denen nur nicht geradlinig Verwandte und Verschwägerte mit evtl. noch familienfremden Personen leben	165	0,7	199	0,9	119	0,4	128	0,4	243	0,8	302	0,9
6. Mehrpersonenhaushalte, in denen nur Familienfremde leben	464	1,9	160	0,7	469	1,6	162	0,6	491	1,5	176	0,6
darunter												
6.1 Ausländer	x	x	x	x	50	–	35	–	26	–	14	–
Insgesamt[3]	24 811	100	22 994	100	29 267	100	29 270	100	31 975	100	31 885	100

[1]) Außerhalb der Generationenfolge mit Familienfremden.
[2]) Auch Haushalte mit nur einem Eltern- oder Großelternteil.
[3]) Kleinere Abweichungen zu den Summen konnten nicht geklärt werden.

Quelle: SCHWARZ, K.: Demographische Materialien zur Bundesrepublik Deutschland (Manuskript, Wiesbaden 1981).

1.3.2 Familienzyklus – Lebenszyklus

Die Veränderungen der Familienstruktur durch demographische und soziale Ereignisse während der Dauer der Existenz einer Familie werden im Konzept des „Familienzyklus" zusammengefaßt. Wesentliche Ereignisse teilen das Familienleben in charakteristische Phasen, die unter historischen und regionalen Gesichtspunkten von unterschiedlicher Dauer sind. Da diese Methode, die eine Längsschnittbetrachtung darstellt, auch auf Individuen angewendet wird und grundsätzlich immer Individuen betrifft, wird auch häufig vom „Lebenszyklus" gesprochen. Die soziodemographischen Ereignisse, die in typischen zeitlichen Abständen eintreffen und die Familienstruktur entstehen lassen, verändern und schließlich auflösen, sind

- das durchschnittliche Heiratsalter: bei Männern zwischen dem 25. und 26. Lebensjahr, um das 23. bei Frauen;

- die Geburt des ersten Kindes: sie erfolgt um das 25. Lebensjahr der Frau. In 5 Jahren nach der Eheschließung sind die zu erwartenden Kinder größtenteils geboren. Die Geburt eines Kindes begründet die sog. „Vollfamilie".

- Einschulung des ersten Kindes und der weiteren;

- deren sukzessive Schulentlassung; bei einer grob gerechneten Aufzuchts- und Ausbildungszeit von 18 Jahren.

- Wiederaufnahme einer Erwerbstätigkeit der Frau;

- Auszug des einzigen oder letzten Kindes aus der Familie; damit wird die „nachelterliche Gefährtenschaft" eingeleitet.

- Das jüngere Eheschließungsalter der Frau und gleichzeitig ihre größere Lebenserwartung begründen nach dem Tod des Ehemannes noch eine rund 10 Jahre dauernde Witwenschaft. Die Familie ist damit aufgelöst (siehe Tab. 10).

Tab. 10
Familienzyklus nach der gegebenen deutschen Bevölkerungs- und Sozialstruktur

Alter der Mutter in Jahren bzw. Dauer der Phase bei folgenden Ereignissen unter den Annahme, daß Eheschließung, Geburt der Kinder usw. in einem bestimmten Alter eintreten in einer Einkind- und einer Dreikindfamilie[1])

	Einkindfamilie	Dreikindfamilie
	Alter der Mutter	
Eheschließung	22	22
Geburt des letzten Kindes (bei zweijährigem Geburtenabstand)	25	29
Einschulung des ersten Kindes	31	31
Einschulung des letzten Kindes	31	35
Schulentlassung des ersten Kindes (Ausbildungsdauer bis 18 Jahren)	43	43
Schulentlassung des letzten Kindes	43	47
Wiederaufnahme einer Erwerbstätigkeit (bei einem Kind mit Einschulung des ersten Kindes, bei drei Kindern im Alter von zwölf Jahren des letzten Kindes)	31	41
Ausscheiden des letzten (einzigen) Kindes aus der Familie	45	49
	Dauer der Phase	
Erwerbstätigkeit nach der Eheschließung bis zum Alter von 60 Jahren	29	19
Partnerschaft mit dem Ehegatten (Eheschließungsalter des Mannes durchschnittlich 26 Jahre)	42	42
Alleinleben nach Auflösung der Familie	10	10

[1]) Modellrechnung an Hand der für die Bundesrepublik Deutschland gegebenen Bevölkerungs- und Sozialstruktur.
Quelle: Dritter Familienbericht. Bericht der Sachverständigenkommission der Bundesregierung, DS 8/3121 Bonn 1980, S. 53.

Wir können am Familienzyklus und seinen Veränderungen seit der Jahrhundertwende die Entstehung der Kleinfamilie nachvollziehen. Die geschichtliche Tendenz verläuft in folgender Richtung:

– Von einer relativ kurzen, durch Sterblichkeit beeinflußten Ehedauer zu einer relativ langen Ehedauer der Gegenwart.

– Von einer hohen Kinderzahl pro Familie zu wenigen Kindern, die überleben.

– Von einer hohen Kinderzahl mit beschränkten Bildungsmöglichkeiten zu einer niedrigen Anzahl qualifizierter Kinder.

Der neue Familienzyklus wirkt sich am stärksten auf das Frauenleben aus. Nach der Heirat mit 22 Jahren lebt die Frau noch 54 Jahre, von denen sie 23 Jahre in einer Familie mit Kindern verbringt. 21 Jahre verbringt sie nur mit dem Ehegatten, allein lebt sie 10 Jahre. Phasen besonderer Beanspruchung sind jene Jahre bis zum Ende der Grundschulzeit der Kinder und nicht minder die folgenden Jahre, in denen die Kinder selbst in ein Studium oder eine Berufsausbildung eingetreten sind und die Ehefrau und Mutter an die (Wieder-)aufnahme einer Erwerbstätigkeit denkt.

Jede Phase des Familienzyklus bedeutet eine spezielle Wohnungsnachfrage, indem sie die Zahl der Familienmitglieder ändert oder Familienangehörige einem veränderten Zeitbudget unterwirft.

Besondere ökonomische Engpässe bedeuten die Eheschließung, mit der spätestens eine eigene Wohnung bezogen wird, und die Geburt des ersten Kindes.

Der Druck auf die finanziellen Reserven des jungen Paares wird vielfach durch Hilfe der Elterngeneration oder des Staates (Bayerisches Familiendarlehen) gemildert. Das heißt, daß der Druck auf den Wohnungsmarkt weiterhin von Jahrgängen im heiratsfähigen Alter ausgehen wird. Die Geburt eines Kindes beeinträchtigt stark den materiellen Lebensstandard. Wenn damit noch die Aufgabe der Erwerbstätigkeit der Mutter verbunden ist, bedeutet dies eine empfindliche Einschränkung und zwingt die junge Familie zu Immobilität.

Eine Bewegung, die Aufmerksamkeit verdient, ist der Anstieg der Einpersonenhaushalte, d. h. der Alleinlebenden (vgl. Tab. 9). Bemerkenswert ist der steigende Anteil von 20- bis 30jährigen, die alleine leben. Das ist auf die längere Ausbildungszeit zurückzuführen, die nicht mehr am Wohnort der Eltern verbracht wird oder schon in die Zeit hineinreicht, in der das Elternhaus verlassen wird; nicht zuletzt aber auch auf „Zusammenleben ohne Trauschein" mit einem Partner, wobei beide für die amtliche Statistik als „alleinstehend" gelten.

Ansonsten sind die Einpersonenhaushalte noch zum überwiegenden Teil ein Altersphänomen, zu dem Frauen bzw. Witwen ab dem 60. Lebensjahr besonders beitragen. Waren es 1970 erst 5,5 Millionen Einpersonenhaushalte, denen 16,5 Millionen Mehrpersonenhaushalte gegenüberstanden, so werden es – nach einer Prognose des Instituts der deutschen Wirtschaft, Köln – im Jahre 1990 bereits 8,5 Millionen „Alleinstehende" sein, während die Mehrpersonenhaushalte auf 15,3 Millionen zurückgehen sollen[9]). Ein Wohnungsangebot wird sich dieser Nachfragestruktur anpassen müssen.

Die hier vorgestellten demographischen Bewegungen verschränken sich in der familienbezogenen und individuellen Betrachtungsweise zu sozialen Entscheidungsvorgängen, die notwendig über „Randbedingungen" hinausgehen und als Verhaltensparameter wohnungs- und regionalpolitische Berücksichtigung finden müssen.

Schaubild 4　　　*Auswirkung der Kinderzahl auf den Lebensstandard*

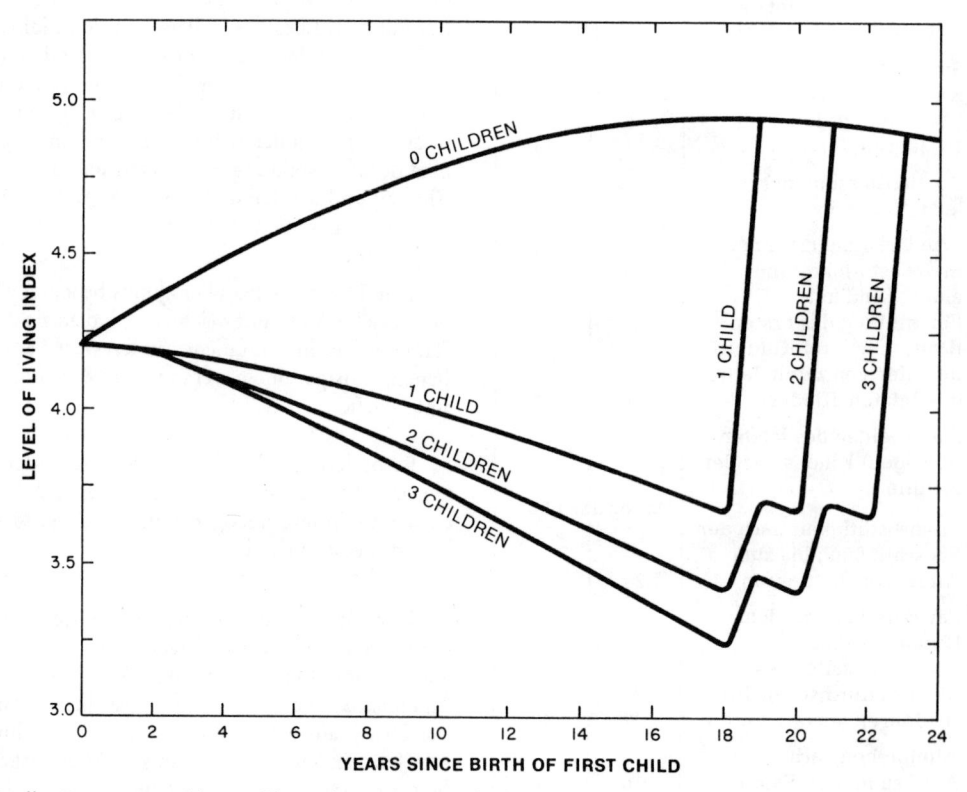

Quelle: ESPENSHADE, TH. J.: The Value and Cost of Children. Population Bulletin, Vol. 32, No. 1, PRB, Washington D.C., 1977.

---

[9]) IWD (Informationsdienst des Instituts der deutschen Wirtschaft), Köln, 1. 11. 1979.

2. Determinanten des Standortverhaltens von Haushalten[*]

von

Volker Kreibich, Dortmund

Kurzfassung

Vor dem Hintergrund der wachsenden Polarisierung der Wohnungsteilmärkte in den Verdichtungsräumen werden die Reaktionsweisen und Handlungsmöglichkeiten wohnungssuchender Haushalte untersucht. Mit empirischem Material aus verschiedenen Untersuchungen, an denen der Verfasser beteiligt war, werden soziale Disparitäten der gegenwärtigen Wohnungspolitik nachgewiesen und die vielfältigen Zwänge aufgezeigt, denen Haushalte mit geringer Nachfragestärke auf dem angespannten Wohnungsmarkt ausgesetzt sind. Von dieser Position aus werden Grundlagen der staatlichen Wohnungspolitik in Frage gestellt und Vorschläge für eine soziale Wohnungspolitik skizziert.

Gliederung

2.1 Komponenten des Wohnstandortverhaltens im angespannten Wohnungsmarkt

    2.1.1 Markttransparenz
    2.1.2 Handlungsspielräume
    2.1.3 Entscheidungsprozesse
    2.1.4 Wohnversorgung im Laufe des familiären Lebenszyklus
    2.1.5 Seßhaftigkeit

2.2 Verteilungswirkungen der Wohnungspolitik

    2.2.1 Mietbelastung
    2.2.2 Einkommensschwache Haushalte auf dem großstädtischen Wohnungsmarkt
    2.2.3 Zugang zum Eigenheim
    2.2.4 Wirkungen der Bestandsverbesserung

2.3 Folgerungen für zentrale Prämissen der Wohnungspolitik

    2.3.1 Kaufkräftige Nachfrage
    2.3.2 Wohnflächenverbrauch
    2.3.3 Sickerprozesse

2.4 Einige Folgerungen für die Instrumentierung der Wohnungspolitik

    2.4.1 Mieterschutz
    2.4.2 Mietsubvention
    2.4.3 Bestandssicherung
    2.4.4 Belegungspolitik

2.5 Literaturverzeichnis

---

[*] Meinen Mitarbeitern im Stadtforschungsprogramm der ROBERT BOSCH Stiftung GmbH (R. EBERT, H. ELLWEIN, B. MEINECKE, K. NIEDZWETZKI und A. PETRI) und einigen Diplomanden der Abteilung Raumplanung der Universität Dortmund, vor allem W. HELTEN und H. OSENBERG, bin ich für vielfältige Anregungen zu diesem Beitrag dankbar.

Die Rahmenbedingungen der Wohnungsversorgung in den Verdichtungsräumen der Bundesrepublik haben sich gegen Ende der 70er Jahre grundlegend gewandelt. Die Herstellungskosten für neue Wohnungen waren so stark gestiegen, daß Investitionen in den Wohnungsbestand rentablere Kapitalanlagen versprachen. Während der Neubau von Mietwohnungen fast zum Stillstand kam und auch die Produktion von Eigenheimen zurückging, nahmen die Eingriffe in den Altbaubestand immer mehr zu. Die staatliche Wohnungspolitik unterstützte diesen neuen Investitionsbereich für den Teil der Haushalte mit hoher Kaufkraft, indem die Priorität der eigentumsbezogenen Förderung gegenüber mieterorientierten Förderungsbereichen beibehalten wurde (vgl. den Beitrag JENKINS).

Die wachsenden Engpässe bei der Versorgung der städtischen Bevölkerung mit Mietwohnungen und die zunehmenden Konflikte zwischen kaufkräftigen und einkommensschwachen Haushalten wurden von der Wohnungswirtschaft mit der Forderung nach stärkerer Förderung des Mietwohnungsbaus und von Wohnungspolitikern mit Hinweisen auf Sickerketten bei der Eigentumsförderung und auf die unausgeschöpfte Mietzahlungsfähigkeit der Haushalte beantwortet. Diese Prämissen der staatlichen Wohnungspolitik müssen in einer Periode in Frage gestellt werden, in der die Realeinkommen sinken und die Zahl der wohnungssuchenden Haushalte kontinuierlich wächst (vgl. den Beitrag SCHMID).

Unter den Bedingungen des angespannten Wohnungsmarktes gewinnen Restriktionen des Wohnstandortverhaltens, die vorher nur für „Randgruppen" galten, für die breiten Schichten der Bevölkerung in den Verdichtungsräumen an Bedeutung. Neben den ökonomisch faßbaren Determinanten (Mietbelastung), die bisher in der Diskussion zur Wohnungsversorgung im Vordergrund standen, schränken weitere Faktoren den Zugang der wohnungssuchenden Haushalte zu Wohnungsteilmärkten zusätzlich ein. Sie sollen in den folgenden Ausführungen besonders beachtet werden.

2.1 Komponenten des Wohnstandortverhaltens im angespannten Wohnungsmarkt

Traditionelle Ansätze zur Erklärung und Messung des Nachfragepotentials von Haushalten auf dem Wohnungsmarkt beschränkten sich meist auf die Bestimmung der Mietzahlungsfähigkeit. Das Informationsniveau, die Übersicht über die zugänglichen Teilmärkte, der Umfang der tatsächlich gegebenen Wahlmöglichkeiten und andere Verhaltensdeterminanten, die nicht unmittelbar ökonomisch abzuleiten sind, wurden vernachlässigt. Diese Ansätze unterstellten einen Haushaltstyp, der seine Wohnungssuche im Besitz aller relevanten Informationen rational abwickelt und seine Wohnungs- und Standortentscheidung in Abhängigkeit von seinem Einkommen optimiert (JESSEN, MEINECKE, WALTHER 1979). Im folgenden wird versucht, das Nachfrageverhalten im Kontext realer Entscheidungssituationen darzustellen.

2.1.1 Markttransparenz

Auf den angespannten Wohnungsmärkten der Verdichtungsräume haben die meisten wohnungssuchenden Haushalte nur geringe Wahlmöglichkeiten. In einer repräsentativen Stichprobe von Haushalten, die 1972 aus Wohnungen im Münchner Innenstadtbereich ausgezogen sind, hatten zwei Drittel nur ihre neue Wohnung besichtigt und diese auch sogleich akzeptiert, wenn sie ihren Mindestanforderungen an Miethöhe, Wohnungsgröße und Ausstattung entsprach (KREIBICH u. a. 1980). Sie hatten keine Möglichkeit, zwischen mehreren geeigneten Objekten zu wählen, denn ihre Entscheidung wurde vom verfügbaren Wohnungsangebot weitgehend vorherbestimmt. Die Mieter öffentlich geförderter Wohnungen, die vom Wohnungsamt vermittelt worden waren, hatten sich übereinstimmend für die erste angebotene Wohnung entschieden. Auf das dritte und damit letzte Angebot zu warten, erschien ihnen zu unsicher.

Auch in den Mittelstädten der Verdichtungsräume ist der Wohnungsmarkt von Standortzwängen beherrscht. Untersuchungen in Erlangen (POPP 1976) belegten, daß zwei Drittel aller Haushalte, die aus der Altstadt in die übrigen Stadtteile fortgezogen waren, nur die bezogene Wohnung zur Wahl hatten. Dabei zeigten sich deutliche gruppenspezifische Unterschiede: Bei den ausländischen Arbeitnehmern hatten 97 % und bei den unqualifizierten Arbeitern, einfachen Angestellten und Beamten 83 % keine andere Wahl. 60 % aller Haushalte aus der Mittel- und Oberschicht konnten dagegen zwischen mehreren Wohnungen wählen. Auch in München ließ sich ein Zusammenhang zwischen dem sozialen Status und der Zahl der angesehenen Wohnungen feststellen. Mieter mit höheren Einkommen konnten in der Regel mehrere geeignete Wohnungen besichtigen.

Der Zwang, sich sofort für oder gegen eine bestimmte Wohnung entscheiden und bei einer Ablehnung unter Umständen wieder lange suchen zu müssen, kann zu Fehlentscheidungen führen, die später einen neuen Umzug notwendig werden lassen. Ein Drittel der in München befragten Haushalte sah sich bereits nach ein bis zwei Jahren zu einem erneuten Umzug gezwungen. Viele dieser Haushalte mußten erfahren, daß eine angemessene Wohnung am ungeeigneten Standort zu Belastungen führen kann, die nicht mehr auszugleichen sind.

Die Vorgehensweise bei der Wohnungssuche ist ein Spiegel der geringen Wahlmöglichkeiten auf dem angespannten Wohnungsmarkt. Die wichtigsten Informationsquellen sind Zeitungsanzeigen und Hinweise von Bekannten. Ein Viertel der in München befragten Haushalte hatte die neue Wohnung durch die Vermittlung von Bekannten gefunden. Institutionelle Einrichtungen, wie z. B. Wohnungsamt, Sozialamt oder Arbeitgeber, erreichen bei weitem nicht die Bedeutung informeller Suchstrategien; die Wohnungssuchenden sind also weitgehend auf sich allein gestellt.

Für die Wohnungssuche wenden die höheren Einkommensgruppen die größten Ausgaben auf. Sie waren auch in München am besten über die Einrichtung der kommunalen Wohnungsvermittlungsstelle informiert, während die einkommensschwachen Gruppen, die sie am dringendsten benötigen, am wenigsten darüber Bescheid wußten. Insgesamt hatte die Hälfte der Umgezogenen nie etwas von dieser Einrichtung gehört. Das Beispiel illustriert, daß der Wohnungsmarkt für die unteren Einkommensgruppen bei geringen finanziellen Möglichkeiten und unzureichender Information besonders wenig transparent ist. Ihre ökonomisch schwache Position als Nachfrager wird dadurch zusätzlich geschwächt und ihre Chancen, Bedürfnisse zu artikulieren und zu realisieren, werden weiter verringert.

2.1.2 Handlungsspielräume

In empirischen Untersuchungen über Umzugsgründe wurde mehrfach die Bedeutung des familiären Lebenszyklus für das Wohnstandortverhalten nachgewiesen. Umzugsgründe, die mit bestimmten Phasen des Lebenszyklus zusammenhängen, erklären ungefähr 60 % aller Wanderungsfälle in den Verdichtungsräumen (BALDERMANN u. a. 1976; KREIBICH 1979). Eigenschaften der früheren Wohnung (z. B. Größe, Ausstattung, Standort) erklären noch einmal 10 bis 20 %, meist aber bereits in Verbindung mit den entsprechenden Phasen des familiären Lebenszyklus.

Diese allgemein bekannten Werte sollten nicht vorschnell herangezogen werden, um Präferenzstrukturen oder freiwillig nutzbare Handlungsspielräume bei der Wahl einer Wohnung oder eines Wohnstandortes zu belegen. Es muß beachtet werden, daß diese Zahlen nur wenig über den tatsächlich gegebenen Handlungsspielraum aussagen. In einer Untersuchung der Mobilität in stark belasteten Straßen in Dortmund zeigte sich, daß selbst schwere Lärmbelastung nicht als einziger oder ausschlaggebender Umzugsgrund auftrat (KRÄMER, ROSSKOTHEN 1980). Diese Beobachtung weist auf die Bedeutung von erzwungener Seßhaftigkeit bzw. verhinderter Mobilität als Standortreaktion im angespannten Wohnungsmarkt hin.

Hausabriß, Kündigung oder Mietsteigerungen sind die Ursache jedes zehnten Umzuges in Großstädten. In München waren 10 % aller Haushalte, die 1972 eine Wohnung im Innenstadtbereich verlassen hatten, gekündigt worden; 3 % aller Umzüge in diesem Bereich wurden durch

Gebäudeabriß ausgelöst (KREIBICH u. a. 1980). In Erlangen wurde festgestellt, daß 14 % der Altstadtbewohner, die innerhalb der Stadt umgezogen waren, ihre vorherige Wohnung durch Kündigung oder Gebäudeabriß aufgeben mußten (POPP 1976). Ein Drittel dieser Haushalte waren ausländische Arbeitnehmer. Unter den gekündigten Haushalten waren vor allem Rentner (43 %), wenig qualifizierte Arbeiter und einfache Angestellte und Beamte (39 %) vertreten.

Die Bevölkerungsgruppen, die von Kündigung und Gebäudeabriß besonders betroffen sind, können einer Kündigung nicht zuvorkommen und zögern deshalb den Wegzug so lange wie möglich hinaus. Sie haben als Randgruppen des Wohnungsmarktes weniger Handlungsmöglichkeiten, sind aber auf zentral gelegenen und preisgünstigen Wohnraum besonders angewiesen. Ihr überdurchschnittlich hoher Anteil an den Fällen, die unter direkter Zwangseinwirkung umziehen müssen, ist ein Hinweis auf das Ausmaß und die Bedeutung erzwungener Seßhaftigkeit und unterdrückter Mobilität.

Im angespannten Wohnungsmarkt muß davon ausgegangen werden, daß auch viele Haushalte, die im Zusammenhang mit Veränderungen ihres Lebenszyklus umziehen, nur über einen geringen Handlungsspielraum verfügen. In der Münchner Untersuchung, die bereits angesprochen wurde, zeigte sich, daß 27 % aller befragten Haushalte umgezogen waren, weil ihre früheren Wohnungen zu klein geworden waren, und 19 % brauchten eine neue Wohnung, weil sie geheiratet hatten oder bisher noch keine eigene Wohnung besaßen. Weitere 4 % zogen um, weil sie einen neuen Arbeitsplatz angenommen hatten. Diese Haushalte waren darauf angewiesen, in relativ kurzer Zeit eine neue Wohnung zu finden.

Der geringe Handlungsspielraum der Haushalte, die unter den gegenwärtigen Bedingungen auf den großstädtischen Wohnungsmärkten eine neue Wohnung finden müssen, wurde bei einer Auswertung der letzten 1 %-Wohnungsstichprobe auch für das gesamte Bundesgebiet nachgewiesen

Tab. 1   *In hochverdichteten Regionen umgezogene Haushalte (zwischen 1972 und 1978) mit 4 oder mehr Personen (Haushaltsvorstand unter 40 Jahre): Verteilung auf Raumkategorien und Umzugsgründe*

Raumkategorien: GK = Großstädtische Kommunen in hochverdichteten Regionen
U = Umland in hochverdichteten Regionen

Umzugsgründe	insgesamt		mit Haushaltsnettoeinkommen			
			unter 2000,– DM		über 3000,– DM	
	GK	U	GK	U	GK	U
	Haush. % (i. T.)	Haush. % (i. T.)	Haush. % (i. T.)	Haush. % (i. T.)	Haush. % (i. T.)	Haush. % (i. T.)
Zu wenig grün	0,5 (1,0)	0,4 (1,0)	0,5 (0,4)	0,3 (0,3)	0,7 (0,3)	0,5 (0,3)
Eigentumsbildung	13,1 (25,1)	30,8 (79,5)	5,5 (4,5)	15,4 (16,7)	23,8 (9,7)	55,1 (32,0)
Kündigung durch Vermieter	7,9 (15,3)	8,7 (22,3)	11,1 (9,1)	12,2 (13,0)	5,6 (2,3)	6,4 (3,7)
Wohnung zu teuer	3,0 (5,7)	2,9 (7,5)	4,0 (3,3)	4,3 (4,6)	1,2 (0,5)	0,2 (0,1)
Wohnungsausstattung unzureichend	5,3 (10,2)	4,0 (10,4)	6,7 (5,5)	6,0 (6,4)	2,9 (1,2)	2,4 (1,4)
Wohnungsgröße unzureichend	44,5 (85,3)	35,6 (91,8)	45,7 (37,5)	39,9 (42,6)	39,5 (16,1)	26,0 (15,0)
Umgezogene Haushalte je Gruppe insges.[1]) i. T.	191,7	257,7	82,0	106,8	40,8	58,1

[1]) Ohne Haushalte mit Arbeitsplatz- oder Ausbildungsplatzwechsel als Umzugsgrund.
Quelle: 1 %-Wohnungsstichprobe 1978. Aus: STIENS/HAMMERSCHMIDT 1980, S. 592.

(HAMMERSCHMIDT, STIENS 1980). Von allen Haushalten, die zwischen 1972 und 1978 mit vier oder mehr Personen in den hochverdichteten Regionen der Bundesrepublik umgezogen waren, waren 8 % (Kernstädte) bzw. 9 % (Stadtumland) durch den Vermieter gekündigt worden. Haushalte mit einem Nettoeinkommen unter 2 000 DM waren mit durchschnittlich 12 % doppelt so stark betroffen als Haushalte mit einem Einkommen über 3000 DM (Tab. 1).

Die überraschend große Bedeutung erzwungener Mobilität als Folge von Kündigung oder Abbruch der Wohnung deutet darauf hin, daß die Mieterschutzgesetzgebung keineswegs die stabilisierende Wirkung hatte, die von Teilen der Wohnungswirtschaft beklagt wird. Die Konzentration der Kündigungsfälle bei den Beziehern niedriger Einkommen, die einer Kündigung durch Auszug nicht zuvorkommen konnten, ist außerdem ein Hinweis auf strukturell bedingte Zwänge auf dem angespannten Wohnungsmarkt (MEINECKE 1982). Der wachsende Druck auf den Mietwohnungsbestand läßt eine weitere Zunahme gekündigter Haushalte erwarten.

2.1.3 Entscheidungsprozesse

Erfahrungen bei der Wohnungssuche im angespannten Wohnungsmarkt führen zu einer Verringerung des Anspruchsniveaus, zur Anpassung an bestehende Wohnungs- und Standortmängel und zu Versuchen, diese in anderen Lebensbereichen zu kompensieren. In dem breiten Bereich zwischen erzwungener Immobilität und einer freiwilligen Umzugsentscheidung können daher vielfältige Strategien angetroffen werden, mit denen sich Haushalte im angespannten Wohnungsmarkt einrichten (JESSEN u. a. 1979; KREIBICH u. a. 1980; ELLWEIN u. a. 1982).

Bereits bei der Artikulation ihrer Wohnansprüche nehmen viele Haushalte die Bedingungen des angespannten Wohnungsmarktes vorweg. In der Münchner Untersuchung zeigte sich, daß die meisten Haushalte Faktoren, die sich unmittelbar auf die Wohnung bezogen, höher gewichten als das Wohnumfeld oder die Erreichbarkeit. Die Rechtsform der Wohnung, die Höhe der Miete und die Wohnungsgröße (Zahl der Räume) stellten sich als ‚primäre' Kriterien bei der Wohnungswahl heraus, während der Standort der Wohnung und die Erreichbarkeit von Versorgungseinrichtungen erst an zweiter oder dritter Stelle genannt wurden (STEINBERG 1974, KREIBICH u. a. 1980).

Ähnliche Ergebnisse brachte die Auswertung der 1 %-Wohnungsstichprobe für das gesamte Bundesgebiet. Die Autoren folgern nach der Bestimmung der wichtigsten Umzugsgründe (Tab. 1): „Es muß bezweifelt werden, daß die Abwanderung aus den Innenbereichen der Großstädte an erster Stelle von Wünschen geprägt ist, wie ein eigenes Haus im Grünen zu besitzen und den Wohnungs- bzw. Sozialstatus dadurch aufzubessern, daß man der Innenstadt den Rücken kehrt und sich ‚angemesseneren' Wohngegenden zuwendet. Für die Überzahl der Fälle scheint dagegen zuzutreffen, daß die Haushalte von unterschiedlichen Gründen gedrängt sind, umzuziehen oder wegzuziehen. An erster Stelle der Nennungen in der Wohnungsstichprobe stehen die Umzugsgründe ‚Wohnungsgröße unzureichend' und ‚Haushaltsvergrößerung'. Auch der Umzugsgrund ‚Eigentumsbildung' rangiert erst in gewissem Abstand hinter der unzureichenden Wohnungsgröße, dieser auch bei den umgezogenen Haushalten, die ihren Wohnstandort im Umland haben" (HAMMERSCHMIDT, STIENS 1980, S. 592).

Die Auswertung der Wohnungsstichprobe zeigte auch, daß die Möglichkeit, noch andere Motive als den Wunsch nach einer größeren Wohnung geltend zu machen, mit dem Haushaltseinkommen abnahm: „Gerade bei Umzügen in hochverdichteten Regionen haben die unmittelbar wohnungsbezogenen Merkmale (speziell Wohnungsgröße) meistens einen besonders hohen Stellenwert als Entscheidungskriterium für die Wohnstandortwahl. Die Berücksichtigung anderer als rein wohnungsbezogener Kriterien scheint für große Teile der Bevölkerung ausgeschlossen. Die großstädtische Wohnungsmarktsituation scheint einen weitergehenden Entscheidungsspielraum nicht zu ermöglichen" (HAMMERSCHMIDT, STIENS 1980, S. 592).

Auch bei verschiedenen Haushaltstypen lassen sich unterschiedliche Anspruchsprofile im Hinblick auf Wohnung und Wohnstandort nachweisen (Tab. 2). Die Lage der Wohnung steht am

Tab. 2 *Anspruchsprofil ausgewählter Haushaltstypen an Wohnung und Wohnstandort*

Haushaltstyp	wichtigstes Kriterium	Anteil v. H.
kinderreiche Haushalte	mehr Raum	40
Rentner	mehr Komfort	40
berufstätige Mütter	mehr Komfort	23
	mehr Raum	19
junge kinderlose Paare	mehr Komfort	17
	mehr Raum	17
Einpersonenhaushalte	ruhige Lage	22
	zentrale Lage	14
einkommensstarke Familien	ruhige Lage und saubere Luft	30

N = 615
Quelle: KREIBICH u. a. 1980, S. 73.

häufigsten bei den Einpersonenhaushalten an erster Stelle. Es folgen einkommensstarke Familien, wachsende Haushalte, berufstätige Mütter, kinderreiche Haushalte und Rentner. Bei allen Gruppen, außer den kinderreichen Haushalten, wurden Nachteile häufiger bei den Standortfaktoren als bei den Wohnungsfaktoren angeführt. Besonders ausgeprägt war das Verhältnis bei den Akademikern, deren Ansprüche an die Wohnung offenbar in so hohem Maße befriedigt werden, daß sie in bezug auf die Wohnung fast keine Nachteile mehr angeben (KREIBICH u. a. 1980).

Wie bei den Ansprüchen an die Wohnung und bei den Umzugsgründen treten unter den Vorteilen der neuen Wohnung Standortfaktoren seltener in Erscheinung als Wohnungsfaktoren. Daraus läßt sich der Schluß ziehen, daß zur Befriedigung der primär auf die Wohnung selbst gerichteten Wohnbedürfnisse Nachteile der Wohnlage in Kauf genommen werden (STEINBERG 1974).

Die Bewertung der wohnungs- und standortbezogenen Kriterien im Entscheidungsprozeß vor einem Umzug zeigt vor allem, daß die einkommensstärkeren Haushalte über mehr Möglichkeiten bei der Wahl des Standortes verfügen. Von dieser besonderen Entscheidungssituation, die nur für einen kleinen Teil der Haushalte in einem Verdichtungsraum gelten kann, gingen jedoch bisher die meisten Mobilitätsuntersuchungen aus (JESSEN u. a. 1979). Sie unterstellten raumbezogenes Verhalten, an dem sie durch ein eingeengtes Verständnis von regionaler Mobilität interessiert waren, auch bei den Haushalten, denen eine Standortentscheidung durch die räumliche Zufälligkeit eines Wohnungsangebotes abgenommen wurde.

Auch die Vorstellung von der Größe der neuen Wohnung wird deutlich vom Handlungspotential bestimmt. Ein Vergleich der tatsächlichen mit der gewünschten Zimmerzahl zeigt, daß der Anspruch an die Mindestgröße einer Wohnung in den meisten Fällen realisiert, häufig sogar übertroffen wird. Daraus wird deutlich, wie sehr sich die Ansprüche an eine neue Wohnung an den Möglichkeiten orientieren, sie zu verwirklichen. In der Untersuchung über das Standortverhalten in München lag die gewünschte Mindestgröße einer Wohnung im Jahre 1972 bei 2,7 Räumen. Sie variierte mit der sozialen Schicht: Während die Berufsgruppe der größeren Selbständigen, höheren Beamten und leitenden Angestellten als Mindestgröße durchschnittlich 3,2 Räume nannte, waren es bei den un- und angelernten Arbeitern nur noch 2,3. Auch zwischen der gewünschten Wohnungsgröße und dem monatlichen Nettoeinkommen der Haushalte zeigte sich ein nahezu linearer Zusammenhang.

2.1.4 Wohnversorgung im Laufe des familiären Lebenszyklus

Im angespannten Wohnungsmarkt können viele Haushalte die Wohnbedürfnisse, die sich in den verschiedenen Phasen ihres familiären Lebenszyklus ergeben, nur mit zeitlicher Verzögerung verwirklichen. An einem Fallbeispiel aus dem Stadtforschungsprogramm der ROBERT BOSCH Stiftung GmbH in der Stadtregion Stuttgart wird dies deutlich (PETRI 1982):

Die Wohnstandortgeschichte der Familie Z. (Haushaltsnettoeinkommen im Jahre 1980 2500 DM, drei Kinder) beginnt im Jahre 1962, als Herr z. eine Stelle als Beamter im gehobenen Dienst bei der Stadt Stuttgart antritt (Tab. 3). Seine Ehefrau und seine beiden Kinder im Vorschulalter leben zur selben Zeit noch am früheren Wohnstandort, der eine halbe Tagesreise von Stuttgart entfernt liegt. Die Familie rechnet mit einem baldigen Umzug nach Stuttgart, da ihr innerhalb eines halben Jahres eine städtische Wohnung zugesagt ist. Nach zwei Jahren doppelter Haushaltsführung beginnt Herr Z. schließlich selbst mit der Wohnungssuche. Das Wohnungsamt kann ihn jedoch nicht vermitteln, und auch gelegentliche Versuche auf dem freien Markt scheitern. Herr Z. gelangt nicht in den Besitz der notwendigen Informationen und stößt auf Vorurteile wegen seiner beiden kleinen Kinder.

Als Herr Z. nach zwei Jahren schon erwägt, seine Stelle in Stuttgart wieder aufzugeben, wird ihm schließlich eine öffentlich geförderte Wohnung angeboten. Eine Alternative gibt es nicht. Die Familie ist aber zufrieden und richtet sich auf eine lange Wohndauer ein. Einige Nachteile werden hingenommen, andere in Eigenhilfe ausgeräumt; so wird eine Wand versetzt, um eine Eßecke einzurichten. Lärmbelästigung durch benachbarte Betriebe und zunehmender Verkehrslärm auf der Straße vor dem Haus verlangen aber noch weitere Anpassungsmaßnahmen: Herr Z. versieht die Fenster im Wohnzimmer mit einer dritten Scheibe.

Im Jahre 1971 wird das dritte Kind geboren, und die Familie bewirbt sich um eine Wohnung für städtische Bedienstete mit vier Räumen. Die angebotenen Wohnungen können aber wegen verschiedener offensichtlicher Mängel nicht angenommen werden. Herr Z. beginnt deshalb wieder mit intensiver Suche und läßt sich, da seine Familie jetzt aus drei Kindern besteht, wieder für eine öffentlich geförderte Wohnung vormerken. Gleichzeitig sieht er sich auf dem freien Markt um. Beide Strategien bleiben aber erfolglos. Schließlich führen wiederholte Versuche, über die Dienststelle eine Wohnung zugeteilt zu erhalten, zum Erfolg, und die Familie bezieht 1975 eine neue Wohnung.

Während dieser zweiten Phase erzwungener Seßhaftigkeit mußte die Familie über vier Jahre in einer zu kleinen Wohnung leben. Sie paßte sich durch den Kauf von Schrankbetten an und ließ das jüngste Kind mit im Schlafzimmer der Eltern schlafen.

Mit dem Umzug in die neue Wohnung verbindet die Familie wiederum eine langfristige Perspektive. Die Miete liegt 40 % über der Miete für die frühere Wohnung und verlangt Anpassungen im Haushaltsbudget. Immer noch müssen die beiden älteren jugendlichen Kinder in einem Zimmer leben. Erst als der älteste Sohn mit 22 Jahren im Jahre 1980 aus der elterlichen Wohnung auszieht, wird dieses Problem gelöst. Fünf Jahre nach dem Einzug ist die Miete um ein Drittel gestiegen, und die Mietausgaben erreichen 30 % des Haushaltsnettoeinkommens. Frau Z. muß deshalb eine Halbtagsbeschäftigung aufnehmen. Wegen der steigenden finanziellen Belastung wird der Obstgarten verkauft und ein kleinerer Garten gepachtet. Die Familie bewirbt sich auch mehrfach um Wohngeld, ist aber nicht erfolgreich, da das Einkommen geringfügig über der Bewilligungsgrenze liegt.

Wegen der steigenden Mietbelastung wird auch der Arbeitsweg von Herrn Z. als zu teuer empfunden. Die Familie denkt deshalb bereits an einen Wechsel des Arbeitsplatzes oder an einen erneuten Umzug, den sie aber erst nach fünf Jahren, wenn das jüngste Kind die Schule abgeschlossen hat, durchführen will.

Der Fall der Familie Z. ist ein Beispiel für die Langfristigkeit und das komplexe Umfeld, in dem Wohn- und Standortentscheidungen getroffen werden. Der Haushalt versuchte zwar, seine Wohnbedingungen über einen längeren Zeitraum vorauszuplanen, konnte eine befriedigende Lösung seiner Wohnversorgung aber nur in kurzen Übergangsphasen erreichen. Das Fallbeispiel illustriert die Vielfalt der Strategien, mit denen Haushalte versuchen, sich auf dem angespannten Wohnungsmarkt durchzusetzen. Sie reichen von intensiver Suche und aktiver Anpassung durch Selbsthilfemaßnahmen bis zum Abwarten und hilfloser Resignation. Lange Perioden erzwungener Seßhaftigkeit bestimmen jede Phase des Entscheidungsprozesses.

2.1.5 Seßhaftigkeit

Unter den Bedingungen des angespannten Wohnungsmarktes muß Seßhaftigkeit viel stärker als bisher als vorherrschende Reaktion beachtet werden. Das geltende Mietrecht schützt Mieter bis zu einem gewissen Umfang vor Mietsteigerungen, während ein Umzug in der Regel mit sprunghaften Mietsteigerungen verbunden ist. Diese können sogar beim Umzug in eine kleinere Wohnung

Tab. 3   *Wohnstandortgeschichte der Familie Z., Stuttgart*

Ereignis, Wohnstandortproblem	Reaktion	Phase	Dauer Jahre
retrospektiv			
Wechsel des Arbeitsplatzes nach Stuttgart	Warten auf Dienstwohnung	zwanghaft seßhaft	
getrennte Haushaltsführung	Bewerbung um städtische Wohnung Bewerbung um Sozialwohnung Suche auf dem freien Wohnungsmarkt		2
UMZUG		mobil	
ungünstige Raumaufteilung	Grundrißänderung (auf eigene Kosten)	freiwillig seßhaft	
räumliche Unterversorgung	Zimmertausch, Hausaufgaben im Wohnzimmer		
Wohnumfeldmängel	Einbau von Lärmschutzscheiben (auf eigene Kosten) Protestbrief		
	Kauf eines Obstgartens		6
Geburt des 3. Kindes	Kind schläft bei den Eltern	zwanghaft seßhaft	
räumliche Unterversorgung	Kauf von Schrankbetten Bewerbung um größere städtische Wohnung Bewerbung um größere Sozialwohnung Suche auf dem freien Wohnungsmarkt Anwendung informeller Suchmethoden		4
UMZUG		mobil	
Mietsprung	Wohngeldantrag	freiwillig seßhaft	
räumliche Unterversorgung	Abwarten		
Grundrißmängel	keine Abhilfe möglich		
Ausstattungsmängel	begrenzte Verbesserungen (auf eigene Kosten)		
fehlende Abstellflächen	Brief mit Verbesserungsvorschlägen an Hausverwaltung		
Hochhausproblem	keine Abhilfe möglich		
Mietsteigerungen	Wohngeldantrag Teilzeitbeschäftigung der Ehefrau Verkauf des Obstgartens und Miete eines neuen und näher gelegenen Gartens		
langer Arbeitsweg	Suche eines günstiger gelegenen Arbeitsplatzes		5
Auszug des ältesten Kindes	räumliche Unterversorgung gelöst	freiwillig seßhaft	1
prospektiv			
weitere Mietsteigerungen	Vollbeschäftigung der Ehefrau	zwanghaft seßhaft	?
Auszug eines weiteren Kindes	Suche einer kleineren und billigeren Wohnung	zwanghaft mobil	?

Quelle: Petri 1982 (überarbeitet).

auftreten. 56 % der Haushalte mit einem Nettoeinkommen unter 2000 DM gaben in der 1 %-Wohnungsstichprobe 1978 an, daß ihre neue Wohnung teurer sei als die frühere; sie war aber bei 31 % auch kleiner als die alte Wohnung. Bei 17 % dieser Haushalte hatte sich die Ausstattung verschlechtert und bei 24 % die Belastung durch Lärm, Abgase und Schmutz zugenommen (HAMMERSCHMIDT, STIENS 1980). Diese Erfahrung nehmen alte Menschen vorweg, wenn sie nach dem Auszug der Kinder oder nach dem Tod eines Ehepartners ihre Wohnung beibehalten, obwohl sie zu groß geworden ist und vielleicht noch weitere Nachteile aufweist (Treppensteigen, Putzaufwand).

Nicht einmal die Hälfte (42 %) der Haushalte, die in der Münchner Untersuchung (KREIBICH u. a. 1980) befragt worden waren, konnte die höheren Kosten für die neue Wohnung ohne Mobilisierung zusätzlicher Ressourcen aufbringen. Bei 14 % der befragten Haushalte mußte die Ehefrau eine Berufstätigkeit aufnehmen, und jeder dritte Haushalt mußte „auf andere Dinge verzichten".

Es ist verständlich, wenn Haushalte unter diesen Bedingungen und auch unter Berücksichtigung der direkten Umzugskosten so lange wie möglich versuchen, in der alten Wohnung zu bleiben. Der Wohnungswechsel wird häufig als eine letzte Möglichkeit zur Lösung von Wohn- oder Standortproblemen aufgefaßt und erst vollzogen, wenn andere Lösungsversuche gescheitert sind. Gekündigte Haushalte zeigen daher in der Regel ein besonders geringes Handlungspotential. In der Münchner Untersuchung über innerstädtische Mobilität (KREIBICH u. a. 1980) war jeder vierte der Gekündigten über 65 Jahre alt; zwei Drittel gehörten Berufsgruppen mit einfacher Qualifikation an. Haushalte mit anderen Umzugsgründen zeigten genau entgegengesetzte Eigenschaften: Nur 11 % der Haushaltsvorstände waren älter als 65 Jahre, etwa die Hälfte gehörte der oberen Berufsgruppe an. Jüngere Haushalte mit höheren Einkommen können schneller auf „indirekte" Verdrängungsfaktoren (Größe und Ausstattung der Wohnung, Wohnumfeld) reagieren und vor allem einer drohenden Kündigung besser zuvorkommen. Ältere und einkommensschwache Haushalte sind immobil und können der bevorstehenden Kündigung nicht ausweichen.

Am Beispiel der vorgestellten Wohnstandortgeschichte der Familie Z. läßt sich zeigen, daß auf dem angespannten Wohnungsmarkt auch Haushalte mit durchschnittlicher Nachfragestärke Phasen erzwungener Seßhaftigkeit durchstehen müssen. Sie versuchen in dieser Zeit, sich – so weit es geht – an die Wohn- und Standortmängel anzupassen. Familie Z. experimentierte während der vier Jahre, in denen sie nach der Geburt des dritten Kindes eine neue Wohnung suchte, mit verschiedenen Konzepten für die Verteilung der Familienmitglieder auf die beiden Schlaf- bzw. Kinderzimmer. Schließlich, als sich die Wohnungssuche hinzog, wurden Schrankbetten gekauft. Auch die Absicht, die gegenwärtige Wohnung trotz der hohen und weiter steigenden Mietbelastung beizubehalten, bis das jüngste Kind die in der Nähe gelegene Schule verlassen hat, deutet auf erzwungene Seßhaftigkeit im angespannten Wohnungsmarkt.

Anpassungsleistungen, die viele Lebensbereiche eines Haushaltes betreffen können, sind die notwendige Folge erzwungener Seßhaftigkeit. Im Stuttgarter Stadtforschungsprogramm der ROBERT BOSCH Stiftung GmbH wurde in langen und wiederholten Gesprächen mit wohnungssuchenden Haushalten darauf besonders geachtet. Überraschend war die Vielfalt der Anpassungsversuche, mit denen die Haushalte versuchen, die Mängel einer zu kleinen Wohnung – der häufigste Anlaß zur Wohnungssuche – auszugleichen (PETRI 1982):

- Bei haushaltsinternen Lösungen werden haushaltsunterschiedliche Interessen so miteinander koordiniert, daß sie in einer zu kleinen Wohnung konkurrieren können. Schulaufgaben werden z. B. erledigt, wenn jüngere Geschwister schlafen.
- Bei wohnungsinternen Strategien kann die Zuteilung der Zimmer verändert (das meist größere Elternschlafzimmer wird z. B. den Kindern zugewiesen) oder durch bauliche Veränderungen die Zimmerzahl erhöht werden, indem z. B. eine Holztrennwand eingezogen oder die Abstellkammer ausgebaut wird.

- Bei hausinternen Lösungen wird ein weiteres Zimmer außerhalb der Wohnung dazugemietet, z. B. die nachträglich ausgebaute Dachkammer oder ein Raum in der Nachbarwohnung.
- Hausextern wird der mangelhaften Wohnraumversorgung häufig durch Verlagerung der Freizeit in ein Wochenendhaus oder in einen Schrebergarten begegnet. Zumindest zeitweise kann so die räumliche Beengtheit kompensiert werden.

Die gegenwärtigen Entwicklungstendenzen auf dem Wohnungsmarkt in den Verdichtungsräumen lassen eine weitere Verschiebung in Richtung immobiler Lösungsstrategien erwarten. Räumliche Unterversorgung und schlecht ausgestattete Wohnungen werden in zunehmendem Maße auf Familien treffen, die bisher dank ihrer finanziellen Situation durch entsprechende Umzüge nur vorübergehend mit diesen Problemen konfrontiert waren. Da es für ältere Kinder immer schwieriger wird, mit eigenen Haushaltsgründungen auf die beengten Wohnverhältnisse zu reagieren, werden sich die Probleme auf Dauer für die Betroffenen verlängern. Der Zwang zur Anpassung an Wohn- und Standortmängel wird daher weiter zunehmen (ELLWEIN 1982).

2.2 Verteilungswirkungen der Wohnungspolitik

Der enge Handlungsspielraum vieler Haushalte auf dem angespannten Wohnungsmarkt ist zu beachten, wenn die Zugänglichkeit der Wohnungsteilmärkte mit ökonomischen Kriterien gemessen wird. Die vorherrschenden Bewertungsgrößen der Mietbelastung und der Mietzahlungsfähigkeit sind daher durch zusätzliche soziale Kriterien zu ergänzen. Im folgenden werden dazu einige Überlegungen vorgetragen, die beispielhaft von den beiden polaren Teilmärkten der Mietwohnungen für einkommensschwache Haushalte und der Eigenheime ausgehen.

2.2.1 Mietbelastung

Nach neuesten Untersuchungen liegt die Mietbelastung im Bundesdurchschnitt unter der allgemein anerkannten kritischen Belastungsquote von 20 % des Haushaltseinkommens, erreicht diesen Wert aber bei Haushalten mit niedrigen Einkommen (GUSTAFSSON 1981). Wie sehr jedoch die Bestimmung eines Bundesdurchschnittes die realen Verhältnisse verschleiert, zeigen aktuelle Erhebungen für die Großstädte mit mehr als 500 000 Einwohnern. Dort müssen derzeit für neu erstellte frei finanzierte Miet- und Eigentumswohnungen Mietpreise von durchschnittlich 10,60 DM pro qm ohne Nebenkosten bezahlt werden. Die Mieter dieser Wohnungen tragen trotz überdurchschnittlicher Einkommen hohe Mietbelastungen. Ein Drittel zahlt bei Haushaltsnettoeinkommen zwischen 2000 und 3000 DM pro Monat für die Kaltmiete 30 % und mehr. Selbst bei Haushaltseinkommen zwischen 3000 und 4000 DM lag der Schwerpunkt der Mietbelastungen noch bei 20 bis 25 % (Münchner Merkur, 19. 8. 1981). Die Wohnungsstichprobe 1978 zeigte, daß beinahe jeder dritte Haushalt bereits damals mehr als ein Fünftel seines Einkommens für Miete ausgeben mußte und 17 % aller Haushalte mehr als ein Viertel (PESCH, SELLE 1981).

In allen einschlägigen Untersuchungen wird nachgewiesen, daß einkommensschwache Haushalte eine relativ hohe Mietbelastung tragen müssen. SCHWABE stellte bereits 1868 fest: „Je ärmer jemand ist, desto größer ist die Summe, welche er im Verhältnis zu seinem Einkommen für Wohnung verausgaben muß." Diese Beobachtung wurde in neuester Zeit vom DIW (1976), von V. LÜDE (1978), von IPSEN (1976) und durch die letzte Wohnungsstichprobe bestätigt. 1978 betrug die Mietbelastung bei 60 % der Haushalte mit Einkommen bis 800 DM und bei 20 % der Gruppe mit Einkommen zwischen 800 und 1200 DM mehr als 25 % des Haushaltsnettoeinkommens.

Die Benachteiligung einkommensschwacher Haushalte nimmt mit der Haushaltsgröße noch zu: „Ein Haushalt (muß) um so mehr an Mietaufwendungen zusätzlich bei einer Zunahme der Personenzahl leisten, je geringer sein Einkommen ist" (V. LÜDE 1978). GLATZER (1977) wies nach, daß die Belastung der ausgabefähigen Einnahmen durch die Miete zwischen 1955 und 1975 nach verschiedenen Einkommensgruppen und Haushaltsgrößen zugenommen hat, daß von der Steigerung aber die einkommensschwachen und unter ihnen wieder die Großhaushalte besonders betroffen waren. Auch die aktuelle Auswertung der letzten 1 %-Wohnungsstichprobe von GUSTAFSSON (1981) zeigt, „daß bei vergleichbarem Einkommen die Mietbelastung mit steigender Haushaltsgröße steigt. Anders ausgedrückt bedeutet dies, daß die Mietbelastungsniveaus größerer Haushalte (in der Regel) über denen kleinerer Haushalte liegen."

GUSTAFSSON ermittelte eine durchschnittliche Nachfrageelastizität von 0,21. Das DIW (1976) kam in seiner Querschnittsanalyse der 1 %-Wohnungsstichproben von 1965 und 1972 zu einem durchschnittlichen Elastizitätskoeffizienten von 0,3, der von BARTHOLOMAI und ULBRICH (1977) bestätigt wurde. GUSTAFSSON weist aber deutlich darauf hin, daß die Nachfrageelastizitäten haushaltsspezifisch variieren und daß deshalb kein gleiches Nachfrageverhalten aller Haushalte zugrunde gelegt werden kann. HEERING (1974) forderte aufgrund dieser Zusammenhänge: „Sofern die Realisierung familiengerechter Wohnverhältnisse als wohnungspolitische Maxime anerkannt wird, müßte sich ... die zumutbare Familiengröße vermindern, und ebenso müßten die Mietbelastungen gleich großer Familien mit wachsendem Einkommen ansteigen."

2.2.2 Einkommensschwache Haushalte auf dem großstädtischen Wohnungsmarkt

Haushalte mit niedrigem Einkommen sind von den überdurchschnittlich hohen Mietpreisen in Großstädten und Mittelstädten besonders stark betroffen. Eine Erhebung in 24 Altbaugebieten, die 1977 durchgeführt wurde, zeigte, daß 83 % der befragten Mieterhaushalte mit einem Monatseinkommen von weniger als 2000 DM und 40 % sogar mit weniger als 1000 DM auskommen mußten (PESCH, SELLE 1981).

Um die Zugänglichkeit der großstädtischen Wohnungsteilmärkte zu ermitteln, entwickelte HELTEN (1980) auf der Grundlage empirischer Untersuchungen zum Mietpreisgefüge in großstädtischen Ballungsräumen ein Modell, das zunächst ausschließlich ökonomische Faktoren berücksichtigt. Er nimmt dabei idealtypische Bedingungen des Wohnungsmarktes an, d. h. rationales Verhalten der Marktteilnehmer, Markttransparenz sowie die Möglichkeit des Angebotes, die Nachfrage vollständig zu befriedigen. Außerdem trifft er die Annahme, daß die Nachfrager die Wohnungsgröße höher als die Ausstattung der Wohnung und diese wiederum höher als das Wohnumfeld und die Erreichbarkeit gewichten (STEINBERG, 1974; LANDWEHRMANN, 1979). Auf der Grundlage haushaltsgrößenspezifischer Mindestwohnungsgrößen und des ermittelten Preisgefüges auf den Wohnungsteilmärkten städtischer Regionen können in dem Modell für jede Haushaltsgröße Spannweiten von Mietpreisen angegeben werden, deren Zahlung den Zugang zu den jeweiligen Teilmärkten unter den genannten Voraussetzungen eröffnet.

Zur Abgrenzung geringer Nachfragestärke nach ökonomischen Kriterien übernahm HELTEN den Bereich zwischen der Armutsgrenze des Bundessozialhilfegesetzes und der Einkommensgrenze nach dem Wohngeldgesetz. Nach dem Bundessozialhilfegesetz soll ‚das konventionelle Existenzminimum' ein Leben ermöglichen, das ‚der Würde des Menschen entspricht'. In Anlehnung an das konventionelle definierte HELTEN ein haushaltsspezifisches Existenzminimum, das die Größenstruktur der Haushalte berücksichtigt. Er ging dabei von den Eckregelsätzen des BSHG nach den Ausführungsverordnungen der Länder aus, indem er zum gesetzlichen Regelbedarf einen Mehrbedarf von 30 % der Kosten für Unterkunft, Heizung und Kleidung addierte.

Auch das Wohngeldgesetz enthält eine Armutslinie, da es einen nach sozialen Gesichtspunkten orientierten Mindestlebensstandard sichern soll, um der existentiellen sozialen Bedeutung der Wohnung gerecht zu werden. Die Wohngeldtabellen enthalten deshalb Höchstbeträge des monatlichen Familieneinkommens nach der Haushaltsgröße. Die Bandbreite zwischen diesen beiden ‚Armutslinien' wird von HELTEN als die materielle Dimension von Unterprivilegierung aufgefaßt. Laufende Hilfe zum Lebensunterhalt nach dem BSHG bezogen 1976 rund 6 % aller Haushalte; Wohngeld wurde 1978 an 7 % aller Haushalte ausgezahlt.

Die Fallbeispiele, die HELTEN konstruierte, um die Mietbelastung in Abhängigkeit vom Einkommen, von der Haushaltsgröße, von Zuschüssen nach dem BSHG und nach dem Wohngeldgesetz und im Hinblick auf die Erreichbarkeit der wichtigsten Mietwohnungsteilmärkte zu bestimmen, führten zu folgendem Ergebnis: Bei einer Mietbelastungsquote, die sich an den Werten der Wohngeldgesetzgebung orientiert, ist es für Haushalte, deren Nettoeinkommen wesentlich unterhalb der ‚Armutsgrenze' liegt, auch mit Hilfe des Wohngeldes nur unter erheblichen finanziellen Aufwendungen möglich, überhaupt eine Wohnung ausreichender Größe zu finden. Für sie sind nur die billigsten Wohnungen erreichbar, so daß sie auf schlecht und mittel ausgestattete Altbauwohnungen und Wohnungen der Nachkriegszeit sowie auf den Sozialwohnungsbestand der Nachkriegszeit angewiesen sind.

Etwas besser sind die Möglichkeiten bei einem Haushaltsnettoeinkommen, das die Untergrenze der Bandbreite erreicht, das also dem konventionellen Existenzminimum nach BSHG entspricht. Auch diese Haushalte können aber besser ausgestattete Wohnungen bzw. neuere Sozialwohnungen nur erreichen, wenn sie zusätzliche Subventionen erhalten. Dabei ist zu fragen, ob die Belastungsquote von maximal 30 % für eine Wohnung ohne Nebenkosten, die vom Wohngeldgesetz zugrunde gelegt wird, nicht schon die finanziellen Möglichkeiten dieser Gruppe weit überschreitet.

Bei einem Haushaltsnettoeinkommen in Höhe der Obergrenze der Bandbreite, das der Einkommensgrenze nach WoGG entspricht, sind nahezu alle Wohnungsteilmärkte zugänglich, allerdings mit zunehmender Haushaltsgröße in geringerem Maße. Dabei müssen aber ebenfalls Belastungsquoten von 30 % zugrunde gelegt werden. Außerdem ist zu beachten, daß größere Haushalte durch die Wohngeldgesetzgebung erheblich benachteiligt werden.

Die Ergebnisse dieses rein ökonomischen Modells müßten durch die Berücksichtigung sozialer Faktoren korrigiert werden, die den erschwerten Zugang einkommensschwacher Bevölkerungsgruppen zu den Wohnungsteilmärkten der Verdichtungsräume noch weiter behindern. Diese Überlegungen führten HELTEN zu folgenden Aussagen:

– Für die Wohnungsversorgung unterprivilegierter Bevölkerungsschichten ist der frei finanzierte Wohnungsbestand der Alt- und Nachkriegsbauten mit mittlerer und schlechter Ausstattung und der Bestand der öffentlich geförderten Wohnungen der Nachkriegszeit von wesentlicher Bedeutung. Neuere Sozialwohnungen sind vor allem für größere Haushalte kaum erreichbar, ebenso frei finanzierte Neubauwohnungen.

– Ansprüche an das Wohnumfeld müssen hinter Ansprüchen an die Wohnung selbst zurücktreten, deshalb sind unterprivilegierte Bevölkerungsgruppen in starkem Maße auf Wohnungen in mittlerer und einfacherer Lage angewiesen.

– Auf den Teilmärkten, die für unterprivilegierte Haushalte zugänglich sind, übersteigt die Nachfrage das Angebot, es herrscht also Konkurrenz unter den Nachfragern. Ausweichmöglichkeiten ergeben sich nur durch höhere Mietbelastungen, die aber durch Konsumverzicht in anderen Bereichen erkauft werden müssen oder durch Verzicht auf eine angemessene Wohnungsgröße. Dadurch ist vor allem die Gruppe der kinderreichen Familien häufig unterversorgt.

– Haushalte älterer Menschen haben bei einem langen Mietverhältnis häufig eine vergleichsweise geringe Mietbelastung. Sie wohnen dafür aber besonders oft in Altbauwohnungen, die eine überdurchschnittlich schlechte Ausstattung aufweisen.

– Soziale Faktoren schränken die Zugänglichkeit der Wohnungsteilmärkte, vor allem für Ausländerhaushalte, aber auch für kinderreiche und unvollständige Familien, ein. Diese stehen einem Wohnungsmarkt gegenüber, der durch soziale Barrieren segmentiert ist, und müssen zu deren Überwindung häufig überhöhte Mietpreise zahlen.

– Das staatliche Förderungsinstrumentarium ist zur Versorgung unterprivilegierter Bevölkerungsgruppen unzureichend. Die Objektförderung des Sozialen Wohnungsbaus geht an der eigentlichen Zielgruppe vorbei, da neuere Sozialwohnungen sich im Mietpreis kaum mehr von entsprechenden freifinanzierten Wohnungen unterscheiden. Die Subjektförderung mit Wohngeld ist bei steigenden Mieten nicht geeignet, die Mietzahlungsfähigkeit unterprivilegierter Bevölkerungsschichten ausreichend anzuheben. Sie benachteiligt größere Haushalte und stärkt die Marktposition der Anbieter.

Überproportional steigende Mieten und vor allem der starke Anstieg der Mietnebenkosten, die inzwischen häufig die Höhe einer „zweiten Miete" erreicht haben, lassen eine weitere Verschärfung der Disparitäten im Wohnungssektor und weitere Einschränkungen für einkommensschwache und sonst benachteiligte Haushalte erwarten.

2.2.3 Zugang zum Eigenheim

Der Wohnungsteilmarkt des Eigenheims ist in vielen Großstädten seit zwei bis drei Jahren der einzige Teilmarkt, in dem die Bauraten nicht zurückgegangen, sondern zum Teil sogar noch gestiegen sind. Die klischeehafte Diskussion der Randwanderung hat diesen Teilmarkt auch planungspolitisch stark aufgewertet (KREIBICH 1981).

Eine unmittelbare Folge dieser Entwicklung waren die Eigenheimprogramme, die in vielen Städten aufgelegt worden sind und inzwischen einen großen Teil des Planungspotentials der Kommunen binden. Die Kritik an den Eigenheimprogrammen richtet sich vor allem gegen den Verbrauch städtebaulich wertvoller Restflächen und gegen ihre sozialpolitische Selektivität. Sie wurden in der Regel mit sozialpolitischen Argumenten eingeführt, erreichten aber schließlich doch nur Haushalte der oberen Einkommensklassen.

Am Beispiel des Eigenheimprogramms der Stadt Gelsenkirchen wurde daher untersucht, wie sich die Nachfrage nach Eigenheimen zusammensetzt, welche Schichten Zugang zu diesem Teilmarkt haben und welche Bevölkerungsgruppen ausgeschlossen sind (KÖNIG, SZYNKA 1980). Als Informationsquellen dienten die Baufertigstellungsdatei und die Vormerkliste für das Gelsenkirchener Eigenheimprogramm nach dem Stand am 31. 12. 1979. Eigenheimbesitzer, die in den letzten sieben Jahren gebaut haben, Anwärter auf Eigenheime (Grundstücksinteressenten aus der Vormerkliste) und Eigentümer von Eigentumswohnungen wurden im Jahre 1980 schriftlich befragt. Ergänzend wurden im selben Jahr noch Leitfadengespräche durchgeführt.

Die Nachfrage nach Eigenheimen

Das Haushaltsnettoeinkommen der Grundstücksinteressenten in Gelsenkirchen lag 1978 mehr als 1000 DM über dem durchschnittlichen Haushaltsnettoeinkommen in dieser Stadt. Jeder zweite dieser Haushalte ist Doppelverdiener. Der Anteil dieser Gruppe nimmt mit dem Einkommen zu; er beträgt in der unteren Einkommensschicht 30 %, in der mittleren bereits 50 % und in der oberen 60 %. Entsprechend läßt sich feststellen, daß der Grad der Erwerbstätigkeit mit der beruflichen Qualifikation ebenfalls steigt. Die Einkommensstärke der Haushalte und damit auch ihre ‚Eigentumsfähigkeit' wird daher vor allem von der Mitarbeit der Ehefrau und weniger von der beruflichen Position der Haushaltsvorstände bestimmt. Nur 5 % der befragten Haushaltsvorstände verdienten mehr als 5000 DM netto im Monat. Die führenden Nachfragegruppen sind also konsolidierte und junge Normalfamilien in mittleren Einkommensgruppen. Der Anteil älterer Familien ist mit 8 % unbedeutend. Die durchschnittliche Haushaltsgröße liegt bei 3,3 Personen.

Die Belegung der Eigenheime

Die Befragung der Eigentümer, die zwischen 1972 und 1979 ihr Eigenheim bezogen haben, wurde wie eine Längsschnittanalyse ausgewertet. Die Ergebnisse zeigten, daß sich die berufliche Qualifikation der Eigentümer verändert hat. Der Anteil der Facharbeiter, der 1972/73 nur 2 % betrug, stieg bis 1978/79 auf 25 %. In der gleichen Zeit nahm der Anteil der Beamten von 27 % auf 18 % ab, während der Anteil der Angestellten unverändert blieb. Damit waren auch tiefgreifende

Veränderungen der Einkommensstruktur verbunden, denn der Anteil der unteren Einkommensklassen nahm zu. Das Durchschnittseinkommen der Bauherren betrug 1978/79 3184 DM; wenn die gleiche Einkommensverteilung wie 1972/73 zugrunde gelegt würde, hätte der Erwartungswert aber 3875 DM betragen. Es zeigt sich also, daß einkommensschwächere Schichten ins Eigenheim drängen. Die Bausparkasse Wüstenrot bestätigte diese Tendenz mit der Angabe, daß 1978 50 % aller Darlehen an Haushalte mit einem Haushaltsnettoeinkommen unter 2000 DM ausgezahlt wurden.

Motive und Gründe für den Eigenheimerwerb

Bereits in vielen Untersuchungen wurde der ‚Wunsch nach eigenem Grund und Boden' als dominierendes Motiv für den Erwerb eines Eigenheimes herausgestellt. KÖNIG und SZYNKA bestätigten die Bedeutung dieses Motivs. ‚Vermögensbildung und -sicherung', der ‚fehlende eigene Garten' und die ‚unzureichende Wohnungsgröße' waren die meist genannten Motive. Wie tief das Eigentumsmotiv bei den Eigenheimbewerbern verankert ist, zeigt exemplarisch der folgende Auszug aus einem Interview:

Polizeibeamter, 25 Jahre, verh., 1 Kind, monatliches Haushaltsnettoeinkommen unter 2500 DM, Ehefrau nicht berufstätig, seit 5 Jahren in einer 86 qm großen freifinanzierten Mietwohnung (modernisierter Altbau), rd. 500 DM Kaltmiete, seit 1 ½ Jahren auf Grundstückssuche:
„Das ist unsere zweite Wohnung. Zuerst haben wir von den Schwiegereltern eine Wohnung übernommen für ½ Jahr. Die Wohnung lag in Erle, also nicht so zentral. Wir hatten die Erdgeschoßwohnung, sehr fußkalt, außerdem war die Wohnung für unsere Ansprüche zu klein. Wir wollten eigentlich immer ein Kind und haben uns gesagt, lieber vorher noch einer geräumigeren Wohnung suchen als dann, wenn das Kind da ist. Außerdem war die Wohnung auch durch die Bauweise sehr dunkel, und wir haben uns da nie richtig wohlgefühlt ...
Wir liegen hier an der Hauptverkehrsstraße, und obwohl wir eine Doppelverglasung haben, hört man abends zwischen 19.00 und 20.00 Uhr sehr stark den Verkehr. Außerdem sind für Kinder keine Spielmöglichkeiten vorhanden. Wir haben im Moment 1 Kind, hätten aber gerne noch mehr, aber dann müssen wir hier raus ... Außerdem haben wir eben gespart, um uns ein eigenes Haus leisten zu können ... Mit dem Wunsch zu bauen verbinde ich den Wunsch, etwas Eigenes zu haben, das Streben nach Besitz, aber auch, damit die Kinder sich ungezwungener austoben können. Außerdem die Verbundenheit mit der Erde, auf der ich lebe."
Frage: Stellte die jetzige Wohnung für Sie eine Übergangslösung dar?
„Ja, sicher."

Trotz der Dominanz dieses Motivs ist die Entscheidung für den Erwerb eines Hauses oder einer Eigentumswohnung ein sehr komplexer Vorgang. Die Tiefeninterviews lieferten dazu viele Belege. Gleichzeitig zeigte sich, daß die Bedeutung der Motive auch wieder relativiert werden muß. Das Motiv „eigener Garten" wurde von Ehepaaren ohne Kinder mit 53 % als sehr wichtig, von Großfamilien dagegen nur zu 31 % als sehr wichtig eingestuft. Es stellt sich die Frage, ob dahinter ein Wandel der Standortanforderungen oder eine Rationalisierung der eigenen Wünsche verborgen ist. Die Wunschvorstellungen werden in der Regel aber erstaunlich langsam an die Wirklichkeit angepaßt. Das Reihenhaus wurde z. B. nur von 13 % der Bewerberhaushalte als ideale Hausform genannt, obwohl die meisten ein freistehendes Eigenheim kaum finanzieren können.

Haushalte, die ihren Arbeitsplatz in der Kernstadt nach einem Umzug ins Umland beibehalten haben, sind unter den Bewerbern des Gelsenkirchener Eigenheimprogramms auffällig häufig vertreten. Selbst Eigenheimbesitzer im Umland stehen auf der Vormerkliste des Liegenschaftsamtes. Diese Beobachtungen weisen auf die Transportkostenempfindlichkeit der Haushalte hin. Bei den Gelsenkirchener Bewerbern lassen sich auch deutliche Präferenzen für Standorte in der Nähe der bisherigen Wohnung erkennen.

Die finanzielle Belastung

Die alte Regel, daß höchstens 40 % des verfügbaren Einkommens für die Abzahlung des Eigenheimes aufgewendet werden sollten, ist längst überholt. Ein Vertreter einer Bauträgergesellschaft ging in einem Gespräch, das im Jahre 1979 stattfand, von der Überlegung aus, daß für jedes Haushaltsmitglied monatlich 300 DM zur Verfügung stehen sollten und der gesamte Rest des verfügbaren Einkommens für die Belastung aufgewendet werden müßte. Die Leitfadengespräche spiegeln diese Einschränkung wider:

Straßenbahnschaffner, 42 Jahre, verh., 2 Kinder, untere Einkommensklasse:
„In bezug auf die ersten Jahre, wenn die Belastungen auf mich zukommen, wird es schon hart werden, aber durch die 7b-Abschreibung würden wir monatlich so auf 500 bis 600 DM für die Bausparkassen kommen. Ich halte das an und für sich tragbar, auch wenn ich vielleicht noch vom Arbeitgeber ein Darlehen aufnehmen würde und monatlich noch 100 DM abzahlen müßte. Ich habe ein Nettoeinkommen von 1800 DM."
Arbeiter, 31 Jahre, verh., 2 Kinder, monatliches Haushaltsnettoeinkommen unter 2500 DM:
Frage: Sind das alle Finanzquellen?
„Ja, wenn Aufwendungszuschüsse genehmigt würden, würden im Jahr etwa 4000 DM heruntergehen, dann würden wir auf eine Belastung von 1200 DM kommen ... Ich finde, daß das noch zu vertreten ist ... Wir müssen uns dann etwas einschränken, irgendwie kriegen wir das schon hin!"
Angestellter, 37 Jahre, verh., kinderlos, untere Einkommensklasse:
„... Meine Frau hört jetzt auf zu arbeiten. Da muß man schon überlegen, ob man eine Belastung von etwa 1000 bis 1300 DM auf sich nimmt. Vor 4 Jahren hätte ich noch gerne 1500 DM hingelegt. 800 DM würde ich noch gerne in Kauf nehmen. Aber wenn ich mehr bezahlen muß und mir überlege, daß ich vielleicht 20 bis 25 Jahre zahlen muß, bin jetzt 37 Jahre. Oder meine Frau müßte dann wieder mitarbeiten."
Frage: Wenn Ihre Frau noch arbeiten würde, würden Sie den Gedanken an ein Eigenheim dann konkreter fassen?
„Ja, auf jeden Fall."

Die Aussagen zeigen eine starke Diskrepanz zwischen dem eigenen Leistungsvermögen und der Einschätzung der finanziellen Belastung und unzureichende Kenntnisse der Finanzierungsbedingungen und ihrer Auswirkungen. Diese Beobachtung entspricht dem niedrigen Eigenkapitalanteil vieler Bauherren. Die Hälfte der befragten Eigenheimbesitzer brachte nicht mehr als 75 000 DM auf. Nur Haushalte der oberen Einkommensgruppe können den Eigenkapitalanteil ansparen, der üblicherweise als notwendig angesehen wird. Haushalte der unteren Einkommensklasse (monatliches Nettoeinkommen unter 2500 DM) müßten durchschnittlich 82 % der gesamten Bausumme, d. h. 200–300 000 DM, mit Fremdkapital finanzieren. Entsprechend hoch ist die Belastung: Für Zins und Tilgung muß ein Haushalt, wenn er nur 110 000 DM Fremdkapital aufnehmen muß, bereits 1015 DM im Monat aufbringen. Das ist bei dieser Einkommensgruppe fast die Hälfte des Nettoeinkommens. Dazu kommen noch die notwendigen Wohnnebenkosten.

Die befragten Bauwilligen setzten daher zu 86 % auf Kostensenkungen durch Selbsthilfe. 93 % der befragten Grundstücksinteressenten wollten die Außenarbeiten und 91 % die Malerarbeiten selbst ausführen. Unter ihnen waren Facharbeiter, die die nötigen Kenntnisse mitbringen, und Selbständige mit einschlägigen Geschäftskontakten viel stärker vertreten als Beamte und Angestellte. Beim Vergleich mit den Angaben der befragten Bauherren zeigte sich aber ein großer Unterschied zwischen der Selbsteinschätzung und den tatsächlichen Möglichkeiten bei der Eigenleistung.

Eine weitere Strategie zur Kostensenkung ist die Verringerung der gewünschten Grundstücksgröße. Sie betrug im Durchschnitt der befragten Bauwilligen nur noch 330 qm. Ein Viertel der einkommensschwächeren Haushalte wäre sogar mit einem Grundstück zufrieden, das nur noch 250 qm groß ist. Das ist nicht viel mehr als ein Eigenheim herkömmlicher Größe mit Vorgarten.

Die Bedingungen auf den anderen Wohnungsteilmärkten der Verdichtungsräume drängten in den letzten Jahren offenbar immer mehr Haushalte in den Teilmarkt Eigenheim, die sich dort nur mit größten Anstrengungen behaupten konnten. Ihre Belastung ist so hoch, daß sie von einer Verteuerung der Lebenshaltung in anderen Bereichen schwer getroffen würden.

Inzwischen scheint dieser Teilmarkt jedoch selbst für Haushalte mit mittleren Einkommen nicht mehr erreichbar zu sein. Sie drängen daher mit ihrem Wunsch nach mehr Wohnfläche verstärkt in neue Teilmärkte, vor allem in den modernisierungsfähigen Altbaubestand. Der Verdrängungswettbewerb auf den Wohnungsmärkten der Verdichtungsräume wird sich damit weiter verschärfen.

2.2.4 Wirkungen der Bestandsverbesserung

Seit einigen Jahren können die Herstellungskosten für frei finanzierte Neubauwohnungen nicht mehr mit den Kosten für die Modernisierung von Altbauwohnungen konkurrieren. Zur Zeit werden daher bereits 40 % aller Wohnungsbauinvestitionen für die Modernisierung von Altbauten aufgewendet. Nach fünf Jahren Stadterneuerung und Modernisierung ging in einem Teil der Verdichtungsräume der Bestand an billigen Mietwohnungen bereits um ein Drittel zurück (SCHULTES 1981).

Bei sinkenden Realeinkommen, steigender Arbeitslosigkeit, steigenden Mietnebenkosten und einer schnell wachsenden Zahl ausländischer Haushalte mit geringer Kaufkraft würden viele dieser verlorenen Wohnungen noch immer gebraucht. Die breite Aufwertung des Mietwohnungsbestandes führt daher in den Verdichtungsräumen zur Konzentration der Haushalte mit geringer Nachfragestärke in ‚Armutsinseln' (PESCH, SELLE 1981), wo sie überhöhte Mieten entrichten müssen (IPSEN 1976) und obendrein zur Rentabilität einer Strategie der bewußten Desinvestition beitragen.

Die sozialen Wirkungen kommunaler Sanierungsprogramme wurden von BASTISCH, BUNSE u. a. (1981) in exemplarischer Weise nachgewiesen. Sie stellten für die Sanierungsgebiete in Hannover-Linden-Süd und Wuppertal-Elberfeld-Nord „Sanierungsbilanzen" auf, indem sie Daten des Verwaltungsvollzugs, die bei der städtebaulichen Planung, bei der Sozialplanung und bei der Durchführung der Programme entstanden, systematisch erfaßten und auswerteten. Die Sanierungsbilanz für das Gebiet Linden-Süd in Hannover zeigte, daß die Mieten in den neu errichteten öffentlich geförderten Wohnungen nur für eine Minderheit der angestammten Bewohner erschwinglich sind. Die Mieten der modernisierten Wohnungen sind wegen der hohen Standards nur wenig niedriger. Zwischen den Mieten im unmodernisierten Altbau (2,00 bis 2,50 DM/qm) und den Mieten im neugeschaffenen Wohnraum (3,80 bis 4,50 DM/qm) klafft eine breite Lücke.

Das neue Wohnungsangebot wird daher nur sehr selektiv wahrgenommen. Die unteren Einkommensgruppen sind nur gering vertreten, während die Rentner, die nur kleine Wohnungen suchen und durch Wohngeld und Sozialhilfe stärker unterstützt werden, über 60 % der neugeschaffenen Wohnungen belegen. Erst bei Einkommen, die über dem Durchschnitt des Sanierungsgebietes liegen, wächst die Bereitschaft, die neugeschaffenen Wohnungen zu beziehen. Eine absolute Grenze läßt sich jedoch nicht angeben: Selbst Haushalte mit extrem niedrigen Einkommen finden sich im neugeschaffenen Wohnraum, wenn sie Sozialhilfeempfänger sind.

Die Mietbelastungen sind in den untersuchten Gebieten erheblich: 70 % der Haushalte wenden mehr als 20 % ihres Einkommens für die neue Wohnung auf, obwohl sie zum Teil Wohngeld beziehen. Besonders betroffen sind 1-Personenhaushalte mit niedrigen Einkommen und kinderreiche Haushalte mit großen Wohnungen (Tab. 4). Nach der Umsetzung lag die Miete im Durchschnitt um 35 % höher.

Tab. 4 *Überhöhte Mietbelastung bei einkommensstarken und einkommensschwachen Haushalten*

	Deutsche HH		Ausländ. HH		Alle HH	
	(N)	Mietbel. über 20 %	(N)	Mietbel. über 20 %	(N)	Mietbel. über 20 %
Einkommensschwache HH	(115)	93,9 %	(17)	88,2 %	(132)	93,2 %
Einkommensstarke HH	(130)	56,9 %	(17)	0 %	(147)	50,3 %
alle HH	(245)	74,3 %	(34)	44,1 %	(279)	70,5 %

Überhöhte Mietbelastung nach der Haushaltsgröße

Personenzahl	1	2	3	4	5 und mehr	alle HH
N	99	109	34	33	12	287
davon über 20 %	85	66	20	23	8	202
Mietbelastung (in %)	(61)	(59)	(70)	(67)	(70,5)	

Quelle: BASTISCH et al. 1981, S. 234.

Modellrechnungen, die PESCH (1980) mit Daten aus dem Sanierungsgebiet in Wuppertal-Elberfeld-Nord durchführte, zeigten, daß selbst Modernisierungsmaßnahmen ‚mittlerer Intensität' bereits zur Verdrängung angestammter Mieter führen. PESCH ging von einem Sanierungsaufwand von durchschnittlich 804 DM/qm aus und nahm zusätzlich an, daß der Hauseigentümer keine zusätzlichen Profite erwirtschaften will. Dennoch würde die Miete so stark steigen, daß sie für Haushalte mit Einkommen unter 1200 DM, die in diesen Gebieten typisch sind, nur aufgebracht werden könnte, wenn sie mehr als 25 % ihres Nettoeinkommens für die Miete (ohne Nebenkosten) ausgeben würden.

Die Umwandlung von Mietwohnungen in Wohneigentum nach einer Modernisierung führt am häufigsten zur Verdrängung der Altmieter. In Wiesbaden wurden seit 1977 1300 Wohnungen in 150 Häusern verkauft und in Eigentum umgewandelt (MEUTER 1981). Die Ausführungen über das Wohnstandortverhalten lassen erkennen, daß sich viele Haushalte in ihrer Lebensplanung zu wenig auf die überraschende Steigerung der Wohnkosten beim Kauf ihrer bisherigen Wohnung vorbereitet haben und deshalb nur unter beträchtlichen Schwierigkeiten eine umgewandelte Wohnung kaufen könnten. Wenn sie aber versuchen, auf den Mietwohnungsmarkt auszuweichen, müssen sie mit einem Mietsprung rechnen, der zu ähnlich hohen Belastungen führen kann.

2.3 Folgerungen für zentrale Prämissen der Wohnungspolitik

Die bevorzugte Förderung von Wohneigentum ist bei anhaltend hoher Nachfrage nach preiswerten Mietwohnungen und rapide schrumpfendem Angebot nur unter folgenden Annahmen zu rechtfertigen:

– Die kaufkräftige Nachfrage nach Wohnungen ist noch nicht ausgeschöpft.

– Die Steigerung des Wohnflächenverbrauchs setzt sich weiter fort.

– Durch den Bau von Eigenheimen, Eigentumswohnungen und teuren Mietwohnungen wird der Wohnungsmarkt entlastet (Sickereffekt).

Die Zwänge, die den Handlungsspielraum vieler Haushalte auf dem angespannten Wohnungsmarkt einschränken, und die einseitigen Verteilungswirkungen des Wohnungsmarktes in den Verdichtungsräumen stellen diese zentralen Prämissen der aktuellen Wohnungspolitik jedoch in Frage.

2.3.1 Kaufkräftige Nachfrage

Die Lage auf dem Wohnungsmarkt ist tatsächlich durch eine starke kaufkräftige Nachfrage gekennzeichnet, die sich bei steigenden Kosten für den Wohnungsneubau immer mehr auf den modernisierungsfähigen Altbaubestand richtet. Sie wird von Haushalten getragen, die überdurchschnittliche, vor allem aber doppelte Einkommen aufweisen. Dazu kommen Haushalte mit ererbten Vermögen oder Baugrundstücken und sogenannte Umsteiger, die eine Eigentumswohnung oder ein kleines Haus verkaufen oder wenigstens beleihen können. Auch zur Kapitalanlage werden modernisierungsfähige oder modernisierte Wohnungen immer häufiger erworben.

Durch dieses Segment der Wohnungsnachfrage werden dem Markt preiswerte Mietwohnungen entzogen, so daß sich die große Masse der Haushalte mit begrenzter Kaufkraft einem immer enger werdenden Markt gegenüber sieht. Bei sinkenden Realeinkommen, steigender Arbeitslosigkeit und einer zunehmenden Zahl von Haushaltsneugründungen entstanden Versorgungsdisparitäten, die seit dem Deutschen Städtetag 1979 mit dem Begriff der „Neuen Wohnungsnot" bezeichnet werden.

Die Zahl der Haushalte mit geringer Nachfragestärke wird in den nächsten Jahren als Folge der gesamtwirtschaftlichen Entwicklung weiter zunehmen. Da gleichzeitig der Bestand an geeigneten Wohnungen zurückgehen wird, werden sich immer mehr dieser Haushalte gezwungen sehen, als Nachfrager auf dem angespannten Wohnungsmarkt aufzutreten. Da sich mit zunehmenden Disparitäten zwischen den Wohnungsteilmärkten auch die Mobilitätsbereitschaft verringert, werden breite Schichten wohnungssuchender Haushalte zu Reaktionen gezwungen sein, die in den Jahren der Angebotsausweitung nur bei den sogenannten Randgruppen des Wohnungsmarktes zu beobachten waren. Der Rückgang der Wohnflächenausweitung, den WOLF (1981) in der Stadtregion Frankfurt feststellte und der auf wachsende Belegungsdichten in wichtigen Teilmärkten schließen läßt, ist ein erster Hinweis.

Die Wohnstandortgeschichte der Familie Z. in Stuttgart liefert mehrere Beispiele für typische Reaktionen, mit denen benachteiligte Haushalte versuchen, ihre Nachfragestärke zu vergrößern. Die Aufnahme einer Erwerbstätigkeit durch die Ehefrau, der dominierende Lösungsversuch, wird aber in Zukunft nur noch mit Einschränkungen möglich sein. Gleichzeitig wird die Empfindlichkeit für Transportkosten steigen. Auswirkungen der Belastungen aus der Wohnsituation auf das Konsumverhalten der Haushalte mit geringer Nachfragestärke sind ebenfalls nicht auszuschließen.

2.3.2 Wohnflächenverbrauch

Der Verbrauch an Wohnfläche hat im Bundesdurchschnitt inzwischen den Wert von 30 qm pro Person überschritten. Verschiedene Untersuchungen (z. B. KNAUSS 1981) wiesen nach, daß die Wohnflächenstandards in den meisten Wohnungsteilmärkten kontinuierlich verbessert wurden. Bis zum Ende der 70er Jahre sah es so aus, als ob sich diese Entwicklung vorerst noch weiter fortsetzen würde. HECKING sagte in einer Studie, die 1978 abgeschlossen wurde (BALDERMANN u. a. 1980), einen Anstieg der Wohnflächenversorgung auf 47 qm pro Person oder – in Gebieten ohne Wohnflächenzugang – einen Rückgang der Einwohnerzahl auf zwei Drittel des Standes von 1979 voraus. Viele Kommunen richteten sich bei der Baulandausweisung nach ähnlichen Annahmen. Die Stadt Dortmund ging z. B. bei der Aufstellung des Flächennutzungsplanes für den Zeitraum bis 1995 von einem Wohnsiedlungsflächenbedarf von 1500 ha aus.

Die neuen Randbedingungen auf den Wohnungsmärkten der Verdichtungsräume haben diese Prognosen in Frage gestellt. Zumindest diejenige Komponente der Wohnflächensteigerung, die auf steigende Haushaltseinkommen zurückgeht, wird sich bei sinkenden Realeinkommen und steigenden Mieten und Mietnebenkosten nicht mehr im gleichen Trend fortsetzen können. Der Umzug ins Eigenheim, bei dem sich die Wohnfläche pro Person häufig verdoppelt und die Siedlungsfläche verdreifacht, wird sich zwar weiterhin auf den statistischen Durchschnittswert auswirken; die Unterbelegung von Wohnungen durch schrumpfende Haushalte wird aber immer weniger auf gestiegene Haushaltseinkommen zurückgeführt, sondern als verhinderte Mobilität erklärt werden müssen. Die Wohnfläche pro Person wird dabei im Gesamtdurchschnitt weiterhin – wenn auch schwächer als bisher – ansteigen, da wegen der demographischen Entwicklung und neuer sozialer Bestimmungsgründe (steigende Scheidungsrate, früherer Auszug junger Menschen aus dem elterlichen Haushalt, längere Haushaltsführung alter Menschen) die Zahl der Haushalte wachsen und die durchschnittliche Haushaltsgröße abnehmen wird (vgl. den Beitrag SCHMID). In einigen Teilmärkten ist jedoch mit einer starken Abschwächung des Trends und unter Umständen sogar wieder mit steigender Wohnungsbelegung zu rechnen.

Die weitere Entwicklung der Wohnflächenstandards ist eine der wichtigsten unbekannten Bestimmungsgrößen für die Siedlungspolitik und Regionalentwicklung im nächsten Jahrzehnt. Das Ausmaß der möglichen Auswirkungen neuer Tendenzen macht ein Berechnungsbeispiel von WOLF (1980) deutlich. Unter der Annahme, daß sich der wohnungspolitische Status quo bei mittelfristig sinkendem Zinsniveau fortsetzen wird, berechnete er für den Umlandverband Frankfurt bis zum Jahre 1990 einen Wohnsiedlungsflächenbedarf, der nur noch ein Drittel des Wertes beträgt, der sich nach Prognoseansätzen ergeben würde, die sich am überholten Wohnungsmarkt der 70er Jahre orientieren.

2.3.3 Sickerprozesse

Seit der Mitte der 70er Jahre ging der Bau von Mietwohnungen in Geschoßbauten kontinuierlich zurück, während im selben Zeitraum die Bauraten für Eigenheime bis 1980 mehr oder weniger konstant blieben. In dieser Situation setzen viele Wohnungspolitiker große Hoffnungen auf Sickerprozesse. Sie stellen sich vor, daß durch die Förderung und den Neubau (teurer) Eigenheime Mietwohnungen freigesetzt werden, die einkommensschwächeren Schichten zugute kommen.

Dieses Modell baut auf folgenden Voraussetzungen auf (HELTEN 1980):
- vollkommene Mobilität aller Bevölkerungsschichten zum Ausgleich von Angebot und Nachfrage,
- Kongruenz von Einkommensverteilung und Wohnungsangebot,
- Wohnungsneubau an der Spitze der Qualitätsskala,
- kontinuierliche Werterhaltung bei Altbauten und
- Wohnungsneubau als unmittelbare Reaktion auf Nachfrageänderungen.

Die Argumente, die in den vorhergehenden Abschnitten zur Wohnungsversorgung in den Verdichtungsräumen vorgetragen wurden, führen zu dem Schluß, daß diese Annahmen nicht übernommen werden können.

Die Grundvoraussetzung der Filtertheorie – ein ausgeglichenes Verhältnis von Angebot und Nachfrage – ist in der Bundesrepublik zur Zeit nicht gegeben, da sich der Wohnungsmarkt sowohl sektoral als auch regional im Ungleichgewicht befindet. Bei der gängigen Praxis der Modernisierung reißen Umzugsketten im oberen Qualitätsbereich ab. Das führt zu zunehmendem Konkurrenzdruck bei Wohnungen im unteren Bereich der Qualitätsskala. Ähnliche Wirkungen treten bei den zunehmenden Umwandlungen von Altbauten in Eigentumswohnungen auf. Diese Prozesse führen zu einer Segmentierung und Dualisierung des Wohnungsmarktes durch verschiedene ‚Barrieren'. Die Folge ist, daß die Einkommensschwächeren vergleichsweise mehr für ihre Wohnung ausgeben müssen (IPSEN 1976). Auch die Annahme der kontinuierlichen Werterhaltung ist unrealistisch, wenn die Erträge durch bewußte Desinvestition stabilisiert werden können, was zur Zeit in Großstädten mit hohem Ausländeranteil beobachtet werden kann.

Die Filtertheorie wird weiterhin durch Unterschiede zwischen der Einkommensstruktur und der Struktur des Wohnungsangebotes in Frage gestellt. Die reale Einkommensverteilung zeigt eine „Zwiebelform". „Je stärker die Anteile der ‚armen' Bevölkerung an der Gesamtzahl der jeweiligen Bevölkerung sind, desto unwahrscheinlicher wird es, daß über den Filtering-Prozeß und die Umzugsketten die Wohnungsqualität auch im unteren Wohnungsmarktbereich verbessert wird. Wenn im obersten Bereich neu gebaut wird, dieser aber kleiner ist, kann keine ausreichende Zahl von Umzugsketten in Gang gesetzt werden" (WESTPHAL 1978).

Häufig wird auch übersehen, daß die stark zunehmende Wohnflächensteigerung bereits am Anfang möglicher Umzugsketten Sickereffekte schluckt. Dabei wird eine freiwerdende Wohnung von einem Haushalt bezogen, der der gleichen Einkommensklasse wie der frühere Mieter angehört und eine qualitativ gleichwertige, aber kleinere Wohnung bewohnt hat. Es zieht also nicht ein Haushalt der nächst niedrigeren Einkommensklasse ein, wie es die Theorie verlangen würde. Der idealtypische von oben nach unten verlaufende Sickerprozeß wird hier durch horizontal verlaufende Austauschprozesse unterbunden. Zusammenfassend läßt sich feststellen, daß in einem weitgehend undurchlässigen Wohnungsmarkt Förderungsstrategien, die vor allem höhere Einkommensschichten unterstützen, nur sehr eng begrenzte Verteilungswirkungen zeigen können.

2.4 Einige Folgerungen für die Instrumentierung der Wohnungspolitik

Die Wohnungspolitik wird in den nächsten zehn Jahren vor der Aufgabe stehen, Wohnraum für eine weiter wachsende Zahl vor allem kleiner Haushalte bei nur noch langsam wachsender oder gar stagnierender Eigentumsquote bereitstellen zu müssen (vgl. den Beitrag VON ROHR). Der Neubau von Wohnungen wird in dieser Zeit zum Teil durch den Mangel an geeigneten Flächen behindert sein, die allerdings in vielen Stadtregionen (z. B. in München, vgl. den Beitrag WITZMANN) noch aus der Zeit der baulichen Hochkonjunktur in ausreichendem Maße zur Verfügung stehen. Er wird aber vor allem durch die steigenden Herstellungskosten eingeengt, die Neubauwohnungen nur noch mit massiver staatlicher Subvention für die breiten Einkommensschichten erreichbar werden lassen (vgl. den Beitrag JENKIS). Unter diesen Bedingungen wird sich die kaufkräftige Nachfrage noch stärker auf den Wohnungsbestand konzentrieren. Die Sicherung preiswerter Mietwohnungen muß daher als wichtigste Aufgabe einer sozialpolitisch verpflichteten Wohnungspolitik im kommenden Jahrzehnt erkannt werden.

2.4.1 Mieterschutz

Der Mieterschutz wird von der Wohnungswirtschaft immer wieder als Investitionshindernis ins Feld geführt. Empirische Untersuchungen zeigten aber, daß auch nach der Einführung des Wohnraumkündigungsschutzgesetzes Kündigungen und Mieterhöhungen ganz wesentlich zur hohen Mobilität in den Verdichtungsräumen beitragen (vgl. Kap. 2.1.2). Ein Abbau dieser sozialpolitisch zentralen Position würde den Wohnungsneubau nicht beleben, wie das Beispiel der Schweiz belegt, wo sich die Wohnungswirtschaft ohne Mieterschutzgesetzgebung vor ähnlichen Schwierigkeiten sieht. Die Mietzahlungsfähigkeit vieler Haushalte wird in den nächsten Jahren abnehmen (vgl. Kap. 2.3.1), so daß eine Politik der direkten oder verdeckten Mietsteigerung ohne Rücksicht auf die soziale Lage der einzelnen Haushalte die zu beobachtende Konzentration einkommensschwacher und sozial diskriminierter Haushalte in Wohnungsteilmärkten und Stadtteilen mit verfallender Bausubstanz noch weiter verstärken würde. Versuche, den Wohnungsbau durch den Abbau des Mieterschutzes und durch eine pauschale Mehrbelastung der Mieter zu beleben, würden die Sozialpolitik vor Aufgaben stellen, die bei der absehbaren Entwicklung der öffentlichen Haushalte nicht zu bewältigen wären.

Dagegen erscheint es sinnvoll und vertretbar, „den sozialpolitischen Auftrag staatlicher Wohnungspolitik räumlich und sozial enger zu fassen" (WOLLMANN 1981) und dabei Verzerrungen des Subventionssystems und ungerechtfertigte Besitzstände im öffentlich geförderten Wohnungsbestand zu beseitigen. Ein wirksamer Mieterschutz ist die Voraussetzung für eine langfristige Budgetplanung der Mieterhaushalte, die bei sinkenden Realeinkommen und angespanntem Arbeitsmarkt an Bedeutung gewinnt. Der bestehende Mieterschutz sollte noch durch eine rechtliche Absicherung von Mieterinvestitionen ergänzt werden, damit Bausparmittel privater Haushalte, die wegen der steigenden Kosten nicht mehr zum Erwerb von Wohneigentum reichen, zu Investitionen in Mietwohnungen eingesetzt werden können.

2.4.2 Mietsubvention

Wohnungs- und Sozialpolitiker weisen immer wieder darauf hin, daß ein Rechtsanspruch auf Wohngeld besteht und daß es deshalb verwunderlich sei, daß es so wenig in Anspruch genommen würde. HELTEN (1980) wies mit einer Sonderauswertung der Erhebungen zu den Wohnungsmarktanalysen in Dortmund und Düsseldorf nach, daß die Zahl der Wohngeldempfänger tatsächlich extrem niedrig liegt. So beziehen in diesen beiden Städten 83 bzw. 80 % der Haushalte mit niedrigen Einkommen kein Wohngeld. Die Haushalte orientieren sich offenbar bei der Entscheidung über die Mietbelastung vor allem am permanenten Einkommen, damit ihre Mietzahlungsfähigkeit auch langfristig gesichert ist. Der enge Zusammenhang zwischen familiärer Lebensplanung und Wohnversorgung wird daran wiederum deutlich. Viele Haushalte befürchten offenbar nicht nur, daß der

Umfang und die Bewilligungsbedingungen für Wohngeld einmal in ähnlicher Weise in Frage gestellt werden könnten wie zur Zeit das Kindergeld; sie scheinen aber vor allem von der Überlegung auszugehen, daß sie die Miete für eine Wohnung, die sie mit Hilfe von Wohngeld gerade noch finanzieren könnten, nicht mehr aufbringen können, wenn unvorhergesehene zusätzliche Belastungen oder Kürzungen des Haushaltseinkommens auftreten würden. Die Modellrechnungen von HELTEN (1980) und erste Ergebnisse aus einer laufenden Untersuchung in Stuttgart (PETRI 1982) zeigen außerdem, daß das Wohngeld nur in Verbindung mit hoher Mietbelastung ausreicht, um den Sprung in den nächst höheren Wohnungsteilmarkt zu vollziehen.

Die Wohnungsversorgung einkommensschwacher Bevölkerungsschichten wird durch dieses Instrument staatlicher Individualsubvention nicht in ausreichendem Maße verbessert. Eine Aufstockung des Förderungsvolumens wäre im Rahmen einer grundlegenden Neuorientierung der staatlichen Wohnungspolitik zwar denkbar, sie würde aber mit hoher Wahrscheinlichkeit die bestehenden Schwierigkeiten mit einem Subventionsinstrument, das über den Mieter vor allem die Position des Vermieters und Investors stärkt, nicht ausräumen. Auf der Suche nach Alternativen wurde vorgeschlagen, freie Altbestände der Gemeinnützigen Wohnungsunternehmen (ca. 900 000 Mietwohnungen), eventuell zeitlich befristet, wieder verstärkt für benachteiligte Haushalte bereitzustellen (WOLLMANN 1981) und neue Wege der genossenschaftlichen Selbsthilfe zu entwickeln.

2.4.3 Bestandssicherung

Die gezielte und engagierte Erhaltung preiswerten Wohnungsbestandes in den Verdichtungsräumen ist die notwendige Grundlage einer sozial verpflichteten Wohnungspolitik. Die Voraussetzungen sind neue Prioritäten in der Wohnungsbauförderung und ein stärkeres wohnungspolitisches Engagement der Kommunen.

An den Gesetzgeber ist die Forderung gerichtet, die steuerliche Förderung von Investitionen in den Wohnungsbestand – wenigstens auf begrenzte Zeit und in den Verdichtungsräumen und Mittelstädten – auszusetzen, damit die Investitionsbereitschaft einkommensstarker Haushalte wieder stärker auf den Wohnungsneubau gelenkt wird. Diese Neuorientierung der staatlichen Wohnungspolitik ist in den vorliegenden Programmentwürfen der Bundesregierung und der Opposition nicht zu erkennen (WOLLMANN 1981). Dabei wäre sie die notwendige Voraussetzung eines stärkeren wohnungspolitischen Engagements der Kommunen. Diesen stehen zwar, wie WOLF (1981) noch einmal überzeugend darlegte, geeignete Instrumente zur Verfügung, sie scheuen aber unter dem immer stärker werdenden Nachfragedruck auf den Altbaubestand vor einer konsequenten Anwendung zurück. Wer unter den aktuellen rechtlichen Rahmenbedingungen die Kommunalisierung der Wohnungspolitik fordert, muß daher auch Wege zur Steuerung des zu erwartenden Konfliktpotentials aufzeigen. Immerhin zeigen Beispiele wie Wiesbaden und Nürnberg, daß die Kommunen auch jetzt schon über Möglichkeiten verfügen, durch differenzierte gebietsspezifische Konzepte und ressortübergreifende Strategien sozialpolitische Ziele der Wohnungsversorgung durchzusetzen.

2.4.4 Belegungspolitik

Der preisgünstige Mietwohnungsbestand muß nicht nur erhalten, er kann auch besser genutzt werden. Die aktuelle Diskussion um die Fehlbelegungsabgabe ließ auch die Frage nach einer besseren Zuordnung der Wohnungs- und Haushaltsgrößen aufkommen. Die offensichtlichen Verzerrungen des Subventionssystems im öffentlich geförderten Mietwohnungsbestand und die Tendenz zur Seßhaftigkeit im angespannten Wohnungsmarkt führten zur Überversorgung vieler „Altsassen" und zur Benachteiligung der „Einsteiger" (STÜTZEL 1981). Dabei ist jedoch zu beachten, daß vor allem in den älteren Sozialwohnungsbeständen viele Haushalte erst nach dem Auszug der Kinder normale Versorgungsstandards erreichten oder sich nach langen Jahren der Unterversorgung wenigstens im Alter „etwas mehr Platz in der Wohnung" leisten wollen.

Die immer wieder aufbrechenden Diskrepanzen zwischen Wohnbedürfnissen und Marktbedingungen, die im Laufe eines familiären Lebenszyklus auftreten und im angespannten Wohnungsmarkt, wie die Wohnstandortgeschichte der Familie Z. belegt, nur mit langen Verzögerungen und selten zufriedenstellend ausgeglichen werden können, verlangen Verteilungs- und Belegungsstrategien, die sich an der fehlenden Markttransparenz der Mieterhaushalte orientieren. Die Vorstellung der Wohnungswirtschaft, daß eine freie Mietvereinbarung einen besseren Ausgleich zwischen Angebot und Nachfrage im Mietwohnungsbestand bewirken könnte, läßt die große Bedeutung nicht-ökonomischer Determinanten des Wohnungsmarktes außer acht (vgl. Kap. 2.2.1).

Neue Strategien müßten an dieser Beobachtung ansetzen. Durch eine Objektivierung des Angebots müßten die Mietwohnungsmärkte transparenter gemacht werden (MEINECKE 1981). Denkbar wären z. B. Strategien eines aktiven Belegungsmanagements, mit denen vor allem Unternehmen der gemeinnützigen Wohnungswirtschaft große räumlich zusammenhängende Mietwohnungsbestände in enger Kooperation mit ihren Mietern über einen längeren Zeitraum neu verteilen könnten. Nicht ökonomischer Zwang oder juristisch abgesicherter Druck, sondern Information und Hilfestellung könnten nach diesem Konzept zur Steigerung der geringen Mobilität in diesen Beständen und durch den Abbau von Unter- und Fehlbelegung zur Annäherung von Angebot und Nachfrage führen.

2.5 Literaturverzeichnis

BAEHR, V./BALDERMANN, J./HECKING, G./KNAUSS, E./SEITZ, U.: Bevölkerungsmobilität und kommunale Planung. Konsequenzen kleinräumlicher Bevölkerungsmobilität für die kommunale Infrastruktur. Schriftreihe 7 des Städtebaulichen Instituts der Universität Stuttgart, Stuttgart 1977.

BAESTLEIN, A./WANKERL, G.: Regionale Unterschiede in der Wohnungsversorgung von Haushalten in der Bundesrepublik Deutschland. In: Information zur Raumentwicklung, H. 5/6, 1981, S. 389–406.

BALDERMANN, J./HECKING, G./KNAUSS, E./SEITZ, U.: Wohnflächennachfrage und Siedlungsentwicklung. Schriftenreihe 12 des Städtebaulichen Instituts der Universität Stuttgart, Stuttgart 1980.

BARTHOLOMAI, B./ULBRICH, R.: Perspektiven der Wohnungsbautätigkeit. In: Stadtbauwelt, H. 54, 1977, S. 106–112.

BASTISCH, B./BUNSE, H./OSENBERG, H./WIEHAGEN, W.: Wirkungsanalyse von Sanierungen. Auswirkungen von städtebaulichen Sanierungsmaßnahmen auf die Wohnungs- und Bevölkerungsstruktur in Wuppertal-Elberfeld-Nord und Hannover-Linden-Süd. Dortmunder Beiträge zur Raumplanung, Bd. 21, 1981.

DIW – DEUTSCHES INSTITUT FÜR WIRTSCHAFTSFORSCHUNG (Hrsg.): Die Verwendungsstruktur der Einkommen privater Haushalte in der BRD. DIW-Wochenbericht 19, 1976.

EICHSTÄDT, W.: Wanderungen und Wohnungsmarkt. Arbeitshilfe 4 des Deutschen Instituts für Urbanistik, H. 3, Berlin 1980.

ELLWEIN, H.: Privater Wohnungsmarkt – Fallstudie aus dem Stuttgarter Westen. In: ELLWEIN u. a., 1982.

ELLWEIN, H./NIEDZWETZKI, K./PETRI, A.: Wohnstandortverhalten auf städtischen Wohnungsteilmärkten – Fallstudien und Analysen. Stuttgart 1982. In: Materialien und Berichte aus dem Stadtforschungsprogramm der ROBERT BOSCH STIFTUNG GMBH, Bd. 3, S. 13–46.

GLATZER, W.: Die Wohnungsversorgung im Wohlfahrtsstaat. Frankfurt 1980.

GUSTAFSSON, K.: Einkommen und Wohnungsnachfrage. Erkenntnisse und Hypothesen auf der Basis der Wohnungsstichprobe 1978. In: Archiv für Kommunalwiss., Bd. 1, 1981, S. 4–23.

HEERING, D.: Zur Geschichte und Wirkung staatlicher Interventionen im Wohnungssektor. Hamburg 1974.

HELTEN, W.: Die Wohnungsversorgung unterprivilegierter Bevölkerungsschichten in Ballungsräumen – Situationsanalyse und Möglichkeiten zu ihrer Verbesserung. Unveröff. Diplomarbeit an der Abt. Raumplanung der Universität Dortmund, 1980 (Zusammenfassung in: KREIBICH, V., 1981).

IPSEN, D.: Wohnungen und Mieter, Analysen zur Auswirkung des Wohnraumkündigungsschutzgesetzes. In: Archiv für Kommunalwiss., Bd. II 1976, S. 262–279.

JESSEN, J./MEINECKE, B./WALTHER, U.-J.: Faktoren innerregionaler Wanderung, Verhalten der Wohnbevölkerung. In: ROBERT BOSCH STIFTUNG GMBH (Hrsg.): Beiträge zur Stadtforschung, Bd. 1, Vorstudien zu einem Forschungsprogramm, Stuttgart (Deutsche Verlagsanstalt) 1979, S. 9–74.

JESSEN, J./MEINECKE, B./SIEBEL, W./WALTHER, U.-J.: Untersuchungen zur Mobilität der Bevölkerung in Stadtregionen. In: Leviathan, H. 4, 1978.

KNAUSS, E.: Räumliche Strukturen als Determinanten der städtischen Bevölkerungsverteilung. Regressionsanalytische Untersuchungen am Beispiel Stuttgart, Hamburg 1981.

KRÄMER, M./ROSSKOTHEN-JEDAN, P.: Wohnbedingungen und Wohnstandortverhalten an verkehrsbelasteten Stadtstraßen. Diplomarbeit an der Abteilung Raumplanung der Universität Dortmund, Dortmund 1980.

KÖNIG, J./SZYNKA, S.: Wohneigentum und Bevölkerungsmobilität – Eine empirische Untersuchung zum Zusammenhang von Wohnungsmobilität, Eigentumserwerb im Wohnungssektor und Stadtentwicklung am Beispiel der Stadt Gelsenkirchen. Diplomarbeit an der Abteilung Raumplanung der Universität Dortmund, 1980 (Zusammenfassung in: KREIBICH, V., 1981).

KREIBICH, V.: Zum Zwangscharakter räumlicher Mobilität. In: JÜNGST, P./SCHULZE-GÖBEL, H.-J./WENZEL, H.-J. (Hrsg.): Stadt und Gesellschaft – Sozio-ökonomische Aspekte von Stadtentwicklung, Kassel 1979, S. 153–210 (= URBS ET REGIO, Kasseler Schriften zur Geographie und Planung, Bd. 13).

KREIBICH, V./MEINECKE, B./NIEDZWETZKI, K.: Wohnungsversorgung und regionale Mobilität am Beispiel München. Dortmunder Beiträge zur Raumplanung, Bd. 19, 1980.

KREIBICH, V.: Stadtflucht – Zur Kritik der Erklärungsansätze und politischen Leitbilder. In: AHRENS, P. P./KREIBICH, V./SCHNEIDER, R. (Hrsg.): Stadt-Umland-Wanderung und Betriebsverlagerung in Verdichtungsräumen, Dortmunder Beiträge zur Raumplanung, Bd. 23, 1981, S. 1–12.

KREIBICH, V.: Die Kernstädte in den 80er Jahren – Wohnungsmarktentwicklung und soziale Konflikte. In: DEUTSCHER VERBAND FÜR ANGEWANDTE GEOGRAPHIE (Hrsg.): Die achtziger Jahre – Letzte Chance der Großstädte? Material zur Angewandten Geographie, Bd. 3, 1981, S. 19–39.

KREIBICH, V./PETRI, A.: Locational Behaviour of Households in a Constrained Housing Market. In: Environment and Planning A, Bd. 14, 1982, S. 1195–1210.

LANDWEHRMANN, F.: Kleinräumige Mobilität. In: Schriftenreihe der ILS, Dortmund, 1979.

LUEDE, R. V.: Die Nachfrage nach Wohnungen – Eine theoretisch-empirische Analyse. Göttingen 1978.

MEINECKE, B.: Wir waren schon oft so verzweifelt . . . Erste Ergebnisse einer Untersuchung, die sich mit den Hintergründen der „neuen Wohnungsnot" beschäftigt. In: Frankfurter Rundschau, 29. 12. 1981.

MEINECKE, B./PETRI, A./KREIBICH, .V.: Soziale Wirkungen der Wohnungspolitik. In: Innere Kolonisation, 30.Jg., 1982, S. 204–207.

MEINECKE, B.: Methoden, Instrumente und Anlage des qualitativen Forschungsansatzes. Unveröff. Manuskript, Dortmund/Stuttgart 1981 (Veröff. in Vorber. in: ROBERT BOSCH STIFTUNG GMBH (Hrsg.): Neue Ansätze, Konzepte und Methoden der Stadtforschung, Stuttgart 1982).

MEINECKE, B.: Bedingungen des Wohnstandortverhaltens von Haushalten auf dem Mietwohnungsmarkt in Agglomerationsräumen – Formen struktureller Gewalt? Vortragsmanuskript, Frühjahrstreffen der Deutschen Gesellschaft für Soziologie, Arnoldshain 1982.

MEUTER, H.: Hintergründe der gegenwärtigen Wohnungsnot. In: Geographische Rundschau, H. 8, 1981, S. 316–323.

PESCH, F.: Wohnungsumfeldverbesserung und einfache städtebauliche Erneuerung. In: Stadtbauwelt 68, 1980, S. 389–395.

PESCH, F./SELLE, K.: Im Schnittbereich von Stadterneuerung und Wohnungsbau – Wohnversorgung durch Bestandspolitik? Arbeitsgruppe Bestandsverbesserung, Werkbericht Nr. 3, Dortmund 1981.

PETRI, A.: Fallstudie auf dem Teilmarkt der sozialen Mietwohnungen. In: ELLWEIN u. a. 1982, S. 47–78.

POPP, H.: Die Altstadt von Erlangen. Bevölkerungs- und sozialgegographische Wandlungen. Erlanger Geographische Arbeiten, Bd. 35, Erlangen 1976.

SCHULTES, W.: Neue Wohnungsnot in deutschen Großstädten – Herausforderung an die deutsche Wohnungspolitik. Thesen zum Referat beim 43. Deutschen Geographentag in Mannheim 1981.

SCHWABE, H.: Das Verhältnis von Miethe und Einkommen in Berlin. Beiträge zur Consumtionsstatistik von Dr. H. Schwabe. In: STATISTISCHES BUREAU DER STADT (Hrsg.): Berlin und seine Entwicklung, Gemeinkalender und Städtisches Jahrbuch für 1868.

STEINBERG, E.: Wohnstandortverhalten von Haushalten bei intraregionaler Mobilität. In: Informationen zur Raumentwicklung, H. 10/11, 1974, S. 407–416.

STIENS, G./HAMMERSCHMIDT, A.: Daten zur räumlichen Mobilität in hochverdichteten Regionen. In: Informationen zur Raumentwicklung, H. 11, 1980, S. 585–598.

WESTPHAL, H.: Die Filtering-Theorie des Wohnungsmarktes. In: Leviathan, H. 3, 1978, S. 536–537.

WOLF, J.: Wohnungsmarkt und Wohnsiedlungsflächenbedarf. In: Informationen zur Raumentwicklung, H. 5/6, 1981, S. 323–350.

WOLLMANN, H.: Das Förderungssystem ist überholt und reformbedürftig. Vortrag vor der Jahrestagung 1981 des Deutschen Verbandes für Wohnungswesen, Städtebau und Raumplanung. In: Frankfurter Rundschau, 22. 12. 1981.

3. Vorbereitung und Realisierung der Bauleitplanung: Zeitverzögerungen als Ursache räumlicher und sozialstruktureller Fehlentwicklungen

von

Karl-Heinz Dehler, Hanau

Kurzfassung

In der Planungspraxis hat sich die Bauleitplanung als schwerfälliges Instrument zur Steuerung des Wohnungsangebots erwiesen. Der erreichte Grad an Perfektion und die damit verbundene Komplizierung verfahrenstechnischer Vorschriften verhindern oftmals einen flexiblen Einsatz.

Die Gründe für Zeitverzögerungen bei der Vorbereitung und Realisierung der Bauleitplanung werden im Detail aufgezeigt: Sie können reichen von Schwierigkeiten bei verwaltungsinterner Koordination der Arbeiten über politische Führungsschwäche bis zum Unwillen der Grundeigentümer, ausgewiesenes Bauland zu bebauen bzw. zu veräußern. Erschwerend kommen in jüngerer Zeit erhebliche finanzielle Engpässe hinzu. Kritisch werden Möglichkeiten von Gesetzesänderungen untersucht und der Stand der Beratungen bis März 1982 dargestellt.

Längere Zeitverzögerungen in der Bauleitplanung haben gravierende Folgen: So ist zum Beispiel eine Planung für bestimmte Zielgruppen kaum möglich. Ebenso können zwischenzeitlich eingetretene Kostensteigerungen die ursprünglichen Planungen zunichte machen. Zeitverzögerungen bei der Bereitstellung neuen Baulandes tragen zusätzlich zur Verschärfung des Ausländerproblems – ein Kernthema künftiger Stadtentwicklungspolitik – in Ballungsräumen bei.

Mit den aufgezeigten Problemkreisen stellt sich die grundsätzliche Frage, wie weit öffentliche Planung zur räumlichen und zeitlichen Koordinierung der Siedlungsentwicklung fähig ist.

Gliederung

3.1 Problemlage

3.2 Forschungsstand

3.3 Gründe für Zeitverzögerungen

    3.3.1 Entwurf der Bauleitpläne
    3.3.2 Politischer Entscheidungsprozeß
    3.3.3 Gesetzgebung
    3.3.4 Maßnahmen zur Bodenordnung
    3.3.5 Erschließungsmaßnahmen
    3.3.6 Finanzierungsschwierigkeiten

3.4 Folgewirkungen der Zeitverzögerungen

    3.4.1 Räumliche Siedlungsentwicklung
    3.4.2 Wohnungsversorgung verschiedener Bevölkerungsgruppen
    3.4.3 Konsequenzen für die Planungsmethodik

3.5 Notwendige politische Entscheidungen über Zielkonflikte

3.6 Fazit

3.7 Literatur

3.1 Problemlage

Die Entscheidungsvorbereitung und der Vollzug der Bauleitplanung werden in der Praxis durch eine Vielzahl von Einflußgrößen verzögert, wenn nicht gar verhindert. Der in einem demokratischen Gemeinwesen unverzichtbare Prozeß der Abklärung, Bewertung und öffentlichen Entscheidung über die Interessen konkurrierender Nutzer trägt teilweise zu diesen Verzögerungen bei. Zusätzlich kann eine Reihe von Abstimmungsschwierigkeiten zwischen politischer, administrativer und privater Ebene die Umsetzung beschlossener Baumaßnahmen in die Realität behindern.

Zeitverzögerungen in der Bauleitplanung führen tendenziell dazu, daß die Planungsmaßnahmen andere als beabsichtigte Wirkungen zeigen und die Interessen der Betroffenen nicht verwirklicht werden. Die Problematik hat sich in dem Maße verschärft, wie zunehmend jüngere Personen ins heiratsfähige Alter nachrücken, gleichzeitig aber insbesondere der private Mietwohnungsbau zurückgeht und zusätzlich die Ansprüche an die Wohnfläche, den Wohnkomfort und das Wohnmilieu weiterhin hoch bleiben. Die Zeitverzögerungen in der Bauleitplanung behindern sowohl die Eigentumsbildung im Wohnungsbau als auch die Bereitstellung von Mietwohnungen. Trotz zunehmender finanzieller Schwierigkeiten vieler Bauherren gilt nach wie vor die Verfügbarkeit von Bauland als wesentlichste Voraussetzung zum Beispiel für den Bau eines Eigenheimes. Im Mietwohnungsbau kommt es über diese baurechtliche Absicherung hinaus wesentlich auf günstigere Rahmenbedingungen an: Das Investitionsklima könnte beispielsweise durch Änderungen des Miet- und Steuerrechts verbessert werden (vgl. S. 68).

Die Beschleunigungsnovelle[1]) begünstigt zwar eine Abkürzung des Verfahrens der Bauleitplanung (vgl. als Arbeitshilfe SCHÄFER, SCHMIDT-EICHSTAEDT, Bearb., 1979). Dennoch muß beim

---

[1]) Gesetz zur Beschleunigung von Verfahren und zur Erleichterung von Investitionsvorhaben im Städtebaurecht vom Juli 1979.

Vergleich über einen längeren Zeitraum festgestellt werden, daß der Arbeitsaufwand und die Zeitdauer der Planerarbeitung und -realisierung insgesamt umfangreicher wurden. Als wesentliche Gründe dafür werden allgemein die im demokratischen politischen System notwendige weitere Demokratisierung der Planung und zunehmende Finanzierungsschwierigkeiten angesehen. Zu letzteren tragen unter anderem die im internationalen Vergleich ungewöhnlich hohe Erschließungsqualität der Baugebiete und die weitere Zunahme der Ansprüche auch an das Versorgungsniveau zusammen mit den Kostensteigerungen im Bauwesen bei.

Die wesentlichsten Einflußgrößen auf Verzögerungen im Planungsprozeß und bei der Planverwirklichung werden hier dargestellt. Wie lassen sich diese Größen im Einzelfalle in ihrer Wirkung abschätzen? Welche Folgerungen ergeben sich für räumliche und sozialstrukturelle Entwicklungen? Die Untersuchung von „Gesetzmäßigkeiten" bezüglich der Dauer einzelner Zeitverzögerungen erscheint dagegen als Orientierungshilfe für die Planungspraxis nicht sinnvoll, weil diese Verzögerungen entscheidend von den jeweils unterschiedlichen räumlichen, planerischen und politischen Gegebenheiten geprägt werden.

Zwar deckt die Masse der Bebauungspläne innerstädtische bzw. innerörtliche Bereiche ab, doch kann der hohe Nachfragedruck nach Wohnraum nur bei deutlicher Ausweitung der Siedlungsfläche aufgefangen werden. Daher interessieren hier vor allem Probleme mit Bebauungsplänen, die eine Expansion der Wohngebiete ermöglichen sollen.

3.2 Forschungsstand

Der untersuchte Themenkreis wird allgemein in der Literatur zur Planungstheorie und -methode als bedeutsam dargestellt: Vor allem in Studien zur Planungsprognostik und Zielwertabsicherung wird darauf hingewiesen, wie stark die Realitätsnähe der ermittelten Zukunftswerte und daraus abgeleiteter Planungsvorgaben von der Einschätzung der Wirkung von Steuerungsmaßnahmen abhängt. Es überrascht daher um so mehr, daß aus der Literatur bisher keine umfassenden Studien bekannt sind, in denen speziell diese Thematik untersucht wird.

Zunehmende Spannungen auf dem Wohnungsmarkt verstärkten das Interesse an einer Klärung von Problemfeldern, die in der Praxis die Verwirklichung von Bauvorhaben hemmen. Dazu wurden Forschungsberichte erstellt, die über die Erhellung von Detailaspekten des Baurechts hinaus Möglichkeiten des Abbaus von Zeitverzögerungen aufzeigen. Als Beispiele seien hier nur genannt: FARENHOLTZ, VON ROHR, SCHMIDT (Bearb., 1979) untersuchten Planungsprobleme, die sich aus der Nachbarschaft von Industrie- und Gewerbebetrieben zu Wohngebieten ergeben. Zu den vorgeschlagenen Lösungsansätzen zählt eine Ergänzung des § 34 Bundesbaugesetz (vgl. ebenda, S. 108 ff.): Wenn eine Verbesserung der städtebaulichen Situation erreicht werden kann, dann sind Baumaßnahmen an vorhandenen Anlagen erleichtert zuzulassen (vgl. S. 55). Weiterführend erläutert SÖFKER (1980) eine Reihe noch offener Fragen[2]. Ebenfalls mit der Problematik innerstädtischer Gebiete setzen sich AUTZEN und SCHÄFER (Bearb., 1980) auseinander. Als Ergebnis eines Planspiels stellen sie die kritische Beurteilung eines Gesetzentwurfs zum Verfahren der vereinfachten Sanierung vor. Dabei wurden auch Möglichkeiten geprüft, das Städtebauförderungsgesetz gemeinsam mit dem Modernisierungs- und Energieeinsparungsgesetz einzusetzen.

Die Berichte verdeutlichen, wie stark das Gesetzesinstrumentarium bereits verfeinert ist. Das erschwert Bemühungen, die hier interessierenden Zeitverzögerungen durch den „großen Wurf" einer

---

[2] Der Deutsche Industrie- und Handelstag (1981, S. 25) bemängelt die Ausblendung der Problematik von Gemengelagen aus der vorgesehenen Novellierung des Bundesbaugesetzes. Er kündigt eigene Gesetzesvorschläge zur Verbesserung der Rahmenbedingungen für private Investitionen in diesen Gebieten an.

Gesetzesänderung zu verringern. Auch aus diesem Grunde beschränken sich jüngste Gesetzesinitiativen bisher auf Änderungen im Detail[3]).

3.3 Gründe für Zeitverzögerungen

3.3.1 Entwurf der Bauleitpläne

Bauleitpläne können von planenden Verwaltungen oder privaten Planungsbüros erarbeitet werden. Letztere haben eher die Möglichkeit, ihre Entwürfe zügig und ohne Behinderungen durch die Eigendynamik der Abläufe in größeren Verwaltungen fertigzustellen. Aufgabe der privaten Büros wird es im Bereich der Bauleitplanung auch künftig vor allem sein, Spitzenbelastungen der Verwaltung abzufangen. Auch kann die Auftragsvergabe von der Hoffnung auf unkonventionelle Problemlösungen und entsprechend originelle Planentwürfe getragen sein: Allerdings ist bei externer Planerarbeitung die Gefahr größer, daß schon während des Entwurfs die notwendige Kommunikation zwischen verschiedenen betroffenen Ämtern vernachlässigt wird. Dies kann zu behördeninternen Überreaktionen und Verschleppungen vor allem bis zur Vorlage des Entwurfsbeschlusses von Bebauungsplänen führen. Ähnliche Verzögerungen können sich aufgrund mangelnder Kommunikation mit den politischen Entscheidungsträgern und der interessierten Öffentlichkeit ergeben: Es kommt aber gerade darauf an, das allgemeine Interesse an Planungsfragen nicht zuletzt durch eine offene Informationspolitik zu fördern. Wesentlich ist die Steigerung der Überzeugungsfähigkeit öffentlicher Planungen, um besondere Legitimationsprobleme gegenüber einzelnen Gruppen abzubauen. Allerdings findet die Offenheit der Planungen dort ihre Grenze, wo die bewußte Transparenz zum Unterlaufen öffentlicher Planungen durch private Aktivitäten beiträgt.

Hindernisse bei der verwaltungsinternen Kommunikation und Abstimmung der Planungsarbeiten erweisen sich immer mehr als wesentlicher Verzögerungsfaktor der Bauleitplanung. Es scheint so, als ob in manchen Städten überzogene Erwartungen an die Integrationsfähigkeit der Stadtentwicklungsplanung (STEP) geknüpft würden. Die Koordinierung der Arbeiten innerhalb der Verwaltungen fällt zunehmend schwerer. Nur so ist zu erklären, daß heute sogar Kommunalverwaltungen, die über Dienststellen der STEP verfügen, Aufträge an private Büros mit dem Ziel vergeben, in der Bauleitplanung Abstimmungsschwierigkeiten zwischen Ämtern zu überwinden und entsprechende Reibungsverluste abzubauen. Es liegt nahe, daß mit der Vergabe derartiger Aufträge an Externe in der Regel eine stärkere Politisierung der Arbeiten einhergeht.

Eine Zeitdauer von zehn und mehr Jahren zwischen der Inangriffnahme von Planungsarbeiten und dem Beginn der Baumaßnahmen ist in der Bebauungsplanung keine Seltenheit. Die Ursache können zum Beispiel verfahrenstechnische Komplikationen oder durchaus übliche mehrfache Änderungswünsche von Politikern im Verlauf des Planentwurfs sein. Der allgemeine Wertewandel in der Planung mit der Infragestellung überkommener städtebaulicher Leitbilder trägt zu Planungsunsicherheit bei mit der Folge, daß die Realisierung größerer Städtebaukonzepte immer weiter hinausgeschoben wird. In der Vergangenheit hat zu langen Zeitverzögerungen auch die Gebietsreform beigetragen, weil sie die Neubearbeitung von Plänen zur kommunalen Gesamtentwicklung, wie zum Beispiel Flächennutzungsplänen, notwendig machte. Veränderte Zielsetzungen und Prioritäten führten oftmals nicht nur zur Änderung, sondern auch zur Neuaufstellung von Bebauungsplänen. Es

---

[3]) Herrn MR Dr. M. KRAUTZBERGER vom Bundesministerium für Raumordnung, Bauwesen und Städtebau danke ich für die kritische Durchsicht einzelner Textpassagen im Hinblick auf angestrebte Gesetzesänderungen (Stand: März 1982).
Die unterschiedlichen Standpunkte der politischen Parteien zur Wohnungsbaupolitik werden umfassend dargestellt in: Das Parlament (1981) 43, S. 3 ff. und Kommunalpolitische Blätter (1981) 11, S. 1022 ff. Vgl. auch: Städtetag zur Wohnungspolitik des Bundes, Bundesbaublatt (1981) 11, S. 696 f.

liegt nahe, daß solche Arbeiten für Städte in der Regel einen größeren Arbeits- und Zeitaufwand erfordern als für kleinere Gemeinden.

Eine der unerwünschten Folgen bürokratischer und politischer Investitionshemmnisse sind zwischenzeitlich eingetretene Kostensteigerungen auf dem Bau- und Wohnungsmarkt (vgl. SS. 58 und 62 sowie HOFFMANN, 1980, S. 27). GRABBE (1982) hat an Berechnungsbeispielen nachgewiesen, wie sehr die Kostensteigerungen im Verlauf langwieriger Planungs- und Genehmigungsverfahren auf eine Verhinderung des Wohnungsbaus hinauslaufen können (vgl. ebenda, insbes. Tab. 1, S. 90 und zur Entwicklung der Baulandpreise TIEMANN, HÜTTENRAUCH, 1982). Die teilweise dramatische Einengung der Finanzierungsspielräume führt dazu, daß sowohl das Entscheidungsverhalten der Kommunen als auch das der privaten Investoren stärker von der Zufallskomponente geprägt werden.

3.3.2 Politischer Entscheidungsprozeß

Umfassende kommunale Entwicklungsplanung kann wesentlich dazu beitragen, den negativen Einfluß zu verringern, den scheinbar zufällig eintretende nachhaltige Ereignisse auf das Entscheidungsverhalten von Politikern haben können. Zu den Aufgaben der Entwicklungsplanung zählt es, möglichst überraschungsfreie Zukunftsentwicklungen zu erkennen und alternative Steuerungsmöglichkeiten für die öffentliche Planung aufzuzeigen. Erst der verbindliche Beschluß widerspruchsfreier Ziel- und Handlungsprogramme mit festgelegten Prioritäten wird aber Überreaktionen auf Fehlentwicklungen dämpfen helfen. Auch lassen sich damit besser mangelhaft koordinierte Planungsaktivitäten vermeiden.

Der Stellenwert, der einer kommunalen Gesamtentwicklung von den Entscheidungsträgern beigemessen wird, hängt wesentlich von der Fähigkeit der Planer zur Problemaufbereitung ab. Darüber hinaus kommt es wesentlich auf die Verdeutlichung der politischen Brisanz einzelner Entscheidungsfelder und der Dringlichkeit eindeutiger öffentlicher Stellungnahmen an. Der Erfolg dieser Bemühungen entscheidet wesentlich darüber, ob die kommunale Entwicklungsplanung tatsächlich als verbindliche Richtschnur künftiger Verwaltungshandlungen dient oder ob ihr nur eine Alibifunktion zugebilligt wird. Entsprechend unterschiedlich werden auch die politischen Willensbildungs- und Entscheidungsprozesse verlaufen[4]). Das ist für die Bauleitplanung um so wichtiger, als der Flächennutzungsplan und die Bebauungspläne auf die Entwicklungsplanung abzustimmen sind, soweit diese überhaupt vorhanden ist. Über die Sicherstellung der Verträglichkeit von Entwicklungs- und städtebaulicher Planung hinaus kommt es besonders auf die räumliche und zeitliche Abstimmung der einzelnen Bebauungspläne untereinander an.

Die Dauer der politischen Beratungen über die künftige Bauleitplanung hängt wesentlich von der Stärke parlamentarischer Mehrheiten, der fachlichen Kompetenz der Politiker und der parteiinternen Durchsetzungsfähigkeit von Führungsgruppen ab. Ein offener Informationsfluß zwischen Verwaltung und Politik stärkt die Vertrauensbasis und kann die Beratungen ebenso beschleunigen wie das Eingehen auf Planungsprobleme, die von den Entscheidungsträgern als brennend angesehen werden.

---

[4]) Einen hervorragenden Stellenwert nimmt daher in der Planung die Erarbeitung von Prognosen ein, denn „Aufgabe von Planungsprognosen ist vorrangig die Absicherung einer Planungsstrategie und damit die Festlegung der Planungsziele und des Mitteleinsatzes. Ihr Einsatzzweck liegt folglich in der Absicherung und Strukturierung eines politischen Entscheidungsfeldes" (DEHLER, 1979, S. 429). Das ist besonders wichtig, nicht obwohl, sondern gerade weil „Planverfahren wohl in ihren formalen Abläufen gesetzlichen und damit genauen rechtlichen Regelungen unterworfen sind, die Planungsinhalte jedoch einem weitgehend unkontrollierbaren Willensbildungsprozeß unterliegen, der selbst durch die politischen Ziel- und Programmvorgaben durch die Parlamente nur ungenau gesteuert wird" (SEELER, SPILLE u. a., Bearb., 1977, S. 24). Zwar ist eine Qualitätsverbesserung öffentlicher Planung alleine durch Empfehlungen zu Methoden – wie z. B. Planungsprognosen – nur begrenzt möglich (vgl. JESSEN, J., Archiv für Kommunalwissenschaften, 1981, 1, S. 154). Wichtig ist aber für die Planungspraxis, daß die Durchleuchtung alternativer Handlungsmöglichkeiten wesentlich zu größerer Entscheidungssicherheit der Politiker beiträgt.

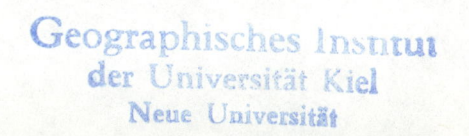

Wesentlichen Einfluß auf die Handlungsgeschwindigkeit der Kommunalplanung haben die Ansprüche der Politiker an die Sicherheitsbasis, auf die sie ihre Entscheidungen gründen. Hier stellt sich die Frage nach der Bereitschaft zur Entscheidung auch bei Unsicherheit.

Verzögerungen ergeben sich aus der Überlastung der Gremien mit Entscheidungsvorlagen, bewußten Verschleppungen aus taktischem Kalkül und dem Gewicht gegenläufiger Interessen einflußreicher Privatpersonen bzw. potenter Investoren und starker Gruppen der interessierten Öffentlichkeit[5]). Allgemein sehen sich politische Entscheidungsträger mit wachsenden Legitimationsproblemen einer zunehmend kritischen Bürgerschaft gegenüber – nicht zuletzt deshalb, weil sich immer mehr Personen in ihrem Lebensbereich von Negativfolgen öffentlicher Planungen berührt fühlen (vgl. JÄNICKE, 1980, S. 21). Besonders artikulationsfähige Gruppen können vor allem dann mit Erfolg rechnen, wenn sie sich mit ihren angeblich Gemeinwohl-orientierten Forderungen auf ein allgemeines Unbehagen berufen (vgl. DUNCKELMANN, 1975, S. 161). Es bleibt zu bedenken, daß unabhängig von Inhalt, Form und Intensität der Bürgerbeteiligung die konfliktfreie öffentliche Planung eine Fiktion ist. Die Sensibilisierung der Öffentlichkeit gegenüber Planungsfragen fordert politische Stellungnahmen zu kontroversen Themen und damit auch den Mut zu unpopulären Entscheidungen. Die Furcht vor dem Verlust von Wählerstimmen fördert allerdings das Bestreben, solche Entscheidungen entweder aufzuschieben oder bereits im Vorfeld politischer Willensbildung aus dem Entscheidungsprozeß auszuschließen (vgl. BACHRACH, BARATZ, 1970 und „Das Konzept des Nichtentscheidungsprozesses ..." in: BORGHORST, 1979, S. 43 ff.).

Nicht immer ist das politische Entscheidungsverhalten vorab kalkulierbar, weil zum Beispiel mit der Ablehnung von Planungsvorlagen – wie mit jeder anderen politischen Entscheidung auch – durchaus sachfremde Interessen, zum Beispiel zum Schaden des politischen Gegners, verfolgt werden können. Das Verhalten der Politiker ist vor allem dann für Außenstehende kaum durchschaubar und in seiner Wirkung auf Zeitverzögerungen am schwersten abzuschätzen, wenn sich die Entscheidungsträger zwar anscheinend sachbezogen geben, ihr Handeln aber tatsächlich an sachfremden Interessen orientieren: Die Gründe dafür können von den Grundbesitzverhältnissen der Mandatsträger über deren persönliche Beziehungen zu Grundbesitzern bzw. Bauherren bis zu vorgetäuschtem Interesse an Problemlösungen mit dem Näherrücken des nächsten Wahltermins reichen. Als Beispiel sei hier nur auf Kommunalpolitiker verwiesen, die den Wert der Ausweisung und Besiedlung neuer Wohngebiete auch an einer Veränderung des Wählerpotentials messen. Daher stellt sich in manchen Fällen die Frage, ob die gezielte Vergabe kommunalen Baulandes wirklich sachorientiert den bevölkerungspolitischen Zielgruppen zugute kommt oder ob nicht doch stillschweigend solche Gruppen begünstigt werden, von denen man sich eine Sicherung der politischen Mehrheit erhofft[6]).

Der Verfahrensablauf der Planbearbeitung und Beschlußfassung wird wesentlich vom Umfang des Gesetzesrahmens bestimmt, innerhalb dessen sich öffentliche Planung bewegen darf. Exemplarisch lassen sich Einflüsse aufzeigen, die allgemein zunehmende Zeitverzögerungen hervorrufen.

Die Bemühungen um mehr Bürgernähe in der Planung trugen wesentlich zur Verfeinerung des gesetzlichen Instrumentariums bei. Möglichst viele Gruppen und widerstreitende Interessen sollten sich Gehör verschaffen und im Entscheidungsprozeß angemessen berücksichtigt werden können. Die zunehmenden Konfliktpotentiale in der öffentlichen Planung werden damit bewußt in die Verwaltungsbürokratie hineingetragen und formale Strategien zur Konfliktlösung institutionalisiert. Das trägt tendenziell zu einer Verlagerung der Entscheidungskompetenz von der politischen auf die

---

[5]) Ausführlich stellt BLOWERS (1980) diesen Themenbereich dar. Neue Problemfelder lokaler Politik analysieren kritisch ECKERT; GITSCHMANN; NEUMANN; ZIELINSKI (1981, insbes. S. 570 ff.) (vgl. auch Anm. 8).
„Why government tends to be late in responding to situations and thus often hinders instead of helps, is not easy to say; no doubt the fact plays a role that political promises have to reach a certain maturity to be accepted as policy" (VAN DEN BERG; KLAASSEN; MOLLE; PAELINCK in: KLAASSEN u. a., Hrsg., 1981, S. 259).
[6]) Auf vielversprechende Wege zur Sicherung von Bauland für Einheimische weist WITZMANN in diesem Band hin (vgl. dort Kap. „Problemdiskussion in der Öffentlichkeit" und die Schlußbemerkung).

Verwaltungsebene bei. Gleichzeitig begünstigt die extrem hohe Zahl baurechtlicher Vorschriften eine Zersplitterung der Kompetenzen und Verantwortlichkeiten. Damit fällt es dem Bürger schwerer, sich mit der Planungspolitik zu identifizieren. Über eine Vielzahl konkurrierender Interessen wird nicht mehr als Folge eines politischen Meinungsbildungsprozesses entschieden, sondern diese werden verstärkt vorab zwischen verschiedenen Fachverwaltungen „geklärt". Die zunehmende Komplexität der nötigen zusätzlichen Verwaltungsabläufe erreicht vielfach die Grenze der Belastbarkeit planender Verwaltungen. Darunter leidet ihre Aufgabe der wissenschaftlichen Politik-Beratung. Das ist um so gravierender, als das umfangreiche Geflecht von Vorabentscheidungen weiter zunimmt, die von der Verwaltung bereits vor der eigentlichen politischen Entscheidung getroffen werden. Nicht nur für die Bürger, sondern auch für die Politiker werden immer mehr die Begründungszusammenhänge der Planung vernebelt und gleichzeitig ihre Handlungsspielräume eingeengt. Die schwindende Transparenz beim Zustandekommen von Planungsvorschlägen stärkt auf politischer Ebene die Furcht vor dem Austragen von Konflikten, fördert den Wunsch nach Konsensbildung und damit auch Entscheidungsschwäche. Politische Entscheidungsprozesse werden in die Länge gezogen. So widersprüchlich es auch klingen mag: Damit kann letztendlich das Bemühen um mehr Bürgernähe in der Planung zu größerer Zeitferne der Planungsentscheidungen beitragen und damit auch zu mehr Bürgerferne.

Eine Konsequenz des beschriebenen Dilemmas ist die sogar politisch motivierte Verlagerung weiterer wesentlicher Planungsentscheidungen von der politischen auf die Verwaltungsebene, um die Handlungsfähigkeit der Planungs„politik" zu garantieren. Politiker sehen sich zunehmend überfordert, Planungsalternativen im Detail nachzuvollziehen und zu gewichten. Allerdings wird damit allgemein das Mißtrauen gegenüber wissenschaftlicher Politik-Beratung größer: Auch bei Laien setzt sich zunehmend die Erkenntnis durch, daß es zum Beispiel bei Standortentscheidungen nur geringfügiger Veränderungen in der Gewichtung der Vielzahl von Bewertungskriterien bedarf, um jede Alternative als „bestmögliche" rechtfertigen zu können. Diese Einsicht führt aber tendenziell zu noch stärkerer Unsicherheit und Entscheidungsschwäche der Politiker.

Welchen Umfang der Verwaltungsaufwand für die Bauleitplanung inzwischen angenommen hat, kann man am besten abschätzen, wenn man die Länge der Begründungen von Beschlußvorlagen älterer Bebauungspläne mit denen neuerer Pläne vergleicht: War es noch vor ca. 15 Jahren durchaus üblich, daß die Begründung eines Planes zum Beispiel auf zwei bis drei Seiten abgehandelt wurde, so ist es heute keine Seltenheit, wenn solche Texte bei Planungen für Flächen in vergleichbarer Lage und Größe zehnmal länger sind. Kennzeichnend ist das Bemühen der Verwaltung, sich immer mehr nach möglichst vielen Seiten abzusichern. Das kann von der Abklärung juristischer Einspruchsmöglichkeiten der Betroffenen bis zu intensiver Prüfung der Umweltverträglichkeit von Bauvorhaben[7]) reichen. Das Bundesnaturschutzgesetz vom Dezember 1976 schreibt ebenso wie entsprechende Ländergesetze (vgl. S. 54) die Erarbeitung von Landschaftsplänen vor. In der Praxis gestaltet sich der Abstimmungsprozeß solcher Pläne mit der Bauleitplanung – hier insbesondere der Flächennutzungsplanung (vgl. Abb. 1 in: HÜLSMANN, KRAMER, 1981, S. 49) – oftmals sehr arbeitsintensiv und mühsam. Verzögerungen können zusätzlich bei der Umsetzung der örtlichen Gesamtkonzepte in ausgewogene kleinräumliche Planungen durch Bebauungs- und Grünordnungspläne auftreten: In manchen Fällen werden besondere Nutzungskonflikte erst auf dieser niedrigsten Planungsebene deutlich.

Häufige Folge von Untersuchungen zur Realisierbarkeit von Planungs- bzw. Bauvorhaben ist nicht die Bestätigung und Absicherung des ursprünglich konzipierten Planungsverfahrens, sondern die Verschiebung der verbindlichen politischen Entscheidung für unbestimmte Zeit: Sobald nämlich öffentlicher Widerstand droht, werden oftmals weitere Planungsvarianten untersucht und zusätzlich

---

[7]) Vgl. FINKE; PASSLICK; PETERS; SPINDLER (1981, insbes. S. 112 ff.) und in BUCHWALD, ENGELHARDT (Hrsg., 1980) die Kapitel von THOSS, R.: „Zur Integration ökologischer Gesichtspunkte in die Raumordnungspolitik" sowie GÄLZER, R. und LANGER, H.: „Problematik und Lösungsversuche im Rahmen des Städtebaus und der Stadtentwicklung".

Gutachten vergeben. Wenn auch diese keine befriedigenden Wege zur Verminderung des Konfliktpotentials aufzeigen, dann wird nicht selten die weitere Planbearbeitung für ungewisse Zeit eingefroren[8]). Da gleichzeitig mehrere Pläne bearbeitet bzw. realisiert werden und im Verlauf der Planungen auftretende Schwierigkeiten vorab nur vage abgeschätzt werden können, wird der Besiedlungsdruck dann eher zufällig auf andere Baugebiete umgelenkt. In solchen Fällen muß der Anspruch der Planung überprüft werden, eine räumliche und zeitliche Koordinierung der Siedlungstätigkeit zu ermöglichen (vgl. S. 60 ff.).

3.3.3 Gesetzgebung

Die Gefahr zeitferner Planungen ist besonders groß, weil die im Bundesbaugesetz (BBauG) festgelegten Bestimmungen zum Planungs- und Bodenrecht im Prinzip von einer Rahmen- und Anreizplanung ausgehen. Direkte Eingriffe in das Marktgeschehen sind bisher die Ausnahme. Solche Maßnahmen können vor allem dann auf den Widerstand politischer Entscheidungsträger stoßen, wenn zum Beispiel durch Zwang die planerisch angestrebte Bebauung erreicht werden soll. Dahinter steht auch die Furcht, daß Wählergruppen verprellt werden könnten.

Der im BBauG festgelegte Verfahrensablauf der Bauleitplanung wurde in der Vergangenheit wiederholt verfeinert und abgeändert; unter anderem deshalb, weil den Bürgern mehr Möglichkeiten der Mitwirkung eingeräumt und Investitionen im Städtebau beschleunigt werden sollten. In jüngster Zeit bemüht sich der Gesetzgeber zwar verstärkt, die hohen Nachfrageüberhänge nach Bauland durch Sicherstellung einer möglichst verzögerungsfreien Planung abzubauen. Aufgrund bisheriger Erfahrungen der Planungspraxis bleibt aber mit Zurückhaltung abzuwarten, wie stark damit jener Tendenz entgegengewirkt werden kann, die sich seit Bestehen des BBauG zeigt: Die vielfältigen Differenzierungen und Abänderungen führten dazu, daß der Einsatz dieses Gesetzes – trotz gegenteiliger Absichten – insgesamt komplizierter, weniger durchschaubar und in der Verfahrensabwicklung zeitaufwendiger wurde. Ein Grund dafür waren allerdings in den 70er Jahren – und hier vor allem bei der Novelle 1976 – die Wünsche aus der kommunalen Planungspraxis nach Verfeinerung der städtebaurechtlichen Instrumente. Nach Berücksichtigung solcher Forderungen im BBauG werden die Verfeinerungen heute vielfach als Komplizierung beurteilt: Da größere städtebauliche Interventionsmöglichkeiten in der Regel zu aufwendigeren Verfahrensabläufen führen, werden diese Interventionsmöglichkeiten zum Teil mehr als Handlungshindernis denn als Handlungschance empfunden.

Zeitverzögerungen werden unter anderem dadurch verursacht, daß erst in einem späten Stadium des Planungsprozesses die verbindliche Abstimmung öffentlicher Interessen untereinander sowie öffentlicher und privater Interessen erfolgt. Es kommt hinzu, daß oftmals das anschließende Verfahren der Bodenordnung während des Entwurfs von Bebauungsplänen unberücksichtigt bleibt[9]).

---

[8]) Derartige Wirkungen des Einflusses von Bürgern auf Verfahrensverzögerungen der Bauleitplanung dürften nur in wenigen Fällen exakt meßbar sein. Vielfach sind Entscheidungsprozesse in der Kommunalplanung – wie in anderen Politik-Bereichen auch – gekennzeichnet durch Macht- und Einflußbeziehungen, die im nicht-öffentlichen Raum wirksam werden. Diese können sich sowohl vor als auch während der „offiziellen" Verfahren der Bauleitplanung abspielen. Nicht selten ist es dann vor allem auch eine Frage des politischen Fingerspitzengefühls, mit welcher Intensität bestimmte Planungen weiter verfolgt werden.
In der Regel bleiben solche Vorab-Entscheidungen dem außenstehenden Betrachter verborgen. Wenn sich bei Analyse der Zeitabläufe von Bebauungsplänen zeigt, daß Verzögerungen kaum bei der Bürgerbeteiligung und der Beteiligung der Träger öffentlicher Belange aufgetreten sind, wohl aber beim behördeninternen Abstimmungsprozeß und bei parlamentarischen Beratungsverfahren, dann kann daraus nicht zwingend auf das Beharrungsvermögen planender Verwaltungen und die Trägheit politischer Entscheidungsprozesse geschlossen werden: Diese Verzögerungen können auch Ausdruck nicht-öffentlicher Bemühungen um Einflußnahme auf die Bauleitplanung durch einzelne Persönlichkeiten und Gruppen sein. Daraus können sich schwierige Vorab-Klärungen der Durchsetzbarkeit planerischer Festsetzungen ergeben (vgl. S. 69).

[9]) Diese Gefahr besteht vor allem beim Planentwurf durch private Büros.

Zur Straffung des Verfahrens der Aufstellung und Realisierung von Bebauungsplänen können schon heute unter anderem folgende Möglichkeiten genutzt werden: Am Beginn des Bebauungsplanentwurfs ist die Betroffenheit bzw. das Planungsinteresse der Grundstücksbesitzer und Investoren sowie der Träger öffentlicher Belange abzuklären. In den weiteren Verlauf des Verfahrens werden dann entsprechend nicht mehr alle, sondern nur noch die von der Planung betroffenen Träger öffentlicher Belange eingeschaltet. Eine stärkere Demokratisierung des Verfahrens kann erreicht werden, indem gleichzeitig die Bürger anstelle einer für den weiteren Planungsverlauf unverbindlichen Anhörung schon in frühem Stadium die Möglichkeit der Äußerung von Anregungen und Kritik erhalten. Auch wenn dieser zusätzliche Aufwand für die planende Verwaltung zunächst zu Mehrbelastungen führt, läßt sich damit doch wertvolle Zeit gewinnen: Es ist dann nämlich ausgeschlossen, daß gewichtige Planungsinteressen der Betroffenen erst nach dem Entwurfsbeschluß bei der Offenlegung des Bebauungsplanes beachtet werden. Weitgehende Wünsche zur Änderung eines bereits „fertigen" Planes können das grundsätzliche Planungskonzept in Frage stellen und einen zeitraubenden Neuentwurf notwendig machen. Um diesen zu vermeiden, wird die Planung jedoch eher geneigt sein, weitgehende Bedenken und Anregungen zurückzuweisen. Es stellt sich die Frage, ob eine solche Praxis nicht tendenziell zu einer Verplanung der Interessen Betroffener führt. Die notwendigen Bodenordnungsmaßnahmen sollten vorab in der Phase des Bebauungsplanentwurfs zwingend berücksichtigt werden, um Enttäuschungen von Bauwilligen durch langwierige Umlegungsverfahren zu vermeiden.

Im allgemeinen ist die Zeitdauer bis zum Baubeginn dann gut abschätzbar, wenn der kommunale Grundbesitzanteil im Gebiet des Bebauungsplanes besonders hoch ist. Dagegen sind bei großem Anteil von Privatbesitz in der Regel nur Vermutungen über die Verzögerungen bis zur Realisierung der Bauvorhaben möglich. Zufälle und Unwägbarkeiten können hier eine wesentliche Rolle spielen, weil sich die Investitionsabsichten der Grundbesitzer nicht immer genau abschätzen lassen: Liegt im Einzelfalle entsprechender Bedarf für Wohnbaumaßnahmen vor? Verzögert sich die Bebauung aufgrund wirtschaftlicher Schwierigkeiten des Bauherrn? Wird ein Grundstück im Gebiet eines rechtskräftigen Bebauungsplanes von dem Besitzer nur als Kapitalanlage angesehen[10])?

Für die öffentliche Planung bestehen zwar gesetzliche Möglichkeiten, die Grundbesitzer zum Bau oder zur Veräußerung ihres Grundstückes zu bewegen: In der Praxis macht die öffentliche Planung jedoch bisher von Baugeboten (§ 39 a ff. BBauG) nur sehr zurückhaltend Gebrauch. Die Ursachen dafür liegen mitunter schon in Schwierigkeiten bei der Begründung der städtebaulichen Notwendigkeit einer Bebauung und ihrer alsbaldigen Durchführung, oder es kann zum Beispiel erforderlich sein, das Baugebot aus Gründen der Gleichbehandlung nicht nur für ein Grundstück, sondern für alle Baulücken eines Quartiers anzuordnen. Schwierigkeiten sind wegen ungünstiger Marktbedingungen für den Wohnungsbau (hohe Zinsen: vgl. S. 58 f., keine kostendeckenden Mieten) bei der Klärung der Frage zu erwarten, ob eine Bebauung für den Grundstückseigentümer objektiv wirtschaftlich zumutbar ist (Berücksichtigung der Art des Gebäudes, seiner Nutzung und der erwarteten Rentabilität). Problematisch und in der Regel stark zeitverzögernd dürfte vor allem aber die Überprüfung der subjektiven wirtschaftlichen Zumutbarkeit werden. Dabei muß der Grundstückseigentümer seine finanzielle Lage glaubhaft machen. Hier ist eine Reihe von Komplika-

---

[10]) Anders als bei einer Reihe von Privatbesitzern, die an künstlicher Verknappung des Baulandangebots interessiert sind, treten im allgemeinen geringere Probleme bei Wohnungsunternehmen als Grundbesitzern auf. Die Erfahrung lehrt, daß diese in der Regel an einem möglichst raschen Baubeginn interessiert sind.

tionen denkbar, die letztendlich zu einer Verhinderung der Bebauung führen können[11]). Zur Verfahrensabkürzung wird eine Gesetzesänderung angestrebt: Wenn dem Grundstückseigentümer von der Gemeinde Förderungsmittel angeboten werden, dann soll ein Baugebot durchgesetzt werden können. Damit ließen sich zum Beispiel kommunale Sonderprogramme zur Erhaltung einer ausgewogenen Bevölkerungsstruktur sowie allgemein das Bemühen um optimale Auslastung der vorhandenen Infrastruktur besser in die Tat umsetzen. Außerdem soll bei Anordnung eines Baugebots der Verkehrswert des Grundstücks festgeschrieben werden. Der Gesetzgeber will damit für Grundbesitzer, die auf zwischenzeitliche Bodenwertsteigerungen hoffen, den Anreiz zum Einlegen von Rechtsmitteln eindämmen (vgl. Capital, Red., 1981, S. 159 f. und Bauwelt, Red., 1981, 7, S. 227). Die gleiche Wirkung dürfte die in der BBauG-Novelle vorgesehene Fortentwicklung des Umlegungsrechts haben (vgl. S. 56). Danach werden die in der Bodenordnung zugeteilten Grundstücke mit einer Bauverpflichtung zugeteilt, die durch ein Ankaufsrecht und ein Vorkaufsrecht der Gemeinde gesichert ist[12]). Es steht allerdings dahin, ob derartige Regelungen auch zu höherer Entscheidungsfreudigkeit von Kommunalpolitikern beitragen.

Die Lage auf dem Wohnungsmarkt wird durch die Widersprüchlichkeit des Gesetzesinstrumentariums unterschiedlicher Politikbereiche erschwert[13]). Zwei Beispiele verdeutlichen das bunte Kaleidoskop an Einwirkungsmöglichkeiten auf die künftige Wohnungsversorgung und entsprechende Schwierigkeiten bei der Abschätzung ihrer Wirkung für die kommunale Entwicklung: Zur Aktivierung des Baulandangebots wird erwogen, die Attraktivität von Grundbesitz als Kapitalanlage zu dämpfen. Für baureife, jedoch unbebaute Grundstücke sollen höhere Grundsteuerabgaben gezahlt werden[14]). Gleichzeitig wird aber eine Novellierung des Bundesnaturschutzgesetzes angestrebt. Die beabsichtigte Einführung der Verbandsklage für anerkannte Naturschutzverbände – wie sie zum Beispiel im Hessischen Gesetz über Naturschutz und Landschaftspflege vom September 1980 bereits enthalten ist – trägt zur wirksameren Durchsetzung ökologischer Forderungen in der Bauleitplanung bei. Eine derart weitgehende Mitsprache von Verbänden im Interesse des Umweltschutzes kann allerdings nicht nur zu Zeitverzögerungen bei der Umsetzung von Plänen in die Realität führen, sondern dürfte mitunter einem Veto gleichkommen. Davon wären wohl besonders

---

[11]) Als Beispiele seien hier nur genannt:
– Der Eigentümer erscheint nicht zur Erörterung und Beratung, wenn die Kommune eine Zumutbarkeit der Bebauung beweisen will.
– Die Kommune lehnt das Verlangen nach Übernahme des Grundstücks ab, weil der Eigentümer die Voraussetzungen dazu nicht oder nicht glaubhaft nachweist.
– Die Kommune erkennt zwar das Verlangen nach Übernahme des Grundstücks an, übernimmt aber dennoch das Grundstück nicht – zum Beispiel, weil keine Einigung über die Höhe der Entschädigung zu erzielen ist.
– Der Eigentümer stellt Antrag auf Entziehung seines Grundstücks (§ 44 b Abs. 1 Satz 2 BBauG).
Solche Schwierigkeiten verdeutlichen, warum das Deutsche Institut für Urbanistik bei einer Erhebung im zweiten Halbjahr 1980 nur vier Städte ermitteln konnte, in denen insgesamt sieben Baugebote erlassen wurden (vgl. Difu-Berichte 1981, 4, S. 4). Es sollte allerdings nicht unterschätzt werden, daß oftmals bereits die Androhung eines solchen Gebots genügt, um die Bebauung zu beschleunigen. LÜCKE (1980) vertritt sogar die Auffassung, daß eine grundsätzliche Veränderung der jetzigen Fassung des Baugebots nicht möglich ist. Die Gegenposition wird zum Beispiel vertreten von LÖHR (1981).

[12]) Zu einer „gemeindlichen Entwicklungsmaßnahme" vgl. Deutscher Bundestag (1981, Begründung S. 14 f.) und KRAUTZBERGER (1981, S. 519).

[13]) „Die Piloten – und zu ihnen zählen auch die Stadtplaner – sitzen, bildlich gesprochen, vor den unübersichtlichen Steuerungsinstrumenten einer Maschinerie, für die eine Gebrauchsanweisung fehlt. Steuern müssen, ohne genau abschätzen zu können, nach welcher Seite die Impulse ausschlagen? Ein bißchen viel trial-and-error!" (CONRADS, U., in: Stadtbauwelt, 1980, 68, S. 345).
Auf Schwächen der räumlichen Planung hierzulande hat HINRICHS (1982) deutlich hingewiesen. Er stellt zwar fest: „Stadtentwicklungspolitik einschließlich der Wohnungsbaupolitik sind ein integraler Bestandteil der Raumordnungspolitik" (ebenda, S. 36), betont aber auch: „... weil es sich bei der Raumordnungspolitik um eine Querschnittsaufgabe handelt, darf nicht übersehen werden, daß vielfach die Raumordnungspolitik einerseits und die Fachpolitiken andererseits unterschiedliche Ziele verfolgen" (ebenda, S. 37).

[14]) Vgl. die von der Bundesregierung im Entwurf eines Beschäftigungsförderungsgesetzes vom 1. März 1982 vorgeschlagene Neubewertung unbebauter baureifer Grundstücke. Allerdings ist in der Bundespolitik ein staatliches Investitionsprogramm zur Sicherung von Arbeitsplätzen derzeit sehr umstritten.

Bauleitpläne zur Ausweitung der Siedlungsfläche betroffen. Die Kritik an der Verbandsklage geht weit über die Befürchtung langer Zeitverzögerungen in der Planung hinaus. So wird behauptet, daß die Verbandsklage nicht mit den Prinzipien einer repräsentativen Demokratie vereinbar sei (Der Spiegel, 1980, 9, S. 16), auch deshalb, weil sie auf eine Verlagerung der Entscheidungskompetenz von den gewählten Politikern zu den Verwaltungsgerichten hinauslaufe (vgl. Frankfurter Allgemeine Zeitung, 10. Sept. 1980, S. 5 u. 11. Sept. 1980, S. 4). Bedenken gegenüber dem Eindringen der Gerichte in die Vollzugskompetenz und im Ergebnis der „Einführung einer Popularklage, die unserem Verwaltungsprozeßrecht fremd ist" (Bauwelt, 1980, 10, S. 338) sind verbunden mit der Furcht vor dem Übergreifen der Verbandsklage auf andere Bereiche des Verwaltungshandelns: Das führe zu einer Lähmung von Maßnahmen der öffentlichen Hand (vgl. ebenda).

In vielen Städten versuchen die Planungsbehörden, eine Aufstellung von Bebauungsplänen zu umgehen, wenn Maßnahmen zur Erhaltung und Verbesserung vor allem der innerstädtischen Lebensqualität anstehen. Bedenken gegenüber langwierigen Planungsverfahren begünstigen oftmals eine bewußt weite Auslegung des § 34 BBauG. Dieser Paragraph ermöglicht heute vielfach die Masse der Baugenehmigungen. Die notwendigen baulichen Veränderungen in Schwerpunktbereichen dürften damit jedoch kaum erreicht werden. Mit dem § 34 BBauG sind zum Beispiel keine umfassenden Wohnumfeldverbesserungen möglich, so daß ein solcher Mitteleinsatz oftmals einem Kurieren von Symptomen gleichkommt. Dennoch liegt seine Anwendung nahe, weil die Schwerpunktverlagerung zum Stadtumbau zu solchen Belastungen für kommunale Planungsbehörden führen kann, daß diese die Grenze ihrer Leistungsfähigkeit erreichen. Mit dem Bauen ohne Bebauungsplan wird kleineren zügig realisierbaren Einzellösungen der Vorzug vor umfassend geplantem Stadtumbau gegeben. Damit nimmt der Zufallseinfluß auf die Baustruktur in bebauten Ortsteilen zu. Bedenklich ist ein solches Vorgehen insbesondere dann, wenn dabei die Interessen sozial Schwacher auf der Strecke bleiben (vgl. EVERSLEY, 1973, SS. 196, 215, 268).

3.3.4 Maßnahmen zur Bodenordnung

Zeitverzögerungen bei der Baulandumlegung sind in der Regel um so größer, je geringer der kommunale Grundbesitzanteil im Geltungsbereich eines Bebauungsplanes und je breiter die Streuung des Individualbesitzes ist (vgl. S. 53). Die aktuelle Situation wird in den Verdichtungsräumen durch starken Bevölkerungsdruck verschärft: Rückläufige Wohungsbelegungsziffern und steigende Einkommen bei einem Teil der Bevölkerung führen mit der Tendenz zu weiterer Auflockerung im Wohnbereich zu entsprechend vermehrter Nachfrage nach Bauland. Zusätzlich tragen restriktive Baulandpolitik und als ungünstig eingeschätzte wirtschaftliche Zukunftsaussichten zu überproportional hohen Steigerungen der Grundstückspreise bei. Daher sind private Grundbesitzer, die nicht selbst bauen wollen, immer weniger zum Verkauf bereit, sondern bestehen auf Grundstückstausch. Häufig verlangen sie als Bedingung für einen Tausch ein bestimmtes anderes Grundstück in Privatbesitz, was zwangsläufig zu einer Kettenreaktion auf dem Grundstücksmarkt führt. Einmal durchgeführte Tauschgeschäfte haben eine Signalwirkung mit der Folge, daß andere Grundstücksbesitzer auf Gleichbehandlung bestehen: Entsprechend schwierig und zeitaufwendig gestalten sich die Verhandlungen, zumal die Kommune vor allem die Eigentümer mit mehreren Bauplätzen zum Verkauf eines Teiles ihres Besitzes zu bewegen versucht. Die Flexibilität planender städischer Verwaltungen wird bei solchen Geschäften nicht nur durch einen knappen Finanzrahmen und geringe frei verfügbare Mittel, sondern auch durch begrenzt verfügbare Flächen eingeschränkt. Im Falle eines Verkaufs von Grundstücken versuchen viele Grundstückseigentümer möglichst lange hinhaltend zu taktieren: Beispielsweise läßt sie besonderes kommunales Interesse an ihrem Grundstück auf einen möglichst günstigen Preis hoffen. Letztendlich trägt dieses durchaus verständliche Gewinnstreben aber zu einer Dämpfung des Baulandangebots bei.

Nicht selten wird der Erfolg eines zügigen Planentwurfs sowie eines raschen Entscheidungs- und Genehmigungsverfahrens in der Bauleitplanung durch langwierige Umlegungsverfahren geschmälert. Vor allem in den größeren Städten tragen dazu auch Personalengpässe in den Umlegungsbehörden bei. Abhilfe könnten hier zusätzliche Mitarbeiter in den entsprechenden Dienststellen schaffen.

Eine solche Personalaufstockung ließe sich zum Beispiel durch Umsetzungen von Mitarbeitern in den Kommunalverwaltungen erreichen. Es bleibt abzuwarten, wie weit die betreffenden Kommunen hier flexibel agieren können.

Derzeit wird über eine Erweiterung des Umlegungsrechts beraten. Nach der Umlegung würden die Grundstückseigentümer dann über den bisher üblichen Flächenbeitrag (§ 58 BBauG, Abs. 1) hinaus einen bestimmten Flächenanteil nicht zurückerhalten. Die Größe des abgabepflichtigen Grundstücksanteils bemißt sich nach der Differenz zwischen dem eingebrachten Grundstückswert und dem als Folge der Umlegung höheren Verkehrswert (vgl. Bauwelt, 1981, 13, S. 520 f.). Diese Grundstücke werden von der Gemeinde an Bauwillige zum Verkehrswert veräußert, wobei die Gemeinde nach sozialen Gesichtspunkten auch unterhalb des Verkehrswerts Grundstücke zuteilen kann. Eine solche Regelung dürfte zu einer Verringerung des Interesses an Bauplätzen als Spekulationsobjekten führen, wenn dieses Instrument zusammen mit den angestrebten höheren Grundsteuerabgaben für baureife, jedoch unbebaute Grundstücke eingesetzt würde (vgl. S. 54).

Eine Reihe von Gremien hat Wege zur Entschärfung des Baulandproblems aufgezeigt. So empfiehlt der Deutsche Verband für Wohnungswesen, Städtebau und Raumplanung e. V. dem Bundesgesetzgeber zu prüfen, „ob nicht bereits bei der Zuteilung von Baugrundstücken Eigentümer, die nicht bauwillig sind, mit Ersatzland außerhalb des Umlegungsgebietes oder mit Geld abgefunden werden können. Auf diese Weise könnte Baugrund direkt an Bauwillige verteilt werden" (Bundesbaublatt, 1981, 5, S. 295). Auch sollte untersucht werden, „ob die Veräußerung von Grundstücken an die Gemeinden zum Zwecke der Privatisierung für den Wohnungsbau nach Schaffung der bauplanungsrechtlichen und erschließungsmäßigen Voraussetzungen steuerlich begünstigt werden kann" (ebenda).

3.3.5 Erschließungsmaßnahmen

Die Durchführung von Erschließungsmaßnahmen ist in aller Regel sehr kostenintensiv und zeitaufwendig. Der Abschluß der Arbeiten zum Beispiel zur Wasserversorgung und Abwasserbeseitigung ist ebenso wie bei den Umlegungen die Voraussetzung für fristgerechten Beginn der Wohnbautätigkeit. Allerdings kann dieser Beginn stark verzögert werden, wenn nicht bereits in der Phase des Planentwurfs über eine Abstimmung der Baumaßnahmen zur Erschließung hinaus auch eine Koordiniation notwendiger Arbeitsschritte zwischen den einzelnen Fachplanungen erfolgt: Das Ressortdenken verschiedener beteiligter Ämter und der Träger einzelner Baumaßnahmen führt mitunter dazu, daß politische Beschlüsse über anzustrebende Stadterweiterungen unterlaufen werden. Dies ist zum Beispiel möglich, wenn aufgrund „technischer Schwierigkeiten" eine Kapazitätserweiterung von Hauptsammelkanälen für Abwasser so lange hinausgeschoben wird, bis die geplante Wohnbebauung in ihrer ursprünglichen Form hinfällig ist. Um solche unbedachten Folgen für die Siedlungsentwicklung zu vermeiden, muß vorab die mögliche Einengung der Planungsspielräume für Siedlungserweiterungen aufgrund der gegebenen naturräumlichen Ausstattung und bereits vorhandener Infrastruktur geklärt werden. So können Zwangsbindungen für Entwässerungsanlagen und notwendige Anschlüsse an das Verkehrsnetz einen derart hohen Erschließungsaufwand erfordern, daß eine Verschiebung der Prioritäten für die Realisierung neuer Wohngebiete unvermeidbar ist. Die Planungsentscheidungen fallen dann weitgehend unabhängig von den Bevölkerungsproblemen und dem Nachfragedruck nach neuem Wohnraum.

Es bleibt im Einzelfalle abzuklären, ob kleinere Gemeinden mit entsprechenden Neuinvestitionen im Ver- und Entsorgungsnetz eventuell flexibler agieren können als größere Städte, in denen umfangreiche Erweiterungsinvestitionen anfallen. Eine genaue Überprüfung erscheint um so wichtiger, als gerade Gemeinden im Nahbereich größerer Städte künftig verstärkt die Rolle zugedacht ist, einen Großteil des städtischen Bevölkerungsdrucks aufzufangen. Besondere Sorgfalt bei der Berechnung der Wirtschaftlichkeit (insbesondere der Folgekosten) angestrebter Ausbaumaßnahmen ist alleine schon deshalb geboten, weil sich in den Nahbereichsgemeinden die Planungsentscheidungen – und damit auch Planungsfehler – wegen der geringeren Ausgangsgröße relativ stärker auswirken als in größeren Städten (vgl. GASSNER, 1969, SS. 8 u. 19 f.). Auch ist es in diesen kleineren Gemeinden eher wahrscheinlich, daß die Kostenbelastungen für die Erschließung nicht nur eine wesentliche, sondern die ausschlaggebende Rolle bei der Entscheidung über Siedlungserweiterung oder Bauverzicht spielen (vgl. ebenda)[15]).

Wie konnte es dazu kommen, daß Investitionen in die Erschließung von Baugebieten derart entscheidend die Ausweisung von Bauland beeinflussen? Gleichzeitig mit der Zunahme der Nachfrage nach Wohnraum sind die Ansprüche der Bevölkerung an die Erschließungsqualität neuer Wohngebiete gestiegen (vgl. S. 47). Hinzu kommen die Anforderungen verschiedener Fachressorts, wie sie unter anderem in Richtlinien zum Straßenausbau berücksichtigt sind[16]). Die Erschließungen haben aber vielfach einen solchen Grad an Perfektion erreicht, daß sich die Frage stellt, ob diese Qualitätsanhebungen tatsächlich noch einem Mehrbedarf der Bevölkerung entsprechen oder ob sich hier nicht zum Teil die Wertvorstellungen der Verwaltungsbürokratie verselbständigt haben. Sicher ist jedoch, daß extrem hohe Qualitätsmaßstäbe bei allgemein zunehmenden kommunalen Finanzproblemen zu einer Dämpfung der Investitionsneigung in Ausweitungen der Siedlungsfläche beitragen. Ebenso sicher ist, daß das geforderte hohe Ausstattungsniveau zusammen mit der Kostenentwicklung im Bauwesen (vgl. SS. 47 u. 58 f.) zu einer verschärften Auslese unter den Bevölkerungsgruppen führt, die noch in Neubaugebiete zuwandern können.

Die Probleme sind hier drängend, weil mit den Erschließungen öffentliche Mittel als Vorleistungen für die Investitionen der privaten Bauherren eingesetzt werden. Die öffentliche Planung kann jedoch die Veranlagung der Bauherren zum Erschließungsbeitrag nur schwer als Druckmittel für eine zügige Bebauung einsetzen. Das Bundesbaugesetz gewährt hier den Kommunen nur einen engen Handlungsspielraum: Finanzielle Vorausleistungen können von den Grundeigentümern erst nach der Baugenehmigung erhoben werden. Die Restsumme wird nach Abschluß der Erschließungsmaßnahmen fällig. Dann ist auch der volle Beitrag für noch unbebaute Grundstücke zu zahlen. Zur Schonung der Straßen erfolgt der Endausbau in der Regel erst nach weitgehender Besiedlung des gesamten Baugebietes. Da der Ablauf der Besiedlung wesentlich vom Investitionsverhalten der Grundeigentümer abhängt, kann bis zur endgültigen Abrechnung mehr als ein Jahrzehnt vergehen[17]). Durch die Aufteilung von Neubaubereichen in kleinere Erschließungs- und Besiedlungsge-

---

[15]) WITZMANN stellt in diesem Band am Beispiel des Raumes München ein „Auseinanderklaffen von Planung und ihrer Realisierung" fest: Viele Gemeinden können wegen beschränkter Finanzkraft nicht rechtzeitig die nötige Infrastruktur bereitstellen. Daher ist eine Verwirklichung der Bauleitplanung in absehbarer Zeit nicht möglich (vgl. dort den Schluß des Kap. „Studie des Planungsverbandes Äußerer Wirtschaftsraum München . . .").

[16]) Kritisch merkt H. KORTE an, daß es faszinierend zu beobachten sei, „wie z. B. die speziellen Richtlinien für die Anlage von Stadtstraßen (RAS) und für Landstraßen (RAL) in den letzten 30 Jahren fern von gesellschaftspolitischen Diskussionen einen derartigen allgemeinen Rationalitätsanspruch entwickelt haben, daß mit ihnen nunmehr gesellschaftspolitische Diskussionen erheblich erschwert werden können" (in: Akademie für Raumforschung und Landesplanung, Hrsg., 1980, S. 48, Anm. 17).

[17]) Abweichend von der bisherigen Praxis plädiert G. B. MÜLLER für die sofortige Herstellung der Erschließungsanlagen, weil „die Beitragspflichtigen mit dem endgültigen Beitrag zu einem Zeitpunkt belastet würden, in dem diese Aufwendungen noch ohne Schwierigkeiten in die Baufinanzierung einbezogen können" (1979, S. 835). Unter anderem könnten damit auch die Finanzierungskosten gedämpft werden, und die Arbeit der kommunalen Finanzverwaltungen und Tiefbauämter würde durch die Straffung der Baumaßnahmen erleichtert. Im übrigen böte sich nach einer Änderung des § 133 Abs. 3 BBauG die Möglichkeit, schon zu Beginn der Erschließungsarbeiten die Vorausleistungen zu erheben und damit auf Fremdmittel zur Vorfinanzierung zu verzichten (vgl. ebenda, S. 836).
Bereits 1974 forderten der Internationale Gemeindeverband (IULA) und der Internationale Verband für Wohnungswesen, Städtebau und Raumordnung (IFHP) in einer gemeinsamen Stellungnahme: „Um zu erschweren, daß Bauplätze, besonders in neu geschaffenem Bauland, längere Zeit unbebaut gelassen werden, sollen die vollen Kosten für ihre Aufschließung möglichst frühzeitig, spätestens nach Fertigstellung der Aufschließung, vom Grundeigentümer eingehoben werden, unabhängig davon, ob die Aufschließung durch eine widmungsgemäße Nutzung bereits in Anspruch genommen wird oder nicht . . . Die Einhebung in voller Höhe dient zwei Zwecken. Die Grundeigentümer werden veranlaßt, zu bauen oder an Bauwillige zu verkaufen. Die Gemeinden erhalten ihre Aufwendungen ersetzt, was um so wichtiger ist, als sie auch die übergeordnete Infrastruktur bereitstellen müssen" (Institut für Stadtforschung, Wien, Hrsg., 1974, S. 29) (vgl. S. 58).

biete sind wohl Abrechnungen mit geringerer Zeitverzögerung möglich (vgl. MÜLLER, G. B., 1980, S. 141). Ein solches Verfahren ändert jedoch nichts an der prinzipiellen Unzulänglichkeit derartiger Bemühungen zur Forcierung der Bauentwicklung und Steuerung der Bevölkerungsverteilung.

3.3.6 Finanzierungsschwierigkeiten

Hohe Kostensteigerungen im Bauwesen erschweren es den Kommunen, die Erschließungsanlagen als Voraussetzung für die Besiedlung neuer Wohngebiete fertigzustellen: Einzelne Erschließungsmaßnahmen werden bei knappem kommunalen Finanzrahmen entweder verschoben, oder auf ihre Durchführung wird für absehbare Zeit verzichtet. Auch zeigt die Praxis, daß Bauunternehmen bei Angeboten für kommunale Vorhaben in vielen Fällen von Preisen ausgehen, die sogar noch deutlich über den allgemeinen Kostensteigerungen im Bauwesen liegen (vgl. Der Spiegel, 1982, 7, S. 50). In der Vergangenheit wurde sogar der Verdacht geäußert, daß bei übersättigtem Baumarkt von den Firmen „hohe Schutzpreise zur Abwehr von Bauaufträgen" gefordert werden (vgl. Bauwelt, Red., 1979, 47, S. 1980). Dieser Verdacht ergab sich nicht zuletzt aufgrund von Bestrebungen der Bauwirtschaft, den weitaus überwiegenden Teil ihrer eigenen Investitionen für Ersatzbeschaffungen – und nicht für Kapazitätserweiterungen – aufzuwenden[18]).

In den vergangenen Jahren hat aber auch die große Nachfrage nach Bauleistungen durch Bund, Länder und Gemeinden zu den Kostenschüben im Bauwesen beigetragen. Heute sind hohe Baupreise ein wesentlicher Grund, wenn Baugebiete nicht zügig erschlossen und weitere Infrastruktureinrichtungen nur mit erheblichen Mühen bereitgestellt werden. Folglich wird es für die öffentliche Planung zunehmend schwerer, zur Dämpfung des rapiden Anstiegs der Grundstückspreise beizutragen. Bedenkt man zusätzlich die Entwicklung der Baukosten und Zinslasten, dann wird das Risiko deutlich, dem sich private Investoren mit der Bauentscheidung heute aussetzen. Zwar ist das Risiko für die Kommunen geringer, weil sie den größten Teil der Erschließungskosten auf die Grundstückseigentümer umlegen können; wenn aber schon heute Erschließungsbeiträge von 50 DM/m^2 und mehr keine Seltenheit sind, dann liegt trotz steigender Nachfrage nach neuem Wohnraum nahe, daß aufgrund von Finanzierungsproblemen der Bauherren die Zeitverzögerungen bis zur Inangriffnahme der Wohnbebauung immer schwieriger kalkulierbar werden[19]). Damit wird auch der Zeitraum der kommunalen Vorfinanzierung von Erschließungsmaßnahmen schwerer absehbar und gerade für kleinere Gemeinden am Rande von Ballungsräumen eine Finanzplanung erschwert.

Die Situation ist heute besonders kritisch, weil aufgrund der ungewöhnlichen Steigerung der Baupreise insbesondere nach 1978 vielfach sogar die Realisierung in der mittelfristigen Finanz- und Investitionsplanung vorgesehener Maßnahmen zweifelhaft ist[20]). Kommunale Bauaufträge müssen notgedrungen gestreckt werden – trotz verstärkter Einsparungsbemühungen in anderen Bereichen. Gilt es fest geplante Bauvorhaben dennoch fristgerecht zu verwirklichen, dann besteht nur die Alternative zwischen stärkerer kommunaler Verschuldung und Anhebung insbesondere der Gewerbe- und Grundsteuer[21]). Höhere kommunale Schuldenlast engt jedoch den künftigen finanzpolitischen Handlungsspielraum ein. Entsprechendes gilt für finanzielle Engpässe auch auf Landes- und Bundesebene, die Verzögerungen bei Sanierungsmaßnahmen, dem Ausbau der großräumigen Verkehrsinfrastruktur etc. zur Folge haben. Auf kommunaler Ebene wird das Problem zusätzlich

---

[18]) Auswirkungen von Konjunkturschwankungen auf die Entwicklung des Baumarktes und der Wohnungsversorgung stellt CHRIST (1981) dar.

[19]) Vgl. die geplante Änderung der Grundsteuer, S. 54.

[20]) Die aktuelle Praxis der „Verknüpfung der kommunalen Entwicklungsplanung mit der mittelfristigen Finanz- und Investitionsplanung" untersuchen GOTTSCHALK; SCHILDMACHER; SCHMIING (Bearb., 1980, S. 71 ff.).

[21]) Vgl. dazu auch „Sollen Gewerbe- und Grundsteuern wiederbelebt werden?" In: GANSER (1980, S. 149) sowie „Behindert der Wettbewerb um Steuerzahler die interkommunale Kooperation?" (ebenda, S. 146 f.)

verschärft durch fortschreitende räumliche Verteilung der Bevölkerung: Einerseits trägt das Auseinanderrücken im Wohnbereich nämlich zur Unterauslastung bestehender, andererseits aber zur Forderung des Baus neuer Infrastruktureinrichtungen an anderer Stelle bei.

Für alle öffentlichen Planungsträger dürfte die Finanzierbarkeit ihrer Haushalte in den nächsten Jahren besonders problematisch werden. Ein wesentlicher Grund wird in vielen Kommunen auch das rückläufige Aufkommen der Einkommensteuerzuweisungen als Folge der konjunkturellen Entwicklung sein. Hinzu kommt das Bestreben zahlreicher Unternehmen, entsprechend der rückläufigen Ertragsentwicklung ihre Gewerbesteuer-Vorauszahlungen zu reduzieren[22]). Die Verwirklichung geplanter Vorhaben wird weiter hinausgeschoben. Damit wächst die Gefahr, daß die Realisierungszeiträume für Baumaßnahmen zwischen den öffentlichen Planungsträgern schlechter abgestimmt werden und eher zufällig zustande kommen.

Verspätete Erschließungsmaßnahmen hemmen die private Bautätigkeit. Auch diese zeigt deutliche Wirkungen der Zinslasterhöhungen und Kostensteigerungen der letzten Jahre: Nach 1978 sinkt die Wohnfläche der in der Bundesrepublik neu errichteten Wohnungen[23]). Wenn weiterhin harte Bedingungen der Wohnungsproduktion bestehen bleiben, dann begünstigen Zeitverzögerungen bei der Bauleitplanung zusätzlich einen Rückgang der Zahl und Größe neuer Wohnungen. Der verstärkte Bevölkerungsdruck dürfte die Verdichtungsräume besonders treffen.

Die Finanzprobleme sind für die Planungspolitik brisant, weil sie zur Einschränkung kommunaler Handlungsfähigkeit führen[24]). Selbst bei frühzeitigem Erkennen von Fehlentwicklungen kann daher eine Reihe von Planungsmaßnahmen nicht rechtzeitig eingesetzt werden. So verengen sich immer mehr die Aktionsspielräume für gezielte Bevorratung und Vergabe von Grundstücken (vgl. S. 55). Auch lassen sich finanzielle Vergünstigungen wie die Stundung von Erschließungskosten zum Beispiel für einkommensschwächere Bürger nur noch mit Schwierigkeiten als Anreiz für Wohnbebauung einsetzen. Aufgrund knapper Finanzmittel nimmt eine Reihe von Mißständen der Stadt- und Regionalentwicklung zu. Das Spektrum der Probleme ist sehr weit: Es reicht von größeren Schwierigkeiten der Bildung von Wohneigentum für Einkommensstärkere über die Verengung des Wohnungsmarktes für alle jene, die wegen ihres Einkommens auf Altbauwohnungen angewiesen sind, bis zur Ausländerkonzentration in einzelnen Vierteln. Immer schwerer wird es möglich sein, die Negativfolgen von Fehlentwicklungen durch massiven Einsatz öffentlicher Gelder an Schwerpunkten zu dämpfen. Härtere politische Auseinandersetzungen über die Umverteilung geringerer verfügbarer Mittel sind die Folge (vgl. S. 67).

---

[22]) Die Kommunen können zwar die Höhe der Ausgaben für beabsichtigte Vorhaben – zum Beispiel für die Erschließung neuer Baugebiete – relativ gut abschätzen. Das Dilemma liegt aber in der Regel bei der Kalkulation künftiger Einnahmen: So sind unter anderem bezüglich des Aufkommens der Gewerbesteuer wegen großer Unwägbarkeiten oftmals nur grobe Annahmen für das nächste Jahr möglich. Derartige Schwächen unterstreichen die Notwendigkeit klarer Zielvorgaben und Prioritäten für die Investitionsplanung, insbesondere auch für die Entwicklung neuer Baugebiete (vgl. SS. 49 u. 66).

[23]) Analysen und Prognosen (1981, 75, S. 10), Bundesbaublatt (1981, 6, SS. 395, 397, 401).
Verschärfte Rahmenbedingungen zwingen zu einem Überdenken mancher Verfahren zur Abschätzung der Zukunftsentwicklung. J. WOLF (Stadtbauwelt, 1981, 70, S. 120 ff.) hat Schwächen von Prognosen der Wohnflächennachfrage aufgezeigt, die sich einseitig an der Einkommensentwicklung orientieren, aber politische Entscheidungen zum Beispiel zur Wohnungsbauförderung und Bauleitplanung vernachlässigen.

[24]) KRÄMER; KLEIN (1980, S. 151) plädieren für eine „aufgabenorientierte Erweiterung und Strukturverbesserung des kommunalen Einnahmesystems".

3.4 Folgewirkungen der Zeitverzögerungen

3.4.1 Räumliche Siedlungsentwicklung

Mit fortschreitender Expansion der Siedlungsfläche in den Verdichtungsräumen werden wesentliche Ziele der Landesplanung zur räumlichen Entwicklung der Siedlungsstruktur unterlaufen: In der Vergangenheit waren ein Großteil der Bautätigkeit und damit auch entsprechende Einwohnerzuwächse nicht in den dafür vorgesehenen Bereichen in den zentralen Orten und an den Siedlungsachsen zu verzeichnen, sondern in kleineren Gemeinden in den Achsenzwischenräumen (vgl. Hamburg/Schleswig-Holstein, Arbeitsgruppe des Planungsausschusses der gemeinsamen Landesplanung, Bearb., 1979, insbes. SS. 5 f. und 9). Diese Entwicklung wird noch heute geprägt durch die Besiedlung einer Vielzahl kleinerer Baugebiete in Randbereichen, die vielfach in ihrer Gesamtheit eine deutlich höhere Aufnahmekapazität haben als die in Bebauungsplänen ausgewiesenen größeren neuen Siedlungsgebiete.

Erklärungen für eine Zersiedlung der Landschaft in den Stadtregionen und Ordnungsräumen wie zum Beispiel

– das Anwachsen des Bevölkerungsdrucks durch Veränderungen in der Altersstruktur

– der Anstieg der Haushaltseinkommen bei Teilen der Bevölkerung und die daraus folgende höhere Wohnflächennachfrage (vgl. GUSTAFSSON, 1981)

– sowie das Absinken der Haushaltsgrößen bei gleichzeitiger Zunahme der Wohnflächenversorgung pro Person (vgl. BALDERMANN, HECKING, KNAUSS, SEITZ, 1979, S. 443 f.)

reichen nicht aus: Erschwerend kommt nämlich hinzu, daß sich einzelne Instrumente der Regionalplanung – wie Einwohnerrichtwerte – nicht immer als geeignet zur Verhinderung unerwünschter Ausuferungen der Siedlungsfläche erwiesen haben. Zum Teil werden solche Abweichungen von Zielen der großräumigen Siedlungsentwicklung jedoch auch durch das Entscheidungsverhalten von Kommunalpolitikern und die Duldung von Verantwortlichen in den Genehmigungsbehörden gefördert. Trotz zunehmend angestrebter Verknüpfung der Bauleitplanung mit der übergeordneten räumlichen Planung werden – vor allem bei zunehmenden wirtschaftlichen Schwierigkeiten – auch weiterhin Planungsentscheidungen gefällt, die sich nicht an regionalen Entwicklungszielen orientieren[25]. Im allgemeinen greifen auf kommunaler Ebene die Planungsinstrumente wirksamer als auf regionaler Ebene, wenn man einmal von der Ausweisung regionaler Grünzüge als restriktives Mittel absieht. Nutzen die Genehmigungsbehörden ihren Handlungsspielraum nicht voll aus, dann dürfte bei gegenläufigen lokalen und regionalen Interessen eine Wohnbebauung auch an manchen Standorten erfolgen, an denen aus der Sicht der Regionalplanung besser auf eine Besiedlung verzichtet werden sollte (vgl. Anm. 36, S. 67). Die im Bundesbaugesetz vorgesehene Bauleitplanung als Rahmenplanung bzw. Auffangplanung (vgl. S. 52) begünstigt derartige Zersiedlungen, zumal heute in weiten Bereichen nach wie vor Bebauungspläne bestehen, die zwar genehmigt sind, deren Realisierung aber noch aussteht. Die Wirtschaftsentwicklung und die Veränderungen auf den

---

[25]) Eine ausführliche Würdigung der Effizienz regional- und landesplanerischer Bemühungen erscheint hier nicht sinnvoll: Die Einschätzung der Wirksamkeit planerischer Instrumente hängt wesentlich vom Standpunkt des Betrachters ab und entzieht sich zum Teil objektiven Bewertungskriterien (vgl. in dem Beitrag von TUROWSKI in diesem Band jeweils den Schluß der Kapitel „Zentralörtliches System" und „Achsen").
Eine Forschungsgruppe der Freien Universität Berlin unter Leitung von H. WOLLMANN („Implementation räumlicher Politik", vgl. Demokratische Gemeinde, 1981, 7, S. 614) stellte fest: „Wie eine Analyse der Erarbeitungsverfahren von Flächennutzungsplänen ... ergab, sind die Ausweisungen von Wohnbauflächen als Ergebnis der Einschaltung überörtlicher Planungsträger im Laufe der siebziger Jahre in zunehmendem Maße an übergeordneten Zielsetzungen ... ausgerichtet worden. Eine unmittelbare Verknappung von Bauland durch diese im Bundesbaugesetz vorgeschriebene Beteiligung konnte jedoch nicht nachgewiesen werden, da die zur Debatte stehenden Flächen in der Regel aus der Sicht der gesamtregionalen Bedarfsentwicklung nicht benötigt wurden" (ebenda).

Kapitalmärkten tragen zwar zu einer Dämpfung der flächenhaften Siedlungsexpansion bei. Dennoch sind die schon seit langem zu beobachtenden typischen Verhaltensmuster bei der Wohnsitzwahl verschiedener Bevölkerungsgruppen nach wie vor wirksam. Daran ändern auch stärkere kommunale Bemühungen um verdichtete Wohnbebauung nur wenig.

Die Situation wird verschärft durch langwierige Verfahren der Bebauungsplanaufstellung in zahlreichen Städten und nicht zuletzt die Unsicherheit vieler Planer über probate Wohn- und Siedlungsformen (vgl. S. 48). In der Zwischenzeit schreiten selektive Abwanderungen in neue Siedlungsbereiche in Randgebieten weiter fort und tragen zur noch stärkeren Herausbildung einseitiger kleinräumlicher Alters- und Sozialstrukturen mit den bekannten Negativfolgen zum Beispiel für die Kernstädte und die Ortskerne der Umlandgemeinden bei. Mit dem vorhandenen Planungsinstrumentarium sind derartige Segregationen kaum zu verhindern – es sei denn, die betreffenden Wohn- bzw. Baugebiete befinden sich in kommunalem Besitz, oder kostenintensive Sonderprogramme zur Beeinflussung des Wanderungsverhaltens bevölkerungspolitischer Zielgruppen werden eingesetzt (vgl. S. 65). Diese können jedoch nur bei zügigem Einsatz erfolgreich sein, wenn zum Beispiel Abwanderungen verhindert werden sollen; im übrigen ist der Einfluß solcher Maßnahmen auf die grundsätzliche Veränderung der Bevölkerungsverteilung zwischen Stadt und Umland minimal.

Trotz intensiver Planungsbemühungen zur ausgewogenen Entwicklung der Siedlungsstruktur weichen vielfach sowohl die zeitliche Verwirklichung der Maßnahmen als auch die tatsächlichen räumlichen Veränderungen deutlich von den Planungszielen ab. Eine harmonische Gesamtentwicklung ist damit nicht möglich. Diese Schwäche führt auch zur grundsätzlichen Infragestellung der Bedeutung von Raumordnungsvorgaben. Es scheint so, als käme diesen in der Planungspraxis immer mehr die Aufgabe von Denkmodellen zur Analyse und Bewertung der Raumstruktur zu. Ihre eigentliche Aufgabe, nämlich die verbindliche Vorgabe angestrebter regionaler und kommunaler Entwicklungen – wie zum Beispiel von Veränderungen der Siedlungsfläche – tritt demgegenüber zurück.

Eine Dämpfung der Zersiedlung in den Verdichtungsräumen ließe sich erreichen, wenn von den Städten in den dafür vorgesehenen Baugebieten schneller als bisher die Voraussetzungen für einen Beginn der Wohnbebauung geschaffen würden. Die Strategie einer möglichst zügigen Besiedlung von Wohnbauflächen im Stadtbereich führt jedoch bei gleichzeitiger Stadterneuerung in der Regel zu Finanzierungsproblemen und trägt unter anderem zu Konflikten mit ökologischen Zielen bei, wie sie auf S. 67 ff. beschrieben sind. Erschwerend kommt hinzu, daß sich gerade in Zeiten allgemein schwächerer Wirtschaftsentwicklung der Konkurrenzkampf zwischen den Kommunen verschärft, weil zum Beispiel von Einwohnerzahlen und der zentralörtlichen Bedeutung wesentlich auch die Mittelzuweisung abhängt. Die bisherige Praxis der Besiedlung neuer Baugebiete trägt dazu bei, daß sich die Kommunen – gewollt oder ungewollt – wie konkurrierende private Investoren verhalten.

Immer stärker setzt sich allerdings in vielen stadtnahen Gemeinden eine gegenläufige Tendenz durch: Verzögerungen bei der Ausweisung und Besiedlung von Bauland gelten nicht mehr als Planungsschwäche, sondern die Verhinderung der Ausweisung von zusätzlichen größeren Wohnflächen wird als kommunalpolitisches Ziel angestrebt. Hauptgrund für ein derartiges Verhalten ist meistens der Wunsch nach Bewahrung der lokalen Identität, indem eine „Überfremdung" der am Ort lebenden Bevölkerung durch Zuzüge von außerhalb möglichst verhindert werden soll. Mit der Verknappung von Bauland vollziehen diese Gemeinden eine Planungspolitik nach, die bisher in verschiedenen Kernstädten betrieben wurde, um die rapide Expansion städtischer Siedlungsflächen einzudämmen. Diese Maßnahmen führten dort zu rapiden Steigerungen der Boden- und Mietpreise durch die Erhöhung des Bevölkerungsdrucks und forcierten eine Zersiedlung auch in weiter von den Städten entfernten, aber gut erreichbaren Räumen. Eine der Negativfolgen ist in den Kernstädten die zunehmende Verkehrsbelastung durch Pendler. Wenn in stadtnahen Gemeinden heute eine restriktive Baulandpolitik betrieben wird, dann ergeben sich in Zukunft ähnliche Negativfolgen für die großräumliche Siedlungsentwicklung durch die Umlenkung des Bevölkerungsdrucks auf Räume, die weiter von den Städten bzw. Siedlungsachsen entfernt liegen.

Eine restriktive Ausweisung von Wohnflächen hätte auf regionaler Ebene nur dann Erfolg, wenn es der öffentlichen Planung gelänge, eine Reihe von Rahmenbedingungen unter Kontrolle zu halten. Dazu gehören neben dem demographischen Wandel unter anderem die Arbeitsplatz- und Einkommensentwicklung. Bei einer solchen Politik müßte zum Beispiel ein Anstieg der Zahl der Einpersonenhaushalte mit ihren überdurchschnittlich hohen Flächenansprüchen verhindert werden. Derart weitgehende Eingriffe sind jedoch kaum mit unserem demokratischen politischen System zu vereinbaren. Im übrigen müßte die interkommunale Zusammenarbeit so weit fortgeschritten sein, daß die Planungshandlungen auf eine ausgewogene Entwicklung der Gesamtregion hinauslaufen. Die Planungspraxis zeigt hingegen, daß sich die Raumentwicklung nur schwer gegen das „freie Spiel der Kräfte" durchsetzen kann. Allgemeine wirtschaftliche und gesellschaftliche Kräfte beeinflussen generell die räumliche Verteilung von Bevölkerung und Arbeitsplätzen stärker als Planung und Politik[26]). Damit stellt sich die grundsätzliche Frage, ob die Planung – bei bedarfsgerechten Flächenausweisungen – bestenfalls nur in der Lage ist, großräumliche Expansion der Siedlungsfläche für begrenzte Zeit einzudämmen, also auf dafür vorgesehene Bereiche zu beschränken: Wenn die Ansprüche an das Wohnen auch künftig wie bisher steigen, dann könnten wohl weniger die gesetzlichen Instrumentarien als vielmehr weiterhin stark zunehmende Finanzierungsschwierigkeiten der Bauherren eine Zersiedlung – mit allen bekannten Negativfolgen – wirksam hemmen (vgl. S. 67).

3.4.2 Wohnungsversorgung verschiedener Bevölkerungsgruppen

Starke Zeitverzögerungen tragen dazu bei, daß eine Planung für bestimmte Zielgruppen verhindert wird, weil sich die Planungsnotwendigkeiten inzwischen geändert und die entsprechenden mobilen Bevölkerungsgruppen ihren Wohnsitz gewechselt haben. Auch können ruinöse Entwicklungen in der Veränderung der Bevölkerungsstruktur eingetreten sein, die mit dem vorhandenen Instrumentarium kaum mehr korrigierbar sind – wie zum Beispiel kleinräumliche Erhöhungen des Ausländeranteils mit den bekannten Folgen für das Wanderungsverhalten mittlerer und gehobener Sozialschichten. Daher stellen sich für die kommunale Entwicklungsplanung bei der Untersuchung von Zeitverzögerungen vor allem zwei Kernfragen:

– Welche Folgen haben solche Verzögerungen für das Wohnen verschiedener Bevölkerungsgruppen?

– Wie verändert sich die Bevölkerungsentwicklung, wenn nicht rechtzeitig die Voraussetzungen für Wohnungsbaumaßnahmen geschaffen werden?

Im allgemeinen wirken Zeitverzögerungen bei der Planung und Planausführung ähnlich wie nachhaltige Kostensteigerungen im Bauwesen. Die Entwicklung wird durch weiterhin hohe Ansprüche an das Wohnen bei gleichzeitig zunehmend ungünstigen wirtschaftlichen Bedingungen verschärft: Die Zahl der Haushalte, die künftig zu einer Vergrößerung der Wohnflächen beitragen können, sinkt tendenziell. Nur noch Bevölkerungsgruppen mit hohem Einkommen oder ererbtem Besitz haben in den Verdichtungsräumen gute Chancen auf dem Wohnungsmarkt. Einkommensschwächere Bevölkerungsgruppen – und bei diesen vor allem kinderreiche Familien, Ältere, Studenten, Ausländer und soziale Randgruppen – werden dagegen zwangsläufig unbeweglich und zunehmend von einer Verbesserung ihrer aktuellen Wohnsituation ausgeschlossen (vgl. JESSEN, J.; MEINECKE, B.; WALTHER, U.-J. in: ROBERT BOSCH STIFTUNG GMBH, Hrsg., 1979, S. 41). *Zeitverzögerungen bei der Vorbereitung und Ausführung der Bauleitplanung sowie eine Planungspolitik der Baulandverknappung wirken also sozial stark selektiv. Sie erhöhen derzeit bestehende Spannungen auf dem Wohnungsmarkt: Zwar wird die Verbesserung der Wohnsituation für alle*

---

[26]) Vgl. ARRAS u. a. (Bearb.), PROGNOS AG (1980, S. 142).
In Staaten mit Planwirtschaften wird gezielt versucht, den technischen Fortschritt als manipulierbare und damit besser voraussehbare Größe in die Wirtschaftsplanung einzubeziehen. Über theoretische Erkenntnisse hinaus (vgl. HABERLAND, HAUSTEIN, 1969, NIKOLAJEW, 1977) ist in der Praxis jedoch aufgrund der Schwerfälligkeit der Planungsbürokratie nur mäßiger Erfolg zu verzeichnen.

Bevölkerungsgruppen erschwert; für breite Schichten wird eine solche Verbesserung aber künftig überhaupt nicht mehr möglich sein, weil die zwischenzeitlich eingetretene Verschärfung wirtschaftlicher und finanzieller Probleme dem entgegensteht.

Zunehmende Finanzierungsschwierigkeiten auf dem Bau- und Wohnungsmarkt können zur Dämpfung sozialer Segregationen in potentiellen Abwanderungsgebieten wirksamer beitragen als Maßnahmen der traditionellen Bauleitplanung: Mit diesen alleine ist kaum eine Mischung verschiedener Bevölkerungsgruppen zu erreichen, in Neubaugebieten wird das künftig sogar noch sehr viel schwerer als bisher möglich sein (vgl. S. 57 f.). Es steht allerdings dahin, ob eine Mischung verschiedener Bevölkerungsgruppen in innerstädtischen Wohngebieten als Nebeneffekt von Zeitverzögerungen planerisch wünschenswert ist: Längere Zeit unterdrückte Bereitschaft zur Mobilität kann sich in Unzufriedenheit der Bürger mit den Wohnverhältnissen, Resignation und mangelnder Bereitschaft zur Identifikation mit dem aktuellen Wohnquartier niederschlagen. Die öffentliche Planung ist aber gerade auf das Engagement und die Unterstützung der Bewohner beispielsweise zur Verbesserung des Wohnumfeldes angewiesen.

Es besteht die Gefahr, daß vor allem in Hauptzuzugsgebieten von Ausländern die Initiative zur Erhaltung und Verbesserung des Wohnwertes schwindet. Solche Probleme dürften weiter zunehmen, weil trotz absehbarer wirtschaftlicher Schwierigkeiten in einer Reihe großer Verdichtungsräume mit anhaltendem Zuwanderungsdruck durch Ausländer gerechnet werden muß. Wesentliche Ursache dieser Zuwanderungen ist das Wohlstandsgefälle zwischen der Bundesrepublik und den Herkunftsländern der Ausländer. Maßnahmen der Bauleitplanung können alleine nur wenig zur Verringerung des Ausländerproblems beitragen. Zeitverzögerungen bei der Bereitstellung neuen Baulandes dürften jedoch die Probleme deutlich verschärfen: So erschweren solche Zeitverzögerungen zwar das Auseinanderrücken unterschiedlicher Sozialgruppen im Wohnbereich, doch gleichzeitig verstärkt erzwungene Seßhaftigkeit als Folge die Gefahr der Ausländerfeindlichkeit. Damit wäre die Wirksamkeit vielfältiger Maßnahmen zur Eingliederung der Ausländer in unsere Gesellschaft zweifelhaft.

Zu den wesentlichsten Problemen kommunaler Entwicklungsplanung in Ballungsräumen dürfte schon in wenigen Jahren das Nachdrängen von Ausländern der zweiten Generation auf den Wohnungsmarkt gehören[27]). Bis dahin werden die heute zum Teil noch ungewöhnlich hohen Wohnungsbelegungsziffern von Ausländern absinken und zu einer sprunghaften Zunahme der Wohnraumnachfrage führen. Erst in der dritten Generation kann mit der sozialen Integration und dem Nachvollzug der hierzulande üblichen Kleinfamilie mit ähnlichem generativen Verhalten gerechnet werden.

Die Entwicklung der ausländischen Bevölkerung in den Ballungsräumen kann nur bei Unterscheidung einzelner Ausländergruppen gerecht beurteilt werden[28]): Starke Zuwanderungen, ein Altersaufbau mit sehr breiter Jugendbasis und extrem geringem Altenanteil sowie hohe Geburtenzahlen kennzeichnen seit einigen Jahren die Türken als Hauptproblemgruppe (vgl. BIRABEN, HOUDAILLE, 1976, S. 955). Hinzu kommen besondere Lebensgewohnheiten, die gerade in Zuzugsgebieten von Türken vielfach deutsche Bevölkerungsgruppen zu verstärkten Abwanderungen veranlassen. In der Literatur wird überwiegend die Ansicht vertreten, daß das Ausländerproblem vorrangig ein soziales, weniger dagegen ein ethnisches Problem ist. Folglich träten entsprechende Schwierigkeiten bei der Mischung unterschiedlicher Bevölkerungsgruppen in Wohngebieten auch dann auf, wenn vergleichbar viele sozial schwache Deutsche zuzögen[29]). Vor allem amerikanische

---

[27]) „Unsere Untersuchungen zeigen, daß es praktisch für sie keine sozialen Aufstiegsmöglichkeiten gibt. Die zweite Generation steht sozial und beruflich auf dem gleichen Niveau wie ihre Eltern" (MANGOT, 1981, S. IX).

[28]) Vgl. zur Aufenthaltsdauer der Ausländer in der Bundesrepublik Deutschland: Analysen und Prognosen (1981, 75, S. 7).

[29]) Die Arbeiten von FREYSSENET, REGAZZOLA, RETEL (Bearb., 1971) und V. FRIELING (1980) empfehlen sich als methodisch fortgeschrittene Untersuchungen zur räumlichen sozialen Segregation. Ausländerfragen werden dort jedoch nur am Rande erwähnt.

und britische Veröffentlichungen (vgl. insbes. Beiträge in PEACH, Hrsg., 1975 und PEACH, ROBINSON, SMITH, Hrsg., 1981) unterstreichen jedoch zunehmend die besondere Bedeutung ethnischer Zugehörigkeit für die Reaktion der angestammten Bevölkerung auf die Zuwanderungen. Die Erfahrung hierzulande zeigt, daß Schwierigkeiten – und sprunghafte Abwanderungen Deutscher – vor allem dann zu verzeichnen sind, wenn Türken in großer Zahl in einzelne Wohngebiete zuziehen. Aufgrund bisheriger Erfahrungen mit Nachwanderungen türkischer Familienangehöriger bereitet zusätzlich Sorge, daß nach den Ergebnissen des Mikrozensus 1978 noch 16 % der verheirateten Türken im Bundesgebiet ihre Frauen in der Heimat zurückgelassen haben (vgl. SCHWARZ, 1980, S. 415).

Schon heute potenzieren die nach wie vor anhaltenden Familienzusammenführungen von Ausländern die ohnehin bestehenden Spannungen auf dem Wohnungsmarkt[30]): Beispielsweise treten die zuwandernden Frauen und Kinder nun zusammen mit bisher in Wohnheimen alleine lebenden ausländischen Männern als Nachfragende nach Familienwohnungen auf. Davon sind besonders jene Verdichtungsräume betroffen, in denen bereits erhebliche Engpässe auf dem Wohnungsmarkt bestehen. So sind im Rhein-Main-Gebiet die Zuwanderungen inzwischen derart angewachsen, daß der Bevölkerungsdruck auch dann nur schwer abgebaut werden könnte, wenn die Zeitverzögerungen bei der Vorbereitung und Ausführung der Bauleitplanung reduziert würden. In solchen Problemräumen sollte die kommunale Planung durch zügige Abwicklung der Bauleitplanung zumindest dazu beitragen, daß sich die Konkurrenz ausländischer und deutscher Bevölkerungsgruppen um Wohnraum in Zukunft nicht noch weiter verschärft. „Auf den denkbaren Fall einer langsam wachsenden Ausländerbevölkerung ist zur Zeit keine Stadt wohnungspolitisch eingestellt" (EICHSTÄDT, Bearb., 1980, S. 253). Die kritische Grenze des Ausländeranteils an der Wohnbevölkerung, die als Voraussetzung für eine Integration in unsere Gesellschaft nicht überschritten werden sollte, ist kleinräumlich bereits vielerorts deutlich übertroffen (vgl. DEHLER, 1978, S. 267). Das wiegt um so schwerer, als die Übergangs- und Anpassungsprobleme vor allem jüngerer Ausländer noch solange zunehmen werden, wie deren oftmals unzureichendes Ausbildungsniveau keine gleichen Startchancen auf dem Arbeitsmarkt ermöglicht (vgl. unter anderem zu schul- und arbeitsmarktpolitischen Thesen MÜLLER, H., 1980 sowie allgemein zu Problemen durch Ausländerzuwanderungen HECKMANN, 1981 und Institut für Zukunftsforschung, Hrsg., 1981).

Besonderes Augenmerk wird bei der Bauleitplanung heute auf den Stadtumbau gelegt (vgl. VON MALCHUS, 1979, S. 157 ff., JANECZEK, THOMAS, 1981, S. 62). Damit versucht man unter anderem, in gefährdeten Bereichen wegen des unterdurchschnittlichen Niveaus der Wohnungsversorgung von Ausländern die Herausbildung von Ghettos zu verhindern. Allerdings wird sich die langfristige Stabilisierung schon bestehender Ghettos mit dem nur schwach greifenden Planungsinstrumentarium kaum mehr abwenden lassen. Auch aus diesem Grunde ist der Themenkreis „Ausländer und Stadtentwicklung" politisch wesentlich brisanter als die mit dem irreführenden Begriff „Stadtflucht" beschriebenen Probleme. Vor dem Hintergrund wachsender Ausländeranteile in Verdichtungsräu-

---

[30]) Ein Beispiel verdeutlicht, wie deutsches Recht umgangen werden kann und wie hilflos bisweilen die kommunale Planung dem Ausländerzustrom gegenüberstehen muß: Schon längst keine Seltenheit mehr ist die „Korrektur" von Geburtsdaten in türkischen Ausweispapieren durch Beschluß eines Gerichts in der Türkei. Ursprünglich zur Beseitigung behördlicher Irrtümer eingeführt, dienen solche Änderungen jedoch vielfach zum Unterlaufen des Anwerbestopps für ausländische Arbeitnehmer in der Bundesrepublik. Junge Türken unter 18 Jahren können im Wege der Familienzusammenführung in die Bundesrepublik einreisen und erhalten zum Beispiel nach Teilnahme an einem Lehrgang zur beruflichen und sozialen Eingliederung vorzeitig Arbeitserlaubnis (vgl. § 2 II [Besondere Arbeitserlaubnis] der Verordnung über die Arbeitserlaubnis für nichtdeutsche Arbeitnehmer [Arbeitserlaubnisverordnung] vom 2. März 1971 zuletzt geändert durch die Verordnung vom 30. Mai 1980). „Innerhalb der letzten zwei Jahre kamen ... trotz Anwerbestopp rund 300 000 ausländische Arbeitnehmer neu ins Land, davon 80 Prozent Türken" (Der Spiegel, 1981, 13, S. 82).
Am 2. Dezember 1981 hat die Bundesregierung den Bundesländern schärfere Bedingungen für die Einreise und den Aufenthalt von Ausländern empfohlen. Dem haben sich die Länder zwar bis auf kleinere Modifikationen angeschlossen, doch kann auch die Herabsetzung des Höchstalters für den Zuzug der Kinder ausländischer Arbeitnehmer (auf unter 16 Jahre) mit dem beschriebenen Verfahren unterlaufen werden.

men fragt sich, wie weit selbst eine verzögerungsfreie Bauleitplanung künftig ähnliche Tendenzen wie derzeit in der Stadtentwicklung der Vereinigten Staaten verhindern könnte. Kritische Beobachter stellen dazu fest: „Die ökonomisch-sozialen Anforderungen an die Städte als Informations- und Dienstleistungs-, weniger als Produktionszentralen, sind ... derart, daß ganze Stadt- und Bevölkerungsteile nicht mehr gebraucht werden[31])."

Zur Erhaltung ausgewogener Bevölkerungsstrukturen in Wohnquartieren und zur Sicherstellung einer angemessenen Wohnungsversorgung sollte für Problemgebiete eine an klar abgegrenzten Zielgruppen orientierte Wohnbau- und Modernisierungsförderung erwogen werden (Vgl. S. 61). Dazu können individuell abgestimmte kommunale Sonderprogramme geeignet sein, die durch finanzielle Anreize für Haus- und Grundeigentümer maßgeblich in gefährdeten Innenstadtbereichen dazu beitragen sollen, irreparable Schäden in der Bevölkerungsstruktur zu verhindern. Derartige Programme sind zwar bisher die Ausnahme. Auch mehren sich Stimmen, die grundsätzlich den Wert solcher Maßnahmen anzweifeln: „... the main issues of planning in the eighties, as in the seventies and the sixties, will concern the location and the character of growth. The whole battery of programmes which aim to regenerate the inner cities ... may achieve something, but they are unlikely to do more than stem the rate of decline" (HALL, 1981, S. 5)[32]). Dennoch können die erwähnten Sonderprogramme das einzig geeignete Instrument sein, um die kleinräumliche Bevölkerungsentwicklung in den Griff zu bekommen. Maßnahmen der Bauleitplanung sind dazu in der Regel wenig geeignet. Mit ihrer Signalwirkung können solche Investitionsanreize auch Negativfolgen von planerischen Zeitverzögerungen dämpfen. Selbst bei einem Angebot massiver Subventionen läßt sich jedoch vorab nur vage vermuten, wie die Grundeigentümer im Einzelfalle auf die Möglichkeit reagieren werden, Zuschüsse bzw. günstige Darlehen in Anspruch zu nehmen[33]).

Große Unsicherheiten bei Abklärung der Frage, wann beabsichtigte Planungsmaßnahmen eingesetzt werden können und dann greifen, machen die Problematik einer Bevölkerungspolitik deutlich, den Kinderwunsch über eine Verbesserung der Wohnsituation zu motivieren[34]). Je nach Zielrichtung der Maßnahmen müssen einzelne Problemfelder abgeklärt werden: Diese können zum Beispiel umfassen die Verzögerung der Geburt von Kindern bei angestrebtem Hausbesitz (vgl. INEICHEN, 1981, S. 254), die Situation der Wohnungen und des Wohnumfeldes als „äußere Bedingungen und Grenzen" des Kinderwunsches (SCHMID, 1980, S. 32) sowie die Variation der Nettoreproduktions-

---

[31]) NARR, W.-D.; LEVIATHAN (1980, 3, S. 408). Überpointiert formuliert SCHULZE (1980, S. 441): „Die Marginalisierung von Bevölkerungsteilen ... entspricht, auf das lokale, überschaubare Terrain der urbanen Problematik übertragen, dem Modell der ... Trennung der Metropole in einen funktionstüchtigen City-Teil, in den die Investitionen fließen, da er wesentliche administrative, finanzielle und kommunikative Funktionen des gesellschaftlichen Gesamtsystems erfüllt, und einen Ghettoteil, der dem Verfall und der Barbarei preisgegeben wird, wobei dieser Prozeß durch politische Konstellationen und Wirtschaftsentwicklung konjunkturellen Schwankungen unterworfen bleibt."

[32]) WIEDENHOEFT (1981) vergleicht zahlreiche europäische und amerikanische Beispiele zur Revitalisierung von Innenstadtbereichen. Über offizielle Aktionsprogramme hinaus liegen Erfahrungen mit einer Reihe „neuer städtischer Initiativen" vor (SHANKLAND, Bearb., 1981). Diese sollen auf halb-offizieller und privater Basis zur Verbesserung städtischer Lebensqualität in kleinen Schritten beitragen.

[33]) Die wirtschaftlichen Rahmenbedingungen haben sich in den letzten Jahren derart verändert, daß nun sogar die Bundesarbeitsgemeinschaft der Mittel- und Großbetriebe des Einzelhandels e. V. (1981, S. 15) gezielte Förderungsmaßnahmen für innerstädtisches Wohnen fordert: Die Erhaltung der Attraktivität großstädtischer Innenstadtbereiche dürfe „nicht einseitig nur der gewerblichen Wirtschaft, insbesondere dem Einzelhandel, überlassen bleiben" (ebenda).

[34]) Trotz intensiver öffentlicher Diskussion der Ursachen und Folgen niedriger Geburtenzahlen fällt nach wie vor in der deutschen sozialwissenschaftlichen Literatur die Zurückhaltung gegenüber Fragen der Bevölkerungspolitik auf (vgl. J. C. Ch., Sign., in: Population, 1981, 1, S. 201). Bei den bevölkerungspolitischen Studien liegt ein Schwergewicht auf Fragen der Familienpolitik (vgl. WINGEN, 1975; DETTLING, Hrsg., 1978, sowie Beiträge in der Beilage zur Wochenzeitung Das Parlament: Aus Politik und Zeitgeschichte B 52/77, 31. Dez. 1977 und B 21/78, 27. Mai 1978). Die für die langfristige Entwicklung in Verdichtungsräumen besonders wichtigen Wechselbeziehungen mit den Bereichen Bauleitplanung (vgl. BUSE, Hrsg., 1979, S. 109 ff.) sowie Wohnen und Wohnumfeld (vgl. GEISSLER; PFLANZ; SCHWARZ, Hrsg., 1979) treten dagegen deutlich zurück.

rate entsprechend der Siedlungsdichte (vgl. GEISSLER, 1980, S. 59). Hinzu kommen vielfältige Wechselbeziehungen mit anderen Einflußfaktoren auf generatives Verhalten, so daß auch nach intensiven Untersuchungen oftmals noch eine Restunsicherheit über optimale Ansatzpunkte für Planungsmaßnahmen und deren Wirkung auf das demographische Geschehen bleibt. Die Unsicherheiten werden durch die rückläufige Bedeutung demographischer Einflußgrößen auf Art und Umfang der künftigen Wohnungsnachfrage verstärkt, weil die schwerer abwägbaren Ansprüche an das Wohnen überproportional zunehmen.

3.4.3 Konsequenzen für die Planungsmethodik

Methodisch dürften sich die beschriebenen Mängel im verstärkten Einsatz offener Prognosen – also ohne genaue Angabe des zeitlichen Eintreffens bestimmter Ereignisse – äußern. Auch wird die zunehmend unsichere Zukunftserwartung den Einsatz intuitiver Verfahren – wie zum Beispiel Szenarien – in der Planung begünstigen. Bedenkt man zusätzlich wachsende Unsicherheiten in bezug auf die Abschätzung der lokalen Finanzkraft, dann stellt sich grundsätzlich die Frage nach der Realitätsnähe von Programmen zur kommunalen Gesamtentwicklung[35]).

Zunehmend ist eine unheilvolle Tendenz gerade in der kommunalen Planungspolitik in Verdichtungsräumen zu beobachten: Die Diskrepanz wächst zwischen offiziellen Willenserklärungen, denen zufolge rechtzeitig die Voraussetzungen für Wohnbebauung geschaffen werden sollen, einerseits und den tatsächlich aber recht bescheidenen Möglichkeiten des Einsatzes von Planungsinstrumenten und ihrer Wirksamkeit andererseits. Darunter leidet die Glaubwürdigkeit kommunaler Entwicklungsplanung. Lange Zeitverzögerungen in der Bauleitplanung tragen wesentlich zur Entfremdung zwischen Bürgern und Politikern bei. Auch führen sie zu Resignation bei den Planbetroffenen – soweit diese finanziell nicht in der Lage sind, ihre Wohnwünsche andernorts zu verwirklichen (vgl. S. 62). Erschwerend kommen überdurchschnittliche Preissteigerungen im Bausektor hinzu. In einer solchen Situation nimmt in den Kommunen der politische Druck auf die wissenschaftliche Politik-Beratung zu: Diese läuft verstärkt Gefahr, nur noch dann politisches Interesse zu finden, wenn sich mehr oder weniger zufällig ihre Erkenntnisse aus wissenschaftlichen Untersuchungen mit unabhängig davon zustande gekommenen politischen Absichten decken.

Der Gefahr einer bloßen Alibi-Funktion kann die kommunale Entwicklungsplanung nur entgehen, wenn sie klare Handlungsalternativen anbietet. Das setzt mehr als bisher die Erarbeitung kleinräumlicher Alternativprognosen, daraus abgeleiteter Planungsziele und entsprechend abgestimmter Maßnahmenkataloge voraus. Zusätzlich ist mehr politischer Mut gefordert: nicht nur bei der realistischen Einschätzung begrenzter Handlungsmöglichkeiten und der Reduzierung des Erwartungshorizontes der Bürger, sondern auch bei der Diskussion und Entscheidung über Zielkonflikte sowie bei der Festlegung von Prioritäten der Planrealisierung. Damit könnte auch wirksam der Tendenz begegnet werden, daß die in der Öffentlichkeit zunehmend kritische Einstellung gegenüber wissenschaftlich abgesicherten Planungsgutachten in Wissenschaftsfeindlichkeit umschlägt. Aufgrund leidvoller Erfahrungen ist für eine Reihe von Bauwilligen bzw. Wohnungssuchenden die Auftragsvergabe für wissenschaftliche Untersuchungen zur Kommunalplanung nämlich auch gleichbedeutend mit Beschwichtigung kritischer Stimmen aus der Öffentlichkeit und Entscheidungsaufschub für ungewisse Zeit, folglich auch Konservierung bestehender Mißstände und Unsicherheit über die Verbesserung der eigenen Wohnsituation (vgl. S. 51 f.).

---

[35]) In einer Veranstaltung der Regional Studies Association über „The Implications of Demographic Change for Planning..." wurden auch die Auswirkungen negativer wirtschaftlicher, sozialer und damit auch finanzieller Veränderungen auf die Kommunalplanung aufgezeigt (vgl. DAMESICK, P., in: Regional Studies Association, Newsletter No. 114, London, Sept./Oct. 1981, S. 11 f.).

3.5 Notwendige politische Entscheidungen über Zielkonflikte

Wenn die Bedeutung der Bauleitplanung für räumliche und sozialstrukturelle Fehlentwicklungen untersucht wird, dann liegt die Frage nach der Verträglichkeit von Zielen der Raum- und Bevölkerungsentwicklung nahe. Das Konfliktpotential zwischen diesen Politikbereichen wird bisher auf Bundes- und Länderebene kaum beachtet, weil beide Bereiche als nachrangig gegenüber den dominierenden Interessen von Industrie, Gewerbe und Handel eingestuft werden. Eine Reihe von Zielkonflikten zwischen Raum- und Bevölkerungsentwicklung ist daher politisch auf übergeordneter Planungsebene nicht entschieden und wird auf kommunaler Ebene im allgemeinen nur von Fall zu Fall „gelöst".

Das Problemfeld soll kurz beleuchtet werden: In den nächsten Jahren ist noch ein hoher Nachfrageschub nach Wohnraum zu erwarten, weil verstärkt jüngere Bevölkerungsgruppen auf den Wohnungsmarkt drängen (vgl. S. 46). Wenn dieser Druck aufgefangen werden soll, dann sind massiv Förderungsmittel zur Forcierung des (insbesondere privaten Miet-)Wohnungsbaus bereitzustellen. Bei begrenztem Budget läuft dies auf eine Mittelkürzung bei Vorhaben für den Stadtumbau hinaus. Schränkt man diese Möglichkeiten aber stark ein, dann wird gleichzeitig der Versuch aufgegeben, bevölkerungsstrukturell gefährdete ältere Wohngebiete vor dem „Umkippen" – also vor sprunghafter Zunahme des Anteils sozial Schwacher und von Randgruppen – zu bewahren. Verbesserungen im Wohn- und Wohnumfeldbereich werden jedoch als eine Voraussetzung zur Erhöhung des Anreizes für den Kinderwunsch angesehen. Im übrigen können solche Maßnahmen wesentlich dazu beitragen, soziale Erosionserscheinungen mit negativen Folgewirkungen auch für andere Teile des Stadtgebietes aufzufangen. Allerdings haben Sanierungen gewöhnlich vergleichbare Auswirkungen auf das Wohnraumangebot wie Zeitverzögerungen in der Bauleitplanung: In beiden Fällen wird die Wohnflächenvermehrung gebremst. Der Nachfragedruck wächst.

Eine starke Ausweitung der Siedlungsfläche vorrangig aus sozialpolitischen Gründen entspräche zwar in den nächsten Jahren der erhöhten Nachfrage: Weitere Ausweitungen von Wohngebieten würden aber zwangsläufig zu Nutzungskonflikten zum Beispiel mit Erholungs- und landwirtschaftlich genutzten Flächen führen. So könnten siedlungspolitisch wünschenswerte Ausweisungen neuer Wohngebiete aufgrund des Widerstandes einzelner Träger öffentlicher Belange erheblich verzögert werden, wenn beispielsweise sehr ertragreiche Böden betroffen wären. Im übrigen dürfte es gerade am Rande von Kerngebieten und in Nahbereichsgemeinden künftig für die Planung zu größeren Schwierigkeiten als bisher kommen, die Siedlungsflächen bei geschärftem Umweltbewußtsein weiter Bevölkerungskreise noch stärker auszuweiten. Damit würde sich der Bevölkerungsdruck noch für einige Jahre auf weiter von den Kerngebieten entfernte Gemeinden erhöhen und zusätzliche Zersiedlung begünstigen (vgl. S. 61 f.)[36].

Wenn heute Fragen der Raumordnung gegenüber sozialpolitischen Erwägungen bei der Expansion der Siedlungsflächen zurückstehen müssen, dann besteht die Gefahr, daß ab Beginn der neunziger Jahre auftretende Raumordnungsprobleme bei stärker rückläufigen Zahlen der deutschen Bevölkerung nicht mehr in den Griff zu bekommen sind: Die aktuell verfügbaren Planungsinstrumente taugen fast ausschließlich zur Verteilung von Wachstum, nicht aber zur Steuerung von Schrumpfung.

Allerdings ist es eine verkürzte Sichtweise, vor allem einen Zielkonflikt zwischen raumordnerischen bzw. ökologischen Belangen auf der einen Seite und sozialen Belangen im Interesse einer

---

[36]) In einer Reihe von Fällen ergibt sich die paradoxe Situation, daß von der Regionalplanung die Expansion der Wohnsiedlungsflächen in Nachbarschaft größerer Städte befürwortet wird, während sich die betreffenden Gemeinden aber gegen weitere Bebauung stemmen. Dagegen werden zunehmend Klagen von lokalen Politikern in kleineren Gemeinden laut, die weiter von den Städten entfernt liegen: Dort werde künstlicher Bevölkerungsdruck heraufbeschworen, weil die Regionalplanungsbehörden den Gemeinden nur restriktiv Wohnflächen entsprechend des erwarteten Eigenbedarfs zubilligen.

zügigen Deckung des Wohnraumbedarfs auf der anderen Seite zu sehen. Dahinter steht nämlich auch die Frage, für welche Zeiträume die Planungen optimiert werden sollen – nicht zuletzt unter Berücksichtigung zunehmender finanzieller Engpässe in den öffentlichen Haushalten. Gilt es, den für die nächsten Jahre aufgrund der „demographischen Welle" absehbaren Maximalbedarf abzudecken, also vorrangig den Wohnungsbau zu forcieren? Ist andererseits im Hinblick auf Leerbestände, die von einigen spätestens in den neunziger Jahren erwartet werden, eher Zurückhaltung bei Baugebietsausweisungen angebracht[37])?

Ebenso bleiben der künftige Umfang staatlicher Eingriffe und damit auch der Gesetzesrahmen für das Wohnungswesen abzuklären. Davon hängt wesentlich ab, ob sich die Mietpreise auch bei bestehenden Verträgen entsprechend Angebot und Nachfrage verändern können[38]). Werden die Marktmechanismen im Wohnungsmarkt weiterhin zu großen Teilen außer Kraft gesetzt, dann bleibt bei Teilen der Bevölkerung leicht eine zu hohe Erwartungshaltung bezüglich der Qualität ihrer Wohnungsversorgung bestehen. So ist zum Beispiel fraglich, ob das Schlagwort von der „neuen Wohnungsnot" (vgl. PETZINGER, RIEGE, 1981, SCHULTES, 1981, BUCHER, 1982, EVERS, SELLE, Hrsg., 1982) auch dann aufgekommen wäre, wenn das Geschehen auf dem Wohnungsmarkt stärker von marktwirtschaftlichen Prinzipien geprägt würde. Für den Mietwohnungsbau ist zwar nicht nur die Vermehrung des Baulandangebots, sondern vor allem auch eine Verbesserung der Rahmenbedingungen für Investitionen nötig (vgl. S. 46). Dennoch kommt dem Aspekt eines hohen Anspruchsdenkens bei einer Untersuchung über Zeitverzögerungen in der Bauleitplanung besondere Bedeutung zu: Von den Ansprüchen der Bürger an die Wohnungsversorgung hängt nämlich wesentlich die Art ihrer Reaktion auf Schwierigkeiten bei der Verbesserung der Wohnverhältnisse ab (vgl. S. 62). Verschiedene Untersuchungen haben teilweise erhebliche Diskrepanzen zwischen den Wohnwünschen der Mieter und ihrer Zahlungsbereitschaft und -fähigkeit nachgewiesen (vgl. z. B. BORGHORST, BURDACK, SCHREIBER, 1981, S. 3).

Die Beispiele verdeutlichen, daß wissenschaftliche Politik-Beratung nur Probleme, Handlungsalternativen und Folgewirkungen zur Vorbereitung politischer Entscheidungen aufzeigen, aber keine „perfekten" Lösungen anbieten kann. Gerade im Bereich der räumlich differenzierten Wohnungsmarktentwicklung und -beeinflussung sind in jüngerer Zeit wesentliche neue Erkenntnisse zu verzeichnen (vgl. z. B. GARBRECHT, 1981, KLAASSEN, MOLLE, PAELINCK, Hrsg., 1981, Vereinigung der Stadt-, Regional- und Landesplaner e. V., Hrsg., 1981). Auch zeichnet sich verstärkt der politische Wille ab, die Instrumente der Wohnungspolitik mehr als bisher Zielgruppen-orientiert einzusetzen. Dennoch fehlen in vielen Kommunen bisher klare politische Stellungnahmen zu hier diskutierten und für die räumliche Planung zentralen Themenbereichen, wie zum Beispiel:

– Welchen Zielgruppen gilt das Hauptaugenmerk bei der Wohnungsversorgung?

– Wo liegt die Grenze für Eingriffe der öffentlichen Planung in das Marktgeschehen?

– Werden „vor Ort" die Strategien zur Verbesserung des Wohnungsangebots mit den Planungen bzw. Investitionsabsichten benachbarter Gemeinden abgestimmt?

---

[37]) Vgl. dazu kritisch S. 69 f. und zu mittelfristigen Bedarfsprognosen des Mietwohnungsbaus: Capital, Red. (1981, 4, S. 123).
Vor allem für Kernstädte ist die Einschränkung von Zuschüssen für Sanierungen und Modernisierungen bedenklich: Wenn es in frühem Stadium nicht gelingt, die Herausbildung von Ghettos in gefährdeten Stadtbezirken zu verhindern, dann dürfte diese Chance bei der absehbaren Konzentration von Problemgruppen auch für die Zukunft vertan sein (vgl. S. 65). Zwar legt die für die achtziger und neunziger Jahre erwartete Veränderung der Bevölkerungsstruktur zunächst eine Konzentration der Bemühungen auf die Wohnflächenvermehrung und erst danach auf die Pflege des älteren Wohnungsbestandes nahe. Bei der bereits heute drückenden Schuldenlast öffentlicher Haushalte ist jedoch fraglich, ob auf lange Sicht tatsächlich noch genügend Mittel für Sanierungen und Modernisierungen frei sein werden.
Die Diskussion über die britische Teilnahme an der Europäischen Kampagne zur Stadterneuerung (Europarat, 1980) zeigt, wie heftig umstritten der Zielkonflikt zwischen Sanierung und Wohnungsneubau auch im Ausland ist (vgl. das Themenheft: The Planner, 1981, 6).

[38]) Zu Problemen bei der Erstellung eines repräsentativen Mietspiegels vgl. DEHLER (1981).

Einige Themen sind derart brisant, daß bei den politischen Entscheidungsträgern kaum Interesse an einer intensiven öffentlichen Diskussion bestehen dürfte:

– Gibt es eine kritische Grenze der Bevölkerungsentwicklung bzw. der Veränderung der Bevölkerungsstruktur, bei deren Erreichen umfassende Steuerungsmaßnahmen im Sinne einer aktiven Bevölkerungspolitik zu erwarten sind?

– Wie stark ist mit der Einschränkung bürgerschaftlicher Mitwirkungsmöglichkeiten und einer Reduzierung des Stellenwertes ökologischer Belange in der öffentlichen Planung zu rechnen, wenn zunehmende Wirtschaftsprobleme durch beschleunigte Investitionen aufgefangen werden sollen?

Dennoch sind auch hier zumindest parteiinterne Abklärungen erforderlich. Zur Mehrzahl derartiger Fragen sind aber klare Antworten nötig, um widerspruchsfreie und aufeinander abgestimmte Handlungskonzepte der öffentlichen Planungsträger zu ermöglichen (vgl. S. 49).

3.6 Fazit

Zum Teil sind Zeitverzögerungen in der Bauleitplanung unvermeidbar, weil in unserer freiheitlichen Gesellschaftsordnung zum Beispiel weder das Verhalten der politischen Entscheidungsträger noch die Reaktionen der Betroffenen frei von Überraschungen sind. Daher rührt auch ein Großteil heutiger Schwierigkeiten, die Festsetzungen von Bebauungsplänen durchzusetzen.

Öffentliche Planung beschränkt sich in der Regel darauf, den Handlungsrahmen abzustecken, innerhalb dessen sich das Baugeschehen vollziehen soll. Nehmen nun – wie in den nächsten Jahren wahrscheinlich – allgemeine wirtschaftliche Schwierigkeiten und entsprechende Finanzierungsprobleme zu, dann wird es trotz gegensteuernder Bemühungen im Bereich der Bauleitplanung und Raumordnungspolitik mühsam werden, überhaupt die Wirksamkeit ohnehin nur schwach greifender Planungsinstrumente (vgl. ADRIAN, 1978, S. 12) zu erhalten. Beabsichtigte gesetzliche Regelungen wie etwa verschärfte Baugebote oder eventuell die höhere Besteuerung baureifen Landes (vgl. S. 54) sollten daher in ihrer künftigen Wirkung nicht überschätzt werden: Es wäre bereits ein Erfolg, wenn sich bei zwar verschärften Planungsgesetzen, aber einer deutlich ungünstigeren Wirtschaftsentwicklung allgemein die Zeitverzögerungen in der Planung nicht noch weiter vergrößerten. Besondere positive Effekte auf die Bevölkerungsentwicklung durch Verbesserungen der Wohnsituation und der bebauten Umwelt sind folglich nur punktuell zu erwarten. Hier zeigen sich die Schwächen einer Regionalpolitik, die nur als nachrangige Komponente einer sich möglichst frei entwickelnden Wirtschaft wirksam sein kann. Es fragt sich, ob nicht bei den Zielen der räumlichen Planung noch bescheidenere Erwartungen an die Wirkung einzelner Instrumente geknüpft werden sollten.

Politisch muß abgeklärt werden, welche Einschränkungen des individuellen Freiheitsrahmens vertretbar sind und wie weit durch restriktive Gesetzesfassung eine stärker effiziente Planung zu ermöglichen ist. Ebenso muß entschieden werden, ob das aktuell verfügbare Planungsinstrumentarium so abgeändert werden soll, daß nicht nur vorrangig flächenhaftes Wachstum, sondern auch Schrumpfung verteilt werden kann. Das würde weitergehende Eingriffe in das Marktgeschehen voraussetzen als bisher üblich. Wenn das verfügbare Instrumentarium unverändert oder nur geringfügig modifiziert erhalten bleibt, dann könnten spätestens in den neunziger Jahren die gewandelten demographischen und wirtschaftlichen Verhältnisse mit – trotz Nachfrage nach neuem Wohnraum – dann vorhandenen ungenutzten Wohnungen, Gebäuden und Flächen durchaus dazu führen, daß die kommunale Planung immer mehr den Charakter eines „laissez-faire, laissez-aller" annimmt. Die aktuelle Wohnungsmarktentwicklung weicht in einigen Verdichtungsräumen zwar deutlich von jüngeren Prognosen ab, in denen solche Überhänge[39] aufgezeigt werden. So ist für die heutige

---

[39]) Vgl. z. B. in ARRAS u. a. (Bearb.), PROGNOS AG (1980), Scenario C, das als wahrscheinlichste Entwicklung angesehen wird (S. 133 ff.).

Entwicklung charakteristisch, daß „stark reduzierte Wohnungsbautätigkeit mit erneuter Zuwanderung von Ausländern negativ kumuliert" (WOLF, 1981 a, S. 324). Auf lange Sicht rechnet die Ministerkonferenz für Raumordnung (1981) allerdings mit erheblichen Unterschieden in der Wirtschafts- und Bevölkerungsentwicklung zwischen den Verdichtungsräumen: Es ist sehr fraglich, ob und wie stark heutige Planungsinstrumente in einigen bedrohten Regionen dann noch greifen werden. Selbst politischer Mut zur Problemlösung (vgl. SS. 50 u. 66) und heute noch vielfach fehlender Wille, die auf kommunaler Ebene vorhandenen Möglichkeiten zur Lösung des Wohnungsproblems konsequent anzuwenden (vgl. WOLF, 1981 b, S. 252), könnten dann nicht immer weiterhelfen[40]).

Der Gesetzgeber sollte jedoch bei dem Versuch besondere Vorsicht walten lassen, eine Reihe von Raumordnungs- und Bevölkerungsproblemen alleine durch weiteren Ausbau und Verfeinerungen des Planungsinstrumentariums in den Griff zu bekommen. Zwar ist es möglich, durch verschiedene Abänderungen des Planungsinstrumentariums auf eine weitgehend verzögerungsfreie Planung hinzuwirken. Die einzelnen Folgen solcher Modifizierungen und damit auch die Nebenwirkungen für andere Bereiche lassen sich jedoch vorab nur vage abschätzen. Wenn die zusätzlichen Regelungen dann dort zu Problemen führen, so wird im allgemeinen versucht werden, auch diese Schwierigkeiten durch zusätzliche Planungseingriffe zu beheben etc. – gleichsam als handele es sich um technische Defekte und als seien ablehnende Reaktionen von Betroffenen nur Störgrößen[41]). Erschwerend kommt hinzu, daß mit dem Bestreben der etablierten politischen Parteien, möglichst viele Interessengruppen zu integrieren und auch in der Planung zu berücksichtigen, Widersprüche im Instrumentenkatalog unterschiedlicher Politikbereiche kaum zu vermeiden sind (vgl. S. 54)[42]). Das führt in der Praxis zu neuen Planungsnotwendigkeiten, verminderter Effizienz der Planungen und schließlich zur allgemeinen Lähmung des Aufgabenvollzugs in verschiedensten Bereichen. Gleichzeitig verstärkt die Einengung der Handlungsspielräume die Tendenz zu politischer Führungsschwäche.

Ein Beitrag zur Stärkung öffentlicher Handlungsfähigkeit wäre mit der Anpassung des Planungsinstrumentariums an veränderte Erfordernisse gleichzeitig die Entfeinerung des kaum mehr überschaubaren Geflechts von Vorschriften und Handlungsanweisungen für die Bauleitplanung[43]): Diese sind heute derart differenziert und ausgefeilt, daß die Vorbereitung und Ausführung der Planungen vielfach durch gleichsam verordnete Schwerfälligkeit gekennzeichnet sind. Kommunale Planungen stärken damit zwangsläufig die Tendenz zu jener Bürgerferne, deren Abbau ihnen angeblich oberstes Anliegen ist. Sicherlich wird im Zeichen der „neuen Wohnungsnot" die öffentliche Erörterung, welche Handlungsspielräume offen gehalten werden sollten, auf welche zentralen Bereiche sich die Planungen verstärkt konzentrieren sollten und damit auch welche Interessen nachrangig sind, zu heftigen Kontroversen führen. Das ist um so mehr verständlich, als dabei einige grundsätzliche Fragen zu klären sind, wie zum Beispiel die nach einer Änderung des Umfanges staatlicher Ordnungsaufgaben, Bewahrung der Handlungsfähigkeit auf verschiedenen Planungsebenen, gleich-

---

[40]) In mehreren Großstädten beraten politische Gremien derzeit über Möglichkeiten, die Verfahren der Bauleitplanung zu straffen, so zum Beispiel in Hannover (Vgl. Bauwillige müssen zu lange warten: Planverfahren sollen schneller ablaufen. Hannoversche Allgemeine Zeitung, 10. Feb. 1982).

[41]) „Since there is still no general reference model that shows all the possible interrelationships in urban affairs, it is possible that every intervention – even if it is effective for the specific problem it intends to solve – will cause reactions that are, by definition, uncontrolled in other sectors. Therefore the lines of public action must be corrected and changed continually on the basis of periodic local and national verifications. Thus, the continuity of this process must be institutionally guaranteed through the co-operation of the central government and the local authorities" (CUZZER; AVARELLO, Bearb., 1979, S. 5).

[42] „Im Namen einer neuen Qualität der zur Planung erklärten Politik erwarten die Bürger Unerreichbares, die Parteien versprechen es, und der Staat versucht es" (TENBRUCK, 1977, S. 137). „While it has been traditionally believed that the power of the state depended on the number of decisions it could take, the more decisions the modern state has to handle, the more helpless it becomes. Decisions do not only bring power; they also bring vulnerability. The modern European state's basic weakness is its liability to blackmailing tactics" (CROZIER in: CROZIER; HUNTINGTON; WATANUKI, 1975, S. 13).

[43]) Vgl. dazu die zusammenfassende Wertung in dem Beitrag von TUROWSKI in diesem Band.

zeitig Sicherstellung der Kooperationsbereitschaft breiter Bevölkerungsgruppen und damit Stärkung der Legitimationsbasis planerischer Eingriffe. Letztendlich geht es um die Frage einer maßvollen Veränderung privater und staatlicher Handlungsspielräume. Jede politische Entscheidung darüber erfordert Verständnis für die Grenzen der Leistungsfähigkeit öffentlicher Planungen. Die aufgezeigten Problemfelder gehen weit über den Rahmen von Wohnungswirtschaft und Bauleitplanung bzw. Raumordnungspolitik hinaus. Sie sind eingebettet in die umfassende öffentliche Diskussion der Überlebensfähigkeit unseres demokratischen politischen Systems bei langfristiger Verschlechterung der wirtschaftlichen Rahmenbedingungen.

3.7 Literatur

ADRIAN, H.: Wohnungsbau – Wohnungsmarkt. Archiv für Kommunalwissenschaften (1978) 1.

AKADEMIE FÜR RAUMFORSCHUNG UND LANDESPLANUNG (ARL) (Hrsg.): Die Kommune als Partner der Raumordnung und Landesplanung. Referate u. Diskussionsberichte anläßl. d. Wiss. Plenarsitzg. 1979 in Augsburg. In: FuS Bd. 135, Hannover 1980.

ALBERS, G.: Das Stadtplanungsrecht im 20. Jahrhundert als Niederschlag der Wandlungen im Planungsverständnis. Stadtbauwelt (1980) 65.

APPELBAUM, R. P.; BIGELOW, J.; KRAMER, H. P.; MOLOTCH, H. L.; RELIS, P. M.: The Effects of Urban Growth. A Population Impact Analysis. New York, N. Y., Washington, D. C., London 1976.

ARRAS, H. E.; HÜBSCHLE, J.; AFHELDT, H.; HOGEFORSTER, J.; SÄTTLER, M. (Bearb.); PROGNOS AG: Wohnungspolitik und Stadtentwicklung, 1. In: Schriftenreihe „Städtebauliche Forschung" d. BMBau 03.084, Bonn-Bad Godesberg 1980.

Autorenkollektiv: Fachseminar: Wohnungsmarktentwicklung und Strategien der Stadtentwicklung. In: Schriftenreihe „Städtebauliche Forschung" d. BMBau 03.067, Bonn-Bad Godesberg 1978.

AUTZEN, R.; SCHÄFER, R. (Bearb.); Deutsches Institut für Urbanistik (Hrsg.): Planspiel zum Entwurf eines Gesetzes über die Erleichterung der städtebaulichen Sanierung und die einfache städtebauliche Erneuerung (Verbesserung des Wohnumfelds) – Vorläufige Formulierungen. Im Auftr. d. BMBau durchgef. in Hannover, Ratingen u. Wuppertal. Ergebnisse u. Materialien. Berlin 1980.

AYRES, R. U.: Uncertain Futures. Challenges for Decision-Makers. New York, N. Y., Chichester, Brisbane, Toronto 1979.

BACHRACH, P.; BARATZ, M. S.: Power and Poverty. Theory and Practice. New York, N. Y. 1970.

BALDERMANN, J.; HECKING, G.; KNAUSS, E.; SEITZ, U.: Bevölkerungs- und Siedlungsentwicklung. Zur Diskrepanz zwischen regionalen Planungszielen und den Entwicklungstendenzen von Stadt und Region. Stadtbauwelt (1979) 61.

Dies.: Wohnflächennachfrage und Siedlungsentwicklung. Analyse und Prognose der expandierenden Wohnflächennachfrage, Planungskonsequenzen für Stadt und Region. In: Schriftenreihe 12 d. Städtebaul. Inst. d. Univ. Stuttgart, Stuttgart 1980.

BASSETT, K.; SHORT, J.: Housing and Residential Structure. London 1980.

J. N. B.; J. Hd. (Sign., vermutl. BIRABEN, J.-N.; HOUDAILLE, J.): Les étrangers en Allemagne Fédérale. Population (1976) 4/5.

BLOWERS, A.: The Limits of Power: The Politics of Local Planning Policy. In: Urban and Regional Planning 21, Oxford, Elmsford, N. Y. 1980.

BORGHORST, H.: Die wechselseitige Abhängigkeit von Bund und Kommunen in der Stadtsanierungspolitik der Vereinigten Staaten von Amerika. In: Beiträge zur Politischen Wissenschaft 33, Berlin 1979.

BORGHORST, H.; BURDACK, J.; SCHREIBER, H.: Zukunftsinvestitionsprogramm (ZIP) – Modernisierung auf dem Prüfstand. Ergebnisse einer Mieterbefragung in Kreuzberg SO 36. Berliner Bauvorhaben (1981) 21.

ROBERT BOSCH STIFTUNG GMBH (Hrsg.): Vorstudien zu einem Forschungsprogramm. In: Beiträge zur Stadtforschung 1, Stuttgart 1979.

BUCHER, H.: Die „neue Wohnungsnot". Welche Regionen sind betroffen? In: Geographische Rundschau (1982) 1.

BUCHWALD, K.; ENGELHARDT, W. (Hrsg.): Die Bewertung und Planung der Umwelt. Bd. 3 d. Handbuch für Planung, Gestaltung und Schutz der Umwelt. München 1980.

Bundesarbeitsgemeinschaft der Mittel- und Großbetriebe des Einzelhandels e. V. (BAG, Hrsg.), Ausschuß Städtebau und Verkehr (Bearb.): Innerstädtische Zentren in Gefahr. Ergebnisse der Untersuchung Kundenverkehr '80. In: Schriftenreihe der BAG, Köln Okt. 1981.

BUSE, M. (Hrsg.): Bevölkerungsentwicklung und Kommunalpolitik. Umfang und Ursachen des Bevölkerungsrückgangs und seine Auswirkungen auf die Kommunalpolitik. In: Schriften der Friedrich-Naumann-Stiftung, Wissenschaftliche Reihe, Baden-Baden 1979.

Capital, Red.: Bauzwang. Wie das Grundstücksangebot erhöht werden soll. Capital (1981) 1.

CHRIST, P.: Wohnungsnot: Keine Wände in Sicht. Trotz Milliarden-Subventionen gibt's für Wohnungssuchende wenig Hoffnung. Die Zeit (Dossier) 27. Mrz. 1981.

CROZIER, M.; HUNTINGTON, S. P.; WATANUKI, J.: The Crisis of Democracy. Report on the Governability of Democracies to the Trilateral Commission. New York, N. Y. 1975.

CUZZER, A.; AVARELLO, P. (Bearb.), Europarat (Hrsg.): Definition and Measurement of the Factors that Cause Urban Expansion and Their Influence on Each Other. In: European Regional Planning Study Series 30, Straßburg 1979.

DEHLER, K.-H.: Zielprognosen der Stadtentwicklung. Untersuchung am Beispiel kleinräumlicher Bevölkerungsprognosen. In: Schriftenreihe des Bundesinstituts für Bevölkerungsforschung 3, Boppard 1976.

Ders.: Planungsprobleme bei städtischem Einwohnerrückgang. In: Zur Bedeutung rückläufiger Einwohnerzahlen für die Planung. ARL (Hrsg): FuS Bd. 122, Hannover 1978.

Ders.: Bevölkerungsprognosen in der kommunalen Planungspraxis. Zeitschrift für Bevölkerungswissenschaft (1979) 4.

Ders.: Probleme bei der Aufstellung von Mietspiegeln: Das Beispiel der Stadt Hanau. In: Gesellschaft für Wohnungs- und Siedlungswesen e. V., Bonn (Hrsg.): Mietenspiegel zwischen Anspruch und Leistungsfähigkeit. Dokumentation d. siebten GEWOS-Fachgespräches v. 14. Mai 1981. In: GEWOS-Schriftenreihe Neue Folge 36, Hamburg 1981.

DETTLING, W. (Hrsg.): Schrumpfende Bevölkerung – Wachsende Probleme? Ursachen, Folgen, Strategien. München 1978.

Deutscher Bundestag, 9. Wahlperiode: Gesetzentwurf der Bundesregierung. Entwurf eines Gesetzes zur Erleichterung der Bereitstellung von Bauland. Drucksache 9/746, Bonn 17. Aug. 1981.

Deutscher Industrie- und Handelstag: Stellungnahme zu den wohnungspolitischen Gesetzentwürfen. Bonn Nov. 1981 (maschinenschriftl.).

DUNCKELMANN, H.: Lokale Öffentlichkeit. Eine gemeindesoziologische Untersuchung. In: Schriften d. Difu 51, Stuttgart, Berlin, Köln, Mainz 1975.

ECKERT, H.; GITSCHMANN, P.; NEUMANN, F.; ZIELINSKI, H.: Kommunale Parteipolitik in der Krise? Eine kritische Analyse aus Anlaß wachsender Wählerkritik. Das Rathaus (1981) 9.

EICHSTÄDT, W. (Bearb.): Wanderungen und Wohnungsmarkt. In: Arbeitshilfe d. Difu 4: Räumliche Entwicklungsplanung Teil 2, 3, Berlin 1980.

Europarat (Hrsg.): Städte zum Leben. Europäische Kampagne zur Stadterneuerung. Straßburg o. J. (1980).

EVERS, A.; SELLE, K. (Hrsg.): Wohnungsnöte. Anregungen zur Initiative an Ort und Stelle: Neue Wege in der Wohnungspolitik. In: Fischer alternativ, Frankfurt/M. 1982.

EVERSLEY, D.: The Planner in Society. The Changing Role of a Profession, London 1973.

FARENHOLTZ, CH.; ROHR, H.-G. VON; SCHMIDT, E. (Bearb.): Zur planungsrechtlichen Situation von Standorten industrieller und gewerblicher Anlagen in Nachbarschaft zu Wohnnutzungen (Endbericht). Forschungsvorhaben im Auftr. d. BMBau bearb. durch GEWOS GmbH, Hamburg 1979.

FARKAS, Z. A.; WHEELER, J. O.: Delphi Technique as Forecaster of Land Use in Appalachian Georgia. The Geographical Review (1980) 2.

FINKE, L.; PASSLICK, U.; PETERS, R.; SPINDLER, E. A.: Umweltgüteplanung im Rahmen der Stadt- und Stadtentwicklungsplanung. In: ARL: Arbeitsmaterial Nr. 51, Hannover 1981.

FORSTER, J.: Die Wohnungspolitik vor großen Aufgaben. In den achtziger Jahren sind entscheidende neue Impulse notwendig. Beilage d. Süddeutschen Zeitung, 23. Okt. 1980.

FREYSSENET, M.; REGAZZOLA, T.; RETEL, J. (Bearb.), C.S.U. (Hrsg.): Ségrégation spatiale et déplacements sociaux dans l'agglomération parisienne de 1954 à 1968. o. O. (Paris) 1971.

FRIELING, H. D. VON: Räumlich soziale Segregation in Göttingen. Zur Kritik der Sozialökologie (Textband). In: Urbs et Regio. Kasseler Schriften zur Geografie und Planung 19, Kassel 1980.

GANSER, K.: Das kommunale Finanzsystem als Rahmenbedingung für die räumliche Planung. Stadtbauwelt (1980) 66.

GARBRECHT, D.: Stadtzentrum und Umland: Spannungspole der Wohnstandortwahl. Analysen und Prognosen (1981) 76.

GASSNER, E.: Bauleitplanung und Kanalisation. Eine Darstellung der städtebaulichen Zusammenhänge (Überarb. Sonderdruck aus Lehr- und Handbuch der Abwassertechnik 1). In: Studienheft 34 d. Städtebauinstitut Nürnberg, Nürnberg 1969.

GEISSLER, C.; PFLANZ, M.; SCHWARZ, K. (Hrsg.): Familie und Wohnen. Der Einfluß von Wohnung und Siedlung auf die Lebenssituation der Familie. Materialien einer Tagung in Hannover am 16. Jun. 1979. In: LBS-Schriftenreihe 1, Hannover, Braunschweig o. J. (1979).

GEISSLER, C.: Wie kinderfreundlich sind die Wohn- und Wohnumfeldbedingungen? Einleitungsreferat für Arbeitsgruppe B, in: Der Kinderwunsch in der modernen Industriegesellschaft. Dokumentation v. d. Jahrestagung 1979 d. Deutschen Gesellschaft f. Bevölkerungswissenschaft e. V. In: Schriftenreihe d. BMJFG 81, Stuttgart, Berlin, Köln, Mainz 1980.

Gesellschaft für Wohnungs- und Siedlungswesen e. V., Bonn (Hrsg.): Warteschlangen vor den Wohnungsämtern. Dokumentation d. sechsten GEWOS-Fachgespräches v. 12. Nov. 1980. In: GEWOS-Schriftenreihe Neue Folge 35, Hamburg 1980.

GIESE, E.: Entwicklung und Forschungsstand der „Quantitativen Geographie" im deutschsprachigen Bereich. Geographische Zeitschrift (1980) 4.

GOTTSCHALK, W.; SCHILDMACHER, S.; SCHMIING, K.-L. (Bearb.): Kommunale Entwicklungsplanung in der Bundesrepublik Deutschland. „Ergebnisse einer Erhebung" durchgef. v. d. KGSt, Köln in Zus.arbeit mit d. Inst. f. Kommunalwissenschaften u. Umweltschutz d. Univ. Linz/Donau, Köln 1980.

GRABBE, K. H.: Die Kosten der Verzögerung im Planungs- und Genehmigungsverfahren. Bauwelt (1982) 3.

GREENWOOD, M. J.: Metropolitan Growth and the Intrametropolitan Location of Employment, Housing, and Labor Force. The Review of Economics and Statistics (1980) 4.

GUSTAFSSON, K.: Einkommen und Wohnungsnachfrage. Erkenntnisse und Hypothesen auf der Basis der Wohnungsstichprobe 1978. Archiv für Kommunalwissenschaften (1981) 1.

HABERLAND, F.; HAUSTEIN, H.-D.: Die Prognostik als neues Element der Führungstätigkeit zur Meisterung der wissenschaftlich-technischen Revolution. In: Schriftenreihe zur sozialistischen Wirtschaftsführung, 3. Aufl. Berlin (Ost) 1969.

HALL, P.: Issues for the Eighties. The Planner (1981) 1.

Hamburg/Schleswig-Holstein, Arbeitsgruppe des Planungsausschusses der gemeinsamen Landesplanung (Bearb.): Bevölkerungsentwicklung in den Achsenzwischenräumen (Bericht), o. O. (Hamburg, Kiel) Nov. 1979 (maschinenschriftl.).

HECKMANN, F.: Die Bundesrepublik: Ein Einwanderungsland? Zur Soziologie der Gastarbeiterbevölkerung als Einwanderungsminorität. Stuttgart 1981.

HENRY, M. S.: On the Value of Economic-Demographic Forecasts to Local Government. The Annals of Regional Science (1980) 1.

HINRICHS, H.: Raumordnung aus der Sicht des Bundes. In: Räumliche Planung in der Bewährung. Referate u. Diskussionsberichte anläßl. d. Wiss. Plenarsitzg. 1980 in Osnabrück. ARL (Hrsg.): FuS Bd. 139, Hannover 1982.

HOBCRAFT, J.; REES, PH. (Hrsg.): Regional Demographic Development. London o. J. (1980).

HOFFMANN, W.: Bremser vom Dienst. Die Schwerfälligkeit der Behörden verursacht einen Investitionsstau. Die Zeit, 31. Okt. 1980.

HÜLSMANN, W.; KRAMER, P.: Instrumentelle Abstimmung zwischen Landschaftsplanung und räumlicher Gesamtplanung. Landschaft + Stadt (1981) 2.

INEICHEN, B.: The Housing Decisions of Young People. The British Journal of Sociology (1981) 2.

Institut für Stadtforschung, Wien (Hrsg.): Städtische Bodenpolitik. Seminar d. Internationalen Gemeindeverbandes (IULA) u. d. Internationalen Verbandes f. Wohnungswesen, Städtebau u. Raumordnung (IFHP) v. 27. Feb. bis 1. Mrz. 1974 in Wien, Wien 1974.

Institut für Zukunftsforschung (Hrsg.): Ausländer oder Deutsche. Integrationsprobleme griechischer, jugoslawischer und türkischer Bevölkerungsgruppen. Köln 1981.

JÄNICKE, M.: Wachsende Zukunftsrisiken für Umwelt, Beschäftigung und Demokratie? Eine Interpretation neuerer Langzeitprognosen. Analysen und Prognosen (1980) 70.

JANECZEK, P.; THOMAS, K.: Wohnen in der Stadt. Wie können unsere Städte wieder bewohnbar werden? Deutsche Bauzeitschrift (1981) 1.

JASPERT, H.: Möglichkeiten der Abwehr von Spekulationen und Bewohnerverdrängung in städtebaulichen Problemgebieten. Der Städtetag (1981) 6.

KEYFITZ, N.: Do Cities Grow by Natural Increase or by Migration? Geographic Analysis (1980) 2.

KLAASSEN, L. H.; MOLLE, W. T. M.; PAELINCK, J. H. P. (Hrsg.): Dynamics of Urban Development. Proceedings of an International Conference held on the occasion of the 50th Anniversary of the Netherlands Economic Institute in Rotterdam, September 4, 1979, Aldershot 1981.

KNAPP, H. G.; STREIT, M.: Strukturelle Charakteristik langfristiger sozio-ökonomischer Prognosen. Zeitschrift für Wissenschaftsforschung (1980) 1.

KRÄMER, H.; KLEIN, R. R.: Die notwendige Fortsetzung der Gemeindefinanzreform in Theorie und Praxis. Zeitschrift für Kommunalfinanzen (1980) 10.

KRAUTZBERGER, M.: Das Gesetz zur Erleichterung der Bereitstellung von Bauland. Zum Gesetzentwurf der Bundesregierung. Bundesbaublatt (1981) 8.

LEVEN, CH. L. L. (Hrsg.): The Mature Metropolis. Lexington, Mass., Toronto 1978.

LÖHR, R.-P.: Die kommunale Flächennutzungsplanung. Eine Untersuchung zu Organisation und Verfahren der vorbereitenden Bauleitplanung nach dem Bundesbaugesetz. In: Schriften z. deutschen Kommunalrecht 16, Siegburg 1977.

Ders.: Rechtsfragen bei der Durchsetzung von Baupflichten. Zeitschrift für Baurecht (1981) 6.

LÜCKE, J.: Das Baugebot – ein wirksames Instrument des Bodenrechts? In: Studien zum öffentlichen Recht und zur Verwaltungslehre 25, München 1980.

MALCHUS, V. FREIHERR VON: Durch Stadtumbau die Zukunft sichern. Was geschieht, wenn nichts geschieht? Raumforschung und Raumordnung (1979) 3/4.

MANGOT, TH.: Eine geopferte Generation (Die zweite Generation der Gastarbeiter). Forum Europarat (1981) 2.

Ministerkonferenz für Raumordnung, Ausschuß Daten der Raumordnung: Zweite Stellungnahme der MKRO zu den Auswirkungen eines langfristigen Bevölkerungsrückganges auf die Raumstruktur in der Bundesrepublik Deutschland. Entwurf f. d. Sitzung d. Hauptausschusses d. MKRO am 21. Okt. 1981 in Hannover, o. O. (Bonn) Sept. 1981 (maschinenschriftl.).

MÜLLER, G. B.: Technische und rechtliche Schwierigkeiten bei der Durchführung von Erschließungsmaßnahmen. Bundesbaublatt (1979) 12.

Ders.: Abwicklung von Erschließungsmaßnahmen. Bundesbaublatt (1980) 3.

MÜLLER, H.: Zur Integration ausländischer Jugendlicher unter besonderer Berücksichtigung berufsbezogener Aspekte. Referat im Arbeitskreis „Integration von ausländischen Jugendlichen" d. Landesarbeitsamtes Hessen, Frankfurt/M. Okt. 1980 (maschinenschriftl.).

NIKOLAJEW, V.: Komplexes Prognostizieren des wissenschaftlich-technischen Fortschritts. Berlin (Ost) 1977.

PAUL, R. N.; DONAVAN, N. B.; TAYLOR, J. W.: The Reality Gap in Strategic Planning. Harvard Business Review (1978) 3.

PEACH, C. (Hrsg.): Urban Social Segregation. London, New York, N. Y. 1975.

PEACH, C.; ROBINSON, V.; SMITH, S. (Hrsg.): Ethnic Segregation in Cities. London 1981.

PETZINGER, R; RIEGE, M.: Die neue Wohnungsnot. Das Wohnungswunder Bundesrepublik. Hamburg 1981.

PFEIFFER, U.: Diskriminieren wir den Neubau? Bundesbaublatt (1980) 4.

RINGLER, H.: Der Planungsspielraum der Gemeinden in der Flächennutzungsplanung. In: HochschulSammlung Ingenieurwissenschaft Planung 1, (Diss. Ing.), Stuttgart 1978.

SCHÄFER, R.; SCHMIDT-EICHSTAEDT, G. (Bearb.), Deutsches Institut für Urbanistik (Hrsg.): Arbeitsblätter zur Beschleunigungsnovelle BBauG und StBauFG. Berlin 1979.

SCHMID, J.: Der Kinderwunsch in der modernen Industriegesellschaft. Einzelbeitrag in: Der Kinderwunsch in der modernen Industriegesellschaft. Dokumentation v. d. Jahrestagung 1979 d. Deutschen Gesellschaft f. Bevölkerungswissenschaft e. V. In: Schriftenreihe d. BMJFG 81, Stuttgart, Berlin, Köln, Mainz 1980.

SCHRAMKE, W.; STRASSEL, J. (Hrsg.): Wohnen und Stadtentwicklung. Ein Reader für Lehrer und Planer. In: Geographische Hochschulmanuskripte (GHM) 7/1 u. 2, Oldenburg Nov. 1978 (7/2) u. Mrz. 1979 (7/1).

SCHULTES, W.: Neue Wohnungsnot in deutschen Großstädten – Herausforderung an die kommunale Wohnungspolitik. Thesen z. Referat am 6. Okt. 1981 im Rahmen d. 43. Deutschen Geographentages in Mannheim (Fachsitzung 25), Hamburg Okt. 1981 (maschinenschriftl.).

SCHULZE, P. W.: Der soziale Zerfall der Städte. New York als Beispiel einer zweigeteilten Stadt. Leviathan (1980) 3.

SCHWARZ, K.: Demographische Charakteristika der Türken in der Bundesrepublik Deutschland. Zeitschrift für Bevölkerungswissenschaft (1980) 3/4.

SEELER, W.; SPILLE, R. u. a. (Bearb.): Bürgerbeteiligung an der Stadtentwicklungsplanung und im Wohnbereich bei Vorhaben im Hamburger Raum. In: Schriftenreihe „Städtebauliche Forschung" d. BMBau 03.056, Bonn-Bad Godesberg 1977.

SHANKLAND, G. (Bearb.), Europarat (Hrsg.): Initiatives urbaines récentes. Reihe: Renaissance urbaine en Europe 2, Straßburg 1981.

SILBER, J.: La théorie économique des ménages et l'étude des phénomènes démographiques. Population (1981) 3.

SÖFKER, W.: Lösung städtebaurechtlicher Probleme in Gebieten mit Gemengelagen. Zum gegenwärtigen Stand der Überlegungen. Bundesbaublatt (1980) 10.

Der Spiegel, Red.: Neue Wohnungsnot (Titelthema). Der Spiegel (1981) 3.

TENBRUCK, F. H.: Grenzen der staatlichen Planung. In: HENNIS, W.; KIELMANSEGG, P. GRAF; MATZ, U. (Hrsg.): Regierbarkeit. Studien zu ihrer Problematisierung 1, Stuttgart 1977.

TIEMANN, M.; HÜTTENRAUCH, CH.: Baulandpreise. Preisspiegel und Entwicklung. Der Städtetag (1982) 1.

ULBRICH, R.; HALBERSTADT, R.; NIEDERBERGER, R.; WULLKOPF, U. (Projektgruppe „Wohnungspolitik"); Institut Wohnen und Umwelt GmbH (Hrsg.): Grundsätze für die künftige Wohnungspolitik. Darmstadt 1980.

Vereinigung der Stadt-, Regional- und Landesplaner e. V. (SRL, Hrsg.): Perspektiven der Wohnentwicklung im Rhein-Main-Raum. Bericht über d. Tagungsreihe d. Regionalgruppe Hessen/Rheinland-Pfalz/Saarland d. SRL im 1. Halbjahr 1981. In: SRL-Information 2/81, Bochum 1981.

WIEDENHOEFT, R.: Cities for People. Practical Measures for Improving Urban Environments. New York, N. Y., Cincinnati, OH, Toronto, London, Melbourne 1981.

WINGEN, M.: Bevölkerungspolitik als gesellschaftspolitische Aufgabe. Ein Diskussionsbeitrag. Zeitschrift für Bevölkerungswissenschaft (1975) 2.

WOLF, J.: Wohnungsmarkt und Wohnsiedlungsflächenbedarf. Abschied von Wohnungsnachfrageprognosen als Planungsgrundlage? Informationen zur Raumentwicklung (1981 a) 5/6.

Ders.: Wohnungsnot – was können die Gemeinden tun? Kommunale Handlungsmöglichkeiten im Rahmen geltender Gesetze. Stadtbauwelt (1981 b) 71.

WOLLMANN, H. (Hrsg.): Politik im Dickicht der Bürokratie. Beiträge zur Implementationsforschung. Leviathan Sonderh. (1979) 3, Opladen 1980.

WOODS, R.: Population Analysis in Geography. London, New York, N. Y. 1979.

4. Die ökonomischen Rahmenbedingungen des Wohnungsbaues

von

Helmut W. Jenkis, Hannover

Kurzfassung

Die deutsche Wohnungswirtschaft – insbesondere die Neubautätigkeit – ist dadurch gekennzeichnet, daß seit Mitte der 70er Jahre das Neubauvolumen sich nahezu halbiert hat. Da gleichzeitig zu Beginn der 80er Jahre die geburtenstarken Jahrgänge in das Alter der Verselbständigung und der Haushaltsgründung gelangen, ergeben sich Mangellagen, die nicht nur von den Betroffenen, sondern auch von den Politikern als unbefriedigend betrachtet werden.

Bei der Suche nach den Ursachen für den Rückgang der Neubautätigkeit ist einmal zwischen den Rahmenbedingungen auf den vorgelagerten Märkten – dem Bodenmarkt, den Baukosten und den Kapitalkosten – und zum anderen auf die institutionellen Rahmenbedingungen zu verweisen. Hinsichtlich der vorgelagerten Märkte wird insbesondere dem Bodenmarkt, d.h. der Verknappung und der Verteuerung des Bodenangebotes, die Schuld für die steigenden Baukosten und die darauf basierenden Mieten gegeben. Untersuchungen haben gezeigt, daß die Grundstückskosten einschließlich Erschließungskosten nur etwa 15 % der Gesamtherstellungskosten ausmachen. Den entscheidenden Faktor für die Mietpreisbildung machen die Kapitalkosten aus. Das bedeutet – solange die Hochzinsphase anhält –, daß nicht mit sinkenden Zinsen und somit mit einer Belebung der Neubautätigkeit zu rechnen ist.

Im institutionellen Bereich der Rahmenbedingungen wird kontrovers die Frage diskutiert, ob die Mieterschutzgesetzgebung die Neubauinvestoren behindert oder ob dieses auf die fehlende Rentabilität zurückzuführen sei. Da es „den" Bauherren nicht gibt, sondern eine Vielzahl von Investoren mit sehr unterschiedlichen Zielsetzungen vorhanden sind, sind Aussagen, ob und in welchem Umfang die einzelnen vorgelagerten Märkte und/oder die institutionellen Rahmenbedingungen die Neubautätigkeit behindern, außerordentlich problematisch.

Dennoch sollten die aus dem Verhalten der Investoren sich ergebenden siedlungspolitischen Aspekte nicht übersehen werden: In der Phase des stürmischen Wiederaufbaus hat man sich vornehmlich auf die Wohnraumversorgung konzentriert und hierbei die Siedlungspolitik sowie die Raumordnungspolitik vernachlässigt. Auch wenn in den 80er Jahren nur eine reduzierte Neubautätigkeit vorliegt, so sollte man doch stärker als bisher außer-wohnungswirtschaftliche Auswirkungen in die staatliche Wohnungspolitik mit einbeziehen.

Gliederung

4.1 Die Fragestellung

4.2 Die Rahmenbedingungen auf den vorgelagerten Märkten

    4.2.1 Der Bodenmarkt
    4.2.2 Die Baukosten
    4.2.3 Der Kapitalmarkt

4.3 Die institutionellen Rahmenbedingungen

    4.3.1 Der Mieterschutz
    4.3.2 Die fehlende Rentabilität

4.4 Die Auswirkungen auf das Investorenverhalten

4.1 Die Fragestellung

Die Wohnungswirtschaft hat in den 70er Jahren einen in der Nachkriegszeit nicht gekannten quantitativen und qualitativen Strukturwandel durchgemacht: Dem Bauboom zu Beginn der 70er Jahre folgte ein Rückgang, so daß nahezu eine Halbierung der jährlichen Neubauleistung eintrat; zugleich erfolgte eine qualitative Änderung, denn der Anteil der Ein- und Zweifamilienhäuser erhöhte sich seit Mitte der 70er Jahre auf nahezu zwei Drittel des Neubauvolumens. Die folgende Übersicht macht diesen Strukturwandel deutlich.

Bei dem Versuch, diesen quantitativen und qualitativen Strukturwandel zu beurteilen, ergeben sich die folgenden Fragen:

– War diese gewaltige Neubauleistung bis Anfang der 70er Jahre „normal" oder nur eine Folge des Zweiten Weltkrieges?

– Worauf ist dieser Strukturwandel zurückzuführen, und ist er – sofern er wirtschafts- bzw. wohnungspolitisch verursacht wurde – reversibel?

– Benötigen wir angesichts der gegenwärtigen Engpässe – die in den Warteschlangen und in den Hausbesetzungen ihren Ausdruck finden – für die kommenden Jahre und Jahrzehnte eine vergleichbare Neubauleistung wie nach 1950?

Ohne Zweifel ist diese große Neubauleistung (im quantitativen, nicht im qualitativen Sinne) kriegs- und nachkriegsbedingt gewesen; denn im ehemaligen Deutschen Reich mit einer vergleichbaren Bevölkerungszahl wie in der Bundesrepublik Deutschland wurden 1931 nur 81 587 WE, 1935=135 185 WE und 1937=168 090 WE festgestellt[1]). Gemessen daran sind die Neubauleistungen der jüngsten Zeit – die gegenüber den Boomjahren niedrig erscheinen – noch immer beachtlich, zumal gegenwärtig ein besserer Versorgungsgrad als in den 30er Jahren vorhanden sein dürfte.

In dieser Untersuchung soll nicht ein historischer Vergleich durchgeführt, sondern den beiden Fragen nachgegangen werden, worauf der Strukturwandel zurückzuführen ist und ob mit einer Wiederbelebung der Neubautätigkeit zu rechnen sei[2]). Oder anders ausgedrückt: Welche Rahmenbedingungen beeinflussen bzw. bestimmen die Neubautätigkeit?

---

[1]) Siehe: Jahrbuch des deutschen gemeinnützigen Wohnungswesens – Ein Leistungsbericht für das Jahr 1938, herausgegeben vom Reichsverband des deutschen gemeinnützigen Wohnungswesens, Berlin 1939, S. 345.

[2]) Die demographischen Rahmenbedingungen für die Wohnungswirtschaft im allgemeinen und für die Neubautätigkeit werden in einem besonderen Beitrag behandelt, so daß sie in diesem Zusamenhang vernachlässigt werden können.

Die Antwort auf diese Frage ist einmal in den vorgelagerten Märkten – Bodenmarkt, Bauwirtschaft und Kapitalmarkt – und zum anderen in den institutionellen Rahmenbedingungen und dem sich daraus ergebenden Verhalten der Investoren zu suchen. Zwischen diesen beiden Sektoren bestehen allerdings keine Kausalbedingungen, sondern Interdependenzen, d.h., daß die Rahmenbedingungen auf das Verhalten der Investoren einwirken und zugleich diese die vorgelagerten Märkte beeinflussen. Dennoch soll eine getrennte Prüfung der Gründe für den quantitativen und qualitativen Strukturwandel der Neubautätigkeit erfolgen, wobei abschließend auch einige siedlungspolitische Auswirkungen in diese Betrachtung einbezogen werden sollen.

Übersicht 1   *Der gesamte Wohnungsbau (Bundesgebiet)*

	Genehmigungen	Fertigstellungen							
	Wohnungen[1])	Wohnungen[1])		Wohnungen im sozialen Wohnungsbau		Wohnungen in Ein- und Zweifamilienhäusern			
Jahr	insgesamt	insgesamt	auf 10 000 der Bevölkerung	insgesamt	Anteil an Spalte 3 in v. H.	insgesamt	Anteil an Spalte 3 in v. H.	im sozialen Wohnungsbau[2])	Anteil an Spalte 7 in v. H.
1	2	3	4	5	6	7	8	9	10
1949	rd. 315 000	221 960	45	153 340	69,1	74 000	33,3	36 200	48,9
1950	550 005	371 924	74	254 990	68,6	124 000	33,3	59 800	48,3
1951	482 406	425 405	84	295 580	69,5	144 600	34,0	69 400	48,0
1952	506 963	460 848	91	317 500	68,9	159 727	34,7	76 500	47,9
1953	607 500	539 683	105	304 240	56,4	183 793	34,1	87 687	47,7
1954	641 503	571 542	110	309 502	54,2	208 641	36,5	95 333	45,7
1955	650 287	568 403	109	288 988	50,8	216 893	38,2	88 134	40,6
1956	592 088	591 082	112	305 740	51,7	228 922	38,7	94 210	41,1
1957	543 229	559 641	104	293 160	52,4	226 453	40,5	93 863	41,4
1958	592 908	520 495	96	269 234	51,7	211 575	40,6	89 631	42,4
1959	624 388	588 704	107	301 187	51,2	231 633	39,3	98 051	42,3
1960	635 777	574 402	104	263 205	45,8	235 484	41,0	88 169	37,4
1961	648 766	565 761	101	241 889	42,8	247 579	43,8	87 540	35,4
1962	648 101	573 375	101	242 464	42,3	245 410	42,8	84 758	34,5
1963	575 677	569 610	99	228 757	40,2	246 380	43,2	80 959	32,9
1964	601 021	623 847	108	248 543	39,8	265 840	42,6	82 458	31,0
1965	622 772	591 916	101	228 606	38,6	261 188	44,1	78 067	29,9
1966	581 549	604 799	102	203 510	33,6	259 434	42,9	64 021	24,7
1967	532 752	572 301	97	192 690[3])	33,7	239 820	41,9	67 200	28,0
1968	536 840	519 854	87	177 686	34,2	213 750	41,1	60 700	25,3
1969	560 218	499 696	83	183 217	36,7	203 324	40,7	57 900	28,5
1970	609 356	478 050	79	137 095	28,7	196 107	41,0	48 700	24,8
1971	705 417	554 987	91	148 715	26,8	224 121	40,4	51 200	22,9
1972	768 636	660 636	107	153 214	23,2	248 460	37,6	47 400	19,1
1973	658 918	714 226	115	169 336	23,7	263 087	36,8	49 900	19,0
1974	417 783	604 387	97	148 121	24,5	229 765	38,0	47 200	20,5
1975	368 718	436 829	71	126 660	29,0	195 045	44,6	47 100	24,1
1976	380 352	392 380	64	127 766	32,6	207 842	53,0	55 100	26,5
1977	352 055	409 012	67	139 630	34,1	226 562	55,4	61 500	27,1
1978	425 751	368 145	60	90 225	24,5	239 532	65,1	57 100	23,8
1979	383 638	357 751	58	93 564	26,2	236 091	65,9	50 000[4])	21,2
1980	380 620	389 025	63	95 000[4])	24,6	249 076	64,0	52 000[4])	20,9
1949-1980	17 500 994	16 480 676		6 733 364	40,9	6 944 134	42,1	2 207 781	31,2

1) in Wohn- und Nichtwohnbauten;   2) Daten bis 1951 geschätzt;   3) ab 1967 einschließlich des (geschätzten) 2. Förderungsweges;   4) geschätzt;
Quellen: Bundesblatt Nr. 9/1979, Statistisches Bundesamt, Jubiläumsband der Deutschen Bau- u. Bodenbank „50 Jahre im Dienste der Bau- u. Wohnungswirtschaft", S. 189

Entnommen aus: Unternehmensgruppe Neue Heimat: Jahresbericht 1980/81, S. A 8.

4.2 Die Rahmenbedingungen auf den vorgelagerten[3]) Märkten

Die Wohnungswirtschaft gehört nicht zum produzierenden Gewerbe, sondern ist eine Dienstleistungsbranche[4]), die die Faktoren Boden, Bauleistung und Kapital kombiniert, um Wohnungen zu errichten. Die errichteten Wohnungen bleiben entweder im Bestand des Bauherren und werden vermietet *(Dauerbesitz);* oder sie werden verkauft *(Durchlaufbesitz);* hierbei handelt es sich vornehmlich um Ein- und Zweifamilienhäuser sowie um Eigentumswohnungen. Neben dieser eigenen Bauherrschaft (Errichtung eines Objektes im eigenen Namen und für eigene Rechnung) wird noch die Baubetreuung (Bauerstellung im Namen und für Rechnung eines Dritten, des Betreuten) durchgeführt.

4.2.1 Der Bodenmarkt

In der wohnungswirtschaftlichen und -politischen Diskussion wird immer die Bodenfrage in den Vordergrund gerückt und der privaten Verfügbarkeit über den Grund und Boden die Schuld für die Schwierigkeiten bei der Neubautätigkeit gegeben. Es soll in diesem Zusammenhang nicht auf die volkswirtschaftliche Theorie des Bodens im allgemeinen und die der Bodenpreisbildung im besonderen eingegangen, sondern empirisch die Wirkungen des Bodenpreises und der angebotenen Baubodenmenge auf die Neubautätigkeit untersucht werden.

Die Entwicklung der Bodenpreise – genauer: des baureifen bzw Rohbaulandes – ist nicht erst in den letzten Jahren kritisch beobachtet worden; denn sowohl bei den Bodenreformern als auch im wirtschaftswissenschaftlichen Schrifttum hat sich die These herausgebildet, die Wohnungsnachfrage sei letztlich eine Bodenfrage[5]). Diese Auffassung wird auch in jüngster Zeit vertreten[6]). Ein Blick in die Statistik (Übersicht 2) zeigt, daß in den letzten zehn Jahren die Preise für baureifes und Rohbauland zwar generell, aber nicht in gleichem Ausmaß gestiegen sind, d. h., daß die *Preiskomponente* eine unterschiedliche Bedeutung für den Wohnungsbau hat.

---

[3]) Auf die dem Wohnungsbau *nach*gelagerten Märkte – Wohnungsausstattung der Textil-, Möbel-, Elektroindustrie usw. – soll hier nicht eingegangen werden, obgleich diese Sektoren gleichfalls in erheblichem Umfang von der Neubautätigkeit beeinflußt werden.

[4]) Dieses gilt für „reine" wohnungswirtschaftliche Betriebe, wie das für gemeinnützige Wohnungsunternehmen gesetzlich vorgeschrieben ist. In der Praxis gibt es aber Mischformen; diese sind zum Beispiel häufig bei den freien Wohnungsunternehmen, den Maklern und Bauunternehmen anzutreffen, d.h., daß Wohnungs- und Bauunternehmen miteinander verbunden sind.

[5]) So LÜTGE, F.: Wohnungswirtschaft. 2. Aufl., Stuttgart 1949, S. 85 ff.

[6]) Stellvertretend seien genannt: BREDE, H., DIETRICH, B., KOHAUPT, B.: Politische Ökonomie des Bodens und der Wohnungsfrage. Edition Suhrkamp 868, Frankfurt 1976.

Übersicht 2 — Kaufwerte für Bauland nach Gemeindegrößenklassen Jahresdurchschnitt 1970 bis 1980

Gemeinden mit ... bis unter ... Einwohnern	Jahr	baureifes Land DM/m²	Fläche in 1000 m²	Rohbauland DM/m²	Fläche in 1000 m²	Gemeinden mit ... bis unter ... Einwohnern	Jahr	baureifes Land DM/m²	Fläche in 1000 m²	Rohbauland DM/m²	Fläche in 1000 m²
bis unter 2000	1970	14,53	32 856	10,65	17 155	50 000 bis unter 100 000	1970	54,25	4 053	27,36	3 107
	1971	16,22	41 373	10,97	21 530		1971	55,74	3 781	27,34	2 780
	1972	19,06	36 171	13,13	20 071		1972	64,87	4 641	28,95	3 828
	1973	20,43	24 072	13,17	12 705		1973	59,65	3 507	41,38	2 457
	1974	21,51	18 413	13,55	7 760		1974	65,01	3 031	34,70	1 919
	1975	23,85	14 517	14,02	5 914		1975	68,62	3 789	36,35	1 177
	1976	26,70	14 023	17,51	4 713		1976	68,84	4 423	34,40	1 465
	1977	28,95	14 233	15,45	4 544		1977	80,77	5 206	42,08	1 163
	1978	30,88	13 908	16,61	4 828		1978	86,62	5 517	45,67	1 720
	1979	32,96	12 633	17,47	5 366		1979	99,77	5 353	49,55	2 500
2 000 bis unter 5 000	1970	24,12	19 343	17,99	10 512	100 000 bis unter 200 000	1970	62,09	2 912	30,57	2 124
	1971	28,31	21 662	17,22	13 122		1971	72,68	3 051	38,83	2 320
	1972	32,12	23 236	18,34	14 014		1972	81,74	2 925	41,79	2 411
	1973	30,86	17 685	19,90	8 544		1973	86,42	2 208	54,44	1 597
	1974	32,18	13 818	17,92	5 923		1974	80,95	1 594	58,55	1 229
	1975	33,24	13 302	17,21	4 521		1975	83,60	2 470	44,15	930
	1976	35,85	12 945	19,06	4 727		1976	86,26	3 226	53,62	934
	1977	38,66	14 014	20,98	4 411		1977	86,47	3 425	59,22	990
	1978	42,35	16 604	19,68	6 190		1978	114,35	3 933	46,87	1 575
	1979	45,07	15 620	21,56	7 650		1979	131,38	3 332	77,19	867
5 000 bis unter 10 000	1970	30,90	13 525	23,08	6 599	200 000 bis unter 500 000	1970	63,88	1 717	31,00	1 444
	1971	36,29	15 114	20,31	7 114		1971	76,71	1 408	33,93	1 269
	1972	39,53	16 963	21,87	9 860		1972	107,84	1 153	29,47	1 441
	1973	38,36	13 083	23,28	6 655		1973	97,95	1 436	21,42	1 100
	1974	36,91	10 747	21,40	4 500		1974	99,01	998	15,72	2 020
	1975	38,23	11 653	20,28	3 979		1975	96,65	1 227	44,69	351
	1976	43,16	12 951	23,84	4 176		1976	104,98	1 628	48,89	528
	1977	45,41	14 019	23,12	4 196		1977	118,04	1 625	37,53	831
	1978	49,23	17 225	25,79	5 551		1978	132,26	2 081	44,24	736
	1979	56,59	15 670	28,05	6 831		1979	156,05	1 805	79,52	427
10 000 bis unter 20 000	1970	34,95	10 724	19,83	5 652	500 000 und mehr	1970	106,66	3 407	47,10	1 822
	1971	40,53	10 412	21,16	6 891		1971	116,60	3 351	36,25	2 130
	1972	45,63	13 581	26,39	7 173		1972	170,46	3 017	51,81	1 989
	1973	45,67	10 169	27,00	5 308		1973	209,48	1 793	39,64	1 183
	1974	43,27	8 414	24,96	3 390		1974	164,57	1 575	41,35	888
	1975	42,51	10 783	22,13	3 158		1975	160,67	1 878	43,70	517
	1976	46,72	12 463	25,83	3 451		1976	132,86	2 214	32,82	524
	1977	53,55	14 116	23,47	4 204		1977	150,28	2 376	96,33	244
	1978	58,00	17 916	29,28	5 097		1978	201,12	1 834	90,53	382
	1979	65,13	16 282	31,14	4 990		1979	253,32	2 077	125,29	402
20 000 bis unter 50 000	1970	45,29	7 622	25,68	5 198	Bundesgebiet insgesamt	1970	30,74	96 159	19,60	53 575
	1971	54,64	8 323	35,09	5 081		1971	33,56	108 476	19,56	62 238
	1972	60,59	9 115	37,42	5 889		1972	40,23	110 803	22,54	66 676
	1973	52,23	8 277	34,37	4 194		1973	40,77	82 228	23,75	43 742
	1974	51,70	6 883	26,59	3 221		1974	40,34	65 472	22,20	30 851
	1975	49,32	8 771	26,68	2 536		1975	44,08	68 439	21,71	23 081
	1976	57,63	10 161	28,84	2 995		1976	48,80	74 034	25,14	23 512
	1977	63,55	12 399	31,27	3 327		1977	53,98	81 415	26,13	23 910
	1978	69,50	14 865	39,65	3 485		1978	59,11	93 883	28,65	29 565
	1979	83,75	12 755	42,77	3 564		1979	69,17	85 528	31,69	32 596

Quelle: Fachserie M, 5/II „Baulandpreise", Jahreshefte 1969 bis 1974 und Fachserie 17, Reihe 5 „Kaufwerte für Bauland" 1975 bis 1979

Entnommen aus: Neue Heimat: Jahresbericht 1980/81, a. a. O., S. A 24.

Bemerkenswert an dieser Zeitreihe für die Kaufwerte ist, daß innerhalb von zehn Jahren sich im Bundesdurchschnitt die Preise für baureifes Land und Rohbauland unterschiedlich entwickelten: Je qm stiegen diese für baureifes Land von DM 30,74 (1970) auf DM 69,17 (1979), für Rohbauland hingegen nur von DM 19,60 auf DM 31,69 (1970 bzw. 1979). Diese Durchschnittswerte täuschen aber über die unterschiedlichen Preisentwicklungen in den einzelnen Gemeindegrößenklassen hinweg, so zum Beispiel lagen die Preissteigerungen in Gemeinden mit bis zu 100 000 Einwohnern bei etwa 100 %, in den Großstädten mit mehr als 100 000 Einwohnern über 100 %. Besonders kraß war die Entwicklung in Städten mit mehr als 500 000 Einwohnern, denn dort stieg der Preis für baureifes Land von DM 106,66 (1970) auf DM 253,32 (1979) und für Rohbauland im gleichen Zeitraum von DM 47,10 auf DM 125,29 je qm.

Diese Preisentwicklung wird auch für den Großraum Hannover bestätigt. Die Geschäftsstelle der Gutachterausschüsse für Grundstückswerte für die Bereiche der Landeshauptstadt Hannover und des Landkreises Hannover hat Bodenpreisindexreihen nach § 143 a (3) BBauG abgeleitet:

Tab. 1   *Bodenpreisindex für die Landeshauptstadt und den Landkreis Hannover*

Jahresmitte	Landeshauptstadt Hannover	Landkreis Hannover
1962	100	100
1963	118	122
1964	140	146
1965	151	163
1966	163	175
1967	175	181
1968	191	189
1969	209	210
1970	234	242
1971	271	289
1972	300	344
1973	344	403
1974	364	451
1975	383	467
1976	399	516
1977	445	572
1978	528	688
1979	615	810
1980	686	984

Diese Indexreihen sind nicht nur wegen der Preissteigerungen innerhalb von knapp 20 Jahren, sondern auch deshalb von Interesse, weil zwischen der Kernstadt Hannover und dem Umland (Landkreis) unterschiedliche Preistendenzen erkennbar werden: Bis Anfang der 70er Jahre lag eine nahezu parallele Entwicklung vor, danach stieg der Index für den Landkreis Hannover schneller als für das Stadtgebiet an. Dieses könnte zwei Gründe haben: Einmal dürfte das Grundstücksangebot im Stadtbereich im wesentlichen erschöpft gewesen sein, da die Bebauung kriegszerstörter Gebäude abgeschlossen war, zum anderen nahm die Tendenz zu, Ein- und Zweifamilienhäuser in den Außenbereichen zu bauen. Diese unterschiedliche Preisentwicklung zwischen der Kernstadt und dem Umland ist ein Indikator dafür, daß mit dem verstärkten Bau von Ein- und Zweifamilienhäusern auch die Nachfrage nach stadtnahen kleineren Grundstücken stieg.

Vergleicht man dagegen die Grundstückspreisentwicklung für den Großraum Hannover mit der durchschnittlichen Preisentwicklung in Städten mit mehr als 500 000 Einwohnern, so fällt auf, daß in den 70er Jahren sowohl im Stadt- als auch im Landkreis Hannover eine kontinuierliche Preiserhöhung vorlag, im Bundesdurchschnitt der Großstädte hingegen nach dem Zusammenbruch des Baubooms in den Jahren 1973/74 ein zum Teil nicht unerheblicher Preisrückgang zu verzeichnen war (für baureifes Land von DM 209,48 im Jahre 1973 auf DM 132,86 im Jahre 1976), um dann aber rapide innerhalb von drei Jahren auf DM 253,32 (1979) je qm anzusteigen.

Ein pauschales Urteil über die Preisentwicklung für Bauboden erscheint nicht angebracht, denn die immer wieder beklagten Preissteigerungen erfolgten nicht in allen Gemeindegrößenklassen gleichmäßig und auch nicht kontinuierlich. Für die Preisentwicklung ist nicht nur die Nachfrage, sondern auch das Angebot entscheidend, wobei wiederum zwischen dem baureifen Land – das kurzfristig bebaut werden kann – und dem Rohbauland zu unterscheiden ist, das für eine längerfristige Planung eingesetzt wird:

Die *Mengenkomponente* deutet an, in welchem Umfang baureifes bzw. Rohbauland die Eigentümer wechselte: Im Bundesdurchschnitt ging der Flächenumsatz für baureifes Land nach den Boomjahren 1971 und 1972 fast um die Hälfte zurück und stieg dann in der zweiten Hälfte der 70er Jahre an, ohne das Niveau des Jahres 1970 zu erreichen; beim Rohbauland lag eine ähnliche Tendenz vor, allerdings waren die Ausschläge noch stärker. Eine genauere Betrachtung der einzelnen Gemeindegrößenklassen macht deutlich, daß die Flächenumsätze keineswegs einheitlich verlaufen sind. Um zwei Beispiele zu nennen, die diese Feststellung belegen: In Mittelstädten mit 50 000 bis 100 000 Einwohnern stieg der Flächenumsatz für baureifes Land von 4 053 000 qm (1970=DM 54,25 je qm) auf 5 353 000 qm (1979=DM 99,77), der für Rohbauland hingegen sank im gleichen Zeitraum von 3 107 000 qm (=DM 27,36 je qm) auf 2 500 000 qm (=DM 49,55 je qm). Ganz anders entwickelte sich der Flächenumsatz in den Großstädten mit mehr als 500 000 Einwohnern: Er fiel für baureifes Land von 3 407 000 qm (1970=DM 106,66 je qm) auf 2 077 000 qm (1979=DM 253,32 je qm); beim Rohbauland war ein noch stärkerer Rückgang des Flächenumsatzes zu verzeichnen, obgleich die Preise stiegen, d.h., er ging von 1 882 000 qm (1970=DM 47,10 je qm) auf nur 402 000 qm (1979=DM 125,29 je qm) zurück. Offensichtlich ist die These, daß Preiserhöhungen die angebotene Menge gleichfalls erhöhen, für den Bauboden nicht in dieser generellen Form zutreffend.

Für den stagnierenden und zum Teil rückläufigen Flächenumsatz – insbesondere in den Großstädten – dürften in erster Linie zwei Tendenzen verantwortlich sein: Einmal, daß Grundstückseigentümer Rohbauland bzw. baureifes Land zurückhalten und zum anderen, daß die Gemeinden nicht genügend zusätzliches Bauland ausweisen bzw. erschließen:

Nach dem Zusammenbruch des Baubooms 1973/74 – es standen schätzungsweise 200 000 bis 300 000 Wohnungen leer – glaubte man, daß die Wohnungsfrage endgültig gelöst sei: Nicht nur die Bauträger, sondern auch die Gemeinden hielten sich beim Ausweis bzw. beim Kauf von Vorratsgelände zurück, da der Kollaps des Baubooms zu Verlusten geführt hatte. Obgleich keine exakten Daten vorliegen, wird man trotz aller Vorbehalte davon ausgehen können, daß die Gemeinden seit Mitte der 70er Jahre nicht mehr in dem erforderlichen Umfange Baugelände – insbesondere für Ein- und Zweifamilienhäuser – angeboten haben, so daß die Angebotsmenge stagnierte oder sogar zurückging[7]. Diese Tendenz wird noch dadurch verstärkt, daß sowohl die Bürger als auch die Kommunalpolitiker wenig Neigung zeigen, bestehende Siedlungen durch den Ausweis von zusätzlichem Baugelände zu erweitern, da man die in den letzten Jahren entstandene Bau- und Sozialstruktur bewahren will. Hier macht sich der „Omnibus-Effekt" bemerkbar: Wenn der Omnibus noch so stark besetzt ist, so drängen die Wartenden an der Haltestelle hinein. Sobald sie aber einen Platz erkämpft haben, wehren sie sich gegen die Wartenden an den nächsten Haltestellen. Der „Outsider" kämpft nur so lange gegen den „Insider", wie er noch nicht zu den Besitzenden gehört. Sobald dieses der Fall ist, verteidigt er seinen Besitzstand.

---

[7] So KÖPFER, T.: Allgemeiner Überblick über die Situation auf einzelnen Bodenmärkten. In: Bodenpreise, Bodenmarkt und Bodenpolitik (Expertengespräch), herausgegeben vom Bundesminister für Raumordnung, Bauwesen und Städtebau, Bonn 1981, S. 43–47, insbesondere S. 44.

Die Verknappung des Mengenangebotes wird auch dadurch herbeigeführt, daß bebauungsfähige Grundstücke zurückgehalten werden:

Die Bodenzurückhaltung – die Hortung – ist in einer inflationären Wirtschaft eines der sichersten Instrumente, um der Geldentwertung zu entgehen, insbesondere dann, wenn die realisierten Bodenpreissteigerungen (nach Ablauf der zweijährigen Spekulationsfrist) nicht der Besteuerung unterliegen, d. h., die Geldanlage in Grundeigentum hat sich zu den attraktivsten Vermögensanlagen entwickelt.

Nach KÖPFLER sind die Hortungs- und die damit verbundenen Spekulationsmotive sehr unterschiedlich gelagert[8]):

- *Privatpersonen:* Nur eine kleine Schicht höherer Einkommensbezieher hortet aus spekulativen Gewinnerwartungen; die meisten Einzelpersonen haben früher oder später Bauabsichten.
- *Landwirte:* Sie verkaufen nur zögernd Grundstücke und wenden sich auch dagegen, daß Ackerland als Bauland ausgewiesen wird, da seit 1970 die Landveräußerung als Entnahme aus dem Betriebsvermögen besteuert und der Einkommensteuer unterworfen wird. Zwar kann der Landwirt der Besteuerung entgehen, wenn er den Erlös wieder in Betriebsvermögen anlegt. Dieses ist aber nur zum Teil möglich, weil landwirtschaftliche Ersatzflächen nicht zur Verfügung stehen.
- *Unternehmen:* Diese halten häufig Grundstücke zurück, um in Notzeiten die stillen Reserven zu mobilisieren und die Bilanzen auszugleichen. Bemerkenswert ist, daß Bundesunternehmen (wie die Bahn oder Post) erhebliche Grundstücksreserven horten.
- *Wohnungsunternehmen:* Nach dem Zusammenbruch des Baubooms 1973/74 haben die Wohnungsunternehmen (Bauträger) und Banken erhebliche Verluste bei der Bevorratung von Grundstücken erlitten. Die Banken sind nur in begrenztem Umfang zur Vorfinanzierung bereit, und die Bauträger wollen nicht mehr das Risiko der Vorhaltung eingehen, insbesondere dann, wenn die Zinsen hoch sind. So zum Beispiel halten die Wohnungsunternehmen in München Bauland für 10 300 WE (nur 1,7 % des gesamten Potentials).
- *Länder und Gemeinden:* Zahlen darüber, welche Grundstücksflächen durch die Gebietskörperschaften zurückgehalten werden, sind nicht vorhanden. Die Stadt Stuttgart, die die höchsten Grundstückspreise aufweist, besitzt 7000 Hektar, rund ein Drittel der Stadtfläche; es handelt sich vornehmlich um Wald und Weinanbaugebiete. Aber 1070 ha sind als Bauland ausgewiesen, davon werden jährlich nur 8 bis 10 ha für die Bebauung zur Verfügung gestellt. Für München hat die PROGNOS AG festgestellt, daß 1974 für 1,3 Mio. Einwohner 539 000 WE zur Verfügung standen, daß man über baurechtlich gesicherte Grundstücksflächen im Stadtgebiet für 609 000 WE verfügt, um rund 1,5 Mio. Einwohner unterzubringen. Es ist nicht bekannt, wieviel davon sich im städtischen Eigentum befindet.

Das häufig vorgetragene Argument, daß Bauboden spekulativ zurückgehalten wird, ist in dieser einfachen Form nicht ganz zutreffend. Soweit es aber zutrifft, kann dieser Vorwurf nicht nur gegenüber Einzelpersonen erhoben werden, sondern trifft auch die der öffentlichen Hand nahestehenden Personen und nicht zuletzt die Gebietskörperschaften selbst. Würden die in den Ballungszentren vorhandenen Baulücken der Bebauung zugeführt, dann würde die Angebotsmenge steigen und hierdurch wahrscheinlich die Baubodenpreise nicht sinken, wohl aber deren weiterer Anstieg gebremst werden[9]).

---

[8]) Ebenda, S. 45f.

[9]) Stadtklimatologen haben aber darauf hingewiesen, daß die Baulücken für ein gutes Stadtklima wichtig sind, weil sie die Luftzirkulation zulassen und so zum Beispiel dazu beitragen, daß die Autoabgase abziehen. Dieses ist ein Gesichtspunkt, der bei der Diskussion um die Bodenpolitik offensichtlich nicht immer berücksichtigt wird.

Unabhängig davon, wie die Preisentwicklung im letzten Jahrzehnt verlaufen ist und welche Faktoren den Flächenumsatz beeinflußt haben: Welchen Einfluß haben die Grundstückspreise auf den Wohnungsbau?

Der Anteil des Baugrundstücks (einschließlich der Erschließungskosten) belief sich in den letzten Jahren auf etwa 14 bis 15 % der Gesamtherstellungskosten. Wie zu vermuten, ist dieser Anteil in der zweiten Hälfte der 70er Jahre gestiegen, aber nicht bei weitem in dem Umfang, wie dieses aufgrund der Entwicklung der Grundstückspreise zu erwarten gewesen wäre. Daß die Grundstücks- und Erschließungskosten bei den Ein- und Zweifamilienhäusern höher als bei den Mehrfamilienhäusern liegen, ist naheliegend und bedarf keiner Begründung.

Übersicht 3   *Anteile der Kosten an den Gesamtkosten pro Wohnung*
– vollgeförderte reine Wohnbauten, 1. und 2. Förderungsweg –

Jahr	Gesamtkosten je Wohnung		Davon entfielen auf										
			Kosten des Baugrundstückes		Kosten der Erschließung		Kosten des Bauwerks		Kosten der Außenanlagen		Baunebenkosten		Sonstige Kosten	
	DM	vH	DM	vH	DM	vH	DM	vH	DM	vH	DM	vH	DM	vH
Ein- und Zweifamilienhäuser														
1974	180 600	100,0	17 530	9,7	6 160	3,4	137 110	75,9	5 460	3,0	14 160	7,9	180	0,1
1975	196 110	100,0	21 260	10,8	5 960	3,0	147 030	75,0	5 570	2,8	16 180	8,3	110	0,1
1976	210 030	100,0	26 660	12,7	6 950	3,3	153 420	73,0	6 750	3,2	16 140	7,7	110	0,1
1977	220 550	100,0	25 500	11,6	7 550	3,4	163 360	74,1	7 400	3,3	16 580	7,5	160	0,1
1978	238 440	100,0	28 680	12,0	7 960	3,3	175 540	73,6	8 120	3,4	17 970	7,6	170	0,1
1979	257 550	100,0	31 030	12,0	8 210	3,2	190 400	73,9	8 780	3,4	18 930	7,4	200	0,1
Mehrfamilienhäuser[1]														
1974	104 410	100,0	8 300	8,0	3 140	3,0	72 110	69,1	4 120	3,9	16 130	15,4	610	0,6
1975	110 430	100,0	10 250	9,3	2 880	2,6	76 980	69,7	4 510	4,1	15 470	14,0	340	0,3
1976	119 990	100,0	12 970	10,8	3 080	2,6	81 760	68,1	4 850	4,0	17 020	14,2	310	0,3
1977	123 330	100,0	12 040	9,8	2 970	2,4	86 240	69,9	5 100	4,2	16 690	13,5	290	0,2
1978	132 280	100,0	12 700	9,6	3 330	2,5	93 610	70,8	5 630	4,3	16 680	12,6	300	0,2
1979	147 440	100,0	14 450	9,8	3 300	2,2	104 870	71,1	6 100	4,2	18 410	12,5	310	0,2
Wohnbauten insgesamt														
1974	129 150	100,0	11 300	8,7	4 120	3,2	93 210	72,2	4 560	3,5	15 490	12,0	470	0,4
1975	145 920	100,0	14 810	10,1	4 160	2,9	105 990	72,6	4 950	3,4	15 770	10,8	240	0,2
1976	163 730	100,0	19 620	12,0	4 960	3,0	116 560	71,2	5 770	3,5	16 600	10,2	220	0,1
1977	175 190	100,0	19 220	11,0	5 410	3,1	127 380	72,7	6 330	3,6	16 630	9,5	220	0,1
1978	193 500	100,0	21 930	11,3	6 000	3,1	140 860	72,8	7 060	3,7	17 430	9,0	220	0,1
1979	213 370	100,0	24 320	11,4	6 300	3,0	156 000	73,1	7 700	3,6	18 790	8,8	260	0,1
1980*)	236 800	100,0	27 000	11,4	7 000	3,0	173 000	73,0	8 500	3,6	21 040	8,9	260	0,1

1) Einschließlich Wohngebäude mit Eigentumswohnungen
*) Geschätzt
Quelle: Bundesbaublatt 2/1980; Fachserie 5, Reihe 2 „Bewilligungen im sozialen Wohnungsbau 1979", Hrsg. Statistisches Bundesamt

Entnommen aus: Neue Heimat: Jahresbericht 1980/81, a. a. O., S. A 12.

Allerdings muß diese generelle Aussage für das Bundesgebiet relativiert werden, d.h., in den Ballungszentren – die nicht mit den Gemeindegrenzen übereinstimmen – dürften von den Grundstückspreisen stärkere Einflüsse auf die Gesamtherstellungskosten ausgehen. Dieses macht die folgende Übersicht deutlich.

Übersicht 4 *Immobilienpreise ausgewählter Großstädte im Überblick Ende 1980*

	Einfamilien-hausplätze DM/m²	Einfamilien-häuser Baujahre ab 1960 Objektpreise in DM	neue Eigentums-wohnungen – Erstverkauf DM je m² Wohnfläche
Berlin	400	600 000	3 500
Kiel	170 – 200	300 000 – 400 000	2 500 – 3 000
Hamburg	200 – 300	400 000 – 450 000	3 000
Bremen	270 – 320	220 000	2 700 – 2 900
Bremerhaven	130	250 000	2 100
Hannover	200 – 300	280 000 350 000	1 900 – 3 300
Braunschweig	200 – 300	400 000 – 500 000	2 600
Dortmund	220	380 000	2 400
Essen	350 – 450	400 000 – 550 000	2 800
Münster	250 – 380	350 000 – 500 000	2 500 – 3 000
Bonn	250 – 400	450 000	2 400 – 2 800
Frankfurt	300 – 500	360 000 600 000	2 000 – 3 000
Wiesbaden	400 – 500	400 000	2 300
Mainz	300 – 400	350 000 400 000	2 200 – 2 500
Saarbrücken	250	400 000	2 200
Kaiserslautern	100 – 120	250 000	2 000
Mannheim	250	350 000	2 000
Karlsruhe	350 – 400	450 000	2 500
Stuttgart	600 – 1000	650 000	3 000 – 4 500
München	500 – 600	600 000 – 800 000	3 300 – 3 500
Nürnberg	300 – 350	450 000	2 500 – 2 800

(Preisangabe für Objekte mit mittlerer bis guter Wohnlage)
Quelle: "Immobilienmarkt Informationen für Hamburg und Schleswig-Holstein" Jan./Febr. 1981

Entnommen aus: Neue Heimat: Jahresbericht 1980/81, a. a. O., S. A 25.

Selbst der Vergleich der Quadratmeterpreise für Einfamilienhausplätze mit Objektpreisen ist nicht oder nur bedingt zulässig, da die Preise für Einfamilienhäuser ab 1960, die für Eigentumswohnungen aber erst ab 1980 als Erstverkauf erfaßt wurden. Bemerkenswert dürfte aber sein, daß die höchsten Einfamilienhausbauplätze nicht München, sondern Stuttgart aufweist, mit Abstand folgen Wiesbaden und Frankfurt. Aber nicht nur der Quadratmeterpreis, sondern auch die Bebauungsdichte beeinflußt die Gesamtherstellungskosten. Wenn zum Beispiel freistehenden Eigenheimen gegenüber Reihenhäusern, Kettenbungalows usw. der Vorrang gegeben wird, dann steigt nicht nur der Baulandbedarf, sondern es wachsen auch die Gesamtherstellungskosten, die wiederum Auswirkungen auf das Neubauvolumen haben.

Generelle Aussagen über den Einfluß des Bodenmarktes – über den Preis einerseits und die verfügbare Bodenmenge andererseits – erscheinen kaum möglich. Uns scheint, daß die Mengenkomponente einen stärkeren Bremseffekt als die Preiskomponente haben dürfte, weil ein hoher Grundstückspreis durch eine rationelle Bodennutzung – Reihenhaus statt Einzelhaus – kompensiert, das fehlende Angebot aber nicht substituiert werden kann.

4.2.2 Die Baukosten

Bereits LÜTGE[10]) hat darauf hingewiesen, daß man sich bei der Wohnungsfrage vielfach hat „durch die konkreten (absoluten) Bodenpreise, etwa pro Quadratmeter städtischen Baulands, täuschen lassen, weil man nicht in Rechnung stellte, daß die Bodenkosten eben nur einen Bruchteil ausmachen". Anders verhält es sich dagegen mit den Baukosten:

Wenn die Gesamtkosten einer Wohnung gleich 100 gesetzt werden, so entfielen in der zweiten Hälfte der 70er Jahre etwa 70 bis 75 % auf die Kosten des Bauhandwerks. Rechnet man noch die Kosten der Außenanlagen (etwa 3,5 %) und die Baunebenkosten (etwa 8 bis 12 %) hinzu, so entfallen etwa 85 % der Gesamtkosten auf den so erweiterten Baukostenbegriff. Damit wird auch zugleich deutlich, daß in diesem Bereich Einsparungen sich weit günstiger als bei den Grundstückskosten auswirken. Auch LÜTGE[11]) hat festgestellt, daß die Hausbaukosten etwa drei Viertel und mehr der Gesamtherstellungskosten ausmachen, so daß „eine Verminderung, etwa gar eine Halbierung der Baukosten sich denn auch viel gewichtiger auswirken (müßte). Und von dieser Überlegung ausgehend ließe sich die These verteidigen, daß die Wohnungsfrage in diesem spezifischen Sinne eine Baukostenfrage sei."

Welches sind die Ursachen dafür, daß die Baukosten eine so bedeutende Rolle bei der Neubauproduktion[12]) spielen? Unseres Erachtens beeinflussen die Produktionsbedingungen und die Struktur der Bauwirtschaft die Baukosten.

Ein Vergleich der Bauwirtschaft mit anderen (stationären) Industriezweigen ist nur bedingt zulässig, denn die meisten anderen Wirtschaftszweige produzieren für den Markt, stellen Massengüter unter optimalen Produktionsbedingungen her und können in einem gewissen Umfang durch die Werbung sowie die Preisgestaltung die fertiggestellten Güter absetzen. Ein Beispiel für viele ist die Automobilproduktion: Sie erfolgt am Fließband in modernen Produktionsstätten, wo die modernsten automatischen bzw. halbautomatischen Verfahrenstechniken (einschließlich Industrieroboter) eingesetzt werden können. Durch eine Modell- und Preisgestaltung kann in einem gewissen Umfang der Absatz beeinflußt werden (Bedarfsweckung). Ganz anders verläuft die Bauproduktion: Die Bauwirtschaft ist eine „Bereitschaftsindustrie", die nicht „auf Lager" produziert, sondern auf Aufträge – gleichgültig, ob es sich um ein Verwaltungsgebäude, ein Krankenhaus oder ein Wohnhaus handelt – warten muß. Nahezu jedes Bauvorhaben ist individuell, jede Baustelle muß neu eingerichtet werden, und das Fließband ist nicht möglich. Nicht zuletzt ist die Bauproduktion von der Witterung abhängig.

In den letzten Jahrzehnten hat man sich auch in der Bauwirtschaft um eine Rationalisierung bemüht, die in zwei Richtungen geht: einmal der Übergang zum Fertigbau und zum anderen die Standardisierung und damit Rationalisierung des konventionellen Baues. Durch die Fertigbauweise wird die Produktion von der Baustelle weitestgehend in die Fabrik verlagert, wo Techniken der stationären Industrie Anwendung finden können. Die erwarteten Einsparungen sind aber begrenzt, da die umfangreichen Investitionen in die Produktionsanlagen nur selten durch große Serien abgeschrieben werden können. Dieses wird auch dadurch verursacht, daß das Fertigteilhaus wegen

---

[10]) LÜTGE, a.a.O., S. 88.
[11]) Ebenda, S. 88.
[12]) Daß die Baukosten auch bei der Modernisierung und Sanierung eine bedeutsame Rolle spielen, soll hier nur der Vollständigkeit halber angeführt werden, ohne hierauf in diesem Zusammenhang einzugehen.

seines großen Gewichtes und der damit verbundenen Transportkosten nur etwa in einem Umkreis von 100 km transportiert und aufgestellt werden kann. Hier liegen die Grenzen. Trotz aller Probleme der bauwirtschaftlichen Produktion sind nicht unerhebliche Rationalisierungseffekte erzielt worden: Nach TRIEBEL[13] ist die Produktivität im Wohnungsbau in der Bundesrepublik – berechnet nach den „bereinigten Werten" – in der Zeit 1965 bis 1975 um 32 % gestiegen. Im Vergleich zur stationären Industrie und im Vergleich zu den Lohnsteigerungen ist dieses aber nur ein bescheidenes Ergebnis. Die Bauwirtschaft weist nicht nur als „Bereitschaftsindustrie" Besonderheiten auf, sondern auch deshalb, weil sie in sehr starkem Ausmaße von den Entscheidungen sowie der Finanzierung durch die öffentlichen Hände abhängig ist. Damit wird die Frage nach der Stabilisierung der Baukonjunktur angesprochen:

Über die Stellung der Bau- und Wohnungswirtschaft im Konjunkturablauf gibt es zahlreiche Untersuchungen[14]. Sehr verallgemeinernd kann man feststellen, daß einmal die Bauwirtschaft von der gesamtwirtschaftlichen Entwicklung – insbesondere vom Verhalten der öffentlichen Hände – abhängig ist und daß zum anderen dieser Wirtschaftszweig sich wegen des hohen Einkommens- und Beschäftigungsmultiplikators besonders dazu eignet, die Gesamtkonjunktur zu stabilisieren. Daher hat man immer wieder gefordert, die Bauinvestitionen zu verstetigen, damit die Bauwirtschaft langfristig planen und kalkulieren kann. Bisher haben die Forderungen nicht das gewünschte Resultat gezeitigt. KASPER[15] kommt zu dem Ergebnis, daß das Problem der richtigen Dosierung und des richtigen timings der staatlichen und privaten Maßnahmen kaum dazu geeignet ist, diese für eine erfolgreiche Stabilisierungspolitik einzusetzen. „Die Aussichten für eine Realisierung einer derartigen Verstetigungspolitik dürfen aber zur Zeit nicht sehr hoch eingeschätzt werden."[16] Wenn es dem Staat auch in der Zujunft nicht gelingt, die Baukonjunktur zu verstetigen[17], dann wird die Bauwirtschaft weiterhin unter Auslastungsproblemen zu leiden haben, so daß in Phasen starker Nachfrage die Baupreise übermäßig steigen, um in der Rezession zu stagnieren oder sogar zurückzugehen[18].

Seit drei Jahrzehnten führt das Statistische Bundesamt eine jährliche Totalerhebung aller Betriebe des Bauhauptgewerbes durch. Die veröffentlichten Ergebnisse für 1979[19] zeigen, daß seit 1960 der Anteil der Klein- und Mittelbetriebe mit bis zu 19 Beschäftigten etwa drei Viertel sämtlicher Bauhauptbetriebe ausmacht. Bemerkenswert ist, daß in rund 20 Jahren der Anteil der Klein- und Mittelbetriebe 70 % aller Betriebe nicht unterschritten hat. Im Gegenteil: Seit Mitte der 70er Jahre – nach dem Zusammenbruch des Baubooms – haben die Klein- und Mittelbetriebe zugenommen und mit rund 76 % (seit 1977) den höchsten Stand erreicht. Unseres Erachtens dürfte die Hauptursache für diese Entwicklung darin liegen, daß – wie bereits dargestellt – in der zweiten Hälfte der 70er Jahre der Anteil der Ein- und Zweifamilienhäuser am Wohnungsbauvolumen zugenommen hat; denn man kann davon ausgehen, daß derartige Kleinbauvorhaben nicht von überörtlichen Großunternehmen durchgeführt werden.

---

[13] In: Bundesbaublatt, Heft 5 (1981), S. 342–351, insbesondere S. 350.

[14] Aus der Fülle der Literatur nennen wir lediglich: SCHNEIDER, H. K. (Herausgeber): Wohnungs- und Städtebau in der Konjunktur. Institut für Siedlungs- und Wohnungswesen der Westfälischen Wilhelms-Universität Münster, Bd. 68, Münster 1968; KASPER, W.: Die Bauwirtschaft der Bundesrepublik Deutschland in ihrer Bedeutung für Konjunkturpolitik und Stabilisierung der Beschäftigung. Aachener Dissertation, Aachen 1978.

[15] Ebenda, S. 285 ff.

[16] Ebenda, S. 288.

[17] Siehe hierzu: Beiträge zur Verstetigung der Bautätigkeit. GEWOS-Schriftenreihe, NF 15, Hamburg 1975.

[18] Für die 80er Jahre siehe: Die Bauwirtschaft in den 80er Jahren. In: Ifo-Schnelldienst, Nr. 11/12 vom 15. April 1980.

[19] Siehe: Struktur des Bauhauptgewerbes – Ergebnis einer Totalerhebung. In: Wirtschaft und Statistik, Heft 2 (1980), S. 108–113.

Damit wird eine Grundsatzfrage berührt, nämlich, wie diese Unternehmensstruktur zu bewerten ist:

Legt man Maßstäbe der industriellen Produktion an, so müßte über eine Konzentration eine Strukturbereinigung erfolgen, um die Klein- und Mittelbetriebe mit bis zu 19 Beschäftigten zugunsten der größeren Betriebseinheiten zusammenzufassen. Bei dieser Forderung wird stillschweigend unterstellt, daß größere Betriebseinheiten aufgrund einer größeren Kapitalintensität rationeller produzieren. Gegenüber dieser (theoretischen) Forderung ist aber einzuwenden, daß – im Gegensatz zur industriellen Fertigung – der Bau von Mietwohnungen im allgemeinen und der von Ein- und Zweifamilienhäusern im besonderen sich nicht in großen Serien, sondern in Einzelstücken oder in kleinen Gruppen vollzieht. Außerdem sind die spezifischen Produktionsverhältnisse (Grundstücke, Bodenverhältnisse) und die individuellen Produktionswünsche (Größe, Architektur, Ausstattung) zu berücksichtigen. Selbst wenn größere Betriebseinheiten vorhanden wären, so müßten sich diese auf die Einzelfertigung einstellen, so daß die Vorteile der Serien- oder Massenproduktion verloren gehen würden. Auch hier werden die Grenzen einer möglichen Umstrukturierung der Bauwirtschaft und ihrer Produktionsweisen deutlich.

4.2.3 *Der Kapitalmarkt*

Die wohnungswirtschaftlichen Investitionen sind durch zwei Charakteristika gekennzeichnet: Einmal sind große Summen erforderlich, die der Kapitalmarkt, die öffentliche Hand und die Investoren bereitstellen müssen, zum anderen handelt es sich um langfristige Investitionen. Die Kapitalintensität und ein langsamer Kapitalumschlag sind die beiden Elemente, die sich auf die Preisbildung – die Miete – auswirken. In diesem Zusammenhang soll uns nur die Frage interessieren, welche Auswirkungen die Kapitalkosten auf die Miete haben, nicht dagegen das Problem der Kapitalaufbringung, da unterstellt werden kann, daß bei entsprechender Zinshöhe das erforderliche Kapital bereitgestellt wird.

Bei der Beurteilung der (steigenden) Miete liegen häufig keine konkreten Vorstellungen darüber vor, welche Kostenfaktoren die Miete bestimmen:

HOFFMANN[20]) hat für den öffentlich geförderten sozialen Wohnungsbau mit Hilfe der Bewilligungsstatistik die durchschnittlichen Kostenmieten ermittelt. Die folgende, in der Übersicht enthaltene Kostenmiete beschränkt sich auf den 1. Förderungsweg, und zwar auf der Kalkulation der Bewilligungsmieten. Dabei wurden die laufenden Betriebskosten berücksichtigt, soweit sie von den Ländern in die Mietobergrenzen einbezogen sind. Dagegen sind die Betriebskosten, die neben der Miete als Umlage gezahlt werden müssen – zum Beispiel für Kalt- und Warmwasser, für die Heizung – nicht enthalten.

---

[20]) HOFFMANN, U.: Der Mietwohnungsbau im Spiegel der Statistik – Beitrag zur aktuellen Wohnungsbaudiskussion 1981. Herausgegeben vom Statistischen Bundesamt, Wiesbaden, Mai 1981, S. 6.

Übersicht 5

Aufgliederung der Kostenmiete nach Aufwandsarten

Kostenart	1962	1963	1964	1965	1966	1967	1968	1969	1970	1971	1972	1973	1974	1975	1976	1977	1978	1979	1980[1]
									DM je m² Wohnfläche										
Kapitalkosten	2,58	2,80	3,03	3,63	4,27	3,97	3,88	4,07	5,29	6,39	6,93	8,56	9,80	9,66	9,60	9,19	8,65	10,36	.
Bewirtschaftungskosten	0,82	0,91	0,97	1,07	1,11	1,11	1,20	1,22	1,35	1,54	1,75	1,85	1,93	2,53	2,64	2,75	2,79	3,06	.
davon:																			
Abschreibungen	0,40	0,44	0,47	0,51	0,55	0,55	0,55	0,57	0,69	0,82	0,91	1,00	1,08	1,18	1,27	1,30	1,34	1,46	.
Verwaltungskosten	0,07	0,08	0,07	0,07	0,07	0,07	0,10	0,10	0,10	0,12	0,14	0,14	0,14	0,24	0,25	0,24	0,24	0,31	.
Betriebskosten	0,10	0,10	0,10	0,15	0,15	0,15	0,15	0,15	0,17	0,20	0,20	0,20	0,20	0,35	0,35	0,44	0,44	0,52	.
Instandhaltungskosten	0,21	0,25	0,28	0,28	0,28	0,28	0,33	0,33	0,33	0,33	0,43	0,43	0,43	0,67	0,68	0,67	0,67	0,67	.
Mietausfallwagnis	0,04	0,04	0,04	0,05	0,05	0,06	0,06	0,06	0,06	0,07	0,07	0,08	0,08	0,09	0,10	0,10	0,10	0,10	.
Aufwendungen insgesamt = Kostenmiete	3,40	3,71	4,00	4,70	5,38	5,08	5,08	5,29	6,65	7,93	8,68	10,41	11,73	12,19	12,24	11,94	11,44	13,42	16,00
									%										
Kapitalkosten	75,88	75,47	75,75	77,23	79,37	78,15	76,38	76,94	79,55	80,58	79,84	82,23	83,55	79,26	78,43	76,97	75,61	77,20	.
Bewirtschaftungskosten	24,12	24,53	24,25	22,77	20,63	21,85	23,62	23,06	20,30	19,42	20,16	17,77	16,45	20,74	21,57	23,03	24,39	22,80	.
Abschreibungen	11,76	11,86	11,75	10,85	10,22	10,83	10,83	10,78	10,38	10,34	10,48	9,61	9,21	9,68	10,38	10,89	11,71	10,88	.
Verwaltungskosten	2,06	2,16	1,75	1,49	1,30	1,38	1,97	1,89	1,50	1,51	1,61	1,34	1,19	1,98	2,01	2,01	2,10	2,31	.
Betriebskosten	2,94	2,70	2,50	3,19	2,79	2,95	2,95	2,84	2,56	2,52	2,30	1,91	1,71	2,85	2,88	3,68	3,85	3,87	.
Instandhaltungskosten	6,18	6,74	7,00	5,96	5,20	5,51	6,50	6,24	4,96	4,16	4,95	4,13	3,66	5,48	5,53	5,61	5,86	4,99	.
Mietausfallwagnis	1,18	1,08	1,00	1,06	0,93	1,18	1,18	1,13	0,90	0,88	0,81	0,77	0,68	0,75	0,78	0,84	0,87	0,75	.
Aufwendungen insgesamt = Kostenmiete	100	100	100	100	100	100	100	100	100	100	100	100	100	100	100	100	100	100	100

1) Geschätzt

Quelle: HOFFMANN, U., a. a. O., S. 6.

In diesem Zusammenhang soll nicht die Steigerung der absoluten Miethöhe von DM 3,40 (1962) auf DM 16,- (1980) interessieren (inzwischen hat die „Kaltmiete" die Marke von DM 20,- je qm Wohnfläche und Monat überschritten), sondern die Aufwands- und Kostenarten: Unabhängig von der jeweiligen absoluten Miethöhe entfallen auf die Kapitalkosten mindestens 75 %. Die „normale" Schwankungsbreite liegt zwischen 75 und 80 %, in Hochzinsphasen – wie in den Jahren 1973 und 1974 – sogar bei 83 %. Da die Hochzinsphase 1980/81 das Zinsniveau der Jahre 1973/74 überschritten hat, dürfte der Zinsanteil wiederum über 80 % liegen. Damit wird deutlich, daß die Kapitalkosten für die Miethöhe entscheidend sind. Dagegen spielen die Bewirtschaftungskosten – wovon wiederum rund 10 % auf die Abschreibungen entfallen – eine untergeordnete Rolle. Die häufig geäußerte Vermutung, in der Miete seien erhebliche Anteile für die Verwaltung enthalten, ist unzutreffend, denn auf diese Position entfallen durchschnittlich nur 2 %.

Die Bedeutung der Kapitalkosten für die Miethöhe wird dann besonders deutlich, wenn die hohen Grundstücks- und Baukosten mit teuren Krediten finanziert werden. Mit anderen Worten: hohe Grundstücks- und Baukosten sind so lange unproblematisch, wie die Kapitalkosten niedrig liegen. Steigen aber die Hypothekenzinsen über 8 % oder sogar über 10 % p. a., so tritt ein kumulativer Effekt ein, der die absolute Miete hochschnellen läßt. Eine Neubaupolitik muß somit bei den *Kapital*kosten ansetzen, um über marktgängige Mieten die Neubautätigkeit zu beleben und das Wohnungsangebot zu erhöhen.

Ist in absehbarer Zeit mit einem Zinsniveau zu rechnen, das effektiv unter 8 % liegt?

Die Bundesrepublik Deutschland erlebt seit den Bauboomjahren 1973/74 eine bisher nicht gekannte Zinshausse[21]): Die Zinsen für Hypothekenkredite stiegen von 8,5 % im November 1972 auf 10,5 % im August 1973 und erreichten mit 10,6 % im Mai 1974 den Höchststand. Im Februar 1979 belief sich der Zinssatz für Hypothekenkredite noch auf 6,8 %, im Mai 1980 auf 10,1 % und erreichte im Mai 1981 die Rekordmarke von 11,2 %. Damit war der Höchststand des Jahres 1974 merklich überschritten. Gegen Ende 1981 haben die Zinsen leicht nachgegeben, aber den effektiven Zinssatz von 8 % – geschweige denn von etwa 6 % bis 7 % – nicht erreicht.

Prognosen im allgemeinen und Zinsprognosen im besonderen sind außerordentlich problematisch. Sofern sie dennoch gefragt werden, wird man vorerst aus den folgenden drei Gründen nicht mit sinkenden Zinsen (unter 8 % p. a.) rechnen können: Einmal, weil die europäische Wirtschaft von der amerikanischen Wirtschaftspolitik abhängt und in den USA Zinsen von 20 % erreicht werden; zum anderen, weil die öffentlichen Hände ihre defizitären Etats über die Kreditaufnahme finanzieren und als zinsunempfindliche Nachfrager auftreten und schließlich, weil wir ein Leistungsbilanzdefizit von etwa 25 bis 30 Mrd. DM haben (das allerdings in jüngster Zeit niedriger ausfällt). Die gegenwärtige Zinshöhe ist somit nur zum Teil fremdbestimmt, zum wesentlichen Teil aber hausgemacht. Daher wird auch und gerade die zinsreagible Wohnungswirtschaft weiterhin mit hohen Zinsen leben müssen.

Wenn aber die Kapitalmarktzinsen in absehbarer Zeit nicht sinken, wie kann dann der Wohnungsbau belebt werden?

Unseres Erachtens entweder durch direkte Subventionen oder durch indirekte Subventionen bzw. Interventionen: Direkte Subventionen bedeuten, daß zusätzliche öffentliche (Steuer-)Mittel für den Wohnungsbau bereitgestellt werden, um die teuren Kapitalmarktmittel zu ersetzen. Die Chancen hierfür sind gering, da die Staatsverschuldung bereits sehr hoch ist[22]). Dagegen käme eine

---

[21]) Siehe hierzu: Hochzinsphasen 1973/74 und 1980/81 – Ein Vergleich. In: Beilage zur Wohnungswirtschaftlichen Information vom 23. Juli 1981.

[22]) Siehe hierzu das Sondergutachten des Sachverständigenbeirates zur Begutachtung der gesamtwirtschaftlichen Entwicklung: Vor Kurskorrekturen – Zur finanzpolitischen und währungspolitischen Situation im Sommer 1981. Unterrichtung durch die Bundesregierung, Drucksache 9/641 vom 7. Juli 1981.

Umschichtung innerhalb des verfügbaren Subventionsvolumens in Frage[23]). Ob aber dieses gelingt, muß bezweifelt werden. Unter den indirekten Subventionen sind steuerliche Anreize (erhöhte Abschreibungen oder das Bauherrenmodell) zu nennen. Aber auch diese Maßnahmen kosten den Staat Geld, da Mindereinnahmen entstehen. Letztlich wird hierüber der Finanzminister entscheiden. Eine andere Maßnahme könnte in einer Kapitalmarkt-Intervention bestehen, d. h., daß der (steuerbegünstigte) Sozialpfandbrief eingeführt wird: Vorbild ist das Kapitalmarktförderungsgesetz vom Dezember 1952, das allerdings nur zwei Jahre Bestand hatte. Zinserträge aus Pfandbriefen blieben steuerfrei, sofern deren Erlöse mindestens zu 90 % in die Finanzierung des sozialen Wohnungsbaues flossen. Der auf ähnlichem Konzept beruhende „Sozialpfandbrief" wird insbesondere von der GEWOS gefordert[24]), die darauf hinweist, daß ihr Vorschlag nicht die Nachteile des Kapitalmarktförderungsgesetzes hätte. Dagegen sind aber erhebliche Bedenken geltend gemacht worden, daß der Kapitalmarkt gespalten und die indirekten Subventionen (Steuerausfälle) den Staat sehr teuer zu stehen kommen würden[25]). Vorerst haben die Kapitalmarktexperten nicht den Eindruck, daß die Chancen für einen Sozialpfandbrief gut stehen.

Wenn diese Prognose zutreffend sein sollte, dann wird die Wohnungswirtschaft auf absehbare Zeit mit knappen öffentlichen Mitteln und mit teuren Kapitalmarktmitteln leben müssen. Das aber bedeutet, daß das Neubauvolumen noch stärker schrumpfen wird; dieses gilt insbesondere für Mietwohnungen. Auch der Eigenheimbau wird von diesen ökonomischen Rahmenbedingungen getroffen. Da aber die Opferbereitschaft der Eigenheimbewerber sehr groß ist[26]), muß damit gerechnet werden, daß zwar absolut der Eigentumsanteil zurückgeht, relativ aber weiterhin hoch bleibt. Hieraus aber ergeben sich siedlungspolitische Wirkungen, auf die abschließend eingegangen werden soll.

4.3 Die institutionellen Rahmenbedingungen

Die der Wohnungswirtschaft vorgelagerten Märkte – der Bodenmarkt, der Bau- und Kapitalmarkt – beeinflussen das Verhalten der Investoren. Diese ökonomischen Größen sind aber nicht allein entscheidend, vielmehr kommen noch die institutionellen Rahmenbedingungen hinzu.

In allen Wirtschaftsbereichen gehen die Einflüsse von der Wirtschafts- und Gesellschaftsordnung aus, die man als Ordnungspolitik bezeichnet, die durch die Ablaufpolitik ergänzt wird. Die Besonderheit der Wohnungswirtschaft besteht darin, daß das fertige Produkt nicht in einem Akt verkauft und konsumiert, sondern über Jahrzehnte vermietet und genutzt wird[27]). Es handelt sich um einen „permanenten" Verkauf, der zudem standortgebunden ist, d.h., der sich nicht oder nur begrenzt den verändernden wirtschaftlichen, gesellschaftlichen und demographischen Änderungen anpassen kann. Daher haben die institutionellen Rahmenbedingungen einen besonders starken Einfluß auf die Produktion und die Bewirtschaftung der (Miet-)Wohnungen.

---

[23]) Siehe hierzu: BEHRING, K.: Sparen an Wohnungsmarktsubventionen – Eine Möglichkeit zur Verringerung der staatlichen Ausgaben? In: Ifo-Schnelldienst Nr. 22 (1981), S. 10–18.

[24]) Siehe hierzu: Sicherung des sozialen Wohnungsbaues. Vorschläge einer unabhängigen Kommission. In: GEWOS-Schriftenreihe, Nr. 16, Hamburg 1975; MONSCHAW VON, B.: Ein Votum für einen „Sozial-Pfandbrief" – Chance zur Finanzierung eines Sonderprogrammes. In: Gemeinnütziges Wohnungswesen, Heft 4 (1981), S. 209–219.

[25]) Siehe hierzu: NORDALM, V.: Bietet der Sozialpfandbrief einen Ausweg aus der Krise des öffentlich geförderten Wohnungsbaues? In: Informationsdienst des Deutschen Volksheimstättenwerkes, Nr. 10 (1981), S. 146–148; OBERBECKMANN, H. L.: Der Sozialpfandbrief – eine Neuauflage alter Fehler. In: Frankfurter Allgemeine Zeitung vom 11. März 1981.

[26]) KORNEMANN, R.: Zur Verschuldens- und Opferbereitschaft von Eigenheimern. In: Der langfristige Kredit, Heft 20 (1979), S. 626–630.

[27]) Eigentumsmaßnahmen werden verkauft, aber ihr Gebrauch vollzieht sich gleichfalls über Jahrzehnte.

4.3.1 Der Mieterschutz

Heute wird der Rechtsschutz des Mieters als selbstverständlich angesehen. Abgesehen davon, daß dieses keineswegs immer der Fall war, wird gegenwärtig die Frage diskutiert, ob der Mieterschutz nicht überzogen sei und die Investitionslust bremse. Hierbei geht es um die Frage, ob die Wohnung vornehmlich als Sozialgut oder als Wirtschaftsgut anzusehen ist. Die Grundvorstellungen des BGB beruhen auf dem Prinzip der Vertragsfreiheit. Diese liberalen Grundsätze haben ihren Ursprung in den Vorstellungen des 19. Jahrhunderts. Die Wohnungsnot im Ersten Weltkrieg und in den 20er Jahren ließen die Schwächen der Regelungen des BGB offensichtlich werden. Daher wurde in den Jahren 1918 bis 1923 das Mieterschutzgesetz, das Reichsmietengesetz und das Wohnungsmangelgesetz erlassen. Teils waren diese Gesetze Ausdruck eines akuten Wohnungsmangels, teils beinhalteten sie einen ordnungs- und rechtspolitischen Wandel, d.h., daß die Sozialpflichtigkeit des Eigentums und der Schutz des Mieters anerkannt wurden. Erst mit dem „Lücke-Gesetz", d.h. dem „Gesetz über den Abbau der Wohnungszwangswirtschaft und über ein soziales Miet- und Wohnrecht" vom 23. Juni 1960 wurde auch ein „soziales Mietrecht" eingeführt. Das Abbaugesetz hatte nur knapp zehn Jahre Bestand, denn mit dem Ersten (und dann später mit dem Zweiten) Wohnraumkündigungsschutzgesetz trat ein ordnungspolitischer Wandel ein.

Ende der 60er Jahre traten erhebliche Mietpreissteigerungen auf. Hierauf setzte eine lebhafte und kontroverse Diskussion ein, die schließlich in das (später so benannte) Erste Wohnraumkündigungsschutzgesetz einmündete, das aus dem „Gesetz zur Verbesserung des Mietrechts und zur Begrenzung des Mietanstieges sowie zur Regelung von Ingenieur- und Architektenleistungen" vom 4. November 1971 und dem „Gesetz über den Kündigungsschutz für Mietverhältnisse über Wohnraum" vom 25. November 1971 besteht. Diese Gesetzgebung wurde als Übergangsregelung für eine als vorübergehend angesehene Notsituation angesehen, daher wurde sie bis zum 31. Dezember 1974 befristet. Am 18. Dezember 1974 wurde das Zweite Wohnraumkündigungsschutzgesetz verabschiedet, das ohne zeitliche Befristung – als Dauerrecht – erlassen wurde.

Was von der Mieterseite als sozialer und rechtspolitischer Fortschritt bezeichnet wird, ist aus ökonomischer Sicht lebhaft kritisiert worden:

Der WISSENSCHAFTLICHE BEIRAT BEIM BUNDESWIRTSCHAFTSMINISTERIUM hat in seinem „Mietengutachten"[28]) darauf hingewiesen, daß durch gesetzliche Eingriffe das gesteckte Ziel – Verbesserung der Position der Mieter – nicht erreicht werden könne; denn: „Mit der Mietpreisbindung ist es schon in der Vergangenheit und auch in anderen Ländern nicht gelungen, die gesteckten Ziele zu erreichen. Eine administrative Begrenzung der Preisentwicklung beseitigt nicht den Nachfrageüberhang und wirkt, wenn auch in anderer Hinsicht, unsozial"[29]). Es sei zwar berechtigt, die Marktstellung der Mieter gegenüber den Vermietern zu stärken, aber man muß sich fragen, „ob die Preisbindung und ein extremer Kündigungsschutz bis hin zu einem faktischen Dauerwohnrecht hierfür geeignet sind"[30]).

Auch die Deutsche Bau- und Bodenbank AG – die im Besitz des Bundes steht – hat gegen diese Ausdehnung des Mieterschutzes Bedenken angemeldet und diese wie folgt begründet[31]): „Die verbreitete Vorstellung, durch eine irgendwie geartete Bindung der Mietpreise soziale Gerechtigkeit fördern zu können, ist unseres Erachtens irrig. Dieses Vorgehen vergrößert und zementiert vielmehr bestehende und schafft neue soziale Ungerechtigkeiten. Insbesondere muß der Wechsel der Mieter zu großen Unterschieden führen, weil Mieter, die ihre Wohnung häufig wechseln müssen, den

---

[28]) WISSENSCHAFTLICHER BEIRAT BEIM BUNDESWIRTSCHAFTSMINISTERIUM: Entwicklung der Wohnungsmieten und geplante Maßnahmen zur Begrenzung des Mietanstiegs. Gutachten vom 12. Dezember 1970. In: Bulletin der Bundesregierung, Nr. 180 vom 23. Dezember 1970, S. 1963–1967.
[29]) Ebenda, S. 1965 (Ziff. 8).
[30]) Ebenda, S. 1966 (Ziff. 15).
[31]) Deutsche Bau- und Bodenbank AG: Überblick über Wohnungsbau-Städtebau-Wohnungswirtschaft im Jahre 1971. S. 61.

Schutz des Gesetzes nicht genießen. Immobile Haushalte sind also bevorzugt; während aus wohnungspolitischen Gründen unseres Erachtens das Ziel sein müßte, die Mobilität im Mietwohnungsbestand zu erhöhen. Demgegenüber können marktwirtschaftlich freiwirkende Kräfte Spitzen nach oben und unten schnell und elastisch ausgleichen. Wir wiederholen daher, was wir seit über eineinhalb Jahrzehnten erklären: Je mehr Marktwirtschaft in der Wohnungswirtschaft geschaffen werden kann, um so besser wird die Versorgung der Bevölkerung mit Wohnungen sein." Auch im Bericht für 1972 hat die Deutsche Bau- und Bodenbank[32]) darauf hingewiesen, daß die zeitlich befristeten Bestimmungen des Wohnraumkündigungsschutzgesetzes „weitgehend auf einen Mietstopp bei bestehenden Mietverhältnissen" hinauslaufen. Und ferner heißt es dort an gleicher Stelle: „Zudem ist die Rentabilität des Mietwohnungsbaues gefährdet, was nach den Erfahrungen, die aus einigen europäischen Nachbarländern vorliegen und die auch wir selbst in der Periode der Wohnungszwangswirtschaft gemacht haben, die unternehmerische Initiative entscheidend schwächt und einem Verfall des Mietwohnungsbestandes Vorschub leistet ... Nicht zuletzt werden Mietwohnungen in Eigentumswohnungen verwandelt und vom gesamten Wohnungsbauvolumen ein größerer Teil auf Eigenheime und Eigentumswohnungen entfallen; diese sind erfahrungsgemäß für jene sozialen Schichten nur schwer erreichbar, denen das Gesetz in erster Linie helfen will."

Diese Ausführungen machen deutlich, daß der mit dem Ersten Wohnraumkündigungsschutzgesetz eingeführte und 1974 zum Dauerrecht erhobene Mieterschutz ökonomisch nicht positiv beurteilt und zugleich vorausgesagt wurde, daß der Mietwohnungsbau zurückgehen würde. Seitdem wird die Frage diskutiert, ob und in welchem Umfang das soziale Mietrecht des Zweiten Wohnraumkündigungsschutzgesetzes die Investitionsneigung im (Miet-)Wohnungsbau behindert.

4.3.2 Die fehlende Rentabilität

Der These, daß der überzogene Mieterschutz die Investitionen behindere, wird entgegengehalten, daß deshalb nicht investiert wird, weil keine Rentabilität vorhanden ist:

Investoren erwarten, daß die anfallenden Kosten gedeckt werden und daß das eingesetzte Eigenkapital eine angemessene Verzinsung erzielt. Für den öffentlich geförderten sozialen Wohnungsbau gilt als Kalkulationsvorschrift die II. Berechnungsverordnung (II. BV) vom 17. Oktober 1957 (in der Neufassung vom 18. Juli 1979). So zum Beispiel sind die Zinsen für Eigenkapital – sofern dieses 15 % der Gesamtkosten nicht überschreitet – auf 4 % begrenzt (§ 20 II. BV); die Verwaltungskosten sind auf maximal DM 240,- je WE/Jahr festgesetzt (§ 26 II. BV); die Instandhaltungskosten sind nach Baualter und Ausstattung gestaffelt (§ 28 II. BV).

Auf der Basis dieser Kalkulationsvorschriften sind Mietenberechnungen durchgeführt worden[33]), d. h., einer „Kaltmiete" von DM 12,- je qm Wohnfläche und Monat (inzwischen liegt sie bereits über DM 20,-) und realistischen Nebenkosten wurden die verfügbaren Einkommen – unterschieden nach den drei Haushaltstypen – gegenübergestellt. Diese Vergleichsrechnung führte zu den folgenden Ergebnissen:

---

[32]) Deutsche Bau- und Bodenbank AG: Überblick über Wohnungsbau-Städtebau-Wohnungswirtschaft im Jahre 1972. S. 78.
[33]) Siehe hierzu Verband niedersächsischer Wohnungsunternehmen: Tätigkeitsbericht 1978. Hannover 1979, S. 17ff.

Tab. 2 *Vergleich der verfügbaren Einkommen und der Mietenbelastung*

Einkommen/ Miete Haushaltstyp	Ausgabefähige Einkommen/ Einnahmen 1978	Warmmiete		Belastungsquote	
		einer Neubauwohnung 1979	zum ausgabefähigen Einkommen/ Einnahmen	„25 % der ausgabefähigen Einkommen/Einnahmen"	
				je WE	je qm
	DM	DM	%	DM	DM
Haushaltstyp 1[a]	1170,–	874,– (60 qm, 12 qm p.m., DM 154,– Nebenkosten)	74,7	292,50	4,86
Haushaltstyp 2[b]	2630,–	1180,– (80 qm, 12 qm p.m., DM 220,– Nebenkosten)	44,9	657,50	8,22
Haushaltstyp 3[c]	4386,–	1490,– (100 qm, 12 qm p.m., DM 290,– Nebenkosten)	34,0	1096,50	10,96

[a] 2-Personen-Haushalte von Rentnern und Sozialhilfeempfängern mit geringem Einkommen.
[b] 4-Personen-Arbeitnehmerhaushalte mit mittlerem Einkommen des alleinverdienenden Haushaltsvorstandes.
[c] 4-Personen-Haushalte von Beamten und Angestellten mit höherem Einkommen.
Quelle: Verband niedersächsischer Wohnungsunternehmen: Tätigkeitsbericht 1978, a. a. O., S. 18.

Der Verband niedersächsischer Wohnungsunternehmen hat dieses Ergebnis wie folgt interpretiert[34]):

Die durchschnittliche und tatsächliche Mietbelastung liegt gegenwärtig bei etwa 15 % des Einkommens. National und auch international wird dagegen eine Belastungsquote von rund 25 % für vertretbar gehalten (tragbare Miete); dieses ist auch 1977 von der ARGEBAU beschlossen worden. Eine Erhöhung auf diesen Prozentsatz des Einkommens würde zwar von der Wohnungswirtschaft begrüßt, von den Mietern aber aller Voraussicht nach kritisiert oder sogar abgelehnt werden. Dennoch wollen wir unterstellen, daß sich eine derartige Erhöhung durchführen ließe. Wenn diese Belastungsquote von 25 % auf die „Warmmiete" übertragen wird, dann ergeben sich für die drei Haushaltstypen die folgenden Miethöhen:

Haushaltstyp 1	DM 300,– je Monat oder DM 4,86 je qm
Haushaltstyp 2	DM 650,– je Monat oder DM 8,22 je qm
Haushaltstyp 3	DM 1100,– je Monat oder DM 10,96 je qm.

Der Übergang der Belastungsquote von 25 % würde zwar zu nicht unerheblichen Steigerungen der durchschnittlichen Mietausgaben führen, aber dennoch nicht die tatsächlichen Kostenmieten decken.

---

[34]) Ebenda, S. 18.

Tab. 3 *Unterdeckungsbeträge bei einer „25 %-Belastungsquote"*

Belastungsmaß / Haushaltstyp	Kostenmiete – DM/qm p. m. –	Tragbare Miete – 25 % –	Unterdeckung		
			qm/Monat – DM –	WE/Monat – DM –	WE/Jahr – DM –
Typ 1	12,—	4,86	7,14	428,40	5140,80
Typ 2	12,—	8,22	3,78	302,40	3628,80
Typ 3	12,—	10,96	1,04	104,—	1248,—

Quelle: Verband niedersächsischer Wohnungsunternehmen: Tätigkeitsbericht 1978, a. a. O., S. 19.

Der Vergleich zwischen der Kostenmiete und der „tragbaren Miete" macht die Unterdeckungen deutlich. Sofern keine staatlichen Subventionen erfolgen, bewegen sich die vom Vermieter zu tragenden Verluste zwischen DM 5140,80 (Haushaltstyp 1), DM 3628,80 (Haushaltstyp 2) und DM 1248,– (Haushaltstyp 3) im Jahr. Wenn der Staat diese Lücke füllen soll, dann müßte er die Differenz zwischen DM 12,– (Kostenmiete) und DM 4,54 (Bewilligungsmiete) schließen, d. h. rund DM 7,50 je qm Wohnfläche und Monat subventionieren. Bei einer 80 qm großen Wohnung würde sich der Subventionsbetrag auf DM 600,– monatlich oder DM 7200,– jährlich belaufen.

Aus den genannten Daten sowie aus der Modellrechnung ist die folgende Schlußfolgerung zu ziehen:

– Zu den gegenwärtigen Gestehungskosten und Nettoeinkommen ist trotz einer Verdoppelung der Bruttoeinkommen bei den Arbeitern und Angestellten von 1970 bis 1978[35] der „Normalverdiener" nicht in der Lage, die Belastungen einer Neubaumietwohnung voll aus eigener Kraft zu tragen.

– Auch eine 25 %-Mietbelastung (tragbare Miete) ist aus der Sicht des Vermieters noch immer unzureichend, da von einer Kostendeckung und einer angemessenen Rendite nicht die Rede sein kann.

Angesichts der Gestehungskosten erscheint es illusorisch, von einer Mietenfreigabe und -erhöhung eine Problemlösung durch den Markt zu erhoffen. Der Markt wird nicht die Erwartungen der Mieter und Vermieter erfüllen können, einerseits tragbare Mieten zu bewirken und andererseits dem Vermieter volle Kostendeckung und eine angemessene Rendite zu garantieren. Zu den gegebenen Gestehungskosten und unter Berücksichtigung der langfristigen Einkommensentwicklung kann der Markt ohne Subventionierung – sei es durch den Staat und/oder durch Vermieter – keine Neubaumietwohnungen bereitstellen, die von breiten Schichten der Bevölkerung als Mieter bezahlt werden können, zumal die Bewirtschaftungskosten – insbesondere die Energiekosten – auch eine steigende Tendenz aufweisen.

Die Streitfrage, ob die Mieterschutzgesetzgebung oder ob die fehlende Rentabilität die Ursache für den Rückgang der Investitionen im (Miet-)Wohnungsbau seien, ist nicht entschieden. Es ist wahrscheinlich, daß beide Komponenten – wenn auch unterschiedlich – die Investitionen behindern.

---

[35] Ebenda, S. 19.

4.4 Die Auswirkungen auf das Investorenverhalten

Die ökonomischen Rahmenbedingungen auf den vorgelagerten Märkten, aber auch die institutionellen Rahmenbedingungen beeinflussen bzw. bestimmen den Wohnungsneubau, der wiederum Einfluß auf die Siedlungspolitik und damit auf die Regionalpolitik ausübt. Regionalpolitische Ziele werden in erster Linie durch die Neubautätigkeit, in geringerem Umfang durch die Bestandspolitik – zum Beispiel bei der Modernisierung, der Sanierung und der Wohnumfeldverbesserung – verfolgt. Nachdem der Wiederaufbau als abgeschlossen gelten kann, bestehen somit nur noch begrenzte Einflußmöglichkeiten auf die bestehende Siedlungsstruktur. Das aber bedeutet, daß eine Umgestaltung – Verbesserung – der bestehenden Siedlungsstruktur nur langfristig erfolgen kann.

Welchen Einfluß hat das Verhalten der Wohnungsbauinvestoren auf die Neubautätigkeit im allgemeinen und die Siedlungsstruktur im besonderen? Hinsichtlich des Verhaltens der Investoren muß man zwischen den Kapitalsammelstellen und den Bauherren unterscheiden: Die Kapitalsammelstellen sind mittelbare, die Bauherren unmittelbare Investoren; sie weisen unterschiedliche Verhaltensstrukturen auf.

Die Kapitalsammelstellen – Hypothekenbanken, Bausparkassen, Sparkassen, Versicherungsunternehmen usw. – ziehen Sparkapital an, um dieses an Bauherren auszuleihen. Nur in Ausnahmefällen – wie zum Beispiel die Lebensversicherungsunternehmen – investieren sie unmittelbar. Das aber bedeutet, daß die Kapitalsammelstellen vom Verhalten der eigentlichen Investoren abhängig sind. Wenn immer diese beleihungsfähige Anträge vorlegen, dann werden die Kredite bewilligt. Die Einflüsse auf die Siedlungsstruktur üben somit die eigentlichen Investoren – die Bauherren – aus, die aber ihre Investitionsabsichten ohne die Bereitstellung der erforderlichen Finanzierungsmittel nicht realisieren können.

Das Investitionsverhalten der Bauherren dürfte nicht einheitlich sein, da es nicht „den" Bauherren gibt, sondern eine Vielzahl von Bauherren, die aus sehr unterschiedlichen Gründen bauen. Ohne den Anspruch auf Vollständigkeit zu erheben, kann man von der folgenden Bauherrenstruktur ausgehen:

- *Selbstversorger:* Es sind Einzelbauherren, die für ihren Wohnungsbedarf bauen. Diese werden aufgrund der hohen Opferbereitschaft auch unter ungünstigen Bedingungen ihre Pläne realisieren. Da es sich in erster Linie um Ein- und Zweifamilienhäuser handelt, spielt die Grundstücksfrage eine entscheidende Rolle; hohe Zinsen können teilweise durch Vorschaltdarlehen umgangen oder durch die Selbsthilfe kompensiert werden.

- *Mehrfachbauherren:* Auch hierbei handelt es sich um Einzelbauherren, die nach erfolgter Selbstversorgung verfügbares Kapital anlegen wollen. Neben der Wertbeständigkeit wird eine Sachwertsteigerung bzw. Rentabilität erwartet, d.h., daß bis zu einem gewissen Grade rationale (ökonomische) Erwägungen eine Rolle spielen. Je stärker diese ausgeprägt sind, um so mehr werden hohe Zinsen für Fremdkapital bremsend wirken. Auch die Mieterschutzgesetzgebung kann sich negativ auswirken.

- *Steuerspar-Bauherren:* Es sind gleichfalls Einzelbauherren, die ihre Investitionen im Rahmen des Bauherrenmodells oder ähnlicher Steuersparmodelle durchführen. Hierbei geht es weniger um wohnungswirtschaftliche als um steuertaktische Überlegungen, d.h., es wird deshalb im Wohnungsbau investiert, weil die Erwartung besteht, Steuern zu sparen. Wenn diese Chance vorhanden ist, dann spielen Grundstücks-, Bau- und Kapitalkosten eine untergeordnete Rolle.

- *Wohnungsunternehmen:* Unabhängig davon, ob es sich um gemeinnützige oder freie Wohnungsunternehmen handelt, sie bauen für den Markt und nicht für den eigenen Bedarf. Aber auch hier gibt es ein unterschiedliches Investitionsverhalten:
  - *Eigentumsmaßnahmen:* Bis 1973/74 wurde der Vorratsbau – für noch nicht bekannte Bewerber – betrieben, seitdem dominiert der Bestellbau, d.h., Eigenheime bzw. Eigentumswohnungen werden nur dann gebaut, wenn mindestens 50 % der geplanten Einheiten bereits vor Baubeginn

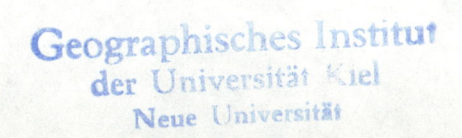

durch Kaufverträge belegt sind. Insofern liegt hier eine Annäherung an die Selbstversorger vor. Die Wohnungsunternehmen gehen davon aus, daß dann die restlichen Einheiten während der Bauperiode verkauft werden. Das Grundstück (die Lage und der Preis), die Bau- und Kapitalkosten haben einen gewichtigen Einfluß auf die Durchführung derartiger Projekte. Insbesondere die hohen Zinsen wirken dämpfend.

– *Mietwohnungen:* Der Einfluß der Kapitalkosten auf den Mietwohnungsbau ist besonders stark. Sofern keine öffentliche Förderung vorliegt, sind – wie dargelegt – kostendeckende Mieten von etwa DM 20,– nicht marktgängig. Das hat dazu geführt, daß der freifinanzierte Mietwohnungsbau praktisch nicht mehr erfolgt. Der Mietwohnungsbau ist daher auf den sozialen Wohnungsbau zusammengeschrumpft; in Ermangelung von Subventionsmitteln ist das Volumen aber nicht sehr groß.

Diese Skizze der unterschiedlichen Zielsetzungen und Verhaltensweisen der Bauherren ist außerordentlich problematisch, weil zahlreiche Unterschiede vorhanden sind und von Ort zu Ort die Einflußgrößen wechseln. Dennoch wird deutlich, daß es „den" Bauherren nicht gibt, sondern eine Vielzahl von Investoren, deren Entscheidungen von den subjektiven Zielsetzungen und den gesamtwirtschaftlichen Rahmenbedingungen bestimmt werden. Das aber bedeutet, daß die Einflußgrößen der vorgelagerten Märkte unterschiedlich sind. So zum Beispiel spielt das Grundstück – Größe, Preis und Lage – für den Einzelbauherren (Selbstversorger) eine entscheidende Rolle, für den Steuerspar-Bauherren eine untergeordnete. Auch das Investitionsverhalten der Wohnungsunternehmen ist unterschiedlich: Eine Wohnungsbaugenossenschaft dient in erster Linie ihren Mitgliedern, das Verhalten einer Gesellschaft wird dagegen von den Zielsetzungen der Kapitaleigner – Gemeinde, Industrieunternehmen, Kirchen, Gewerkschaften usw. – bestimmt.

Unabhängig von dem Verhalten der Investoren kommt es darauf an, ob diese innerhalb des öffentlich-rechtlich vorgegebenen Flächennutzungs- bzw. Bebauungsplanes ihre Vorgaben realisieren oder – umgekehrt – die Bauherren Einfluß auf die Entscheidungen der zuständigen Behörden ausüben, so daß die Siedlungsstruktur von den großen Bauträgern bestimmt wird. So problematisch eine generelle Aussage auch ist, so wird man zwischen der formalen und der faktischen Struktur unterscheiden müssen:

– *Formal:* Nicht die Bauherren (Investoren) bestimmen den Flächennutzungs- und den Bebauungsplan, da dieser von der Gemeinde aufgestellt und der höheren Verwaltungsbehörde genehmigt wird. In ihm sind Ziele der Raumordnung und Landesplanung zu berücksichtigen. Nach Inkrafttreten des Bauplanes ist ein Bauvorhaben nur dann zulässig, wenn es den Festsetzungen des Bebauungsplanes nicht widerspricht und die Erschließung gesichert ist.

– *Faktisch:* Die Investoren – insbesondere die großen Bauträger – können sowohl im Vorfeld der politischen Beratungen als auch im administrativen Bereich den Versuch unternehmen, Pläne festzuschreiben, die ihren (ökonomischen) Zielsetzungen entsprechen. Ob und in welchem Umfang dieses gelingt, hängt letztlich vom Verhalten der zuständigen politischen Gremien bzw. der Behörden ab.

Wenn die zuständigen Stellen einer möglichen Pression der Bauträger nicht nachgeben, dann können auch Privatinteressen nicht über den Wohnungsbau die Siedlungsstruktur beeinflussen. Im Gegenteil: die Bauträger sind den Zielsetzungen und Planungsvorstellungen der Behörden unterworfen. Beispiel hierfür ist der verdichtete Städtebau Ende der 60er Jahre und Anfang der 70er Jahre, der heute als inhumaner Städtebau kritisiert wird. Bei der Kritik dieser Bauperiode werden nur selten die Planverfasser, in der Regel aber die Bauherren (Investoren) genannt, die lediglich die Bebauungspläne ausfüllten.

Die Beziehungen zwischen den Investoren zur öffentlichen Hand und zu den Bürgern sind mannigfaltig und vielschichtig. Nur in Ausnahmefällen bestehen Kausalbeziehungen, in der Regel gegenseitige Abhängigkeiten und Interdependenzen.

Auch wenn nur im konkreten Einzelfall – sofern überhaupt – die Entscheidungsprozesse nachvollzogen werden können, so beeinflußt doch der Wohnungsbau die Siedlungsstruktur auf Jahre und Jahrzehnte. Daher sollte man den Wohnungsbau nicht nur als ein Instrument der Wohnraumversorgung, sondern auch als ein solches der Raumordnung ansehen und als solches einsetzen. Dieser Aspekt ist aber in der Vergangenheit, als die großen Bauvorhaben durchgeführt wurden, vernachlässigt worden. Selbst dann, wenn in den kommenden Jahren weniger gebaut wird, sollten in Zukunft stärker als in der Vergangenheit die siedlungspolitischen Aspekte in die wohnungswirtschaftlichen Investitionsentscheidungen einbezogen werden.

5. Ökologische Rahmenbedingungen der Siedlungspolitik

von

Peter Knauer, Berlin

Kurzfassung

Im Bereich des Umweltschutzes ist die Funktion Wohnen eine wenig gebräuchliche Kategorie. Der technische Umweltschutz arbeitet in allen Bereichen sehr stark schadstoff- oder anlagenbezogen. Die privaten Haushalte nehmen auch innerhalb der aktuellen umweltpolitischen Diskussionen keinen zentralen Platz ein; diese Diskussionen werden in erster Linie durch Emissionsprobleme von Energieerzeugungsanlagen (z. B. Kernkraftwerke, Schwefeldioxidemissionen) und die Umweltfolgen industrieller Produktionsprozesse (z. B. Schwermetalle, giftige Gase) bestimmt.

In diesem Beitrag wird versucht, die Zusammenhänge zwischen Siedlungstätigkeit und Umweltbelastung einer systematischen Betrachtung zu unterziehen. Angesichts fehlender Vorarbeiten kann es sich dabei nur um eine erste Annäherung an das Thema handeln.

Gegenstand des ersten Kapitels sind die Wechselwirkungen zwischen der Siedlungstätigkeit auf der einen und dem Flächenverbrauch sowie der Umweltbelastung auf der anderen Seite. Für die Bereiche Luft, Lärm, Wasser, Abfall und Klima wird untersucht, welche Auswirkungen die Siedlungstätigkeit in diesen Umweltsektoren hat, und gleichzeitig gefragt, welche Rückwirkungen schon bestehende Umweltbelastungen auf Siedlungstätigkeit und Wohnungsbau haben. Die Siedlungstätigkeit schafft direkt und indirekt (z. B. über den Verkehr) erhebliche Umweltbelastungen, die vor allem quantitativ bedeutsam sind (z. B. hoher Abwasser- und Abfallanteil mit steigender Tendenz).

Im zweiten Kapitel steht aufgrund einer Literaturanalyse die Fragestellung im Vordergrund, wie und in welchem Umfang Umweltbelastungen als Wanderungsmotive für private Haushalte wirksam werden. Intraregionale Wanderungsbewegungen und ihre (Mit-)Verursachung durch Umweltfaktoren stellen neben staatlichen Eingriffs- und Planungsinstrumenten das wichtigste Scharnier zwischen Siedlungstätigkeit und Umweltbelastung dar.

Es zeigt sich, daß Umweltbelastungen nicht in dem Umfang wie eigentlich zu erwarten als Wanderungsmotiv in Erscheinung treten. Hier ist anscheinend mit Anpassungsprozessen an eine schlechte Umweltqualität zu rechnen, die nicht durch eine (finanziell) „erzwungene Seßhaftigkeit" erklärt werden können und bisher nicht hinreichend untersucht worden sind.

Gliederung

5.1 Umweltbelastungen durch Siedlungstätigkeit

    5.1.1 Flächenansprüche durch Siedlungstätigkeit

        5.1.1.1 Entwicklung der Flächennutzung in der Bundesrepublik
        5.1.1.2 Verkehrsflächen
        5.1.1.3 Ökologische Beurteilung der Flächenansprüche für den Wohnungsbau
        5.1.1.4 Zukünftige Flächenansprüche des Wohnungsbaus
        5.1.1.5 Wohnbaulandausweisung in den Kernstädten oder im Umland

    5.1.2 Belastungen in einzelnen Umweltbereichen

        5.1.2.1 Luftverschmutzung
        5.1.2.2 Lärmbelastung
        5.1.2.3 Wasser
        5.1.2.4 Abfall
        5.1.2.5 Stadtklima

5.2 Wirkung von Umweltbelastungen auf die Funktion Wohnen und das Wohnstandortverhalten

    5.2.1 Untersuchungen umweltmotivierter Wohnstandortentscheidungen in Raumforschung und Umweltforschung
    5.2.2 Meßbarkeit von Umweltbelastungen
    5.2.3 Einflüsse von Umweltbelastungen auf das Wohnstandortverhalten

5.3 Literaturverzeichnis

5.1 Umweltbelastungen durch Siedlungstätigkeit

5.1.1 Flächenansprüche durch Siedlungstätigkeit
5.1.1.1 Entwicklung der Flächennutzung in der Bundesrepublik Deutschland

Die Ausdehnung und Intensität der Belastung der Landschaftsräume in der Bundesrepublik waren in den letzten Jahrzehnten einem Beschleunigungsprozeß unterworfen, der bei einem Teil der Umweltbelastungen exponentielle Ausmaße erreichte. Dazu trugen u.a. bei:
- das Wachstum der Siedlungs- und Industriegebiete;
- das Anwachsen des Verkehrs und der Ausbau des Verkehrswegenetzes;
- der erhöhte Rohstoff- und Energieverbrauch;
- die Zunahme der Abfall-, Abwasser- und Abwärmemengen sowie der Luft- und Lärmemissionen;
- der agrarstrukturelle Wandel (Stichworte: Monokulturen, Chemisierung, Flurbereinigung u.a.);
- der wachsende Flächenbedarf für Erholung und Freizeit[1]).

Die Flächennutzungsbilanz 1966 bis 1976 ergibt einen Rückgang
- der landwirtschaftlich genutzten Flächen um 1,7 %;
- der Waldflächen um 0,3 %;
- der unkultivierten Moorflächen um 7,4 %
  sowie eine Zunahme
- des Öd- und Unlandes um 3,2 %;
- der Gebäude- und Hofflächen um 25,6 %;
- der Flächen für Straßen, Wege und Eisenbahnen um 9,7 %;
- der Flächen für Park- und Grünanlagen, Ziergärten, Friedhöfe, Sport-, Flug- und Militärübungsplätze um 29,1 %

(vgl. dazu die Tabelle 1).

Tab. 1   *Flächenanteile der Nutzungsarten an der Gesamtwirtschaftsfläche der Bundesrepublik Deutschland, Stand 1976*

Art der Nutzung	Fläche in 1000 ha	Anteil in %
Landwirtschaftl. genutzte Fläche	13 269,8	53,6
Nicht mehr genutzte landwirtschaftl. Fläche	310,1	1,3
Öd- und Unland	661,9	2,7
Unkultivierte Moorflächen	158,6	0,6
Wald	7 164,6	29,0
Gewässer	456,2	1,8
Gebäude- und Hofflächen	1 182,7	4,8
Straßen-, Wege, Eisenbahnen	1 168,8	4,7
Grünanlagen, Ziergärten, Friedhöfe, Sport-, Flug- und Militärübungsplätze	372,2	1,5
Insgesamt	24 745,0	100,0

Quelle: SR-U '78, S. 389.

Das Verhältnis der überbauten Flächen (Siedlungs- und Verkehrsflächen) zur gesamten Freifläche (landwirtschaftliche und forstliche Nutzflächen, unkultivierte Moorflächen, Öd- und Unland, Brachflächen, Gewässer, Grünanlagen etc.) hat sich im Zeitraum von 1935/38 bis 1976 von 5,1:94,9 auf 9,5:90,5 verschoben. Das bedeutet für diesen Zeitraum eine Verdoppelung der überbauten Flächen. Insgesamt nimmt die Siedlungsfläche einschließlich Wohnbaufläche heute mehr als 10 %

---

[1]) Vgl. zum Kapitel 1. besonders: Rat von Sachverständigen für Umweltfragen: Umweltgutachten 1978 (im folgenden: SR-U '78), S. 339ff. und S. 387ff.; vgl. von denselben Verfassern: BUCHWALD, K./VON KÜGELGEN, B.: Beurteilung von Flächennutzung und Flächennutzungswandel in der Bundesrepublik Deutschland aus umweltpolitischer Sicht. In: BUCHWALD, K./ENGELHARDT, W. (Hrsg.): Handbuch für Planung, Gestaltung und Schutz der Umwelt, Bd. 1, S. 186ff.

der Gesamtfläche des Bundesgebietes ein[2]). Dabei sind derartige Verhältniszahlen, bezogen auf den Gesamtraum Bundesrepublik, wenig aussagekräftig, da erhebliche regionale Unterschiede bestehen. In den Gebietseinheiten mit starker Verdichtung von Wohn- und Arbeitsstätten beträgt der Anteil der Siedlungsflächen bis zu 17,1 % (Düsseldorf), während er in dünner besiedelten Gebieten bis auf 6,1 % (Landshut/Passau) absinkt[3]).

Noch drastischer wird die Situation, wenn man Verdichtungsräume bzw. Großstädte betrachtet.

In München hat sich die Relation der Freiflächen (LNF, Weiden, Wiesen, Wasserflächen) zu den bebauten Flächen innerhalb von 30 Jahren eklatant verändert: 1980 sind nur noch 23 % des Stadtgebiets Freiflächen, 52 % der Stadtfläche sind hingegen durch Bauten und Verkehrswege versiegelt[4]). In Nürnberg verdreifachte sich die Wohnsiedlungsfläche zwischen 1950 und 1976, in Frankfurt wuchs sie allein zwischen 1975 und 1979 um 12 %.

5.1.1.2 Verkehrsflächen

Im Zvsammenhang mit der Flächenbeanspruchung und Umweltbelastung durch Siedlungstätigkeit und Wohnen stellt der Verkehr, der absolut und relativ (zunehmende Funktionstrennung von Wohnen und Arbeiten) in den letzten Jahren erheblich zugenommen hat, eine (in)direkte Folge des Wohnens dar, die im hier gegebenen Zusammenhang berücksichtigt werden muß.

Zunehmender Verkehr und anwachsende Verkehrsflächen sind die Ursache eines komplexen Gefüges von Umweltbelastungen, im wesentlichen:

– Lärmbelästigung;

– Luftverschmutzung;

– Wasserverschmutzung (Reifenabrieb, Schadstoffemissionen, Ölverluste, Streusalz);

– Störungen der sozialen Struktur und ökologischer Gegebenheiten durch Zerschneidung;

– Belastung der Landschaft in ökologischer und ästhetischer Hinsicht;

– Beanspruchung von Flächen, die anderen Nutzungen entzogen werden (u. a. Wirtschaft, Erholung, Landwirtschaft, Wassergewinnung, Rohstoffgewinnung, Regenerationsfunktionen)[5]).

Insgesamt ist die Verkehrsfläche in der Bundesrepublik kontinuierlich angestiegen. Während 1957 3,8 % der Gesamtwirtschaftsfläche auf Verkehrsflächen entfielen, waren es 1976 4,7 %. Allein im Zeitraum von 1971 bis 1976 hat die Verkehrsfläche um 3,6 % zugenommen. Der Hauptanteil (ca. 75 %) der Verkehrsflächen entfällt auf Straßen und Wege, die hauptsächlich von Individualverkehrsmitteln genutzt werden; die Verkehrsleistung stieg von 1950 bis 1973 auf das 15fache.

Herausragend sind bei der Umweltbelastung durch Verkehrsflächen die Zerschneidungs- und Verlärmungseffekte. Für den Regierungsbezirk Tübingen und das westliche Bodenseegebiet wurde in Untersuchungen das Ausmaß dieser Effekte ermittelt.

Ausgehend von der Annahme, daß bei einer Lautstärke von 40 dB (A) die Erholungseignung einer Landschaft wesentliche Beeinträchtigungen erfährt, wurde auf der Basis der Straßenausbaupläne, der prognostizierten Verkehrsdichten und der Einflüsse von Relief- und Vegetationsgegebenhei-

---

[2]) „Da die amtliche Statistik die Bruttowohnbauflächen nicht gesondert erfaßt, können bisherige Flächenentwicklungen und Tendenzen nur über die Hilfsgrößen Zunahme des Wohnungs- und Gebäudebestandes geschätzt werden" (BUCHWALD, K./VON KÜGELGEN, B.: Flächennutzung in der Bundesrepublik, S. 220).

[3]) Raumordnungsbericht 1974, S. 48.

[4]) GOEDECKE, O.: Baulandausweisung und Wohnungsnachfrage im Raum München. In: Informationen zur Raumentwicklung 5/6, 1981, S. 360.

[5]) SR-U '78, S. 348.

ten errechnet, daß Mitte der achtziger Jahre etwa 20–25 % des gesamten baden-württembergischen Bodenseegebietes einer Lärmeinwirkung von mehr als 40 dB(A) ausgesetzt sein wird.

Von entscheidender Bedeutung für die Beurteilung der Belastung eines Raumes durch Verkehrswege ist die bestehende Dichte des Straßennetzes (Trassendichte). Für den Regierungsbezirk Tübingen wurde der Anteil zusammenhängender, nicht durch Verkehrswege zerschnittener Flächen in qkm ermittelt: 2,9 % aller Flächen sind 2 km^2, 10 % 4,5 km^2, 21 % 5–9 km^2 groß, rund 60 % 10–49,5 km^2 und nur 7,7 % größer als 50 km^2. Legt man (im waldfreien Gelände) ein Verlärmungsband von rund 500 m zu beiden Seiten der Straßen zugrunde, so würde dies bei 1 km^2 Flächengröße eine volle Verlärmung der Fläche, bei 4 km^2 nur 1 km^2 unbelastete Freifläche und bei 9 km^2 eine lärmarme Fläche von 4 km^2 bedeuten.

Dies bedeutet, daß höchstens noch ein Drittel der Flächen des Regierungsbezirks für die Wochenend- und Ferienerholung geeignet sind. Eines der bevorzugten Ferien- und Wochenenderholungsgebiete Baden-Württembergs, der Bodenseekreis, zeigt noch deutlich ungünstigere Verhältnisse hinsichtlich der Zerschneidung bzw. Verlärmung durch Straßen[6].

5.1.1.3 Ökologische Beurteilung der Flächenansprüche für den Wohnungsbau

Es ist ein Konsens in Raumforschung, Umweltforschung, Raumordnungs- und Umweltpolitik, daß die Agglomerationen das eigentliche Haupt- und Kernproblem sowohl der Raumordnung als auch der Umweltpolitik sind: „Die Raumordnung begann ... aus ökologischen Notwendigkeiten. Sie entstand aus der Diskrepanz zwischen den Entwicklungen der Großstadt und ihres Umlandes"[7]. So wie hier aus der Sicht der Raumordnung dargestellt, ist die Agglomeration auch aus der Sicht von Ökologie und Umweltforschung das entscheidende Problem: „In steigendem Ausmaß drängt sich die menschliche Population in immer größeren Individuenzahlen zusammen und verändert dabei die natürliche Umwelt in stärkstmöglicher Weise und permanent durch technomorphe Strukturen und Funktionen ... Die Stadt entzieht dem Land Frischluft, Wasser, Nahrungs- und Rohstoffe in wachsender Menge und belastet das Land wiederum mit Immissionen, Abfällen, Lärm, Verkehr usw. ..."[8].

In diesem Zusammenhang besteht gleichfalls weitgehend Konsens darüber, daß das Wachsen der Agglomerationen a priori Zersiedelung, Landschaftsverbrauch und Landschaftszerstörung bedeutet. Das negative Leitbild der Zersiedelung bestimmt insbesondere die Raumordnungspolitik auf allen gebietskörperschaftlichen Ebenen: Es ist „einhellige Absicht der Bundes- und Landesgesetzgebung, die weitere ‚Zersiedelung' der Landschaft zu verhindern"[9].

Aber was genau Zersiedelung ist, wo sie anfängt, und wo sie aufhört, und wie man dieses Leitbild, vor allem unter ökologischen und umweltpolitischen Gesichtspunkten, operationalisiert, ist ungeklärt. Eine gleichermaßen leitbild- wie anwendungsbezogene Diskussion und Aufarbeitung dieses Begriffes tut not.

Wenn Zersiedelung die „ungeordnete Ausbreitung von Siedlungs- und Verkehrsflächen"[10]) (vor allem von Verdichtungsgebieten) ist, sind es wohl vor allem folgende Aspekte, die als negative Folgen der Siedlungstätigkeit den Begriff der Zersiedelung ausmachen:

---

[6]) SR-U '78, S. 393.

[7]) NIEMEYER, H.-G.: Begrüßung und Einführung durch den Präsidenten der Akademie für Raumforschung und Landesplanung. In: Die ökologische Orientierung der Raumplanung, Referate und Diskussionsberichte anläßlich der Wissenschaftlichen Plenarsitzung 1978 in Saarbrücken. ARL: FuS Bd. 131, Hannover 1979, S. 2.

[8]) HABER, W.: Raumordnungskonzepte aus der Sicht der Ökosystemforschung. In: (s. Anm. 7), S. 16/17.

[9]) SR-U '78, S. 341.

[10]) Umweltbericht '76 der Bundesregierung, S. 81.

- Die Bebauung bisher als Freiräume (LNF, Grünflächen, Gärten, Moore, Waldflächen etc.) genutzter Flächen mit Wohn-, Gewerbe- und Verkehrsbauten vor allem im Umland von Großstädten. Als negativ wird daran schon der Ersatz von „Grün" durch Bauten an und für sich angesehen, die Überformung der Landschaft durch „technomorphe" (HABER) Strukturen. Dahinter verbirgt sich eine Vielzahl von subjektiven Wertungen, die bisher überwiegend noch nicht Gegenstand raum- oder umweltwissenschaftlicher Untersuchung war.

- Umweltpolitisch relevante Folge der Überbauung sind von einer bestimmten Dichte ab sicher die Konsequenzen für die Grundwasseranreicherung (Versiegelungseffekt), Verlärmungs-, Immissions- und Zerschneidungseffekte für die natürliche bzw. naturnahe Landschaft.

- Gefährdung und Beschneidung von Lebensräumen für Tiere und Pflanzen, Zerstörung von Biotopen.

- Erhebliche Umweltbelastungen und Gesundheitsgefährdungen durch den Verkehr als Folge der Vergrößerung von Agglomerationen u. v. a. m.

Es gibt jedoch auch positive Effekte der „Zersiedelung", wenn man darunter vor allem das weitere Flächenwachstum der Verdichtungsgebiete versteht:

- Wohnen (und teilweise Arbeiten) für einzelne Bevölkerungsteile in naturnaher Umgebung;

- positive Auswirkungen der Freiflächen weniger dicht bebauter Gebiete im Umland für Klima und Vegetation der Kernstädte, Erholungsmöglichkeiten etc.

Es ist insofern angesichts der vielen ungeklärten Aspekte des Zersiedelungsbegriffs verdienstvoll und angebracht, daß der Sachverständigenrat das Unbehagen an diesem Leitbild problematisiert hat: „Der Begriff ‚Zersiedelung' ist a priori negativ belegt in Richtung ‚Landschaftszerstörung'. Der Rat hält es für geboten, sich hiervon zu lösen und sich darauf zu besinnen, daß ein Motiv bei der starken Inanspruchnahme der Landschaft durch Gebäude und Straßen auch der Wunsch nach einer engen Verbindung von Natur und Gebautem ist. Natürlich kann keiner flächenhaften Ausbreitung von Kleinsiedlungen in der offenen Landschaft das Wort geredet werden; ‚Stadt' und ‚Land' sollten durchaus Gegensätze und räumlich voneinander abgegrenzte Gebiete sein, aber die wechselseitige Zuordnung ist in Theorie und Praxis ungeklärt. Leitbild könnte eine ‚durchgrünte Verdichtung' sein ... Es sei darauf hingewiesen, daß in anderen dichtbesiedelten europäischen Ländern relativ mehr Menschen in Einfamilienhäusern wohnen, ohne daß sich dies als Landschaftszerstörung auswirkt[11])."

Leider macht der Rat zu seinem Leitbild der „durchgrünten Verdichtung" keine weiteren Ausführungen. Geht man in der raumordnungsorientierten ökologischen Literatur auf die Suche nach ökologisch sinnvollen und umweltfreundlichen bzw. umweltverträglichen Siedlungsmodellen, so ist auch dort nicht allzuviel zu finden. Die Ökologie bzw. die Umweltpolitik haben bisher operationalisierbare Konzepte für ökologische Siedlungsweisen nicht hervorgebracht. Dies ihnen vorzuwerfen, wäre jedoch ungerecht. Es war im wesentlichen bis heute auch nicht gefragt. Zudem gibt es viele ungeklärte Fragen auf dem Gebiet der ökologischen Grundlagenforschung[12]).

---

[11]) SR-U '78, S. 342.

[12]) Vielversprechende Ansätze sind zweifellos vorhanden, so u. a. das „Konzept der ökologisch differenzierten Landnutzung" (BUCHWALD, K.) oder das der „differenzierten Bodennutzung" (HABER, W.); vgl. dazu BUCHWALD, K./VON KÜGELGEN, B.: Beurteilung von Flächennutzung und Flächennutzungswandel in der Bundesrepublik Deutschland aus umweltpolitischer Sicht. In: BUCHWALD, K./ENGELHARDT, W. (Hrsg.): Handbuch für Planung, Gestaltung und Schutz der Umwelt, Bd. 1, S. 186 ff. und HABER, W.: Raumordnungskonzepte aus der Sicht der Ökosystemforschung. In: (siehe Anm. 7), S. 19 ff.

5.1.1.4 Zukünftige Flächenansprüche des Wohnungsbaus

In der Stadt- und Raumforschung wird überwiegend erwartet, daß sich der „Planungskonflikt zwischen expandierender Siedlungsflächennachfrage und der Begrenztheit der verfügbaren Ansiedlungsfläche"[13]) weiter verschärfen wird. Die Gründe sind im wesentlichen die folgenden:

— Es existiert weiterhin ein (im Zeichen der „neuen Wohnungsnot" sogar stark wachsender) Bedarf nach neuen Wohnungen.

— Die durchschnittliche Wohnungsgröße in der Bundesrepublik ist zwischen 1950 und 1978 von 54 m^2 auf 74 m^2 gestiegen. Die durchschnittliche Wohnfläche pro Person hat sich im gleichen Zeitraum von 15 m^2 auf 30 m^2 verdoppelt[14]). Untersuchungen zeigen, daß Sättigungstendenzen dieser Entwicklung nicht erkennbar sind[15]).

— Seit Mitte der 70er Jahre sind die wesentlichen Träger der Neubautätigkeit im Bereich des Wohnungsbaus die eigentumsorientierten Wohnformen, insbesondere der (stark flächenbeanspruchende) Einfamilienhausbau. Der Bau mehrgeschossiger Mietwohnungen ist drastisch zurückgegangen. Es ist zu erwarten, daß diese Tendenz auch zukünftig anhält[16]). Im Umland Münchens dokumentiert sich der Vormarsch flächenbeanspruchender Wohnformen darin, daß das Verhältnis von durchschnittlich 5 Wohnungen pro Gebäude im Jahr 1971 auf heute (1981) 1,5 Wohnungen zurückgegangen ist[17]).

Alles spricht dafür, daß sich der Konflikt „zwischen Siedlungsflächenentwicklung und Landschaftsverbrauch"[18]) in den nächsten zwei Jahrzehnten erheblich intensivieren wird[19]).

5.1.1.5 Wohnbaulandausweisung in den Kernstädten oder im Umland

Solange ökologische Siedlungskonzepte anwendbar nicht vorliegen, muß die Frage der ökologischen bzw. umweltpolitischen Beurteilung des anhaltenden Flächenbedarfs für Wohnbauland in den Verdichtungsgebieten auf der Grundlage des heutigen Erfahrungs- und Wissensstandes beantwortet werden. Man kann das Problem des Wohnbaulandbedarfs auf die zwei Möglichkeiten beschränken, welche Konsequenzen für die Umweltbelastung die

1. weitere Baulandausweisung vor allem in den Kernstädten bzw.

2. die Deckung des Flächenbedarfs für den Wohnungsbau im Umland haben und wie die Realisierungschancen der beiden Alternativen einzuschätzen sind:

1. Der verstärkte Wohnungsbau in den Kernbereichen der Verdichtungsgebiete hätte folgende Konsequenzen für die Umwelt:

— Vermeidung weiterer Umweltbelastungen durch den Verkehr (Straßenbau, Lärm- und Luftemissionen) durch Vermeidung weiterer Pendelfahrten;

— stärkere Funktionsmischung zwischen Arbeiten und Wohnen;

---

[13]) HECKING, G./KNAUSS, E./SEITZ, U.: Wohnungsversorgung und Siedlungsflächenverbrauch. In: Stadtbauwelt 68, Dez. '80, S. 378; vgl. auch die Aufsätze in den Informationen zur Raumentwicklung 5/6, 1981; vgl. auch einzelne Beiträge in diesem Band, insbesondere die von KREIBICH und VON ROHR.

[14]) HECKING, G./KNAUSS, E./SEITZ, U.: Wohnungsversorgung ..., S. 378.

[15]) Ebenda, S. 381.

[16]) EICHSTÄDT, W.: Wohnungsmarkt und Wanderungen. In: AHRENS, P. P./KREIBICH, V./SCHNEIDER, R. (Hrsg.): Stadt-Umland-Wanderung und Betriebsverlagerung in Verdichtungsräumen, S. 40.

[17]) GOEDECKE, O.: Baulandausweisung ..., S. 354.

[18]) HECKING, G./KNAUSS, E./SEITZ, U.: Wohnungsversorgung ..., S. 383.

[19]) Vgl. zu den zukünftigen Flächenansprüchen des Wohnungsbaus insbesondere die Ausführungen in den Beiträgen von KREIBICH und VON ROHR in diesem Band.

- günstige Bedingungen für Fernwärmeversorgung durch Kraft-Wärme-Kopplung (hohe Anschlußdichten), dadurch geringere Umweltbelastung durch die Energieerzeugung;

- Verbauen und Versiegeln der für die Kernstädte und ihre Bewohner notwendigen Grün- und Freiflächen;

- erhebliche Verminderung der kernstädtischen Flächenvielfalt, des optischen Erlebniswertes der Stadtlandschaft und (wahrscheinlich) schwere Beeinträchtigung der stadtklimatischen Gegebenheiten;

- Schaffung von durch den kernstädtischen Verkehr und die Industrie in hohem Maße immissionsgefährdeten Wohnstandorten, Verringerung von „Immissionsspielräumen" für die Industrie;

- Verstärkung des ohnehin gegebenen punktuellen Ressourcenverbrauchs (Wasser, Energie) und von Emissionen, die als Immissionen im wesentlichen wieder die Funktion Wohnen treffen.

Die Realisierungschancen dieser Alternative werden als gering eingeschätzt. Wesentliche Gründe sind die oben genannten negativen Folgen für die Umwelt, vor allem die stadtklimatischen Konsequenzen und die Beeinträchtigung der Grün- und Freiflächenplanung. Die in letzter Zeit in der Stadtentwicklungsplanung wieder verstärkt diskutierte Wohnumfeldverbesserung, besonders die Grün- und Freiflächenplanung als ein wesentliches Element davon, ist sicherlich in erster Linie gespeist aus dem allgemein angestiegenen Umweltbewußtsein. Die Beständigkeit und die Durchsetzungskraft des in den letzten Jahren gestiegenen Umweltbewußtseins der Bürger wird als sehr hoch eingeschätzt. Insofern hat eine Flächennutzungsplanung, die der gerade erst aufblühenden „Grün- und Freiflächeneuphorie" massiv zuwiderläuft, wenig Realisierungschancen.

2. Die verstärkte Ausweisung von Wohnbauland im Umland hätte folgende Umweltauswirkungen:

- weitere Zunahme des Pendelverkehrs und der damit verbundenen Umweltbelastungen;

- Zerstörung, Zerschneidung und Beeinträchtigung des Lebensraumes für Tiere und Pflanzen;

- schlechte Ausgangsbedingungen für den Ausbau der Fernwärmeversorgung;

- weitere Umweltbelastungen durch verstärkte Einrichtung von Kunstökosystemen (Ziergärten etc.) mit wahrscheinlich hohen Schadstoffemissionen (Düngung) sowie standortfremden Bepflanzungen.

Die Aufzählung der positiven und negativen Umweltfolgen beider Modelle ist sicher nicht vollständig. Zudem müßte an dieser Stelle eine ökologische Bilanzierung vorgenommen werden, die hier nicht geleistet werden kann. Trotzdem sei die Aussage gewagt, daß aus umweltpolitischer Sicht dem zweiten Flächennutzungsmodell der Vorrang einzuräumen ist, dies jedoch nur unter bestimmten Rahmenbedingungen: Ausbau des öffentlichen Personennahverkehrs, verstärkte Grün- und Freiflächennutzung der in den Kernstädten frei bleibenden Flächen, Anwendung umweltfreundlicher Wärmeversorgungssysteme, Verringerung der Emissionen durch umweltpolitische Maßnahmen, flankierende verkehrslenkende und -beruhigende Maßnahmen, ökologische Flächennutzungsplanung für das Umland auf der Basis des punkt-axialen Systems, stärkere Zusammenarbeit der Umlandgemeinden etc.

5.1.2 Belastungen in einzelnen Umweltbereichen

Im Bereich des Umweltschutzes ist die Funktion Wohnen eine wenig gebräuchliche oder nur indirekt (Haushalte; meist gemeinsam mit gewerblichen Kleinverbrauchern) verwendete Kategorie. Der technische Umweltschutz arbeitet in allen Medien bzw. Bereichen sehr stark schadstoff- (z.B. SO_2, Staub, Schwermetalle) oder anlagenbezogen (z.B. Feuerungsanlagen). Die Funktion Wohnen bzw. die privaten Haushalte nehmen auch innerhalb der aktuellen umweltpolitischen Diskussionen keinen zentralen Platz ein; diese Diskussionen werden im wesentlichen durch Emissions- bzw.

Immissionsprobleme von Energieerzeugungsanlagen (Kernkraftdebatte, Saurer Regen) und industrieller Produktionsprozesse (Schwermetalle, giftige Gase) bestimmt.

Daß die Funktion Wohnen hier etwas im Schatten steht, ist jedoch nicht gerechtfertigt, denn es sind die privaten Haushalte, die in den letzten Jahrzehnten durch teilweise erhebliche Verbrauchszuwächse (z.B. bei Energie, Wasserverbrauch, Abwasserbeseitigung, Abfallanfall) sowie durch erheblich gewachsene Kommunikationsbedürfnisse (Individualverkehr, Pendler) zum Ressourcenverbrauch und zur Umweltbelastung beigetragen haben und noch beitragen.

Es ist damit zu rechnen, daß auch in den nächsten Jahren punktuelle Großbauten (Kraftwerke, Industrieanlagen, Flughäfen etc.) eher im Mittelpunkt umweltpolitischer Diskussionen und Auseinandersetzungen stehen werden als der Wohnungsbau, bei dem im wesentlichen der Flächenverbrauch und die „Landschaftszerstörung" als Steine des Anstoßes im Vordergrund stehen. Dabei reichen die Umweltbelastungen großflächiger neuer Wohnquartiere mindestens quantitativ an die Emissionen von Industrieanlagen heran; es gibt zunehmend Anzeichen dafür, daß sie auch qualitativ (Stichworte: Chemisierung des Konsums, Abwasserreinigung) Gefährdungspotentiale darstellen, die nennenswert sind und deren Verminderung bzw. Vermeidung dringend in Angriff zu nehmen ist.

Gleichwohl: Für die absehbare Zukunft kann wohl als gesichert gelten, daß regional auftretende Überlastungserscheinungen (z.B. durch Probleme der Wasserversorgung, Versagen von Genehmigungen für Kraftwerke) eher zu Restriktionen gegenüber neuen Industrie- oder Energieversorgungsanlagen führen als gegenüber der Neuausweisung von Wohnbauflächen.

Es ist deshalb berechtigt, im Rahmen dieses Beitrags die von der Funktion Wohnen ausgehenden Umweltbelastungen relativ kurz darzustellen.

5.1.2.1 Luftverschmutzung

Die Funktion Wohnen trägt zur Luftverschmutzung direkt im wesentlichen bei durch die Wärmeerzeugung (Hausbrand), indirekt durch die (für ihr Funktionieren erforderliche) Energieerzeugung (Strom, Fernwärme) sowie durch den Pendlerverkehr[20]. Bezogen auf die wichtigsten Luftschadstoffe ergibt sich folgendes Bild: Schwefeldioxidemissionen werden zu etwa 90 % durch die Energie- und Wärmeerzeugungsanlagen (Kraftwerke, Industrieprozeßfeuerungen, Hausbrand) durch den in den Brennstoffen Kohle und Öl enthaltenen Schwefel verursacht. Die Aufstellung in Tabelle 2, die für das Belastungsgebiet Rheinschiene Süd erarbeitet wurde, zeigt die für Verdichtungsgebiete typische komplexe Emissionsstruktur nach Verursachergruppen.

Tab. 2   *Emissionsübersicht für das Belastungsgebiet Rheinschiene Süd*

Emittentengruppe	Stoffgruppe Anorganische Gase (SO_2, NO_2, CO) %	Organische Gase und Dämpfe (Kohlenwasserstoffe etc.) %	Staub %
Industrie	55,2	88,4	82,3
Hausbrand/Kleingewerbe	19,9	6,6	16,2
Verkehr	24,9	5,0	1,5

Quelle: Materialien zum Immissionsschutzbericht 1977, S. 26.

---

[20] Vgl. zu den Angaben zu Umweltbelastungen durch die Funktion Wohnen: KNAUER, P.: Die Bedeutung von Umweltbelastungen und ökologischen Faktoren für Agglomerationsprozesse. Beitrag für den Arbeitskreis „Abgrenzung von Agglomerationsräumen" der ARL.

Den oben beschriebenen steigenden prozentualen Anteil der privaten Haushalte am Endenergieverbrauch und damit an der durch die Energieerzeugung und den Verkehr verursachten Umweltbelastung verdeutlicht Tabelle 3.

Tab. 3   *Sektorale Struktur des Endenergieverbrauchs in 1975 in %*

Sektor	Raum-heizung	Prozeß-wärme	Licht + Kraft	Gesamt (1975)	Zum Vergleich (1960)
Industrie	5,3	29,6	4,1	36	49
Haushalte	19,8	2,8	0,6	40	36
Kleinverbraucher	14,3	3,6	1,1		
Verkehr	0,6	0	18,2	24	15
Summe	40	36	24	100	100

Quelle: SCHAEFER, H., FLASCHAR, W.,: Energiewirtschaft und Umweltbeeinflussung, in: BUCHWALD, K., ENGELHARDT, W.: Handbuch für Planung, Gestaltung und Schutz der Umwelt, München, Bern, Wien 1978, Bd. 1, S. 240.

40 % des Endenergieverbrauchs werden für die Raumheizung verwendet. Mit knapp 20 % verbrauchen davon die privaten Haushalte fast die Hälfte. Angesichts des überwiegenden Einsatzes von Einzelofen- und Ölheizungen sowie der von den Energieversorgungsunternehmen forcierten Elektroheizungen wird deutlich, welche Bedeutung die privaten Haushalte für die Luftverschmutzung bei der Energieerzeugung haben.

Die Verdichtungsgebiete haben um ein Mehrfaches höhere SO_2-Immissionen als sogenannte Reinluftgebiete aufzuweisen. Insgesamt zeigt sich heute eine Stagnation der Belastung durch SO_2. Es ist jedoch immer noch die entscheidende Immissionsbelastung für die Verdichtungsgebiete.

Stickoxide entstehen in Feuerungen von Kraftwerken, Industrie, Haushalten und durch Kraftfahrzeuge (ca. 25 % der Emissionen). Sie spielen großräumig eine vergleichsweise geringe Rolle, bei sehr kleinräumigen Messungen in verkehrsreichen Stadtgebieten stellen sie einen erheblichen Immissionsfaktor dar. Der Anteil der Kraftfahrzeugabgase an den Stickoxidemissionen betrug bei Messungen in Kölner Straßen 10,4 %, an den Immissionen 83–93 %. Die Entwicklung in den letzten Jahren verzeichnet eine starke Zunahme. Auch für die Zukunft ist die Prognose ungünstig. Durch das zunehmende Fahren mit magerem Kraftstoff-Luft-Gemisch, wodurch die Kohlenwasserstoffemissionen verringert werden sollten, erhöhen sich die Stickoxid-Emissionen. Auch bei gleichbleibendem, ja sogar bei sinkendem Verkehrsaufkommen in den Ballungsräumen werden die NO-Emissionen also zunehmen. Auch Kohlenmonoxid spielt großräumig nur eine untergeordnete Rolle, ist aber vor allem für dicht besiedelte Gebiete und dort für Verkehrswege von Bedeutung. Hauptverursacher sind Haushalte, Abfallverbrennung, Verkehr und Industrie[21]).

Auch bei den Kohlenwasserstoffen (HC) sind hohe Immissionswerte vor allem Kfz-bedingt. Bei Messungen in Köln ergab sich ein Beitrag des Kfz-Verkehrs zu den Emissionen von ca. 5,7 %, zu den Immissionen von 76–89 %.

---

[21]) Ebenda; die Ausführungen in den Abschnitten 5.1.2 beruhen im wesentlichen auf den Aussagen des Sachverständigengutachtens 1978 (SR-U '78) und den Materialien zum Immissionsschutzbericht der Bundesregierung 1977.

In jüngster Zeit ist erkannt worden, daß neben direkt in die Atmosphäre emittierten Schadstoffen wie SO_2 auch solche Stoffe aus lufthygienischer Sicht von Bedeutung sind, die in der bodennahen Atmosphäre durch physikalische und chemische Prozesse aus anderen Schadgasen gebildet werden. Ein wichtiges Beispiel für derartige sekundäre Luftverunreinigungen sind die sogenannten Photooxidantien, die unter dem Einfluß des Sonnenlichtes durch chemische Reaktionen von Kohlenwasserstoff und Stickstoffoxiden gebildet werden. Diese Stoffe stellen ein erheblich höheres Gefährdungspotential dar als die Ausgangsstoffe (Photochemischer Smog). Raumordnungspolitisch von Bedeutung ist die räumliche Verteilung dieser Sekundärschadstoffe. Sie weisen in den Zentren der Ballungsgebiete relativ niedrige, zur Umgebung aber ansteigende Konzentrationen auf. In Entfernungen von ca. 10 bis maximal 50 km vom Stadtzentrum entfernt zeigen sie Konzentrationsspitzenwerte. Durch sie werden also gerade die Ballungsrandzonen, die gemeinhin als gering belastet gelten, besonders gefährdet.

Zusammengefaßt ergibt sich:

– Die Funktion Wohnen erzeugt selbst direkt (Hausbrand) und indirekt (Energieerzeugung, Verkehr) wesentliche Teile der Immissionen, die sie selbst, besonders in den Zentren der Verdichtungsräume, am stärksten belasten. Dabei ist zu unterscheiden zwischen den Wohnquartieren, die noch überwiegend durch Einzelofenheizungen geheizt werden und denen, die durch entfernt liegende Großanlagen mit Elektrizität bzw. Fernwärme versorgt werden. Gebiete mit Einzelofenheizungen erzeugen Emissionen mit großen Feststoffanteilen, hohem SO_2-Gehalt und in einer Höhe, die diese Schadstoffe zum größten Teil in diesen Gebieten wieder als Immission auftreten läßt. Bei zentral versorgten Wohnquartieren ist die Situation günstiger. Hier werden die (weniger Schadstoffe enthaltenden) gasförmigen Rückstände in großen Höhen emittiert und treten als Immissionen überwiegend wohl erst weit entfernt in Erscheinung.

– Tendenziell ist zukünftig aufgrund des weiteren Abbaus von Einzelofenheizungen und des Ausbaus von Fernwärmenetzen sowie der geplanten Ausweitung der Wärmeerzeugung durch Erdgas damit zu rechnen, daß die traditionellen Schadstoffe SO_2 und Staub in ihrer Bedeutung als Immissionen für hochbelastete Teile von Verdichtungsräumen zurückgedrängt werden können (u. a. durch weitergehende Anforderungen an die Abgasreinigung von Energieerzeugungsanlagen).

Die durch das Wohnen indirekt bei zunehmender Funktionstrennung (Pendelverkehr) mitverursachten Kfz-Emissionen, die zum größten Teil kleinräumig gesehen als Immissionen anfallen, werden bei ansteigendem Verkehrsaufkommen zunehmen (besonders Stickoxide, Kohlenmonoxid, Kohlenwasserstoffe, Blei). Dies gilt vor allem dann, wenn die Annahme richtig ist, daß die Tendenz zur Verringerung der innerstädtischen Wohndichte durch weiter wachsenden Wohnflächenbedarf und durch z. T. umweltbedingte Flächenansprüche neuerer Herkunft (Wohnumfeldverbesserung durch Grün- und Freiflächen) sich als stabil erweist.

5.1.2.2 Lärmbelastung

Die Funktion Wohnen verursacht praktisch keine umweltpolitisch relevanten Lärmemissionen. Allenfalls ist hier der sogenannte Nachbarschaftslärm zu erwähnen (Lärm durch spielende Kinder, zu laute Musik etc.), der nur die lokale Wohnbevölkerung selbst trifft. Wenn er auch subjektiv gesehen eine erhebliche Belästigung darstellen kann[22]), so ergibt sich eigentlich kaum ein umweltpolitischer Handlungsbedarf.

---

[22]) So prägt er wesentlich die Bürgerbeschwerden bei den kommunalen Umwelttelefonen (siehe Materialien zum Immissionsschutzbericht 1977, S. 496; vgl. im Abschnitt 5.2.3 die Diskussion über umweltmotivierte Wanderungen privater Haushalte).

Lärmprobleme ergeben sich am stärksten aufgrund von Gemengelagen von gewerblicher und Wohnungsnutzung in Großstadtgebieten. In Mittel- und Kleinstädten ist wegen der größeren vorhandenen Fläche eine Entmischung unerträglicher Nutzung und, oft damit zusammenhängend, vor allem die Neuanlage von Industriegebieten eher möglich. Landgemeinden wiederum schaffen sich oft große Probleme dadurch, daß sie wegen der starken Abhängigkeit von (oft nur) einem Betrieb Betriebserweiterungen und Neuanlagen auch an problematischen Standorten zulassen[23]).

Die vom SR-U ausgewerteten Umfragen[24]) sagen übereinstimmend aus, daß der Fluglärm als Umweltbelastung in den letzten Jahren an Bedeutung gewonnen hat. Die Zahl derjenigen, die sich bei EMNID-Befragungen durch Fluglärm gestört fühlten, stieg von 8 % im Jahre 1960 auf 17,7 % im Jahre 1976. In der Bundesrepublik gibt es zehn große Zivilflughäfen, mehr als 280 Landeplätze und rund 90 Militärflugplätze.

Die Zahl der lärmempfindlichen Personen im Flughafenbereich nimmt mit der Wohndauer offensichtlich zu. Bei einer Residenzdauer von weniger als 6 Monaten verneinten 16 % die Möglichkeit der Gewöhnung an Fluglärm, während dies bei einer Residenzdauer von 10 und mehr Jahren schon 30 % verneinten. Dies spricht dafür, daß Empfindlichkeit oder Unwilligkeit gegenüber Fluglärm mit der Dauer der Exposition zunehmen[25]).

„Die dominierende städtische Umweltbelastung ist (jedoch) zweifellos der (Verkehrs-)Lärm."[26]) Seit mehr als 20 Jahren werden etwa 25 bis 30 % der Bewohner der Bundesrepublik durch Straßenverkehrsgeräusche belästigt: „Über Grad und Häufigkeit ... geben die (vorliegenden) Befragungsergebnisse keine verwertbare Auskunft; ebenso kann man aus den Zahlen keine Schlüsse ziehen, in welchem Maße es sich um zumutbare Belästigung oder um ‚schädliche Umwelteinwirkungen' handelt"[27]).

Der Prozentsatz an stärker Belästigten als auch der Grad der Belästigungsreaktionen steigt oberhalb etwa 60 dB(A) sprunghaft an. Bei Untersuchungen an Düsseldorfer Stadtstraßen mit Mittelungspegeln von 55 bis 80 dB(A) lag der Umschlagpunkt für starke Zunahme des Belästigungsgrades bei 62 dB(A)/Tag und 53 dB(A)/Nacht. Im Schallpegelbereich von 55 bis 80 dB(A) wohnen schätzungsweise 82 % der Bevölkerung von Düsseldorf[28]). Ähnlich dürften die Verhältnisse auch in anderen Verdichtungsgebieten liegen.

Die dem Straßenverkehrslärm angelastete Belästigungsquote ist seit 1953 bis heute etwa gleich geblieben und dies trotz der mehr als 17fachen Zunahme des PKW-Bestandes insgesamt. Man nimmt an, daß sich innerhalb dieses Zeitraumes die durchschnittliche tägliche Verkehrsmenge verdoppelt bis vervielfacht hat und dementsprechend die Mittelungspegel um 3 bis 6 und mehr dB(A) gestiegen sind: „Mangels einschlägiger Untersuchungen ... ist unbekannt, ob dies überwiegend zu stärkeren Belästigungsgraden geführt hat und/oder ob gewisse Anpassungsvorgänge mitgespielt haben."[29]) Die Anpassungsvorgänge können anscheinend so weit gehen, daß, wie sich bei einer belgischen Untersuchung 1976 herausgestellt hat, die erhebliche Geräuschbelästigung durch den Straßenverkehr durch die gute Wohnlage mit „hohem Standard"[30]) kompensiert werden kann.

---

[23]) Ebenda, S. 343.
[24]) Ebenda, S. 257.
[25]) Ebenda, S. 258.
[26]) Ebenda, S. 343.
[27]) Ebenda, S. 250.
[28]) Ebenda, S. 251.
[29]) Ebenda, S. 257.
[30]) Ebenda, S. 252.

Untersuchungen darüber, ob und in welchem Prozentsatz der Betroffenen die Vervielfachung der Verkehrsmenge den Grad der Belästigung gesteigert hat, kann nach Meinung des Sachverständigenrates mangels vorliegender Untersuchungen nicht beurteilt werden[31]). Die noch zu erwartende Zunahme des Kfz-Bestandes wird die „Immissionssituation an bestehenden Hauptverkehrsstraßen kaum merkbar verändern"[32]).

5.1.2.3 Wasser

Die Belastung der Ressource Wasser durch die Funktion Wohnen ist vor allem gegeben durch:

– Flächenkonkurrenz,

– Wasserverbrauch und

– Abwasseremissionen der Wohnbevölkerung.

Hinsichtlich des Zusammenhangs zwischen Wasserverbrauch bzw. -gebrauch sowie der Funktion Wohnen könnte man versucht sein, ihn als umweltpolitisch irrelevant zu bezeichnen mit dem Argument, letztlich sei die Bevölkerungszahl für die Beanspruchung der Ressource Wasser verantwortlich: irgendwo müßten die Menschen schließlich wohnen; wo immer sie wohnen, verbrauchen sie Wasser, eine Lösung des Problems sei letztlich nur durch eine Reduzierung der Bevölkerungszahl möglich.

Eine derartige Argumentation übersieht, daß die Bundesrepublik zwar prinzipiell ein sehr gutes und ausreichendes Wasserdargebot aufzuweisen hat, daß dieses aber regional sehr unterschiedlich ist. Friktionen zwischen Wasserversorgung und Wohnen treten denn auch auf durch:

– steigende Ansprüche der privaten Haushalte aufgrund zunehmender Technisierung (z.B. Geschirrspüler und Waschmaschinen) und

– Modernisierung (Einbau von Duschen und Bädern in Altbauwohnungen) sowie

– regionale Wasserversorgungsengpässe aufgrund von Verschmutzung oder mengenmäßiger Verknappung des regionalen Dargebots.

Insgesamt fördert die öffentliche Wasserversorgung für die privaten Haushalte 4,39 Mrd. m^3 gegenüber einer Industrieförderung von ca. 27 Mrd. m^3 (1976). Für die privaten Haushalte ist jedoch für die Zukunft mit relativ großen Steigerungsraten des Pro-Kopf-Verbrauchs zu rechnen. Besonders die Technisierung und die Modernisierung durch Reinigungsmaschinen sowie steigende hygienische Ansprüche sind hierfür verantwortlich.

Innerhalb der Bundesrepublik bestehen im Wasserbedarf der privaten Haushalte erhebliche regionale Unterschiede sowie Unterschiede in Abhängigkeit von der Ausstattung und dem Modernisierungsgrad der Wohnungen. Es wurden (1969) Pro-Kopf-Verbräuche von 30–300 l/E.d festgestellt. Neubauwohnungen liegen dabei im obersten Teil der Pro-Kopf-Verbrauchsskala.

Die regionalen Unterschiede in der Leistungsfähigkeit der Wasserversorgungsressourcen sind erheblich. Bereits 1974 stellte der Raumordnungsbericht „Engpässe der Wasserversorgung in Teilräumen" fest und prognostizierte: „Angesichts der an seine Menge und Qualität zu stellenden Anforderungen wird das Wasser in zunehmendem Maße begrenzender Faktor für Standortentscheidungen der Siedlungs- und Wirtschaftsentwicklung werden."[33])

---

[31]) Ebenda, S. 256/7.
[32]) Ebenda, S. 257; vgl. zu den Auswirkungen des Verkehrs auf die Wohnbevölkerung den Abschnitt 2.3.
[33]) Raumordnungsbericht 1974, S. 54.

Die räumliche Verteilung der industriellen Wasserförderung und der öffentlichen Abgabemengen zeigt eine deutliche Korrelation mit den Verdichtungsgebieten: „Die steigenden Mengenanforderungen gerade in dichtbesiedelten Gebieten führen dazu, daß qualitativ gutes Wasser immer mehr aus entfernten Gewinnungsgebieten mit erheblichen Investitionen erschlossen werden muß."[34]) Der Trend geht immer stärker in Richtung Wasserfernversorgung von Verdichtungsgebieten durch entfernt liegende, relativ unbelastete Gebiete. Die regionale Inanspruchnahme des Wasserdargebots ist besonders stark entlang der Rheinachse. Für das nördliche Oberrheingebiet ist denn auch bereits festgestellt worden, daß „weitere Konzentrationen von Bevölkerung, Industrie und Verkehr entlang des Rheins zu einer ernsten Gefährdung des zentralen Gewässersystems ..." führen würden und daß die Belastungsgrenze in den Verdichtungsräumen Rhein-Main und Rhein-Neckar nahezu erreicht ist[35]). Die Versorgung des Rhein-Main-Gebietes (besonders Frankfurt) über Fernleitungen aus dem Hessischen Ried hat dort bereits zu starken Grundwasserabsenkungen (zwischen 1,5 und 8,5 m) geführt. Weitere Beispiele ließen sich anführen.

Die privaten Haushalte tragen zu diesen regionalen Überbeanspruchungen durch hohe Verbrauchssteigerungen wesentlich mit bei. Wir stehen hier im Augenblick ganz offensichtlich vor einer Trendwende. Für die nächste Zukunft ist verstärkt zu erwarten, daß aufgrund von Wasserverknappungen die Wirtschafts- und Siedlungsentwicklung regional Restriktionen hinnehmen muß. Viele Städte und Gemeinden werden wohl den in den letzten Jahren vollzogenen Übergang auf Fernversorgung und die Aufgabe kleinerer, auf eigenem Gebiet gelegener (Grundwasser-)Vorkommen als teilweise nicht revidierbare Fehlentscheidung erleben.

Entsprechend ihrem mengenmäßigen Anteil am Wasserverbrauch trägt die Funktion Wohnen zum Abwasseranfall bei. Auch hier zeigen die privaten Haushalte steigende Entwicklungstendenzen hinsichtlich der Einbringung großer Schadstoffmengen und problematischer Stoffe. Im wesentlichen tragen dazu bei der Waschmittelverbrauch (Phosphate), Arzneimittelverbrauch, „Chemisierung" der Haushalte durch Gebrauch und Verbrauch von Reinigungsmitteln und Do-it-yourself-Chemikalien sowie nicht vorhandene, überlastete oder nicht dem Stand der Technik entsprechende kommunale Kläranlagen.

5.1.2.4 Abfall

Im Jahre 1975 fielen in der Bundesrepublik folgende Abfallmengen an[36]):

Hausmüll	18 Mio. t
Abfälle aus dem produzierenden Gewerbe	120 Mio. t
– davon Inertabfälle (Bauschutt, Bodenaushub)	95 Mio. t
– davon Sonderabfälle	2,5 Mio. t
Landwirtschaftsabfälle	190 Mio. t
– davon zur Beseitigung anstehend (Rest wird auf LNF aufgebracht)	3 Mio. t

Die Funktion Wohnen trägt zu diesen Feststoffemissionen vor allem durch den Hausmüll sowie zu einem Teil durch Bauschutt und Bodenaushub (bei Neubauten) bei, damit also vor allem zu den mengenmäßig relevanten Abfallarten. Die ökologisch bedenklichen, teilweise sehr problematischen Sonderabfälle stammen überwiegend aus Gewerbe und Industrie. Ähnlich wie bei der Abwasserbeseitigung gilt jedoch auch hier, daß die privaten Haushalte zunehmend Abfallbestandteile der Beseitigung zuführen, die bei der Behandlung (Verbrennung, Kompostierung, Ablagerung) in der

---

[34]) Ebenda.

[35]) Planungsbüro Sieverts und Volwasen: Regionale Verdichtung im nördlichen Oberrheingebiet – Modellstudie. Bad Godesberg 1977 (Schriftenreihe BMBau 06.013), S. 68.

[36]) Bundesministerium des Innern (Hrsg.): Was Sie schon immer über Umweltschutz wissen wollten. Stuttgart, Berlin, Köln, Mainz 1981, S. 203 ff.

Summe ein erhebliches Umweltbelastungspotential darstellen: Reinigungsmittelreste, Arzneimittel, Haushalts- und Freizeitchemikalien, Schwermetalle, Batteriequecksilber, Altöl etc. Insofern sind die Haushaltungen eine immer wichtiger werdende Zielgruppe umweltpolitischer Bemühungen um die Verminderung und Vermeidung bestimmter Abfallarten, u.a. durch getrennte Sammlung einzelner Abfallbestandteile.

Restriktionen für den Wohnungsbau sind von seiten der Abfallbeseitigung im wesentlichen nur durch die Flächennutzungskonkurrenz zu erwarten. In den letzten 20 Jahren sind fast alle Verdichtungsräume der Bundesrepublik wegen der zunehmenden Flächenverknappung für Deponien auf die Verbrennung als (zunächst) Volumenreduktionsmethode der Abfallbeseitigung übergegangen.

5.1.2.5 Stadtklima

In den letzten Jahren ist zunehmend ins Blickfeld gerückt, daß durch anthropogene Einflüsse auch das Klima beeinflußt wird. Die Bundesregierung hat deshalb im Jahre 1979 ein interdisziplinäres Klimaforschungsprogramm angekündigt, mit dem sie sich den internationalen Aktivitäten der Erforschung der globalen Klimaänderungen anschließt.

Im Bereich lokaler und regionaler Klimate sind jedoch die Folgen anthropogener Maßnahmen schon deutlich geworden. Einflußfaktoren sind:

– Die Bebauungsdichte führt durch die Wirkung von Luftverunreinigungen, Wärmeproduktion und das thermische Verhalten von Baumaterialien zur Ausbildung von Stadtklimaten.
– Die Zuführung von Abwärme in die Luft und/oder Wasser in fester, flüssiger oder gasförmiger Form durch Industrieanlagen und Kraftwerke kann das lokale Klima verändern.
– Im Bereich des Transports bzw. Verkehrs (auf dem Land, auf dem Wasser und in der Luft) kann die Produktion von Abgasen, Abwärme und Staub das lokale Klima verändern.
– Veränderungen der natürlichen Erdoberfläche (durch Überbauung, Dämme, Hochhäuser etc.) können das Klima lokal und regional verändern[37]).

In den Verdichtungsgebieten sind lokale oder stadtklimatische Veränderungen schon so deutlich spürbar geworden, daß klimatische und meteorologische Daten teilweise schon bei der Standortplanung von Wohnhäusern und Großbauten berücksichtigt werden[38]).

Zunehmend nimmt sich der Umweltschutz des Problems der Auswirkungen von Großbauten wie Kraftwerken und Fabriken sowie von (Wohn-)Hochhäusern unter stadtklimatischen Gesichtspunkten an: „Für den Umweltschutz werfen ... vielgeschossige Baumassen regelmäßig besonders in Großstädten stadtklimatologische Probleme auf, die bisher zu wenig beachtet wurden."[39])

Das Stadtklima weist gegenüber dem Klima des Umlandes folgende Besonderheiten auf[40]):

– die Luftzusammensetzung ist durch Schadstoffe verändert;
– es tritt eine erhöhte Dunst-, Nebel- und Wolkenbildung auf;
– die Einstrahlung ist durch die atmosphärische Trübung verändert;

---

[37]) Der Bundesminister des Innern: Bericht über die Auswirkungen von Luftverunreinigungen auf das globale Klima. Umweltbrief Nr. 20 vom 21. 1. 1980, S. 12.
[38]) Regionale Planungsgemeinschaft Untermain (Hrsg.): Lufthygienisch-meteorologische Modelluntersuchung in der Region Untermain. Frankfurt/M., Dezember 1977.
[39]) SR-U '78, S. 341.
[40]) Nach GÄLZER, R.: Landschaftsplanung als Beitrag zur Stadtentwicklungs- und Bauleitplanung. In: BUCHWALD, K./ENGELHARDT, W. (Hrsg.): Handbuch für Planung, Gestaltung und Schutz der menschlichen Umwelt, Bd. 3, S. 458.

- durch die erhöhte Reibung an der stark gegliederten Oberfläche tritt insgesamt eine Verringerung der Windgeschwindigkeit ein (stellenweise jedoch auch eine Erhöhung durch die Düsenwirkung der Bebauung);
- die Temperatur ist das ganze Jahr hindurch gegenüber dem Umland (vor allem nachts) deutlich erhöht;
- die relative Luftfeuchtigkeit ist vermindert;
- innerhalb des Stadtgefüges entwickelt sich eine Vielfalt von Stadtklimaten.

Von entscheidender Bedeutung für das dermaßen durch anthropogene Einflüsse veränderte, z.T. „verschlechterte" Stadtklima sind innerstädtische Grünflächen. Die Grünflächenplanung stellt wohl das wichtigste Steuerungs- und Eingriffsinstrument dar, das der Stadtentwicklungsplanung für die Verbesserung der stadtklimatischen Verhältnisse zur Verfügung steht.

Die Wirkung von Grünflächen für das Klima beruht im wesentlichen darauf, daß sich zwischen stark aufgeheizten, dicht bebauten Bereichen und kühleren, größeren Grünräumen ein Zirkulationssystem entwickelt, über das kühlere Luft in die bebauten Bereiche gelangt. Im größeren Maßstab kommt es durch das Temperaturgefälle zwischen Stadt und Umland zu einem Nachströmen frischer Luft in das Stadtgebiet; die zugeführte Luft erwärmt sich auf ihrem Weg durch die Baugebiete jedoch relativ rasch, so daß die Auswirkungen etwa bei Großstädten nur in den Außenbezirken spürbar werden. Die geringere Temperatur und höhere Luftfeuchtigkeit der herangeführten Luft bleiben am längsten erhalten, wenn sie über Grünflächen als Ventilationsbahnen geleitet werden kann[41]: „Für Großstädte ist es wichtig, durch Verbindung einzelner, kleinerer Grünflächen zusammenhängende Grünzüge zu entwickeln, die der ausreichenden Belüftung (Frischluftschneisen), der sommerlichen Abkühlung wie der Gliederung und Trennung von Stadtgebieten mit Wohn- und Gewerbefunktion dienen."[42])

Es ist aus umweltpolitischer Sicht zu erwarten (und begrüßenswert), daß Fragen der Stadtklimaverbesserung in der Zukunft im Rahmen der Flächennutzungs- und Stadtentwicklungsplanung eine größere Rolle spielen werden. Die Forderungen nach Einrichtung von Frischluftschneisen und Grünzügen passen sich ein in die deutlich erkennbaren zunehmenden Anstrengungen der „Wohnumfeldverbesserung durch Grün- und Freiflächen"[43]) und werden innerhalb des dort diskutierten Maßnahmenbündels zunehmendes Gewicht erhalten. Die Grün- und Freiraumplanung (mit stadtklimatischen Zielsetzungen) wird wahrscheinlich für den Flächenbedarf des Wohnungsbaus, besonders innerstädtisch, zu einem wesentlich restriktiven Faktor werden.

---

[41]) Vgl. ebenda.
[42]) SR-U '78, S. 345.
[43]) Vgl. Heft 7/8, 1981 der Informationen zur Raumentwicklung, das diesen Titel trägt.

5.2 Wirkung von Umweltbelastungen auf die Funktion Wohnen und das Wohnstandortverhalten

5.2.1 Untersuchungen umweltmotivierter Wohnstandortentscheidungen in Raumforschung und Umweltforschung

In der Raumforschung hat die Migrationsforschung, die Analyse von Wanderungsmotiven sowohl für Wanderungs- bzw. Umzugsentscheidungen privater Haushalte als auch für Betriebsverlagerungen, eine vergleichsweise lange Tradition[44]). Dabei wurden teilweise auch umweltbezogene Motivationen mit untersucht; wenn auch festzustellen ist, daß das, was in den Untersuchungen unter Umwelt verstanden wird, untereinander stark differiert.

In der Umweltforschung sind derartige Fragestellungen und entsprechende Untersuchungen relativ neu und bisher dünn gesät; gleichwohl gibt es einige[45]), so daß die Aussage des Sachverständigenrates für Umweltfragen, es sei bisher „nicht untersucht, ob und in welcher Weise die Umweltpolitik (gemeint ist: Umweltbelastungen) ihrerseits Wanderungsbewegungen beeinflußt"[46]), so nicht zutrifft.

Erstaunlich ist allerdings, daß zwei methodisch in ihrem Querschnittscharakter[47]) so verwandte Bereiche „natürlicher Kongruenz"[48]) auf diesem Gebiet bisher noch kaum zusammengearbeitet haben. Auf der einen Seite eine Raumforschung, die überwiegend einen Umweltbegriff verwendet, der nicht mit dem in der Umweltpolitik verwendeten abgestimmt ist, andererseits eine Umweltforschung, die Wanderungsbewegungen monokausal untersucht und teilweise davon ausgeht, nur *die* Wohnstandortentscheidungen seien umweltrelevant, die in erster Linie bzw. ausschließlich auf „Verschmutzungsquellen" zurückzuführen sind. Der Realität am nächsten kommt man wohl, wenn man intraregionale Wanderungsmotive als ein äußerst komplexes Geflecht von Teilmotiven auffaßt und darstellt, in dem umweltbezogene Motive eine Rolle spielen (können), mit ziemlicher Sicherheit in der heutigen Situation (schrumpfendes Wohnungsangebot, insbesondere für sozial schwächere Schichten[49])) jedoch eine nachrangige; Umweltbelastungen als primäre und entscheidende Motive für Wanderungen dürften auf wenige Fälle beschränkt sein.

5.2.2 Meßbarkeit von Umweltbelastungen

Der wichtigste Grund für die teilweise diffuse Rolle, die Umweltmotive bei Wanderungsuntersuchungen spielen, liegt darin, daß Umweltbelastungen mit Ausnahme von Lärm und Gerüchen vom Menschen nicht bzw. nur teilweise wahrgenommen werden können. Um nur die heute herausragendsten Schadstoffe zu nehmen: Schwefeldioxid ist (in der Regel) erst dann sinnlich wahrnehmbar, wenn er bereits eine akute, schwere Gefährdung für den Menschen darstellt; auch die SO_2-Wirkungen auf Pflanzen und Tiere sind erst langfristig erkennbar bzw. dann, wenn es schon zu spät ist.

Um die Umweltbelastungen bzw. -schadstoffe zu identifizieren, die in den letzten 10 Jahren im Mittelpunkt der Umweltpolitik standen (SO_2, Staub, CO, Fluor u.a. im Luftbereich, organische

---

[44]) Vgl. die zitierten Arbeiten im Beitrag von Kreibich, V. in diesem Band.
[45]) Vgl. insbesondere Heinz, I.: Volkswirtschaftliche Kosten durch Luftverunreinigungen, Studie im Auftrag des Umweltbundesamtes, Dortmund 1980; siehe auch die Arbeiten von Jarre, J.: „Die verteilungspolitische Bedeutung von Umweltschäden" und „Umweltbelastungen und ihre Verteilung auf soziale Schichten".
[46]) SR-U '78, S. 571.
[47]) Vgl. Schmidt-Assmann, E.: Umweltschutz in der Raumplanung. In: Die öffentliche Verwaltung, Heft 1/2, Januar 1979, S. 1 ff.
[48]) Ebenda, S. 1.
[49]) Vgl. die Beiträge von Kreibich, V. und von Rohr, H. G. in diesem Band.

Schadstoffe im Abwasser, Schwermetalle in der Luft, im Boden, im Abwasser etc.), bedarf es der Hilfe durch Meßgeräte, der Bestimmung ihrer Wirkungen durch Experimente, der Information durch Meßnetze sowie der Bekanntgabe von Meßergebnissen.

Sieht man einmal von Gerüchen ab, bei denen jedoch auch die sinnliche Wahrnehmung bzw. der Grad der subjektiven Belästigung nichts über die Gefährlichkeit aussagt (die aber im Rahmen dessen, was Raumordnung und Stadtplanung „Wohnumfeld" nennen, eine herausragende Rolle spielen mögen), so bleibt als unmittelbar wahrnehmbare Umweltbelastung nur der Lärm, definiert als „unerwünschter Schall". Dabei zeigt schon diese Definition das erhebliche subjektive Element dieses Umweltfaktors. Lärm sehr unterschiedlicher Art und Intensität kann gleiche oder auch sehr verschiedene Reaktionen hervorrufen: Derselbe Mensch, der sich stundenlang einem Diskothekenlärm von über 80 dB(A) bei offensichtlichem Wohlbefinden aussetzt, kann sich nachts durch einen Verkehrslärm von 50 dB(A) sehr gestört fühlen. Die Beispiele lassen sich beliebig vermehren. Auch wenn man scheinbar objektive Meßmethoden anwendet, ergeben sich noch große Variationsbreiten dafür, was Individuen als störend, belästigend oder gesundheitsbeeinträchtigend empfinden: Aufgrund physikalischer Grundvoraussetzungen des heute üblichen Lärmmeßindikators, des energieäquivalenten Dauerschallpegels, ergibt sich, daß ein D-Zug, der einmal pro Stunde an einem sonst ruhigen Gebiet vorbeifährt (bei einem Abstand von 25 m und freier Schallausbreitung) den gleichen Pegel von 65 dB(A) verursacht wie 2000 PKW bei Stadtgeschwindigkeit[50]).

Mit diesen Ausführungen und Beispielen soll gezeigt werden, welchen großen Problemen sich jeder Versuch gegenübersieht, umweltbezogene Motive von Wanderungsentscheidungen privater Haushalte zu erfragen. Umweltbelastungen unterscheiden sich hinsichtlich ihres Motivcharakters grundsätzlich von anderen Motivkreisen wie z. B. wohnungs- oder infrastrukturbezogenen Umzugsmotiven. Sind diese mit relativ einfachen Indikatoren operationalisierbar (Größe der Wohnung, Erreichbarkeit von Einkaufsstätten etc.), so ist dies bei Umweltmotiven nur sehr bedingt der Fall; und dies schon in den naturwissenschaftlich relativ „abgesicherten" Umweltgrundbereichen wie Luft, Lärm, Wasser, Abfälle, Schadstoffe und Schadstoffwirkungen. Um wieviel schwieriger sind Motivuntersuchungen dann erst hinsichtlich der sogenannten „komplexen" Bereiche wie Naturschutz und Landschaftspflege, Grün- und Freiraumplanung, Stadt- und Regionalklima etc. sowie dessen, was sich an umweltpolitisch relevanten Elementen hinter dem verbirgt, was mit dem Wohnumfeldbegriff der Stadtplanung bezeichnet wird und eventuell eine viel wichtigere Rolle bei Wanderungsmotiven spielt als die „meßbaren" Umweltbelastungen wie z. B. SO_2- oder Schwermetallbelastung.

5.2.3 Einflüsse von Umweltbelastungen auf das Wohnstandortverhalten

Nachfolgend sind die Ergebnisse ausgewählter, wichtiger Untersuchungen des Einflusses von Umweltbelastungen auf das Wohnstandortverhalten wiedergegeben.

J. JARRES Studien im Auftrag der KOMMISSION FÜR WIRTSCHAFTLICHEN UND SOZIALEN WANDEL[51]) waren die wohl ersten Arbeiten zur Frage der Beziehungen zwischen Umweltbelastungen und der Funktion Wohnen. JARRE kommt bei der Untersuchung des Einflusses von Umweltbelastungen auf Wanderungsprozesse und auf sozialräumliche Segregation zu folgenden Ergebnissen:

– Die beinahe im gesamten Stadtgebiet stark belasteten Städte Duisburg, Oberhausen, Bottrop, Gelsenkirchen und Castrop-Rauxel haben besonders hohe Arbeiteranteile, während Selbständige, Beamte und Angestellte gegenüber dem Durchschnitt des Ruhrgebiets unterrepräsentiert sind.

---

[50]) FLEISCHER, G.: Argumente für die Berücksichtigung der Ruhe in der Lärmbekämpfung. In: Kampf dem Lärm 25/1978, S. 69 ff.
[51]) Siehe Anmerkung 45.

- Die kleinräumige Analyse, die nur für Duisburg durchgeführt wird, ergibt, daß dies auch für die einzelnen Ortsteile von Städten zutrifft: Je höher die Umweltbelastung, desto höher der Anteil an Arbeitern[52]).
- Die durch hohe Immissionsraten betroffenen Schichten sind in der Regel auch die, die schon am Arbeitsplatz erhöhten Gesundheitsrisiken durch Immission ausgesetzt sind.
- Die durch hohe Immissionen belasteten Bevölkerungsgruppen sind auch diejenigen, die am wenigsten zu einer Freizeitgestaltung aktiver Art neigen, die geeignet ist, Belastungen durch Arbeitsplatz und Wohnen zu kompensieren[53]).

Die zunächst im Rahmen der Untersuchung geplante Befragung von Haushaltsvorständen warf erhebliche methodische Probleme auf, die zum Verzicht auf diese Vorgehensweise führten:

- Die befragten Personen waren in der Regel schlecht oder gar nicht über hohe Immissionen bzw. deren negative Folgen (die z. T. ja auch erst langfristig eintreten) informiert;
- es mußte mit erheblichen Gewöhnungseffekten an eine schlechte Umwelt gerechnet werden und
- die (in der Regel stattfindende) Befragung von Haushaltsvorständen hätte die Aussagen von Kindern, Kranken und Alten vernachlässigt, die oft besonders gefährdet bzw. dauerhaft bestimmten Immissionen ausgesetzt sind[54]).

In der von I. HEINZ durchgeführten Untersuchung „Volkswirtschaftliche Kosten durch Luftverunreinigungen"[55]) wird neben der Schadensermittlung für u. a. Schäden an Gebäuden und Kunstwerken, Vegetationsschäden auch untersucht, welche privaten und öffentlichen Kosten für das „Räumliche Ausweichen vor Verschmutzungsquellen" in ausgewählten Fällen aufgetreten sind[56]).

Im einzelnen führten die Befragungen zu folgenden Ergebnissen[57]):

- Umwelteinflüsse spielen bei intraregionalen Wanderungen (Stadt-Rand-Wanderung) eine größere Rolle als bei Fern- und Zuwanderungen.
- Die Wohnungsstichprobe von 1 % im Jahre 1972 ergab, daß nur 1 % der Gesamtbevölkerung der Bundesrepublik aufgrund von Lärm- und Geruchsbelästigungen ihren Wohnstandort verlagerte. Ca. 9 % der Haushalte, die einen Umzug planten, gaben an, wegen Lärm- und Geruchsbelästigungen ihre Wohnung zu wechseln. In Gemeinden über 100 000 Einwohner erhöht sich dieser Anteil auf 11 %.
- Für Großstadtregionen kann angenommen werden, daß für etwa 3 bis 5 % aller umgezogenen Haushalte „zuviel Lärm" und „schlechte Luft" die wichtigste Umzugsmotivation waren. „Bei Zugrundelegung eines weiter gefaßten Umweltbegriffes (,Wohnumwelt') ergab sich ein Anteil von 10 %."[58])
- Die Motivation „zuviel Lärm" wird doppelt so häufig wie „schlechte Luft" genannt.

---

[52]) JARRE, J.: Umweltbelastungen und ihre Verteilung aud soziale Schichten, S. 63 ff.
[53]) Ebenda, S. 72.
[54]) Ebenda, S. 40 f.
[55]) Dortmund 1980, Untertitel: Ökonomische Bewertung der Wirkungen von Luftverunreinigungen.
[56]) Eigene empirische Erhebungen wurden nicht durchgeführt; Grundlage sind eine Reihe von „Umzugsmotivationsbefragungen mit umweltbezogenen Fragestellungen" aus den Jahren 1966–1975 u.a. Dortmund, München, Karlsruhe, Kassel, Ruhrgebiet, Heidelberg, Augsburg, Hamburg, Stuttgart sowie die 1 %-Wohnungsstichprobe 1972, vgl. die Zusammenstellung auf S. 117 ff.
[57]) Vgl. S. 114 ff.
[58]) Ebenda, S. 116.

R. E. LOB hat auf der Basis des Belastungsmodells Dortmund in dieser Stadt untersucht, „welche Räume mit welcher Bevölkerungsstruktur ... von welchen Belastungen betroffen (sind) und wie Menschen darauf in ihrem räumlichen Verhalten reagieren. Reagieren sie überhaupt bewußt durch Umzugsbewegungen auf bestimmte Belastungen (in diesem Fall auf Luft- und Lärmbelästigung), oder sind ganz andere Faktoren der Umwelt für die Wahl ihres Wohnstandortes wichtig?"[59]) Die Ergebnisse können wie folgt zusammengefaßt werden:

– Die Ortsteile mit einer stärkeren Umweltbelastung sind zugleich auch die Gebiete mit hohem Arbeiteranteil.

– Für einzelne Ortsteile (in diesem Fall: Villengebiete aus den dreißiger Jahren mit Bewohnern aus der sozialen Mittel- und Oberschicht) mit hohen Umweltbelastungen liegt aufgrund fehlender Wanderungsreaktionen die Vermutung nahe, „daß Faktoren der unmittelbaren baulichen Umwelt und siedlungsgenetische Aspekte auf das Wohnverhalten so stark einwirken können, daß ... Umweltbelastungen für die Menschen nahezu völlig unwichtig werden"[60]).

– In den untersuchten Stadtteilen nimmt mit steigender Umweltbelastung die Hausqualität ab und wird die Geschoßhöhe größer[61]).

Vor dem Hintergrund der zitierten Studien könnte man den Eindruck gewinnen, als schieden Umweltbelastungen als nennenswertes Motiv für intraregionale Wanderungen aus oder als sollte dies in diesem Beitrag behauptet werden. Dies ist natürlich nicht der Fall. Es soll nur gezeigt werden, wie wenig bisher von Raumforschung und Umweltforschung daran gearbeitet worden ist, das doch in jedem Aufsatz zu Problemen intraregionaler Wanderungen erwähnte Umweltmotiv wissenschaftlich anwendbar zu definieren und wie wenig die bisher durchgeführten Untersuchungen dazu beitragen konnten, wenigstens halbwegs eindeutige Kausalbeziehungen zwischen Wanderungsentscheidung und schlechter Umweltqualität nachzuweisen. Folgendes ist festzuhalten:

Weder Raumforschung noch Umweltforschung konnten bisher durch empirische Untersuchungen einen klaren Zusammenhang zwischen intraregionalem Wanderungsverhalten und Umweltbelastungen (am alten Wohnort) nachweisen. Kennzeichnend für Ansätze der Raumforschung ist die Verwendung eines insgesamt etwas diffusen Umweltbegriffs, der Gebiete mit umfaßt (z.B. Blockentkernung, Infrastrukturausstattung als Elemente der Wohnumfeldverbesserung), die die Umweltpolitik nicht als umweltbezogen ansieht. Kennzeichnend für die Ansätze der Umweltforschung ist, daß sie teilweise monokausale Zusammenhänge zwischen Umweltbelastungen und räumlichem Wanderungsverhalten herauszustellen versucht, ohne zu akzeptieren, daß Wanderungsmotive äußerst komplex zusammengesetzt sind (wobei Umweltmotive wahrscheinlich nur in sehr wenigen Fällen dominant sind) und ohne die vielfältigen Ergebnisse und das methodische Instrumentarium der Raumforschung zu nutzen.

Die meisten Untersuchungen zu Motiven räumlicher Mobilität stützen sich für die Beschreibung von Umweltbelastungen auf die Bereiche Luft und Lärm, ohne teilweise in bezug auf die Luftverschmutzung hinreichend zu reflektieren, daß umweltpolitisch relevante Luftschadstoffe (=gesundheitsgefährdend oder belastend für Ökosysteme) von einzelnen Bürgern nicht sinnlich wahrgenommen werden können. Allenfalls Sekundäreffekte (z.B. Smog) können wahrgenommen werden, aber auch diese meist nur mit Hilfe der Informationskette Meßgeräte → staatliche Überwachung → Medien.

Diese Informationskette wird schon in der unmittelbaren Zukunft ihre Wirksamkeit wahrscheinlich voll entfalten. Es ist zu erwarten, daß durch die zunehmende Installierung von Luftgütemeßnetzen in den Verdichtungsgebieten und die entsprechende Informationspolitik der Behörden, durch

---

[59]) LOB, R. E.: Sozialräumliche Aspekte von Umweltbelastungen in Verflechtungsgebieten von Schwerindustrie und Wohnbebauung, S. 154.

[60]) Ebenda, S. 162.

[61]) Ebenda, S. 172.

das steigende Interesse der Medien sowie durch die Tätigkeit von Bürgerinitiativen in den nächsten Jahren das grundlegende Informationsdefizit in bezug auf die subjektive Betroffenheit durch Luftschadstoffe abgebaut werden wird, so daß dann Bedürfnisse nach Wohnraum in geringer belasteten Stadtgebieten eine wesentlich größere Rolle als Umzugsmotiv spielen werden.

Schon der bloße „Ohrenschein" beim Aufenthalt in Wohnungen an Hauptverkehrsstraßen oder Durchgangsstraßen vermittelt (mindestens dem, der in einer weniger belasteten Wohnung lebt) den akuten Eindruck dessen, was großstädtische Lärmbelastung bedeutet.

So führen denn seit Jahren Befragungen zu den immer gleichen, umweltpolitisch auch erwarteten Ergebnissen: In der Bundesrepublik fühlen sich rund 40 % der Bürger zeitweise oder dauernd durch Lärm belästigt[62]). Im Rahmen der 1 %-Wohnungsstichprobe 1972 des Statistischen Bundesamtes gaben auf die Frage, ob sie sich durch Lärm in ihrer Wohnung beeinträchtigt fühlen, eine Belästigung an durch:

Lärm allgemein	37,7 %
Verkehrslärm	26,6 %
Fluglärm	8,4 %
Gewerbelärm	3,6 %
Sonstigen Lärm	4,8 %.

Von den durch Lärm allgemein Belästigten gaben als Quelle an:

Verkehrslärm	70,3 %
Fluglärm	22,3 %
Gewerbelärm	9,5 %
Sonstigen Lärm	12,8 %[63]).

Insgesamt dominiert seit Jahren, und das gilt auch für die Zukunft, der Verkehrslärm, gefolgt vom Fluglärm. Auch beim Mikrozensus 1973 gaben 80 % der Befragten den Verkehrslärm als am meisten belästigende Quelle an[64]). Die Belästigung durch Industrie- und Gewerbelärm ist nicht mehr vorrangig: Sieht man von punktuellen Belastungsfällen ab, so geht vom Sektor Verkehr der überwiegende Teil aller Lärmbelastungen aus[65]). Der Industrie- und Gewerbelärm hat „prozentual gesehen im ganzen eine geringe Bedeutung"[66]). Innerhalb des Verkehrslärms dominiert der Straßenverkehrslärm.

Vor dem Hintergrund der o. g. Befragungsergebnisse bewerten denn auch sowohl der SACHVERSTÄNDIGENRAT FÜR UMWELTFRAGEN als auch die Bundesregierung („Das Auto ist unser Umwelt-Feind Nr. 1") die Verkehrslärmbelästigung als sehr schwere und in den nächsten Jahren vorrangig zu bekämpfende Umweltbelastung.

Aber der Sachverständigenrat zitiert auch eine Befragung, in der 93 % der befragten Bundesbürger 1977 angaben, im großen und ganzen mit ihrer Wohnung zufrieden zu sein, und folgert daraus: „Interessant ist, daß die Lärmbelästigung in der Wohnung die Zufriedenheit mit der Wohnung nicht unbedingt zu berühren scheint."[67]) In diesen Zusammenhang gehört, daß die Auswertung von Beschwerden bei den sogenannten Umwelttelefonen deutscher Städte eine große Bedeutung des sogenannten Nachbarschaftslärms ergibt[68]).

---

[62]) SR-U '78, S. 233.
[63]) KLOSTERKÖTTER, W.: Lärm. In: BUCHWALD, K./ENGELHARDT, W. (Hrsg.): Handbuch für Planung, Gestaltung und Schutz der Umwelt, Bd. 2, S. 210/11; SR-U '78, S. 248.
[64]) KLOSTERKÖTTER, W.: (siehe Anm. 25), S. 211.
[65]) Systemanalyse Baden-Württemberg, S. 55.
[66]) SR-U '78, S. 233.
[67]) SR-U '78, S. 248.
[68]) SR-U '78, S. 233.

Diese scheinbaren Widersprüche (Angabe hoher Lärmbelästigung bei direkten Befragungen einerseits, relative Zufriedenheit mit der Wohnung und vergleichsweise wenige „amtliche" Beschwerden über Verkehrslärm andererseits) haben verschiedene Ursachen. Zum einen hat die Belästigung durch Lärm (und die Befragung potentiell Belästigter danach) eine spezielle psychologische Komponente; sie ist anscheinend abhängig vom Informationsstand: „... mit dem Informationsstand der Bevölkerung steigt zugleich, wie schwedische Untersuchungen ergeben haben, die Empfindsamkeit für Lärm: Ein bestimmtes Schallsignal stört 75 % jener, die zuvor über schädliche Krachkonsequenzen unterrichtet worden waren, aber nur 17 % der Personen, denen die Versuchsleiter diese Informationen vorenthalten hatten"[69]).

Zum anderen, und dies ist im Zusammenhang mit dem Verhältnis von Umweltpolitik und räumlichen Wanderungen von größerer Bedeutung, spielen bei Umweltbelästigungen, insbesondere bei Lärm, offensichtlich Anpassungsprozesse eine wichtige Rolle. Nicht nur, daß Umweltbelastungen, wie beschrieben, vom einzelnen teilweise gar nicht wahrgenommen werden können (Beispiel: SO_2), nicht nur, daß sie teilweise erst langsam (durch die Informationen von Kommunen und Medien über Meßergebnisse) bewußt gemacht werden, anscheinend gewöhnt sich die Wohnbevölkerung auch an Umweltbelastungen und stellt ihren Tages- und Lebensablauf teilweise so darauf ein, daß von anderen objektiv wahrnehmbare Belastungen (wie z.B. starker Lärm) kein wanderungsbeeinflussendes Motiv wird bzw. auf Dauer bleibt. Über derartige Anpassungsprozesse und ihre Wirksamkeit wissen wir noch sehr wenig. Sie sind aber im Zusammenhang mit der Frage, welche Rolle Umweltmotive bei intraregionalen Wanderungen spielen, von erheblicher Bedeutung.

Von der Raumforschung wird diese Anpassung eindeutig als aus finanziellen und sozialen Gründen „erzwungene Seßhaftigkeit" interpretiert. Untersuchungen, bei denen festgestellt wird, daß selbst „schwere Lärmbelastung nicht als ausschlaggebender Umzugsgrund auftrat", werden dahingehend bewertet, daß dieses Faktum auf „verhinderte Mobilität als Standortreaktion im angespannten Wohnungsmarkt"[70]) hinweist. Durch den angespannten Wohnungsmarkt und durch hohe Mieten seien schlechter verdienende Schichten meist nicht in der Lage, eine (wohnungs- und umweltbezogen) günstigere Wohnung zu finden bzw. zu bezahlen:

„Handlungsalternativen, Kosten der Handlung ‚Umzug' und Ertrag der Handlung sind sozialgruppenspezifisch differenziert. Bestehen keine Aussichten zur Konfliktlösung, bleibt den Haushalten lediglich die Alternative, die Konfliktschwelle höherzuschieben, die Bedürfnisse herunterzuschrauben und sich der Situation anzupassen. Die ‚Zufriedenheit' mit der Wohnung ist häufig das Ergebnis eines solchen Anpassungsprozesses. Entsprechend vorsichtig müssen Befragungsergebnisse interpretiert werden, die auf der direkten Abfrage von Zufriedenheiten beruhen, ohne den sozialen Hintergrund einzubeziehen"[71]).

Vor dem Hintergrund der zitierten Untersuchungen und Befragungen zu Umweltmotiven beim Wanderungsverhalten muß die Frage mindestens als nicht eindeutig beantwortet angesehen werden, ob es nur sozial/finanziell gesteuerte Anpassungsprozesse gibt oder ob nicht die Anpassungsprozesse (an eine schlechte Umwelt) generell ein Faktor sind, mit dem die Migrationsforschung rechnen muß, auch wenn sozial/finanziell eine größere Handlungsmöglichkeit gegeben ist (vgl. die Untersuchungsergebnisse von R. E. LOB; Zufriedenheit von Mittel- und Oberschichten mit ihren Wohnungen auch bei hoher Umweltbelastung).

---

[69]) Der Spiegel Nr. 12 vom 24. 4. 1978, S. 125.
[70]) So KREIBICH in seinem Beitrag in diesem Band.
[71]) Ebenda.

5.3 Literaturverzeichnis

AHRENS, P. P./KREIBICH, V./SCHNEIDER, R. (Hrsg.): Stadt-Umland-Wanderung und Betriebsverlagerung in Verdichtungsräumen. Dortmund 1981 (Dortmunder Beiträge zur Raumplanung, Bd. 23).

BUCHWALD, K./KÜGELGEN VON, B.: Beurteilung von Flächennutzung und Flächennutzungswandel in der Bundesrepublik Deutschland aus umweltpolitischer Sicht. In: BUCHWALD, K./ENGELHARDT, W. (Hrsg.): Handbuch für Planung, Gestaltung und Schutz der Umwelt, Bd. 1, München, Bern, Wien 1978, S. 186 ff.

Bundesforschungsanstalt für Landeskunde und Raumordnung (Hrsg.): Informationen zur Raumentwicklung, Heft 5/6 1981: Regionale Aspekte der Wohnungspolitik.

Bundesforschungsanstalt für Landeskunde und Raumordnung (Hrsg.): Informationen zur Raumentwicklung, Heft 7/1981: Wohnumfeldverbesserung durch Grün- und Freiflächen.

Bundesminister des Innern, Bericht über die Auswirkungen von Luftverunreinigungen auf das globale Klima, Umweltbrief Nr. 20 vom 21. 1. 1980, Bonn 1980.

Bundesminister für Raumordnung, Bauwesen und Städtebau (Hrsg,): Intraregionale Wanderungen in ihrem Einfluß auf die Entwicklung in Verdichtungsräumen, Erklärungsansätze und Trendszenarien. Bonn-Bad Godesberg 1978. In: Schriftenreihe Raumordnung des BMBau, 06 029; erarbeitet von der Gesellschaft für Wohnungs- und Siedlungswesen mbH, Hamburg (GEWOS), Bearbeiter: ROHR VON, H.-G.

Bundesminister für Raumordnung, Bauwesen und Städtebau (Hrsg.): Raumordnungsbericht 1974, Bonn 1975. In: Schriftenreihe Raumordnung des BMBau, 06 004.

Dornier-System, PROGNOS AG, Arbeitsgruppe Landspflege (AG Systemanalyse Baden-Württemberg). Systemanalytische Untersuchung über Ausgewogenheit, Belastbarkeit und Entwicklungspotential des Landes Baden-Württemberg und seiner Regionen unter besonderer Berücksichtigung der Region Mittlerer Neckar, September 1975 (im Auftrag des Landes Baden-Württemberg).

EICHSTÄDT, W.: Wohnungsmarkt und Wanderungen. In: AHRENS, P. P./KREIBICH, V./SCHNEIDER, R. (Hrsg.): Stadt-Umland-Wanderung mit Betriebsverlagerung in Verdichtungsräumen. Dortmund 1981. In: Dortmunder Beiträge zur Raumplanung, Bd. 23.

FLEISCHER, G.: Argumente für die Berücksichtigung der Ruhe in der Lärmbekämpfung. In: Kampf dem Lärm 25/1978, S. 69 ff.

GÄLZER, R.: Landschaftsplanung als Beitrag zur Stadtentwicklungs- und Bauleitplanung. In: BUCHWALD, K./ENGELHARDT, W. (Hrsg.): Handbuch für Planung, Gestaltung und Schutz der Umwelt, Bd. 3, München, Wien, Zürich 1980.

GOEDECKE, O.: Baulandausweisung und Wohnungsnachfrage im Raum München. In: Informationen zur Raumentwicklung, 5/6 1981, S. 351 ff,

HABER, W.: Ökologisches Denken und Handeln. In: Forstwissenschaftliches Centralblatt, Heft 3, 1979, S. 126 ff.

HABER, W.: Raumordnungskonzepte aus der Sicht der Ökosystemforschung. In: Die ökologische Orientierung der Raumplanung, Referate und Diskussionsberichte anläßlich der Wissenschaftlichen Plenarsitzung 1978 in Saarbrücken. ARL: FuS Bd. 131, Hannover 1979.

HECKING, G./KNAUSS, E./SEITZ, U.: Wohnungsversorgung und Siedlungsflächenverbrauch. In: Stadtbauwelt 68, Dez. '80, S. 378.

HEINZ, J.: Volkswirtschaftliche Kosten durch Luftverunreinigungen. Ökonomische Bewertung der Wirkungen von Luftverunreinigungen. Dortmund 1980, Institut für Umweltschutz der Universität Dortmund, Infu-Werstatt-Reihe, Heft 4.

JARRE, J.: Die verteilungspolitische Bedeutung von Umweltschäden. Göttingen 1976, Wirtschaftspolitische Studien aus dem Institut für Europäische Wirtschaftspolitik der Universität Hamburg, Bd. 42.

JARRE, J.: Umweltbelastungen und ihre Verteilung auf soziale Schichten. Göttingen 1975, Kommission für wirtschaftlichen und sozialen Wandel, Bd. 32.

KLOSTERKÖTTER, W.: Lärm. In: BUCHWALD, K./ENGELHARDT, W. (Hrsg.): Handbuch für Planung, Gestaltung und Schutz der Umwelt, Bd. 2, München, Bern, Wien 1978, S. 189 ff.

KNAUER, P.: Die Bedeutung von Umweltbelastungen und ökologischen Faktoren für Agglomerationsprozesse. Beitrag für den Arbeitskreis „Abgrenzung von Agglomerationsräumen" der ARL.

LOB, R. E.: Sozialräumliche Aspekte vom Umweltbelastungen in Verflechtungsgebieten von Schwerindustrie und Wohnbebauung. In: LOB, R. E./WEHLING, H. W. (Hrsg.): Geographie und Umwelt, Forschung, Planung, Bewußtseinsbildung, Kronberg/Ts. 1977 (Festschrift für Prof. Dr. P. Schneider).

NIEMEYER, H.-G.: Begrüßung und Einführung durch den Präsidenten der Akademie für Raumforschung und Landesplanung. In: Die ökologische Orientierung der Raumplanung, Referate und Diskussionsberichte anläßlich der Wissenschaftlichen Plenarsitzung 1978 in Saarbrücken. ARL: FuS Bd. 131, Hannover 1979, S. 2 ff.

Planungsbüro SIEVERTS und VOHVASEN: Regionale Verdichtung im Oberrheingebiet – Modellstudie. Bonn-Bad Godesberg 1977. In: Schriftenreihe Raumordnung des BMBau 06 013.

Rat von Sachverständigen für Umweltfragen: Umweltgutachten 1978, Hrsg.: Bundesministerium des Innern, Drucksache 8/1938 vom 19. 9. 78, Deutscher Bundestag, 8. Wahlperiode.

Regionale Planungsgemeinschaft Untermain (Hrsg.): Lufthygienisch-meteorologische Modelluntersuchung in der Region Untermain. Frankfurt/M. 1977.

SCHMIDT-ASSMANN, E.: Umweltschutz in der Raumplanung. In: Die öffentliche Verwaltung, Heft 1/2 1979, S. 1 ff.

SCHRAMM, W.: Szenarien zum Wohnbaulandbedarf im Verdichtungsraum Frankfurt. In: Informationen zur Raumentwicklung 5/6 1981, S. 291 ff.

STEINBERG, E.: Wohnstandortverhalten von Haushalten bei intraregionaler Mobilität. In: Informationen zur Raumentwicklung, Heft 10/11, 1974, S. 407 ff.

Umweltbericht '76: Fortschreibung des Umweltprogramms der Bundesregierung vom 14. Juli 1976. Stuttgart, Berlin, Köln, Mainz 1976.

Umweltbundesamt: Materialien zum Immissionsschutzbericht 1977 der Bundesregierung an den Deutschen Bundestag. Berlin 1977.

6. Instrumente der Wohnungsbauförderung in der Bundesrepublik Deutschland

von

Hans Hellberg, Hamburg

Kurzfassung

Eine Analyse der gegenwärtigen Wohnungsmarktsituation und des Förderungsinstrumentariums zeigt, daß die wohnungspolitische Problematik in regionaler Hinsicht komplexer ist, als daß sie nur mit einer Vermehrung der Finanzmittel im Rahmen des dargestellten Förderungsinstrumentariums zu verändern wäre. Diese in den 60er und 70er Jahren erfolgreichen Instrumente sind auch heute vor veränderten Aufgabenstellungen begründbar, wenngleich ihre Effizienz tatsächlich abgenommen hat. Die Wirksamkeit wieder herzustellen, heißt jedoch:

– eine größere Konzentration der vorhandenen Mittel auf sachliche und regionale Prioritäten und

– eine stärkere Berücksichtigung der Rahmenbedingungen, innerhalb derer Wohnungspolitik getrieben wird.

Angesichts des erreichten Standes der Wohnungsversorgung hat die Aufgabe, den Wohnkonsum für breite Schichten der Bevölkerung zu steigern, an Gewicht verloren. Vielmehr ist es wichtig, von Schwerpunkten auszugehen:

a) Verringerung der Disparitäten der Wohnungsversorgung und der Lebensbedingungen in den Städten und Dörfern sowie zwischen verschiedenen Regionen;

b) Verbesserung der Wohnverhältnisse bestimmter Zielgruppen – insbesondere für Familien in Großstädten, für Ausländer – für erhebliche Teile der Rentner und Behinderten;

c) Verstärkung der Stadterneuerungsmaßnahmen, die bisher nicht ausgereicht haben, die Unterschiede der Wohnqualität zwischen verschiedenen Wohnvierteln zu verringern, bzw. deren Maßnahmen nicht geeignet sind, die unter b) angesprochenen Zielgruppen auch wirklich zu erreichen;

d) Beseitigung von Investitionshemmnissen als Voraussetzung für die Erweiterung des Wohnungsangebotes durch private Investoren.

Gliederung

Vorbemerkung/Problemstellung

6.1 Wohnungspolitische Instrumente in der Bundesrepublik Deutschland

    6.1.1 Das System der staatlichen Wohnungsbauförderung
    6.1.2 Angebotsorientierte Instrumente

        6.1.2.1 Unternehmensförderung
        6.1.2.2 Objektförderung
                Neubau von Mietwohnungen
                Modernisierung

    6.1.3 Eigentumsförderung
    6.1.4 Nachfrageorientierte Instrumente

        6.1.4.1 Individuelle Hilfen (Wohngeld)
        6.1.4.2 Maßnahmen zur Begrenzung der Miethöhe bei nicht öffentlich geförderten Wohnungen

    6.1.5 Sonderförderung von Problemgruppen

6.2 Wirkungsanalyse und Bewertung der Förderungsinstrumente im Hinblick auf ihre Effizienz und raumordnungspolitische Relevanz

    6.2.1 Wohnungspolitik und veränderte Rahmenbedingungen im Stadtentwicklungsprozeß
    6.2.2 Zur Wirkungsweise der einzelnen Instrumente

        6.2.2.1 Erster Förderungsweg sozialer Wohnungsbau
        6.2.2.2 Eigentumsförderung
                Steuerliche Förderung (§ 7b EStG und Grundsteuervergünstigung)
                Eigentumsförderung sozialer Wohnungsbau
        6.2.2.3 Modernisierungsförderung
        6.2.2.4 Grundsteuervergünstigung und Grunderwerbsteuerbefreiung
        6.2.2.5 Wohngeld
        6.2.2.6 Unterbesteuerung des Nutzungswertes eigengenutzter Wohnungen

    6.2.3 Schlußbemerkung

6.3 Empfehlungen

Vorbemerkung/Problemstellung

Die Zielsetzung des Raumordnungsgesetzes, gleichwertige Lebensbedingungen in allen Teilen der Bundesrepublik zu schaffen, stellt auch der Wohnungspolitik die Aufgabe, ihr Instrumentarium so einzusetzen, daß die regionalen Unterschiede der Wohnungsversorgung in Quantität und Qualität ein bestimmtes Maß nicht überschreiten.

Diese Zielsetzung ist mit den vorhandenen Maßnahmen offensichtlich nicht erreicht worden[1]) mit der Folge, daß eine deutlich kontroverse Diskussion über Sinn und Wirkungsweise wohnungspolitischer Instrumente eingesetzt hat, die bis heute keinen Abschluß gefunden hat[2]) [3]).

Wie die Maßnahmen der Wohnungspolitik regional wirken, ist bisher eher kursorisch und nur bezogen auf einzelne Maßnahmen und Regionstypen untersucht worden[4]), niemals breit und systemorientiert. Ziel des vorliegenden Beitrags ist eine Systematisierung der Instrumente und eine Gewichtung ihrer Bedeutung als Vorarbeit für die Ableitung von Hypothesen zu deren Wirkungsweise.

6.1 Wohnungspolitische Instrumente in der Bundesrepublik Deutschland[5])

6.1.1 Das System der staatlichen Wohnungsbauförderung

In der Bundesrepublik Deutschland liegt die Bereitstellung von Wohnungen weitgehend in privater Hand. Die direkt vom Staat bereitgestellten Wohnungsangebote sind sehr gering. Dennoch nimmt der Staat in vielfältiger Weise Einfluß auf das Wohnungsangebot. Außer bei Steuervergünstigungen wird zunehmend eine Beschränkung auf Bereiche vorgesehen, in denen die marktmäßige Bereitstellung von Wohnungen für die angestrebte Versorgung als nicht ausreichend erscheint.

---

[1]) Vielmehr wird spätestens seit 1980 in den größeren Städten eine verstärkte Unterversorgung mit preiswertem Mietwohnraum diagnostiziert. Wie verfügbare Marktdaten zeigen, bleiben diese Versorgungsengpässe nicht auf Großstädte und Ballungsgebiete beschränkt. Sie zeigen sich in besonderer Form bereits in mittleren Städten. Vgl. z.B. Deutscher Städtetag (Hrsg.): Neue Wohnungsnot in unseren Städten. Neue Schriftenreihe des Deutschen Städtetages, Heft 41, Stuttgart 1980. PROGNOS AG: Wohnungspolitik und Stadtentwicklung, Teil II: Autonome Trends, Strategien, Wirkungs-Szenarien, Ergebnisse, Empfehlungen. Forschungsvorhaben im Auftrag des Bundesministeriums für Raumordnung, Bauwesen und Städtebau, Basel, Dezember 1981. Warteschlangen vor den Wohnungsämtern. Schriftenreihe der GEWOS e.V. (N.F.) Bd. 35, Hamburg 1980.

[2]) Zum Beispiel Bericht der Bundesregierung über die Auswirkungen des Zweiten Wohnraumkündigungsschutzgesetzes Bundestagsdrucksache 8/26/0. Gutachten des Wissenschaftlichen Beirats beim Bundesministerium für Wirtschaft, Probleme der Wohnungswirtschaft. Unv. Man., Bonn 1982. MACKSCHEIDT, K./DEICHMANN, W.: Zur Leistungsfähigkeit von Subventionen in der Wohnungswirtschaft. Gutachten im Auftrage des Bundesverbandes Privater Wohnungsunternehmen e.V. Schriften des Instituts für Wohnungsrecht und Wohnungswirtschaft an der Universität Köln, Band 50, Frankfurt 1982. Sachverständigenkommission: Neue Perspektiven des Wohnungsbaus Baden-Württemberg. Schlußbericht, Stuttgart 1981. Sachverständigenkommission „Wohnungspolitik" beim Bundesminister für Raumordnung, Bauwesen und Städtebau, unv. Man., Bonn 1981.

[3]) Die zuständigen Ressorts des Bundes bereiten gegenwärtig eine Zusammenfassung der bisher durchgeführten Forschungsvorhaben zu den Wirkungen der Wohnungsbauförderungsmaßnahmen vor. Hauptinteresse dieses Vorhabens dürfte allerdings eher eine Erhellung der generellen allokativen und distributiven Wirkungen der Förderung sein.

[4]) Vgl. PROGNOS AG: Wohnungspolitik und Stadtentwicklung, Teil II: Autonome Trends ... a.a.O. SPERLING, D., u.a.: Wohnungsmarkt und regionale Entwicklung. Materialien zum Siedlungs- und Wohnungswesen und zur Raumplanung, Band 24, Münster 1980.

[5]) Aktualisierte Fassung einer Darstellung in GEWOS GmbH: Statistik der Staatlichen Sozialmaßnahmen im Wohnungswesen der Länder der Europäischen Gemeinschaften. Studie im Auftrag der EG-Kommission. Unv. Man., Hamburg, Oktober 1978.

Dabei wird die Wohnungspolitik in der Bundesrepublik in starkem Maße vom föderalistischen System der Verfassung bestimmt: Nahezu alle Wohnungsprogramme werden von den Ländern innerhalb der Rahmenvorgaben des Bundes verwaltet. Diese stellen auch – je nach Programm – bis zu 85 % der Finanzmittel zur Verfügung. Lediglich auf die Ausgestaltung und Verteilung des Wohngeldes haben die Länder keinen Einfluß.

Wesentliche Elemente der staatlichen Wohnungsbauförderung sind (Prozentangaben für 1980):

– die objektbezogenen Hilfen für den Wohnungsbau (32 %);

– die steuerliche Begünstigung von Bau und Erwerb sowie der Modernisierung von Wohnungen (31 %);

– die Verbilligung der Wohnkosten durch ein Mietern wie Eigentümern gewährtes Wohngeld (13 %).

Der Aufwand der im Wohnungswesen eingesetzten direkten und indirekten öffentlichen Hilfen ist in Tabelle 1 zusammengestellt. Danach hat sich die Struktur der Wohnungsbauförderung deutlich verändert:

– Die Bedeutung der direkten nachfrageorientierten Hilfen (Wohngeld) hat im Zeitablauf kontinuierlich zugenommen: Während 1968 noch 7 % der Gesamtaufwendungen für diese Hilfen aufgewendet wurden, waren es 1980 bereits 13 %.

– Demgegenüber hat sich die Bedeutung angebotsorientierter Instrumente im sozialen Wohnungsbau erheblich reduziert: Während 1968 noch rd. 46 % auf diese Hilfen entfallen sind, waren es 1980 nur noch rd. 33 %.

– Stark zugenommen hat die Bedeutung der steuerlichen Bau- und Erwerbsförderung von rd. 9 % (1968) auf 31 % (1980).

– Erheblich zugenommen hat (bis 1975) die Bedeutung von Wohnungsbauprämien, über die im Jahr der Entstehung des Prämienanspruchs berichtet wird.

Welche Vielfalt von Einzelinstrumenten mit den referierten Maßnahmegruppen verbunden ist, soll im folgenden näher dargestellt werden. Übersicht 1 gibt einen systematischen Überblick.

Übersicht 1   System der staatlichen Förderung des Wohnungswesens (ohne Sparförderung)

Art der Maßnahme	Empfänger	Allgemeiner Zweck	Art der Maßnahme				
			Zinsbegünst. Darlehen	Kapital-Zuschuß	laufende Zuschüsse	Steuer-ermäßigungen	Sonstige
A. Anbieter-förderung	Gemeinn. Wohnungsunternehmen/ Organe der staatlichen Wohnungspolitik	Kostenentlastung von Unternehmen mit wohnungspol. Versorgungsaufgaben		Verlustausgleich; Bereitstellg. v. Gesellsch.-Kapitalanteilen (bei komm./öff. Wohnungsbaugesellschaften)	Zuschüsse für besondere Aufgaben (bei Organen der staatl. Wohnungspolitik)	Befreiung von der Körperschaftssteuer	Ggf. Bereitstellung von Bauland unter Verkehrswert
B. Objektförderung/ Angebotsförderung im Neubau	Bauherr öffentlich geförderter Wohnungen Voraussetzung bei Mieterhöhungen ist die Einhaltung von Miet- u. Belegungsbindungen bei Eigentümerwohnungen Vergabevoraussetzungen im Hinblick auf Wohnungsgröße und Einkommen/Größe des Haushalts. (Ausnahme: Steuerermäßigungen)	Erleichterung der Finanzierg. von öffentlich geförderten Neubauwohnungen (Miet- u. Eigentumswohnungen) Senkung der Miete bei öff. geförderten Mietwohnungen Senkung der Belastung bei öff. geförderten Eigentümerwohnungen	Zinslose oder gering verzinsliche Baudarlehen; evtl. Zusatzbaudarlehen für Kinderreiche und besondere Personengruppen Annuitätsdarlehen – in der Höhe begrenzt – zeitlich befristet		Aufwendungszuschüsse (für Zinsen u. Tilgung) Aufwendungsdarlehen	Grunderwerbssteuervergünstigung Grundsteuervergünstigung Begünstigungen im Rahmen der Einkommensteuer (ohne Einkommensgrenzen) z.T. auch für Erwerber eigengenutzter Wohnungen	Ggf. Bereitstellung von Bauland unter Verkehrswert
C. Objektförderung/ Angebotsförderung bei Modernisierung	Investor von Modernisierungs- und Energiesparleistungen; direkte oder indirekte Förderung nach Wahl	Verstärkung der Modernisierungstätigkeit im Wohnungsbestand	gering verzinsliche Baudarlehen	Finanzhilfen des Bundes und der Länder; Sonderprogramme		Begünstigungen im Rahmen der Einkommensteuer (Sonderabschreibungen)	Möglichkeit von Mieterhöhungen in Höhe von jährlich 11 % der Modernisierungskosten
D. Subjektförderung (Nachfrageförderung)	Mieterhaushalte (Einkommensbeschränkungen) Haushalte in Eigentümerwohnungen Vorliegen bestimmter Wohnungsgrößen u. Einkommensbedingungen	Senkung der Wohnkosten (Miete/Belastung)			Wohngeld (Miet- und Lastenhilfe) (in einigen Bundesländern zusätzliche Mietbeihilfe für Mieter in Sozialwohnungen)		Regelung von Mieterhöhungen Orientierung an der ortsüblichen Vergleichsmiete; Kündigungsschutz

Quelle: GEWOS

Tab. 1   Wichtige Hilfen von Bund und Ländern (ab 1978 einschließlich Gemeinden) für das Wohnungswesen (1968 – 1980) in Mio. DM[1]

Aufgabenbereich/Maßnahmen	1968 abs.	%	1972 abs.	%	1974 abs.	%	1975 abs.	%	1978 abs.	%	1980 abs.	%
I. Hilfen zur Verbilligung des Wohnens												
1. Wohngeld	512	6,5	1 202	11,3	1 469	12,1	1 655	13,6	1 950	13,7	2 050	12,6
2. Sozialer Wohnungsbau												
– Zinsverzichte	2 763	35,5	2 700	25,4	2 900	23,9	2 442	20,0	2 400	16,8	2 500	15,4
– Aufwendungsbeihilfen[2]	804	10,3	810	7,6	910	7,5	1 024	8,4	1 750	12,3	2 700	16,6
3. Lastenausgleich												
– Zinsverzichte	280	3,6	250	2,4	230	1,9	210	1,7	150	1,1	150	0,9
4. Grundsteuervergünstigung	660	8,5	780	7,3	1 060	8,7	1 110	9,1	1 350	9,5	1 300	8,0
insgesamt	5 019	64,7	5 742	54,0	6 549	54,0	6 441	52,8	7 600	53,3	8 700	53,5
II. Hilfen zur Vermögensbildung und Investitionsanreize												
5. Wohnungsbauprämien[3]	1 220	15,7	3 190	30,0	3 230	27,3	3 168	26,0	1 900	13,3	1 900	11,7
6. Steuerliche Begünstigung von Beiträgen an Bausparkassen	840	10,9	705	6,6	550	4,5	765	6,3	750	5,3	700	4,3
7. Erhöhte Abschreibungen für Wohngebäude	660	8,5	960	9,0	1 620	13,3	1 720	14,1	3 700	26,0	4 500	27,7
8. Erhöhte Abschreibungen für Modernisierungen	25	0,3	40	0,4	100	0,8	100	0,8	300	2,1	450	2,8
insgesamt (5 – 8)	1 755	35,4	4 895	46,0	5 590	46,0	5 753	47,2	6 650	46,7	7 550	46,5
Staatliche Aufwendungen für das Wohnungswesen insgesamt[1])	7 774	100,0	10 637	100,0	12 139	100,0	12 194	100,0	14 250	100,0	16 250	100,0
9. Wohnungsfürsorge des Bundes – Zinsverzichte	431		510		570		596		550		550	
10. Leistungen privater Arbeitgeber	621		745		881		600		–		–	
11. Gesamtsumme der Baudarlehen für den sozialen Wohnungsbau seit dem 1. Januar 1950	48 900		55 100		56 600		59 600		–		–	

[1]) Ohne die indirekt auf das Wohnungswesen entstehenden Mittel der Städtebauförderung (1980: 3,9 Mrd. DM), die Grunderwerbssteuerbefreiung (1978: 3,5 Mrd. DM) sowie die Förderung der Gemeinnützigen Wohnungsunternehmen/Organen der staatlichen Wohnungspolitik (1980: 500 Mio DM).
[2]) Die von den Wohnungsbauförderungsanstalten der Länder selbst finanzierten Aufwendungsbeihilfen sind nur zum Teil erfaßt.
[3]) Nach dem Jahr der Entstehung des Prämienanspruchs.

Quelle: Wohngeld und Mietenbericht 1977, BT-Drucksache 8/707, Sozialbericht 1980 der Bundesregierung, BT-Drucksache 8/4327; 7. Subventionsbericht der Bundesregierung, BT-Drucksache 8/3097, DIW, eigene Berechnungen.

6.1.2 Angebotsorientierte Instrumente

6.1.2.1 Unternehmensförderung

Zur Erhöhung der Leistungsfähigkeit von Wohnungsanbietern, die spezielle Aufgaben der staatlichen Wohnungsversorgungspolitik übernehmen, werden besondere, vom Umfang ihrer Bautätigkeit z.T. unabhängige Förderungsmaßnahmen verwendet. Diese Maßnahmen gelten für die sogenannten gemeinnützigen Wohnungsunternehmen.

Als gemeinnützige Wohnungsunternehmen werden Unternehmen anerkannt, die ausschließlich und unmittelbar gemeinnützigen Zwecken dienen und deren wirtschaftlicher Geschäftsbetrieb über den Rahmen einer Vermögensverwaltung nicht hinausgeht[6]). Diese Unternehmen können sowohl als Wohnungsbaugenossenschaften (eGmbH), in der Rechtsform einer Gesellschaft mit beschränkter Haftung oder als Aktiengesellschaften geführt sein. Dazu gehören auch neun Heimstättengesellschaften bzw. Entwicklungsgesellschaften, die als Organe der staatlichen Wohnungspolitik bezeichnet werden.

Die staatlichen Hilfen für die gemeinnützigen Wohnungsunternehmen bestehen zum einen in der Befreiung von der Körperschaftssteuer, zum anderen in der möglichen Bereitstellung von Bauland unter Verkehrswert oder durch Erbbaurecht.

Organen der staatlichen Wohnungspolitik können zusätzlich globale Zuschüsse für besondere Aufgaben gegeben werden. Selbstverständlich ist, daß bei kommunalen bzw. öffentlichen Wohnungsbaugesellschaften auch das Gesellschaftskapital vom Staat bereitgestellt wird.

6.1.2.2 Objektförderung

Neubau von Mietwohnungen

Die Objektförderung für den Wohnungsbau von Mietwohnungen vollzieht sich im wesentlichen in folgenden Programmtypen:

- dem sogenannten 1. Förderungsweg, bei dem die Einkommensgrenze bei einem Familieneinkommen von 21 600 DM, zuzüglich 10 200 DM für den zweiten und weitere 6300 DM für jeden weiteren zur Familie rechnenden Angehörigen beträgt,

- dem sogenannten 2. Förderungsweg, bei dem diese Grenze um bis zu 40 % überschritten werden kann,

- Sonderförderungsprogrammen im Rahmen des 1. Förderungsweges für einzelne Problemgruppen, insbesondere zur Beseitigung von Notunterkünften, für große Familien, für Schwerbehinderte, für alte Menschen, für Studentenwohnraumförderung, für ausländische Arbeitnehmer, für Räumungsbetroffene.

In Übersicht 2 sind die wichtigsten Einzelheiten der Förderungsprogramme zusammengestellt.

---

[6]) Vgl. Wohnungsgemeinnützigkeitsgesetz vom 29. 2. 1940.

Übersicht 2 *Mietwohnungsbau*

Programm	Art der Subvention	Anteil an Subvention	Bedingungen	Zielgruppe
Sozialer Wohnungsbau (1. Förderungsweg)	Baudarlehen Aufwendungshilfen	Bund 30 % Länder 70 %	Wohnflächenobergrenzen generell bis zu 90 m² (Kinderreiche Familien zusätzlich vgl. Abschn. 4) Keine Baukostenbeschränkung, stattdessen Einhaltung der Kostenmiete. Im Jahr der Bewilligung der Subvention darf eine bestimmte Kostenmiete (Obergrenze) nicht überschritten werden. Sie beträgt in den Bundesländern z. Z. 5,50 – 6,50 DM/m²/mtl. Eigenleistung der Bauträger 10 %, i. d. R. 15 %.	Jahreseinkommen gestaffelt nach Haushaltsgröße Pers. Zahl Einkommensgrenze 1 21 600 2 31 800 3 38 100 4 44 400 (+ 6 300 DM für jedes weitere Haushaltsmitglied) (§ 25, II. Wohnungsbaugesetz)
Sozialer Wohnungsbau (2. Förderungsweg)	Aufwendungshilfen (Abnahme um ¼ alle 3 Jahre mit Unterschieden von Bundesland zu Bundesland)	Bund 40 % Länder 60 %	Wohnungsflächenobergrenzen des 1. Förderungsweges + 20 %	Jahreseinkommen gestaffelt nach Haushaltsgröße Pers. Zahl Einkommensgrenze 1 30 240 2 44 520 3 53 340 4 62 160 (+ 8 820 DM für jedes weitere Haushaltsmitglied)

Modernisierung

Die Förderung zur Modernisierung von Wohnungen erfolgt im Rahmen des 1978 in Kraft getretenen Modernisierungs- und Energieeinsparungsgesetzes. Das Gesetz wird ergänzt um eine von Bund und Ländern zu treffende Verwaltungsvereinbarung über die Mittelvergabe und Durchführungsvorschriften der Länder.

Danach werden bauliche Maßnahmen gefördert,

– die den Gebrauchswert der Wohnungen nachhaltig erhöhen,

– die nachhaltig Einsparungen von Heizenergie bewirken.

Bei allgemeinen Modernisierungsmaßnahmen gewähren die Länder in der Regel degressiv gestaffelte Zuschüsse zur Deckung der laufenden Aufwendungen in Höhe von 7,2 %, 4,8 % und 2,4 % der Kosten für nacheinander jeweils 3 Jahre. Die Förderung energiesparender Maßnahmen erfolgt mit einmaligen Investitionsprämien in Höhe von 25 % der Kosten. Es gilt eine Mindestinvestitionsgrenze von 4000 DM pro Gebäude. Der geförderte Höchstbetrag liegt bei 12 000 DM je Wohnung.

Die Gesamtkosten der allgemeinen Modernisierung dürfen bis zu 25 000 DM pro Wohnung betragen, von denen in der Regel nicht mehr als 30 % Instandsetzungsaufwendungen sein dürfen.

In Ausnahmefällen können auch zinsverbilligte Darlehen gewährt werden, wenn die erforderliche Eigenleistung von 15 % nicht erbracht wird. Bei umfangreichen Modernisierungen können unverzinsliche Darlehen in Anspruch genommen werden.

Als indirekte Hilfen für die Modernisierung sind vor allem steuerliche Maßnahmen anzuführen, die in den vergangenen Jahren eine immer größere Bedeutung erlangt haben:

Für die steuerlichen Hilfen ist zwischen Kosten für Instandsetzung (Erhaltungsaufwand) und Kosten für Modernisierung (Herstellungsaufwand) zu unterscheiden. Erhaltungsaufwendungen gelten als sofort abzugsfähige Werbungskosten. Sie können in voller Höhe im Jahr ihres Anfalls vom steuerbaren Einkommen abgesetzt werden, wirken somit steuermindernd. Größere Aufwendungen zur Erhaltung von Gebäuden können, soweit die Gebäude nicht zum Betriebsvermögen gehören, auf 2 bis 5 Jahre gleichmäßig verteilt werden (§ 82b EStDV). Durch einen Steuerrücktrag können entstehende Verluste auch mit Einnahmen aus vorhergehenden Besteuerungszeiträumen saldiert werden.

Demgegenüber ist der Herstellungsaufwand bei Modernisierung prinzipiell dem Wert des Gebäudes zuzuschlagen und mit diesem im Rahmen der Absetzung für Abnutzung auf die Gesamtnutzungsdauer des Gebäudes zu verteilen. Die Abschreibung beträgt in der Regel 2 %.

Für bestimmte Einbauten (abgedeckt sind alle üblichen Modernisierungsmaßnahmen, wie Einbau eines Bades, Umbau von Türen und Fenstern, Heizungs- und Warmwasseranlagen etc.) kann neben der üblichen Absetzung für Abnutzung eine Sonderabschreibung von 10 % angenommen werden, was einer Abschreibungsdauer von 10 Jahren entspricht. Hierdurch kann bei Modernisierung ein deutlicher Vermögensvorteil erreicht werden, insbesondere dann, wenn durch hohe sonstige Einkünfte ein hoher Grenzsteuersatz zur Anwendung kommt.

Zusätzlich zur steuerlichen Förderung können die Maßnahmen zur Modernisierung und Energieeinsparung unter bestimmten Voraussetzungen zu Mieterhöhungen führen. In Höhe von 11 % der Modernisierungskosten kann die Jahresmiete erhöht werden (direkte Förderungsmittel sind abzusetzen). In den vergangenen Jahren hat sich dadurch ein starker Investitionsimpuls für bestandsverbessernde Maßnahmen ergeben.

Übersicht 3 *Modernisierung*

Programm	Art der Subvention	Anteil an Subvention	Bedingungen	Zielgruppe
Sanierung	Zuschüsse an Gemeinden	Bund Länder	Einzelfallprüfung	Gemeinden mit förderungswürdigen Sanierungsvorhaben
Modernisierungs- und Energieeinsparungsgesetz Gemeinsame Programme des Bundes und der Länder (jährlich)	Aufwendungszuschüsse	Bund Länder	Förderung von baulichen Maßnahmen, die den Gebrauchswert der Wohnungen erhöhen bzw. nachhaltig Einsparungen von Heizenergie bewirken – Kostenobergrenze (s. Ländervorschriften) 15 000 DM – 25 000 DM (je nach Bundesland) – max. 30 % für Instandsetzung (§ 10) – Mieterhöhung begrenzt (§ 14) – Förderung bis 85 % der Kosten – Vorrang für Schwerpunktgebiete der Modernisierungsbedürftigkeit (§ 11) – Angemessene Eigenleistung der Eigentümer (§ 10,4)	Eigentümer z. T. vorrangig Bezieher niedriger Einkommen
Wohnungsmodernisierung (Sonderprogramme der Bundesländer)	Zinsverbilligte Darlehen Zinssatz 1 % Tilgung 5-7 % Aufwendungszuschüsse 7,2 % f. 3 Jahre 4,8 % f. 3 Jahre 2,4 % f. 3 weit. Jahre	Länder	s. Modernisierungs- und Energieeinsparungsgesetz	Eigentümer z. T. vorrangig Bezieher niedriger Einkommen
Sonderprogramme zur regionalen und lokalen Abstützung der Beschäftigung (mit begrenzter Programmlaufzeit)	Zuschüsse	Bund Länder		Eigentümer

6.1.3 Eigentumsförderung

Die Förderung der Eigentumsbildung im Neubau vollzieht sich im wesentlichen mit Hilfe derselben Programmtypen, die auch zur Förderung des Mietwohnungsbaues Anwendung finden.

Daneben werden in der Regel für einzelne Gemeinden oder Gemeindegruppen bestimmte Höchstgrenzen für die monatliche Belastung gemessen am Einkommen oder je m² Wohnfläche festgelegt. Weiterhin wird eine Wohnflächengrenze vorgegeben, die bei Familienheimen mit einer Wohnung 130 m², bei eigengenutzten Eigentumswohnungen und Kaufeigentumswohnungen 120 m² beträgt.

Im Rahmen des sogenannten 2. Förderungsweges darf wie im Mietwohnungsbau die Einkommensgrenze des Antragstellers die oben angeführten Grenzen des 1. Förderungsweges um 40 % übersteigen. Gleichzeitig können die Wohnflächen um 20 % höher als im 1. Förderungsweg sein.

Die Förderungsmaßnahmen sind in den einzelnen Bundesländern unterschiedlich. In der Regel wird für die Förderung von Eigentumsmaßnahmen ein Baudarlehen gewährt, dessen Grundbetrag zwischen 40 000 und 50 000 DM liegt. Hinzu kommen für kinderreiche Familien Zusatzdarlehen, die ergänzt werden durch zusätzliche Familiendarlehen nach Bundesrecht. Sie betragen z. B. für eine Familie mit drei Kindern 5000 DM und werden zinslos gewährt. In einigen Ländern werden zusätzlich Aufwendungsdarlehen pro qm Wohnfläche gezahlt. Diese Aufwendungsdarlehen sind dadurch charakterisiert, daß sie im 1. bis 4. Jahr nach Bezugsfertigkeit zwischen 2 und 4 DM betragen und in Vierjahresschritten bis zum 16. Jahr abgebaut werden. In einigen Ländern werden den Eigentumsinteressenten Bürgschaften der Länder bzw. der Länder-Wohnungsbaukreditanstalten gewährt, mit denen eine nachrangige Finanzierung durch Kapitalmarktmittel ermöglicht und verbilligt werden kann.

Im sogenannten 2. Förderungsweg, der überwiegend der Eigentumsbildung dient, werden den Bauherrn in der Regel Aufwendungsdarlehen gewährt, also laufend ausgezahlte Zuschüsse, die später – niedrig verzinst – zurückgezahlt werden nüssen. Sie betragen bis zu 5,20 DM pro m² Wohnfläche in den ersten 3 Jahren und werden in 12 Jahren stufenweise abgebaut. Die Darlehen sind 14 Jahre lang ab Bezugsfertigkeit der Wohnung zins- und tilgungsfrei. Danach betragen der Zinssatz 6 % und die Tilgung 2 %.

Für Personen, die eine öffentlich geförderte Wohnung frei machen, werden Annuitätszuschüsse gewährt, wenn die Wohnungen nach dem 31. 12. 1966 bezugsfertig geworden sind und als steuerbegünstigt anerkannt werden. Für diese Personengruppe entfallen zudem die Einkommensgrenzen des 2. Förderungsweges.

Große Bedeutung als Instrument der Wohnungsbaufinanzierung, insbesondere für Eigentümerwohnungen, hat das Instrument der Bausparförderung durch staatliche Prämien oder durch steuerliche Abzugsfähigkeit der Einzahlungen an entsprechende Sparinstitute. Die Höchstgrenze des Einkommens für den Prämienbezug liegt bei rd. 62 000 DM (für einen 4-Personen-Haushalt). Auch die steuerliche Abzugsfähigkeit der Beiträge an Bausparkassen ist begrenzt und hat derzeit allenfalls für bestimmte Gruppen (Beamte, Selbständige) noch nennenswerte Bedeutung.

Im Rahmen der Eigentumsförderung hat die indirekte steuerliche Begünstigung der Investitionen starkes Gewicht.

Erhöhte Abschreibungsmöglichkeiten im Rahmen der Einkommensteuer werden durch § 7b EStG eröffnet. Danach sind die Anschaffungs- und Herstellungskosten von Einfamilienhäusern bis zu einer Höhe von 200 000 DM (bei Zweifamilienhäusern 250 000 DM) 8 Jahre lang mit 5 % absetzbar. Dies gilt auch für Gebrauchtwohnungen. Die absolute Minderung der Steuerzahllast variiert mit dem Grenzsteuersatz des Steuerpflichtigen: je höher das steuerbare Einkommen, um so höher ist die steuerliche Einsparwirkung.

Daneben sind eigengenutzte Wohnungen in der Regel von der Grunderwerbssteuer befreit. Begünstigungen durch niedrige Steuerwerte ergeben sich zudem bei Grundsteuer, Vermögenssteuer und bei der Erbschaftssteuer.

6.1.4 Nachfrageorientierte Instrumente

6.1.4.1 Individuelle Hilfen (Wohngeld)

Große Bedeutung hat mit rd. ⅛ des Gesamtförderungsvolumens das Instrument der Wohngeldförderung. Das Wohngeld kann dabei sowohl dem Mieter als Mietzuschuß als auch dem Eigentümer eines Eigenheimes oder einer Eigentumswohnung gewährt werden (Lastenzuschuß); es wird auch an Mieter von Sozialwohnungen gezahlt.

Während als Miete das Entgelt für die Gebrauchsüberlassung von Wohnraum einschließlich Umlagen, Zuschlägen und Vergütungen anzusehen ist, gilt als Belastung bei Eigentümern die Verpflichtung aus dem Kapital und aus der Bewirtschaftung.

Bei der Berechnung des Wohngeldes werden nicht nur Einkommen und Familiengröße eines Antragstellers berücksichtigt, sondern auch Normen in bezug auf die als angemessen erachtete Mietbelastung. Hierbei wird nach Baujahr der Wohnung, Ausstattung und Gemeindegrößenklassen differenziert.

Im Jahre 1980 erhielten rd. 1,6 Mio Haushalte Wohngeldleistungen (7 % aller Haushalte), 10 % aller Mieterhaushalte und 1 % aller Eigentümerhaushalte. Dabei betrug der durchschnittliche Mietzuschuß 85,- DM, der Lastenzuschuß 97,- DM[7]. Dafür haben Bund und Länder insgesamt 1,83 Mrd. DM aufgewendet. Etwa alle 2–3 Jahre wird die Wohngeldförderung der Einkommens- und Mietenentwicklung angepaßt.

6.1.4.2 Maßnahmen zur Begrenzung der Miethöhe bei nicht öffentlich geförderten Wohnungen

Die seit rd. 40 Jahren im Altbaubestand geltenden Stoppmieten wurden ab 1969 schrittweise aufgehoben. Mit der Einführung eines erweiterten Mieterschutzes ab 1972 gibt es einen Schutz der Mieter von Wohnungen vor willkürlichen Mietpreisanhebungen. Seit 1977 ist eine Anhebung der Mieten aus bestehenden Verträgen nur möglich, wenn die Miete nach der Erhöhung die ortsübliche Vergleichsmiete nicht übersteigt. Diese Vergleichsmiete kann mit Hilfe von Gutachten oder mit Hilfe von – in vielen Gemeinden erstellten – sogenannten Mietpreisspiegeln nachgewiesen werden.

Eine zusätzliche Absicherung des Mieters ergibt sich durch Veränderungen des Kündigungsschutzes: Eine Kündigung bedarf grundsätzlich der Angabe von Gründen durch den Vermieter. Kündigungen, die mit einer geplanten Mietpreiserhöhung begründet werden, sind nicht zulässig.

Eine Bindung des Mietanstiegs ergibt sich auch bei der Modernisierung von Wohnungen: Eine Mietanhebung kann grundsätzlich nur in Höhe von 11 % der anrechnungsfähigen Modernisierungskosten auf die Jahresmiete umgelegt werden.

---

[7] Vgl. Wohngeld- und Mietenbericht 1981, BT-Drucksache 9/1242.

6.1.5 Sonderförderung von Problemgruppen

Innerhalb der allgemeinen Förderungsprogramme, die in der Bundesrepublik Deutschland für alle Haushalte unterhalb bestimmter Einkommensgrenzen gelten, werden für eine Reihe von Sondergruppen besondere Förderungsmaßnahmen im Wohnungswesen aufgeboten.

In der folgenden Übersicht 4 sind diese Gruppen zusammengestellt und abgegrenzt:

Übersicht 4 *Problemgruppen der Wohnungspolitik*

Gruppe	Definition
1. Kinderreiche Familien	Familien mit 3 und mehr Kindern (in einigen Programmen 2 und mehr Kinder)
2. Junge Ehepaare/Jungverheiratete	Alter bis 40 Jahre, Ehedauer bis 5 Jahre
3. Ältere Menschen	Alter 60 Jahre und mehr
4. Ausländische Arbeitnehmer	Mindestens 1 Jahr im Bundesgebiet tätig
5. Aussiedler/Zuwanderer	Zuwanderer/Aussiedler aus den deutschen Ostgebieten und der DDR
6. Studenten	Studierende an Fach- und Hochschulen
7. Räumungsbetroffene	Betroffene von Wohnungsräumungsmaßnahmen des Bundes und der Länder
8. Kriegsopfer/Unfallrentner	
9. Behinderte/Schwerbehinderte	Erwerbsminderung mehr als 50 % bzw. mehr als 80 %.

Die diesen Gruppen gewidmeten Maßnahmen der Wohnungsbauförderung sind in der folgenden Übersicht 5 zusammengestellt. Dabei ist jeweils differenziert nach

– Programm,

– Art der Förderung,

– Bedingungen,

– Wohnungsart (Eigentümerwohnung/Mietwohnung).

Wie die Übersichten zeigen, handelt es sich bei den Förderungsmaßnahmen zugunsten der angeführten Gruppen in der Regel um Instrumente der generellen Wohnbauförderung, die für Sondergruppen eine Ausweitung und Spezifizierung erfahren. Beispielhaft läßt sich dies an den Gruppen kinderreiche Familien und junge Ehepaare/Jungverheiratete aufzeigen:

– Die Förderung kinderreicher Familien erfolgt in der Regel durch eine Erhöhung der Einkommensgrenzen, durch erhöhte Grenzen für die Wohnfläche der Wohnungen und durch verringerte Zins- und Tilgungsraten im Rahmen der Instrumente des sozialen Wohnungsbaues (1. Förderungsweg) und des steuerbegünstigten Wohnungsbaues (2. Förderungsweg). Hinzu kommen meistens noch Zusatzdarlehen, die insbesondere kinderreiche Familien, wenn auch in relativ geringem Maße, Nutznießer eines erhöhten Wohngeldes werden lassen.

– Ähnliches gilt für junge Ehepaare/Jungverheiratete, für die unabhängig von ihrer Haushaltsgröße eine Erhöhung der Einkommensgrenzen in den einzelnen Förderungsprogrammen vorgesehen ist. Daneben sind besondere Darlehen zur Förderung der Wohnungsbeschaffung vorgesehen, die insbesondere zur Eigentumsbildung eingesetzt werden sollen.

Übersicht 5 *Förderung der Problemgruppen*

Zielgruppe	Programm	Art der Förderung	Bedingungen	Wohnungsart
Kinderreiche Familien	(Wohngeld) Wohngeldgesetz WoGG i. d. Fassung vom 28. 9. 1977)	Mietzuschuß (bei Mietwohnungen) Lastenbeihilfe (bei Eigentümerwohnungen)	Für die Gewährung des Wohngeldes ist außer dem Familieneinkommen und der Miete/Belastung die Anzahl der zum Haushalt zu rechnenden Familienmitglieder maßgebend. ca. 20,- DM für jedes Familienmitglied im Monat	Miete/Eigentum
	Förderung der Errichtung und des Erwerbs von Familienheimen und Eigentumswohnungen durch Bundesbedienstete	a) Darlehen b) Aufwendungszuschüsse	a) Zusatzdarlehen für das 3. und jedes weitere Kind 3 000,- DM, ab 5. Kind 10 000 DM, extra Zinssatz 3,5 %, Tilgung 2 % b) 4,80 DM/m² jährlich auf 5 Jahre.	Eigentum
	Sozialer Wohnungsbau (1. Förderungsweg)	Darlehen Aufwendungszuschüsse/-darlehen	Zusatzdarlehen 15 000,- DM – 25 000,- DM (bei 3 Kindern +4 000,- DM für jedes weitere Kind), zinslos, Tilgung 1-2 % Erhöhte Einkommensgrenze für Familien mit Kindern, z. B. 5 Pers.: 50 700,- DM +6 300,- DM f. jedes weitere Familienmitglied	Eigentum
	(2. Förderungsweg)	Aufwendungszuschüsse	Zusatzdarlehen 15 000,- DM – 25 000,- DM (bei 3 Kindern +4 000,- DM für jedes weitere Kind), zinslos, Tilgung 1-2 %. Erhöhte Einkommensgrenze für Familien mit Kindern, z. B. 5 Pers.: 70 980,- DM +8 820,- DM f. jedes weitere Familienmitglied	Eigentum
	Familienzusatzdarlehen	Darlehen	DM 5 000,- für das 3. Kind und DM 4 000,- pro Kind ab 3 Kinder	Eigentum
	Mietverbilligung für kinderreiche Familien in großen Wohnungen des öffentlich geförderten sozialen Wohnungsbaus (einzelne Länder)	Zuschuß	Wohnungen des sozialen Wohnungsbaues, Fertigstellung nach dem 31. 12. 1976, 0,75 DM/m² monatlich	Miete
	Darlehen zur Förderung des Erwerbs vorhandenen Wohnraumes für kinderreiche Familien (einzelne Länder)	Darlehen	Zinssatz 0 % Tilgung 1 – 4 % Eigenleistung 10 % Wohnungen vor 1. 1. 1957 errichtet	Eigentum
Junge Ehepaare/Jungverheiratete	Sozialer Wohnungsbau (1. Förderungsweg) (Bund/Länder)	Darlehen Aufwendungszuschüsse/-darlehen	Einkommensgrenze gegenüber der generellen Regelung um 8 400,- DM erhöht	Miete/Eigentum

Übersicht 5 (Fortsetzung)

Zielgruppe	Programm	Art der Förderung	Bedingungen	Wohnungsart
	(2. Förderungsweg) (Bund/Länder)	Darlehen Aufwendungszuschüsse/-darlehen	Einkommensgrenze gegenüber der generellen Regelung um 11 760,- erhöht	Miete/Eigentum
	Darlehen zur Förderung der Wohnungsbeschaffung für junge Ehepaare (einzelne Länder)	Darlehen	Darlehen bis 7 000,- DM Zinssatz 0 – 3 % Tilgung 10 % (4 %) p. a.	Eigentum
Ältere Menschen (ab 60 Jahre)	Wohnungen und Heimpflege für ältere Menschen (einzelne Länder)	a) Darlehen b) Zuschüsse	a) Darlehenshöhe bis 55 000,- DM Zinssatz 0 – 4 %; Voraussetzung ist die Einhaltung von Mietobergrenzen b) Zuschüsse für besondere Einrichtungen bis 8 800,- DM pro WE	Miete
Ausländische Arbeitnehmer (für Wohnungsneubau und Modernisierung)	Förderung des Wohnungsbaues für ausländische Arbeitnehmer	Darlehen (des Bundes an die Länder)	Mindestens 1 Jahr in BR Deutschland 7 500,- DM je Wohnung Zinssatz 0 % Tilgung 30 Jahre	Miete/Eigentum
	Einbeziehung in generelle Wohnungsbauprogramme			
Aussiedler/ Zuwanderer	Wohnungsbau für Aussiedler und Zuwanderer	Zuschüsse Darlehen	Mietverbilligung für mindestens 8 Jahre	Miete
	Sozialer Wohnungsbau (1. Förderungsweg)	Vorrangige Förderung		Miete/Eigentum
Räumungsbetroffene	Sozialer Wohnungsbau (1. Förderungsweg)	Darlehen Aufwendungszuschüsse	s. generelle Regelungen maximal 60 % der Gesamtkosten	Miete/Eigentum
	Förderung mit „nicht öffentlichen" Mitteln*)	Darlehen Zuschüsse	Förderung von – Bau von Ersatzwohnungen – Ankauf bestehender Wohnungen – Mietdarlehen/Mietvorauszahlungen Zinssatz 4 %, Tilgung 2 %	Miete/Eigentum
Kriegsopfer/ Unfallrentner	Kapitalabfindung nach Bundesversorgungsgesetz	Kapitalabfindung	Höhe bis zum 9-fachen des Jahresbeitrages der Grundrente	
	Aufbaudarlehen	Darlehen	Höhe 5 000,-- 7 200,- DM + 1 % pro m² über 60 m² maximale Wohnfläche: 130 qm²	Eigentum

*) „Nicht öffentliche" Mittel sind Mittel der öffentlichen Hand, die nicht als „Mittel für den sozialen Wohnungsbau" (§ 6 II WoBauG) gelten.

Übersicht 5 (Fortsetzung)

Zielgruppe	Programm	Art der Förderung	Bedingungen	Wohnungsart
Behinderte/ Schwerbehinderte (Erwerbsminderung 50 % bzw. 80 %)	Sozialer Wohnungsbau (1. Förderungsweg) Zusätzliche Förderung für Schwerbehinderte	s. allgemeine Regelung	Erhöhung der Einkommensgrenze um 4 200,– DM (9 000,– DM) Erhöhte Darlehen für nachweisbare Mieterkosten bei Behindertenwohnungen	Miete/Eigentum
	Förderung des Erwerbs vorhandenen Wohnraumes (einige Länder)	öffentliche Baudarlehen	Darlehen 25 000,– DM Zinssatz 0 % Tilgung 1 – 2 %	Eigentum
	Anpassung vorhandener Wohnungen an Bedürfnisse von Behinderten	Darlehen	7 – 12jährige Zinsverbilligung Darlehen 45 000,– DM Zinssatz 0 % bis Marktzins (im Zeitablauf steigend) Tilgung 1 – 2 %	Eigentum

6.2 Wirkungsanalyse und Bewertung der Förderungsinstrumente im Hinblick auf ihre Effizienz und raumordnungspolitische Relevanz

6.2.1 *Wohnungspolitik und veränderte Rahmenbedingungen im Stadtentwicklungsprozeß*

Die in Teil I dargestellten Förderungsmaßnahmen haben vor allem in der Vergangenheit dazu beigetragen, den Wohnungsbestand insgesamt erheblich auszuweiten. Der Ausweitungseffekt ist jedoch bei vergleichbarem realem Subventionsaufwand gegenwärtig und in Zukunft insbesondere durch steigende Baulandpreise und hohe Finanzierungskosten bei weiter steigendem Anspruchsniveau im Bereich der Erschließung fast bedeutungslos. Unter dem Ziel einer Ausweitung des Wohnungsbestandes auch im Sinne regionaler Prioritäten (Ballungsgebiete) muß heute davon ausgegangen werden, daß die Förderungsmaßnahmen deutlich ineffektiver geworden sind. Allenfalls die Investitionswirkungen der Eigentumsförderung haben in den vergangenen zwei Jahren dazu geführt, daß der Einfamilienhausbau sein Niveau gehalten hat, weil die öffentliche Förderung wegen der hohen Verschuldungsbereitschaft der Investoren jeweils erhebliche Multiplikatoreffekte hat. Bei weiter anhaltender Ausgestaltung der Eigentumsförderung werden sich Zersiedlungstendenzen bei gleichzeitig sehr restriktiver Baulandausweitung der Großstädte nicht vermeiden lassen. Vor allem durch den hohen Anteil des sozialen Wohnungsbaus wurde in der Vergangenheit eine Zersiedlung im großstädtischen Umland verhindert, wenn auch um den Preis eines künstlich hochgehaltenen Anteils an großen Geschoßwohnungsanlagen.

Das Förderungssystem verschlechtert darüber hinaus die Erneuerungschancen der schlechten Wohngebiete mit hochverdichteten Wohnungsbeständen und einem hohen Anteil privater Einzelhauseigentümer. Die Stadtsanierungsmaßnahmen nach dem Städtebauförderungsgesetz haben nur flächenmäßig begrenzte Wirkungen und können den generellen Trend nicht aufheben. Die grauen Althausgebiete sind gegenwärtig ohne wohnungspolitisches Konzept.

Verteilungspolitisch gesehen ist das Förderungssystem in seiner unmittelbaren Wirkung regressiv. Haushalte mit mittlerem und überdurchschnittlichem Einkommen werden überproportional begünstigt. Zwar werden auch die unteren Einkommensschichten durch die sogenannten Sickereffekte (Freiwerden von Wohnungen) indirekt begünstigt, quantitativ ist jedoch dieser Effekt durch steigende Haushaltszahlen und größere Wohnflächenansprüche zumindest umstritten. Als verteilungspolitisch befriedigend kann allenfalls das Wohngeld angesehen werden, eine Steigerung des Anteils des Wohngeldes am Gesamtbudget würde die verteilungspolitischen Effekte der Förderung erheblich verbessern.

Die regionale Verteilung der Bautätigkeit macht deutlich, daß ländliche Gebiete und Kleinstädte stärker begünstigt werden als Großstädte. Die reichen Stadtregionen werden wiederum stärker begünstigt als die ärmeren. Dies legt den Schluß nahe, daß die regionalen Disparitäten der Wohnungsversorgung durch das Förderungssystem eher vergrößert werden.

Darüber hinaus ist das Förderungssystem zu kompliziert und verwaltungsaufwendig. Besonders deutlich wird dies am Beispiel der Modernisierungsförderung durch Bundesprogramme, Energieeinsparungsprogramme, Länderprogramme, Aus und Umbauprogramme nach § 17, Abs. II, WohnBauG. Wohnungsbaugesellschaften und große Hausverwaltungen sind hier eindeutig im Vorteil gegenüber der Vielzahl kleiner Hausbesitzer – insbesondere auch in Gebieten mit großem Altbaubestand.

Auf die Probleme der Fehlbelegung soll in diesem Zusammenhang nicht näher eingegangen werden. Raumordnungspolitisch ist jedoch vor allem die Eigentumsförderung relevant. Sie ist für die regionalen und strukturellen Verzerrungen des Förderungssystems verantwortlich, daneben insbesondere die Steuervergünstigungen für die Modernisierung. Ziel der Eigentumsförderung sollte es sein, den Übergang vom Mieter zum Eigentümer zu erleichtern. Dies spricht jedoch sowohl gegen die Förderung von Zweitobjekten als auch gegen den Progressionseffekt in der Ausgestaltung der Förderung. Darüber hinaus verhindert die nicht vorhandene Möglichkeit, regional zu differenzieren, die Förderung des Wohnungsbestandes dort, wo dies auch in Zukunft über das ohnehin zu erwartende Marktangebot hinaus erforderlich ist.

Der Trend, die Förderungsmittel stärker auf die Stadterneuerung und den Ersatzwohnungsbau zu konzentrieren, ist nicht nur Ausdruck knapper öffentlicher Mittel, sondern auch Ausdruck der Präferenzen immer größerer Teile der städtischen Bevölkerung. Will man jedoch die Effizienz der Stadterneuerungsmaßnahmen erhöhen, so müssen zunächst einmal die inhaltlichen Probleme der Stadterneuerungspolitik geklärt werden. So ist z.B. bisher unklar,

- wann sich Erneuerungen auch lohnen und wann ein Verfall bis zum Abriß/Neubau hingenommen werden sollte mit der Folge, daß in der Absterbephase nur eine Strategie der Sicherung einer Mindestqualität verfolgt werden kann;
- ob nicht ein hohes Angebot an Förderungsmitteln das Entstehen von Problemgebieten geradezu begünstigt, weil die Eigentümer mit einer gewissen Wahrscheinlichkeit in erkennbaren Fristen mit einer Förderung rechnen und damit jede private Initiative unterbleibt;
- ob nicht die durch Modernisierung erneuerten Gebäude nur beschleunigt verfallen, weil die Ursache des Verfalls in der Armut der Bewohner liegt, die mit subventionierten Investitionsschüben nicht zu beseitigen ist. In der Ursachenanalyse ist dem Einfluß der Armut, der Inaktivität der Eigentümer und der ungünstigen generellen Rahmenbedingungen zu wenig Gewicht beigefügt worden.

Insgesamt umstritten ist die Bausparförderung, die im Einzelfall kaum investitionsentscheidende Bedeutung hat und allenfalls zur Stabilisierung des Bausparsystems beiträgt.

Diese allgemeinen Wirkungen treffen darüber hinaus heute auf veränderte Rahmenbedingungen, die die Entwicklung der Stadtregionen beeinflussen.

Die Stadtregionen – in abgeschwächter Form auch Kleinstädte und Dörfer – unterliegen einem tiefgreifenden Strukturwandel mit folgendem Charakter:

- die Wohnflächen, Einkaufsflächen, Arbeitsflächen, Straßen-Infrastrukturflächen pro Kopf steigen als Folge wachsenden Einkommens und sich verbessernder Verkehrsverhältnisse laufend an.

Insgesamt kommt es zu einer baulichen Auflockerung. Nur in kleinen, räumlich begrenzten Zentrumsbereichen und entlang von Massenverkehrsmitteln ist eine Verdichtung zu beobachten bei weiterer Ausdehnung der Städte insgesamt.

In diesem Auflockerungsprozeß nimmt die Segregation zwischen Alten und Jungen, Ausländern und Deutschen, Armen und Reichen zu. Die Gefahr einer steigenden Ungleichheit der Lebensbedingungen wächst[8]).

Die negativen Nebenfolgen und Emissionen treten besonders konzentriert in alten, hochverdichteten Geschoßwohnungsgebieten auf. Hier treffen zusammen:

- eine Konzentration von Ausländern und alten Menschen;
- ein hoher Anteil von Haushalten mit niedrigem Einkommen;
- eine schrumpfende Zahl von Arbeitsplätzen bei hohem Anteil von Arbeitsplätzen mit niedriger Produktivität;
- eine unzureichende Ausstattung mit Infrastruktur und überdurchschnittlich hohe Emissionen.

An den Rändern und dem Umland der Städte geht das Flächenwachstum weiter. Hier konzentrieren sich Haushalte mit überdurchschnittlichem Einkommen. Nach dem Rückgang des sozialen Wohnungsbaus werden die Zersiedlungsprobleme eher zu- als abnehmen.

Die regionalen Wohnungsversorgungsprobleme haben sich deutlich differenziert:

- In ländlichen Gebieten, insbesondere mit hohen Eigentumsquoten, ist ein hoher Stand der Wohnungsversorgung erreicht. Förderungsmaßnahmen für breite Schichten der Bevölkerung zur Ausweitung des Wohnflächenangebotes sind hier kaum mehr erforderlich. Sozialpolitisch orientierte Maßnahmen werden sich auf kleine Problemgruppen konzentrieren. Allenfalls kann auch hier mittelfristig der nicht mehr vorhandene Mietwohnungsbau zu Engpässen führen.
- Auch in den Stadtregionen bestehen deutliche Unterschiede. Am schlechtesten versorgt ist das Ruhrgebiet mit seinem hohen Anteil an kleinen Geschoßwohnungen, einer geringen Eigentümerquote, geringen Wohnflächen pro Kopf. Demgegenüber ist die Wohnversorgung in den süddeutschen Stadtregionen günstiger.

6.2.2 Zur Wirkungsweise der einzelnen Instrumente

Wie dargestellt, gehen die meisten wohnungspolitischen und städtebaulichen Förderungsinstrumente davon aus, *Investitionen* anzuregen. Wenngleich durch die offensichtlichen *Mitnehmereffekte* und durch die hohe *Streuwirkung* der Förderungsmaßnahmen umstritten ist, inwieweit überhaupt eine Ausweitung des Förderungsvolumens durch Investitionsanreizmaßnahmen möglich ist, kann nicht bestritten werden, daß Förderungsmaßnahmen *Standorteffekte* erzielen. So können durch räumlich differenzierte Förderungsmaßnahmen Wohnungsbau in Sanierungsgebieten oder Eigenheime in stadtnahen Bereichen gefördert und damit erhebliche Standortverschiebungen erzielt werden. Bei Subventionen mit stadt-strukturellen Wirkungen kommt es letzten Endes darauf an, regionale Kostenunterschiede und Lagequalitäten auszugleichen. Unter diesen Kriterien Mitnehmereffekte, Auswirkungen auf das Investitionsvolumen und Standorteffekte sollen die Wirkungsweisen der einzelnen Instrumente kurz erörtert werden.

---

[8]) Vgl. die Beiträge von KREIBICH und DEHLER in diesem Band.

6.2.2.1 Erster Förderungsweg sozialer Wohnungsbau

Der unmittelbare Wohnungsausweitungseffekt ist im Vergleich zur steuerlichen Eigentumsförderung deutlich überdurchschnittlich, denn die Förderung kommt Haushalten zugute, deren Einkommen in der Regel unter dem Durchschnitt liegen. Dies sind Haushalte, die sonst kaum als Nachfrager auf dem Neubaumarkt für freifinanzierte Mietwohnungen oder Eigenheime auftreten können.

Allerdings sind Kompensationseffekte der Förderungsprogramme zu erwarten, denn die langfristigen Ertragschancen freifinanzierter Mietwohnungen werden reduziert. Die Kompensationseffekte im freifinanzierten Mietwohnungsbau sind um so höher,

- je näher die Mieten von Sozialwohnungen an den Mieten freifinanzierter Wohnungen liegen;
- je höher die Einkommensgrenze, weil dann auch Haushalte in Sozialwohnungen ziehen, die sonst neue freifinanzierte Wohnungen nachfragen würden.

Eine Sonderwirkung ist beim Einsatz der Förderung in Sanierungsgebieten zu sehen. Hier ist davon auszugehen, daß unter den Standortbedingungen private Investionen ohne Förderung kaum durchführbar sind (hohe Kosten, keine Nachfrage von Haushalten mit hohem Einkommen). Der Wohnungsbau an diesen Standorten muß daher als zusätzlich gelten. Darüber hinaus dürften Kompensationswirkungen im freifinanzierten Mietwohnungsbau hier insbesondere niedrig sein, wenn Nachfrager versorgt werden, die sonst in schlechten Altbauwohnungen leben müßten.

Der Investitionsvolumeneffekt der Förderung ist sehr groß. Ohne eine Förderung würden entsprechende Einkommensschichten nur selten Neubauwohnungen beziehen können.

Durch die Förderung des sozialen Wohnungsbaus werden direkt in der Regel Haushalte mit unterdurchschnittlichem Einkommen begünstigt.

Allerdings treten auch in beträchtlichem Umfang Fehlsubventionierungen auf. Je nachdem welche Belastungsmaßstäbe man unterstellt, werden im Laufe der Jahre aufgrund von Einkommenssteigerungen $1/4$ bis $1/3$ der Haushalte Fehlsubventionierungsfälle. Die verteilungspolitischen Wirkungen des sozialen Wohnungsbaus sind also nicht sehr ausgeprägt. Deutlich günstiger ist der Wohnungsversorgungseffekt. Von 100 m² neugebauter Grundfläche kommen direkt oder indirekt 70 m² Haushalten zugute, die vorher in überbelegten Wohnungen lebten. Bei freifinanzierten Eigenheimen dienen von 100 m² neugebauter Fläche nur 30 m² dem Abbau von Unterbelegungen. Die Sickereffekte des sozialen Wohnungsbaus sind anteilmäßig betrachtet größer als im freifinanzierten Wohnungsbau[9]).

Der soziale Wohnungsbau hat in der Vergangenheit in erheblichem Umfang als Instrument der Stadtentwicklungspolitik gedient und der Zersiedlung entgegengewirkt. Diese Rolle wird er angesichts des geringen Anteils des sozialen Mietwohnungsbaus am gesamten Neubauvolumen in Zukunft kaum mehr spielen. Die Eigentumsförderung des sozialen Wohnungsbaus wird als Instrument der Standortbeeinflussung bisher nicht genutzt. Der soziale Wohnungsbau hat in der jüngeren Vergangenheit mit dazu beigetragen, gegen die Präferenzen und Wünsche der Nutzer den Anteil an großen Geschoßwohnungsanlagen künstlich hochzuhalten.

Laufend an Bedeutung gewonnen hat der soziale Wohnungsbau als Ersatzwohnungsbau in Sanierungsgebieten. Allerdings werden gegenwärtig immer noch weniger als 20 % der geförderten Sozialwohnungen in innerstädtischen Sanierungsgebieten gebaut. Diese Quote wird sich jedoch bei steigendem Umfang der Sanierungsprogramme erhöhen müssen. Unter den Rahmenbedingungen der Sanierungsgebiete in Arbeiterwohngebieten der Großstädte ist ein freifinanzierter Mietwohnungsbau nicht rentabel. Stadterneuerung ohne Förderung von Sozialwohnungen bzw. Förderung von Aus- und Umbaumaßnahmen ist nicht durchführbar.

---

[9]) Vgl. Sickereffekte verschiedener Formen der Wohnbau- und Bausparförderung. Schriftenreihe Wohnungsmarkt und Wohnungspolitik des BMBAU, Heft 07003/1978.

6.2.2.2 Eigentumsförderung

Steuerliche Förderung (§ 7b EStG und Grundsteuervergünstigung)

Gemessen in Wohnungszahlen dürften die Mitnehmereffekte deutlich höher sein als im sozialen Wohnungsbau (1. und 2. Förderungsweg). Auch die Kompensationseffekte dürften überdurchschnittlich sein, denn vor allem Haushalte, die in freifinanzierte Eigenheime umziehen, machen in der Regel gute Mietwohnungen frei, die als Konkurrenz zu neugebauten Mietwohnungen gelten können. Die Investitionswirkungen haben im Zeitablauf abgenommen. Dies gilt insbesondere für die Auswirkungen auf die Zahl der zusätzlich angeregten Objekte, u. a. weil die Förderung real laufend gesunken ist und in den Hochkostenregionen keine ausschlaggebende Bedeutung für die Investitionsentscheidung mehr haben kann.

Nach wie vor von erheblicher Bedeutung sind die Auswirkungen auf das Investitionsvolumen, weil vor allem Bauherren von Eigenheimen und Eigentumswohnungen das Gesamtvolumen ihrer Investitionen sehr stark an den maximal tragbaren Belastungen in den Anfangsjahren orientieren.

Senkungen dieser Belastungen führen zu entsprechenden Ausweitungen des Investitionsvolumens. Die Eigentumsförderung ist nach wie vor ein gutes Instrument der Wachstumspolitik, insbesondere dann, wenn die Verschuldungsmöglichkeiten der Investoren günstig sind.

Die Förderung kommt direkt überproportional Haushalten mit überdurchschnittlichem Einkommen zugute und ist im Einzelfall bei Haushalten mit höheren Einkommen höher als bei Haushalten mit niedrigem Einkommen. Die Sickereffekte sind bei den einzelnen Objekten absolut gesehen groß, weil Haushalte, die in neugebaute Eigenheime umziehen, meist sehr große und gute Wohnungen freimachen. Der Anteil der Wohnflächen, der direkt und indirekt zum Abbau von Überbelegungen dient, ist jedoch weit geringer als im sozialen Wohnungsbau. Überdurchschnittlich hoch dürften auch die Kompensationseffekte sein, weil sich der Wettbewerb in neubaunahen Teilmärkten des Mietwohnungsbestandes verstärkt.

Eigentumsförderung sozialer Wohnungsbau

1. Förderungsweg:

Diese Förderung dürfte wohl die größten Zusatzeffekte haben, weil bei der Auswahl der geförderten Haushalte die Förderung jeweils an der Belastbarkeit des einzelnen Haushalts orientiert wird. Aufgrund von Erfahrungswerten wird sie so festgesetzt, daß die Belastungen für die Haushalte gerade noch tragbar werden. Die Kompensationseffekte sind relativ gering, da in der Regel Haushalte ausgewählt werden, die in sehr unzureichenden Wohnverhältnissen leben. Dies gilt insbesondere für die Wohnformen. Haushalte, die in Eigenheime des 1. Förderungsweges umziehen, kommen in der Regel aus kleinen überbelegten Wohnungen.

2. Förderungsweg:

Die Auswirkungen auf die Zahl der Wohnungen wie das Investitionsvolumen sind sicher überdurchschnittlich, aber schwächer als im 1. Förderungsweg. Insbesondere die Kompensationseffekte dürften größer sein, da die begünstigten Haushalte meist aus guten, wenn auch zu kleinen Mietwohnungen kommen. Die indirekten Vorteile sind besonders groß, wenn Haushalte aus Sozialwohnungen mit überdurchschnittlicher Größe ausziehen, die dann zur Wiederbelegung für Familien mit Kindern bereit stehen.

6.2.2.3 Modernisierungsförderung

In den letzten Jahren ist der Umfang von Modernisierungsinvestitionen so rasch gewachsen, daß man einen deutlichen förderungsunabhängigen Wachstumstrend unterstellen muß. Dabei liegen die Schwerpunkte der Modernisierungstätigkeit im 1- und 2-Familienhausbestand sowie in Geschoßwohnungen mit guter Bausubstanz und Lage. Überdurchschnittlich ist darüber hinaus die Modernisierungstätigkeit der Wohnungsbaugesellschaften.

Die Auswirkungen auf die Zahl der Modernisierungsmaßnahmen sowie das Investitionsvolumen im Einzelfall dürften sehr stark von dem Auswahlverfahren abhängen. Wird zum Beispiel im Eigentumsbereich die Förderung nicht strikt auf Haushalte mit niedrigem Einkommen konzentriert, so sind hohe Mitnehmereffekte – was die Maßnahmenzahl angeht – ziemlich sicher. Dies gilt auch für den Bereich der Mietwohnungen mit günstiger Lage und Bausubstanz und ausreichenden Mietsteigerungsmöglichkeiten. Die Zusatzeffekte sind um so größer, je mehr es gelingt, die Förderung auf Wohnungen mit niedrigen Mieten und geringer Qualität, in denen Haushalte mit niedrigem Einkommen leben, zu konzentrieren.

Diese Zielsetzung wird mit dem bisherigen Instrumentarium kaum erreicht. Die Problematik der Erneuerung im schlechteren Wohnungsbestand liegt insbesondere in den Ursachen der geringen Investitionstätigkeit wie:

– geringes Einkommen der Eigentümer und Nutzer;

– damit verbunden, hoher Anteil an inaktiven Eigentümern;

– hohen Baudichten, schlechter Bausubstanz und

– damit verbunden den hohen Kosten der Instandsetzung und Modernisierung;

– schlechte Infrastruktur und fehlender Raum für Infrastrukturmaßnahmen;

– hohe Lärm- und Emissionsbelästigung.

Erneuerungsstrategien für diese Stadtteile sind bisher im Hinblick auf den Einsatz des Förderungsinstrumentariums umstritten. Verfolgte die bisherige Politik in der Regel eine durchgreifende Erneuerung bei deutlicher Senkung der Baudichten und Verbesserung der Infrastruktur – verbunden mit teilweisem Neubau von Wohnungen – so wird in letzter Zeit immer häufiger die Forderung erhoben, nur eine Mindestqualität zu sichern – allerdings mit der Konsequenz, daß damit eine durchgreifende Sanierung nur verschoben wird.

In der gegenwärtigen Praxis zeigt sich, daß es nicht ausreichend gelingt, die Modernisierungswirkung auf Bestände mit niedriger Qualität zu konzentrieren. Ein überproportionaler Anteil der Modernisierungsförderung kommt Wohnungen im mittleren Qualitätsbereich zugute.

Will man die Marktanpassungswirkungen berücksichtigen, so muß man, anders als beim Neubau, Wirkungen in Richtung auf die Teilmärkte mit besseren Wohnungen und in Richtung auf Teilmärkte mit schlechten Wohnungen berücksichtigen.

Bei der Förderung im Eigentumssektor entstehen kurzfristig kaum Markteffekte. Die jeweiligen Haushalte leben in günstigen Wohnungen. Ganz langfristig verlängern sich wahrscheinlich durch die Modernisierungsförderung die durchschnittlichen Halteperioden der Eigennutzer. Dieser Effekt dürfte jedoch vernachlässigbar sein.

Im Mietwohnungsbereich dürften die Umzugsbewegungen der besser verdienenden Haushalte in neuere und besser ausgestattete Wohnungen verlangsamt werden. Dadurch ergeben sich in gewissem Umfang schwächere Renditen in den neubaunahen Teilmärkten und wahrscheinlich gewisse kompensatorische Effekte in Gestalt niedrigeren Neubaus (Modernisierung schafft in gewissem Umfang Neubausubstitute). Auf den benachbarten Teilmärkten mit schlechterer Qualität verknappt sich dagegen das Angebot, weil Wohnungen „hochmodernisiert werden". Die Chancen von Haushalten mit niedrigem Einkommen, in bessere Wohnungen umzuziehen, reduzieren sich. Die Modernisierungsförderung im Bestand mittlerer Lage und Bausubstanz benachteiligt wahrscheinlich indirekt Haushalte mit niedrigem Einkommen oder Randgruppen wie z. B. Ausländer, die in noch schlechteren Wohnungen leben. Inwieweit die modernisierungsbedingte Verengung des Marktes für Unterschichten zu besonderen Problemen führt, hängt von den dort herrschenden Gesamtangebots-/Nachfrageverhältnissen ab. Gegenwärtig werden auf Teilmärkten mit schlechten Wohnungen noch immer überhöhte Preise bezahlt. Allerdings wird sich im Zeitablauf durch Sickereffekte und das Absterben älterer Haushalte in schlechteren Wohnungen das Angebot laufend erhöhen. Die negativen Nebenwirkungen einer Modernisierungsförderung im mittleren Qualitätsbereich schwächen sich also ab. Besser wäre es jedoch, die Förderung stärker auf die schlechteren Bestände zu konzentrieren. Gelingt dies nicht, muß damit gerechnet werden, daß die Qualitätsdifferenzen zwischen einem unteren Qualitätsdrittel und dem mittleren Bereich größer werden. Die stadt-strukturellen Wirkungen der gegenwärtigen Modernisierungsförderung sind in weiten Bereichen problematisch, wenn man die schlechteren Wohnungen überhaupt für modernisierungsfähig hält.

6.2.2.4 *Grundsteuervergünstigung und Grunderwerbsteuerbefreiung*

Bei der Grunderwerbsteuerbefreiung ist zwischen der Wirkung im Bereich des Eigentümermarktes und im Mietwohnungsbestand zu unterscheiden. Die Grunderwerbsteuerbefreiungen im Eigentümermarkt erhöhen die Mobilität. Allerdings kann nicht davon ausgegangen werden, daß der Steuerausfall voll zugunsten der Erwerber geht. Ein Teil der Steuervergünstigung wird in Form von höheren Preisen auf die Veräußerer rückgewälzt werden.

Die Tatsache der Grunderwerbsteuerpflicht bei Veräußerung von Mietwohnungsblöcken dürfte in Richtung auf eine Verlängerung der Halteperioden durch die einzelnen Eigentümer wirken, da eine Überwälzung der Steuerlast kaum möglich ist.

6.2.2.5 *Wohngeld*

Die Investitionseffekte sind gering, denn die Wohngeldzahlen erhöhen zunächst das verfügbare Einkommen der Haushalte. Ein großer Teil dieses Mehreinkommens dürfte nicht zur Ausweitung der Wohnungsnachfrage, sondern zur Verringerung der Mietbelastung in gegebenen Wohnungen dienen, d.h. die allgemeinen Konsumausgaben erhöhen. Der Teil, der zur Erhöhung der Wohnungsnachfrage dient, kann z.T. reine Preiseffekte hervorrufen, daneben aber auch Instandhaltungen und Modernisierungen begünstigen. Unterstellt man eine Tendenz zum Marktgleichgewicht, so sind langfristig Rückwirkungen bis auf die Neubautätigkeit zu erwarten, da sich die Renditen von Mietwohnungsbauinvestitionen aufgrund des Wohngeldes langfristig leicht erhöhen. Angesichts der Unvollkommenheiten des Wohnungsmarktes sind solche Wirkungen jedoch wahrscheinlich vernachlässigbar. Hierbei ist zu berücksichtigen, daß ein großer Teil der Wohngeldempfänger in Sozialwohnungen oder in älteren freifinanzierten Wohnungen wohnt. Als nützlich hat sich das Wohngeld bei der Durchführung von Modernisierungsmaßnahmen erwiesen, weil es Haushalten mit niedrigem Einkommen erlaubt, hohe Mietsprünge zu verkraften. Verdrängungsmodernisierungen werden dadurch geringer.

Die stadt-strukturellen Wirkungen des Wohngeldes sind gering und vernachlässigbar. Das Wohngeld kommt überwiegend Haushalten mit sehr niedrigem Einkommen und überproportional großen Familien zugute. Es ist verteilungspolitisch die wirksamste Maßnahme im Bereich der Wohnungspolitik.

6.2.2.6 *Unterbesteuerung des Nutzungswertes eigengenutzter Wohnungen*

Eigengenutzte Eigenheime und Eigentumswohnungen werden steuerlich im Vergleich zu eigengenutzten Wohnungen in Zweifamilienhäusern oder in Mietwohnungsgebäuden begünstigt. Die pauschale Besteuerung des Nutzungswertes ist niedriger als bei den anderen eigengenutzten Wohnungen. Der Vorteil beträgt rd. 1,5 bis 2 Mrd. DM und kommt überwiegend Haushalten mit höherem Einkommen in älteren Wohnungsbeständen zugute. Haushalte in neugebauten Eigenheimen und Eigentumswohnungen werden im Vergleich zu Eigentümern von Zweifamilienhäusern benachteiligt, weil ihr Schuldzinsenabzug auf den Nettonutzungswert beschränkt ist. Es können durch die Schuldzinsen keine Verluste aus Vermietung und Verpachtung geltend gemacht werden. Steuerlich gesehen wird es zumindest in den ersten Jahren immer günstiger, Zweifamilienhäuser zu bauen.

Die Investitionswirkungen dieser Begünstigung müssen als gering veranschlagt werden, da diese Vorteile erst sehr spät eintreten und die Investitionsentscheidungen vor allem von den Belastungen der Anfangsjahre abhängen. Der Steuervorteil ist verteilungspolitisch negativ und investitionspolitisch von geringer Bedeutung. Die Standortwirkung ist besonders deutlich im freistehenden Einfamilienhausbereich mit Einliegerwohnung und wirkt sich daher regional besonders in den Umlandzonen der Stadtregionen aus.

6.2.3 Schlußbemerkung

Eine Analyse der gegenwärtigen Wohnungsmarktsituation – verbunden mit der vorgelegten Bestandsaufnahme des Förderungsinstrumentariums – legt den Schluß nahe, daß die Problematik im Wohnungs- und Städtebau größer und komplexer ist, als daß sie nur mit einer Vermehrung der Finanzmittel im Rahmen des dargestellten Förderungsinstrumentariums zu verändern wäre. Die aufgeführten Instrumente waren sicherlich in den sechziger und teilweise in den siebziger Jahren außerordentlich erfolgreich und scheinen auch heute vor veränderten Aufgabenstellungen durchaus begründbar. Man muß sich jedoch darüber klar werden, daß zur Steigerung ihrer Effizienz zwei Dinge berücksichtigt werden müssen.

1. eine größere Konzentration der vorhandenen Mittel auf sachliche und regionale Prioritäten;

2. eine stärkere Berücksichtigung der Rahmenbedingungen, innerhalb derer Wohnungspolitik getrieben wird.

Zu 1. Angesichts des erreichten Standes der Wohnversorgung hat die Aufgabe, den Wohnkonsum für breite Schichten der Bevölkerung zu steigern, an Gewicht verloren. Vielmehr ist es künftig wichtig, von Schwerpunkten auszugehen:

a) Verringerung der Disparitäten der Wohnungsversorgung und der Lebensbedingungen in Städten und Dörfern sowie zwischen verschiedenen Regionen;

b) überdurchschnittliche Verbesserung der Wohnverhältnisse bestimmter Zielgruppen – insbesondere für Familien in Großstädten, für Ausländer, für erhebliche Teile der Rentner und Behinderten;

c) verstärkte Anstrengungen bei der Stadterneuerung, deren Maßnahmen bisher nicht ausgereicht haben, die Unterschiede der Wohnqualität zwischen verschiedenen Wohnvierteln zu verringern, bzw. deren Maßnahmen nicht immer geeignet sind, die unter b) angesprochenen Zielgruppen auch wirklich zu erreichen.

Zu 2. Zwei wesentliche Komponenten der Kostenexplosion im Wohnungsbau, die die Investitionstätigkeit nahezu zum Erliegen gebracht hat und wirksame Stadtumbauprozesse verhindert, sind die Finanzierungskosten einerseits sowie die Ausweisung von Bauland – inklusive Erschließung – andererseits. Die Erstellung von Bebauungsplänen dauert im Bereich der Stadtregionen heute in der Regel weit mehr als fünf Jahre. Dieser lange Zeitraum führt zu Kostensteigerungen, die wiederum verstärkt werden durch das Bau- und Baunutzungsrecht. Geforderte hohe Erschließungsqualität (Straßenbau mit beidseitigen Bürgersteigen, Peitschenmasten, Flächen für den ruhenden Verkehr auch in Einfamilienhausgebieten etc.), die den Baulandpreis in kaum mehr erträgbare Höhe treibt. Investitionsentscheidend sind jedoch nicht nur die absolute Höhe der Kosten, sondern auch die laufenden Belastungen, insbesondere bestimmt durch die Finanzierungskosten. Letztlich stellen sie den ausschlaggebenden Anteil der laufenden Belastungen dar. Ein Zinsniveau, das – außenwirtschaftlich bedingt – deutlich über der Inflationsrate liegt, führt dazu, daß der Anteil der Einkommensbezieher, die

Investitionen im Eigenheimsektor vornehmen können, ständig zurückgeht bzw. daß die Rentabilität im freifinanzierten Wohnungsbau gegen Null absinkt. Von daher ist es dringend erforderlich, für den Wohnungsbau Finanzierungsmodelle zu entwickeln, die die Kostenbelastung wesentlich reduzieren und damit letztlich eine angemessene Rentabilität im Wohnungsbau sicherstellen.

6.3 Empfehlungen

Aus den dargestellten Wirkungszusammenhängen läßt sich eine Reihe von Empfehlungen ableiten:

1. Die meisten wohnungspolitischen Förderungsinstrumente gehen davon aus, Investitionen im Wohnungsbau anzuregen und damit das Wohnungsangebot qualitativ zu verbessern bzw. quantitativ zu erhöhen. Unter dieser Zielsetzung kommt es entscheidend darauf an, Mitnehmereffekte und die Streuwirkung in Grenzen zu halten und dadurch die Effizienz des Instrumentariums sicherzustellen.

2. Das wohnungspolitische Instrumentarium ist von der Ausgestaltung her nicht auf eine Standortdifferenzierung hin angelegt. Gleichwohl haben die Investitionen räumlich differenzierende Wirkung. Dieser Wirkung sollte stärkere Bedeutung beigemessen werden, um durch eine veränderte Ausgestaltung des Instrumentariums regionale Prioritäten setzen zu können. Dies gilt sowohl für den Abbau von Investitionshemmnissen, beim Ausgleich von Kostenunterschieden in den Regionen als auch für kleinräumige stadtstrukturelle Differenzierungen.

3. Raumordnungspolitisch ist vor allem die Eigentumsförderung relevant. Sie ist für die regionalen und strukturellen Verzerrungen des Förderungssystems verantwortlich. Die Eigentumsförderung sollte auf eine reine Förderung des Übergangs vom Mieter zum Eigentümer konzentriert werden, was eine Förderung von Zweitobjekten ausschließt. Darüber hinaus müßte der Progressionseffekt beseitigt werden und der Einsatz öffentlicher Mittel regional differenziert sein. In der Vermögensbildung sollte die Eigentumsförderung verstärkt für die Ausweitung des Wohnungsbestandes dort eingesetzt werden, wo dies auch in Zukunft über das ohnehin zu erwartende Marktangebot erforderlich ist.

4. Die Zielsetzung der Modernisierungsförderung, im wesentlichen die schlechtesten Bestände zu verbessern, ist mit dem bisherigen Instrumentarium nicht erreicht worden. Es zeigt sich, daß es nicht gelingt, die Modernisierungswirkung auf Bestände mit niedriger Qualität zu konzentrieren. Ein überproportionaler Anteil der Modernisierungsförderung kommt Wohnungen im mittleren Qualitätsbereich zugute; insofern führt die Modernisierung eher zu einer Verengung des Marktes für sozial Schwache und Problemgruppen. Besser wäre es, die Förderung stärker auf die schlechteren Bestände zu konzentrieren und gleichzeitig Verdrängungseffekte bei der Belegung dieser Wohnungen zu verhindern.

5. Die Grunderwerbsteuerbefreiung für Eigentümerwohnungen sollte unter gewissen Voraussetzungen auch auf Mietwohnungsblöcke ausgedehnt werden. Dies käme insbesondere Wohnungsbaugesellschaften zugute, die damit einen Anreiz erhalten würden, ihre Mietwohnungsbestände zu veräußern und durch Mobilisierung stiller Reserven das für die Neuinvestitionen nötige Eigenkapital zu schaffen.

6. Um Investitionsanreize im Wohnungsbau zu schaffen, bedarf es insbesondere der Verbesserung der Rentabilitätslage der Investoren. Bei relativ zum Teil gesetzlich limitierten Erträgen kommt dabei der Kostenentwicklung[10]) eine besondere Bedeutung zu. Dabei sind es insbesondere die

---

[10]) Vgl. Beitrag JENKIS in diesem Band.

Finanzierungskosten sowie die Kosten der Ausweisung von Bauland inklusive Erschließung, die heute vielfach die Ertragskostenrelation für die Investoren so ungünstig gestalten, daß die Investitionsneigung im Wohnungsbau gegen Null tendiert.

Es wäre dringend erforderlich, die Verfahren zur Baulandausweisung zu vereinfachen und damit die Vorbereitungszeiten zu verkürzen und parallel dazu die gesetzlich geforderten Erschließungsqualitäten auf einen Standard zurückzuführen, der für die jeweilige Nutzung minimal erforderlich ist.

Hinsichtlich der Finanzierungskosten hat das anhaltende hohe Zinsniveau kumulative Bedeutung. Da weder mehr öffentliche Mittel bereitstehen, um den Belastungseffekt der hohen Kapitalkosten abzudecken, noch dem Sozialpfandbrief[11]) reale Chancen eingeräumt werden, sollte über andere Finanzierungsmodelle nachgedacht werden – mit dem Ziel der Reduktion der laufenden Belastung der Investoren.

---

[11]) Vgl. GEWOS Schriftenreihe Nr. 16 „Sicherung des sozialen Wohnungsbaus", Hamburg 1975 und JENKIS-Beitrag in diesem Band.

7. Wohnungspolitische und städtebauliche Maßnahmen in großstädtischen Altbaugebieten in ihrem Einfluß auf Wanderungsbewegungen der Bevölkerung

von

Hans-Gottfried von Rohr, Hamburg

Kurzfassung

Der vorliegende Beitrag befaßt sich mit der Wanderungsbedeutsamkeit von Sanierung, Modernisierung und Wohnumfeldverbesserung in Wohngebieten, die bis ca. 1960 gebaut worden sind. Dabei steht nicht zur Diskussion, in welcher Weise die genannten Maßnahmenbündel mit allen dazugehörenden Einzelinstrumenten zur Lösung der städtebaulichen Probleme taugen, zu deren Bewältigung sie geschaffen wurden. Es wird vielmehr dargestellt, daß sie – ob nun im Sinne ihrer Zielsetzung erfolgreich wirksam oder nicht – in jedem Falle erhebliche klein- oder großräumige Folgewirkungen dadurch besitzen, daß sie Wanderungen auslösen, verhindern, beschleunigen oder verzögern. Der Beitrag befaßt sich in diesem Zusammenhang sowohl mit innerstädtischen Wanderungen zwischen verschiedenen Orts- und Stadtteilen als auch mit Wanderungen zwischen Kern- und Randzonen von Agglomerationen.

Die für Altbaugebiete zu unterscheidenden Erneuerungsstrategien (Kap. 7.2) werden hinsichtlich der ausgelösten Wanderungsimpulse (Kap. 7.3) und der ausgelösten bzw. beeinflußten Wanderungsströme (Kap. 7.4) untersucht. Es wird versucht nachzuweisen, daß eine Trennung von maßnahmebedingten und maßnahmeunabhängigen Wanderungen gar nicht möglich ist. Unterscheiden lassen sich nur maßnahmebedingte und maßnahmeunabhängige Impulse. Welche überwiegen, ist bei dem größten Teil der Wanderungen nur schwer festzustellen. Ein direkter Zusammenhang zwischen Maßnahmeeinsatz und Abwanderung in die Randzone einer großstädtischen Agglomeration ist mit Sicherheit weder in positiver noch in negativer Weise konstruierbar. Insgesamt wird die These vertreten, daß der Einsatz städtebaulicher und wohnungspolitischer Instrumente primär die Nachbarschaftswanderungen innerhalb der Großstädte, weniger die Kern-Rand-Wanderung beeinflußt bzw. hervorruft.

Gliederung

7.1 Altbaugebiete als Schwerpunkte stadtentwicklungspolitischer Probleme

7.2 Städtebauliche Problemlösungsansätze

7.3 Erneuerungsmaßnahmen in Altbaugebieten und ausgelöste Wanderungsimpulse

7.4 Beeinflußte Wanderungsströme

7.5 Ausblick

7.1 Altbaugebiete als Schwerpunkte stadtentwicklungspolitischer Probleme

Wenn man die Standorte großstadtbezogener Problemschwerpunkte, -diskussionen und -prioritäten im Maßnahmeneinsatz betrachtet, so läßt sich in der Zeit seit dem Zweiten Weltkrieg eine auffällige Hin- und Herbewegung feststellen (vgl. auch Phasen-Beschreibung in den Beiträgen von GÜLDENBERG und WITZMANN):

- In der Wiederaufbauphase standen zwangsläufig die Stadtzentren und inneren Stadtbereiche im Mittelpunkt der Maßnahmen.
- Die Schwerpunkte stadtentwicklungsplanerischen Handelns verlagerten sich seit der Mitte der fünfziger Jahre immer stärker in Richtung Stadtrand. Sowohl die Zahl der Haushalte als auch die Flächenansprüche des einzelnen nahmen so rasch zu, daß der Übergang vom Wiederaufbau zur rasanten Stadterweiterung für die Öffentlichkeit gar nicht schnell genug gehen konnte.
- In die zunehmende Kritik an großen und kleinen Stadtrandsiedlungen, gekoppelt an die wachsende Erkenntnis, mit der wenigen alten Substanz, die der Zweite Weltkrieg übriggelassen hatte, vielerorts zu sorglos umgegangen zu sein, platzte die Baukrise 1974/75. Dies verstärkte die grundlegende Rückorientierung auf die älteren Stadtteile.

Diese Rückorientierung der Stadtentwicklungspolitik ist keineswegs freiwillig, auch wenn vielfach der Eindruck zu erwecken versucht wird. In den älteren Stadtteilen der Großstädte konzentrieren sich heute die meisten und größten Probleme, die es zu bewältigen gilt. Dies sind zum einen die schon lange und noch immer bestehenden Fragen der Umweltbelastung[1]), der Verkehrsbewältigung oder der Verödung der Innenstädte. Vor allem aber geht es um die Entstehung von immer deutlicher sich abzeichnenden Ausländerkonzentrationsgebieten, in denen ja nicht nur Ausländer, sondern auch andere Bevölkerungsgruppen wohnen, die sich ebenfalls auf dem großstädtischen Wohnungsmarkt nur schwer behaupten können. Diesen Gebieten stehen Stadtteile gegenüber, in denen sich kaufkräftige Haushalte konzentrieren, was zum Teil erhebliche Verdrängungsprozesse zur Folge hat (vgl. Beitrag von KREIBICH). Zugrunde liegt letztlich die Tatsache, daß es im Verlaufe der siebziger Jahre durch zahlreiche neue Gesetze und Gesetzesänderungen immer „interessanter", also immer rentabler – zumindest in Relation zum Neubau – geworden ist, in Altbaubestände zu investieren (Ausweitung § 7b EStG auf Altbau, ModEnG etc., vgl. Beiträge von HELLBERG und GÜLDENBERG).

Die Maßnahmen zur Bewältigung der genannten alten und neueren Probleme stammen heute fast alle aus den Bereichen der Wohnungs- und Städtebaupolitik. Sie sind mit den Stichworten Sanierung, Modernisierung und Wohnumfeldverbesserung zu kennzeichnen. Diese Stichworte liefern im übrigen auch die Antwort auf die Frage, was in diesem Beitrag unter Altbaugebieten verstanden wird: Es sind die Quartiere, in denen sich diese Maßnahmenbündel anwenden lassen. Die Grenze zwischen Altbau- und Neubauquartieren dürfte also z.Z. um 1960 anzusetzen sein. Mit der Bedeutung des danach eingetretenen und noch stattfindenden Neubaus beschäftigt sich der folgende Beitrag von KÜHNE-BÜNING.

In diesem Beitrag interessiert nicht, in welcher Weise Sanierung, Modernisierung und Wohnumfeldverbesserung mit allen dazugehörenden Einzelinstrumenten zur Lösung der genannten Probleme taugen. Hier soll vielmehr dargestellt werden, daß sie – ob im Sinne ihrer Zielsetzung erfolgreich wirksam oder nicht – in jedem Falle erhebliche klein- und großräumige Folgewirkungen dadurch besitzen, daß sie Wanderungen auslösen, verhindern, beschleunigen oder verzögern:

- Wohnungszusammenlegungen, Abbrüche, Zweckentfremdungen etc. verhindern beispielsweise Zuzüge, bewirken zumindest teilweise auch Fortzüge;

---

[1]) Siehe den Beitrag von KNAUER in diesem Band.

- die Verbesserung des Wohnumfeldes verzögert ggf. Fortzugsentscheidungen;
- Modernisierung führt – zumindest bei erheblicher Mietpreissteigerung – dazu, daß die fortziehenden Haushalte im Durchschnitt ein geringeres Einkommen als die zuziehenden aufweisen (im Rahmen der sowieso gegebenen Mobilität, die durch die Modernisierung von Fall zu Fall verstärkt wird).

Im Blickpunkt dieses Beitrages stehen sowohl kleinräumige Wanderungen als auch solche, die mit dem Phänomen der „Randwanderung" der Bevölkerung in großstädtischen Agglomerationen zusammenhängen. Was die wechselseitige Abhängigkeit von Einsatz wohnungspolitischer und städtebaulicher Instrumente einerseits und Randwanderung andererseits betrifft, sind zwei recht gegensätzliche Auffassungen zu registrieren:

a) Wenn es gelingt, die städtebaulichen Probleme der großstädtischen Kernzonen wirklich nachhaltig zu lösen, dann hört auch die Randwanderung der Bevökerung auf.

b) Durch konsequente Sanierung, Modernisierung und Wohnumfeldverbesserung in den Kernzonen wird, so sinnvoll der Maßnahmeeinsatz auch sein mag, die Randwanderung der Bevölkerung noch verstärkt.

Mittlerweile kann als erwiesen angesehen werden, daß die erste dieser beiden Auffassungen nicht haltbar ist[2]). Die Randwanderung ist, sofern man sie in ihrem gruppenspezifisch unterschiedlichen Saldo aus Zu- und Fortzügen betrachtet, nicht auf fehlende Attraktivität, sondern auf das Fehlen ausreichender Wohnungsangebote in den Kernzonen zurückzuführen[3]). Dies schließt selbstverständlich nicht aus, daß diejenigen, die gar keine Alternative zu einer Wohnung in den Randzonen besitzen, dennoch ihren Umzug dorthin mit negativen Einschätzungen der Kernzone begründen. In der Analyse der Randwanderung ist vielfach nicht erkannt worden, daß sich hier nur die negative Einschätzung der alten Wohnung niederschlägt, die kaum anders als negativ sein *kann* (sonst würde man sie ja nicht verlassen). Die räumliche Verteilung alternativer Wohnungsangebote, zwischen denen man tatsächlich beim Umzug entscheiden kann, ist bisher nur sehr selten untersucht worden[4]).

Die zweite Auffassung kommt der Wirklichkeit näher. Sie stellt die Ausgangsthese für die folgenden Überlegungen dar. Auch sie muß sorgfältig geprüft werden. Wie komplex die Zusammenhänge sind, zeigt sich, wenn man sie negativ formuliert: „Je weniger Sanierung, Modernisierung und Wohnumfeldverbesserung betrieben wird, desto weniger Randwanderung wird ausgelöst." Abgesehen davon, daß eine solche Auffassung in der Absicht, Randwanderung zu bremsen, zynisch wäre, müßte man den „Erfolg" einer solchen Vorgehensweise in Frage stellen. Beispiele dafür, was geschehen kann, wenn aus welchen Gründen auch immer tatsächlich über weite Bereiche der großstädtischen Kernzone hinweg keine städtebaulichen Investitionen getätigt werden, lassen sich in New York und Glasgow oder Liverpool und London finden, um einige aktuelle Beispiele zu nennen. Das Ziel, überalterte, heruntergewirtschaftete Quartiere vor Verslumung zu bewahren, sie mehr oder weniger durchgreifend zu erneuern, darf also nicht einfach deshalb in Frage gestellt werden, weil dies – und keineswegs nur dies allein – einer Fortsetzung der Randwanderung Vorschub leistet. Entscheidungsspielraum besteht, was die Folgen städtebaulicher und wohnungspolitischer Eingriffe in Altbauquartiere für die Randwanderung betrifft, lediglich hinsichtlich der Intensität und des

---

[2]) Vgl. ARRAS, H. E.: Wohnungspolitik und Stadtentwicklung, Teil I: Klischees – Probleme – Instrumente – Wirkungen – Rahmenbedingungen. In: Schriftenreihe „Städtebauliche Forschung" des Bundesministers für Raumordnung, Bauwesen und Städtebau, Band 03.084, Bonn 1980, insbesondere Seite 35 ff.

[3]) Vgl. auch VON ROHR, H.-G.: Alle sprechen von Stadtflucht – wie lange noch? In: Städte- und Gemeindebund 1979, Heft 8, Seite 252–254.

[4]) Vgl. KREIBICH, V.: Die funktionale Differenzierung der Verdichtungsräume als Determinante sozialräumlicher Segregation. In: Tagungsberichte und Abhandlungen des Deutschen Geographentages in Mainz 1977, Wiesbaden 1978.

städtebaulichen Charakters dieser Eingriffe. Die hier zur Verfügung stehenden Alternativen sind deshalb im folgenden Kapitel zu schildern, bevor darauf aufbauend auf ihre Wanderungsbedeutsamkeit einzugehen ist.

7.2 Städtebauliche Problemlösungsansätze

Die Ansatzpunkte, die von seiten des Städtebaus zur Lösung der gezielten Probleme zur Verfügung stehen, wurden in Stichworten bereits genannt:

– Modernisierung

– Wohnumfeldverbesserung

– strukturerhaltende, „behutsame" Sanierung

– strukturverändernde Sanierung.

Damit sind die großen Maßnahmenbündel bezeichnet, die bei der Zusammensetzung zu gebietsbezogenen Erneuerungs- bzw. Problemlösungsstrategien in typischen Kombinationen auftauchen:

Strategie 1: Modernisierungsmaßnahmen ohne zusätzliche Maßnahmen

Strategie 2: Koppelung von Modernisierung und Wohnumfeldverbesserung

Strategie 3: Strukturerhaltende Sanierung in enger Verzahnung mit Modernisierung und Wohnumfeldverbesserung

Strategie 4: Strukturverändernde Sanierung mit umfassenderem Neubau auf den Flächen abgebrochener Gebäude.

Die *erste Strategie* wird am stärksten von privater Initiative bzw. von der Initiative der gemeinnützigen Wohnungsunternehmen getragen. Das „strategische" Handeln der kommunalen Dienststellen beschränkt sich hier auf die Abgrenzung der Modernisierungsschwerpunkte. Es gibt jedoch zahlreiche Beispiele dafür, daß größere, meist gemeinnützige Wohnungsunternehmen auch außerhalb der Modernisierungsschwerpunkte modernisieren, sofern Förderungsmittel erhältlich sind (z.B. unter der Rubrik „Energieeinsparung" für laufende Fenstererneuerungen). In attraktiven Altbaugebieten mit Mietern höherer Einkommensgruppen sind Modernisierungen ohnehin häufig finanzierbar und auf die Mieten umlegbar, ohne daß Förderungsmittel in Anspruch genommen werden. Eine besondere Rolle spielt in diesen Gebieten die Umwandlung von Miet- in Eigentumswohnungen, die seit § 7b EStG auch den Erwerb von Altbauwohnungen begünstigt.

Der Einsatz von wohnumfeldverbessernden Maßnahmen ist isoliert kaum zu beobachten. Die Bezeichnung der *zweiten Strategie* bezieht sich deshalb sofort auf die Kombination mit der Modernisierungsförderung. Dies hängt mit der Zielsetzung der Wohnumfeldverbesserung zusammen. Sie hat sich als eigenständiger Ansatz in dem Maße durchgesetzt, wie spürbar wurde, daß mit dem im und am Haus ansetzenden Modernisierungsinstrumentarium noch nicht genug für eine kontinuierliche Bevölkerungsentwicklung und insbesondere Investitionstätigkeit der Hausbesitzer getan ist. Wohnumfeldverbesserung wird somit gezielt zur Flankierung von Modernisierungsmaßnahmen eingesetzt. Dies schließt nicht aus, daß z.B. verkehrsberuhigende, straßengrünbezogene oder kommunikationsfördernde Maßnahmen im Einzelfall auch außerhalb von Modernisierungsschwerpunkten oder Sanierungsgebieten durchgeführt werden.

Die strukturerhaltende Sanierung – die *dritte Strategie* – mit Immissionsabbau, Hofentkernung, Ersatz einzelner nicht haltbarer Gebäude, Schaffung von Kommunikationseinrichtungen etc. ist wiederum ohne das Instrumentarium der Modernisierung und der Wohnumfeldverbesserung gar nicht denkbar. Wohnumfeldverbessernde Maßnahmen sind im Gegenteil sogar in der Regel im

Rahmen von Sanierungsmaßnahmen entwickelt und getestet worden. Derzeit laufende Bemühungen zur Novellierung des Städtebauförderungsgesetzes zielen darauf ab, die Kombination von Modernisierung und Wohnumfeldverbesserung als „einfache Erneuerung" zum Regelfall des Einsatzes der Instrumente des Städtebauförderungsgesetzes werden zu lassen.

Auch die *vierte Strategie,* die stärker in die gewachsenen Strukturen eingreifende Sanierung, ist – außer in Ausnahmefällen – nur in Kombination aller zur Verfügung stehenden städtebaulichen Maßnahmenbündel konzipierbar.

Mehr als die vier genannten Strategien des Mitteleinsatzes sind, sofern man Sonderfälle unberücksichtigt läßt, also nicht definierbar. Allerdings werden diese Strategien im Einzelfall des zu entwickelnden Quartiers oder Stadtteils durch Konzepte ausgefüllt, die hinsichtlich der Nutzungskonkurrenz zwischen Wohnen und tertiärem Sektor deutlich unterscheidbare Prioritäten setzen können. Ob ein Sanierungsgebiet, in dem die dritte Strategie angewendet wird, unmittelbar in der Nachbarschaft eines Stadtzentrums oder eines Industriegebiets liegt, hat sehr unterschiedliche Konsequenzen für die von den wohnungsbezogenen Maßnahmen ausgehenden Wanderungsimpulse. Darauf wird noch einzugehen sein.

Abschließend sei nur noch auf die Häufigkeit der beschriebenen Strategien hingewiesen. Auch wenn keine flächendeckenden Analysen vorliegen, so scheint sich doch der Eindruck zu bestätigen, daß die Häufigkeit von Strategie 1 in Richtung auf Strategie 4 immer mehr abnimmt. Etwas anderes ist auch kaum zu erwarten, da in der gleichen Richtung die Kostenträchtigkeit der Maßnahmenverwirklichung eindeutig zunimmt. Streiten könnte man darüber, ob Strategie 2, die ja Strategie 1 nur um den Einsatz von wohnumfeldverbessernden Maßnahmen ergänzt, nicht doch am häufigsten vorkommt. Dabei darf jedoch nicht übersehen werden, daß Strategie 1 gerade in den größeren Großstädten flächenhaft in den verdichteten Wohngebieten der Zwischenkriegszeit und der fünfziger Jahre eingesetzt wird, in denen z.Z. noch keine besonders große Notwendigkeit oder aber Möglichkeit besteht, die Modernisierung mit wohnumfeldverbessernden Maßnahmen zu flankieren. Auch die oben bereits erwähnten wilhelminischen Altbaugebiete, die für zahlungskräftige Mietergruppen attraktiv sind oder gemacht werden, kommen vielfach ohne Wohnumfeldverbesserung aus. Es handelt sich oft um ehemals gutbürgerliche Quartiere, die durchaus unverbaute Innenhöfe, Alleen mit altem Baumbestand oder die eine oder andere Grünanlage besitzen.

Nicht unerwähnt bleiben sollte allerdings, daß auch die „Null-Strategie" keineswegs selten ist. Der Verzicht auf jegliche Maßnahmen kann das Ergebnis davon sein, daß ehemals zur Flächensanierung vorgesehene Quartiere im Verlaufe der vergangenen 10 Jahre im Widerstreit mit den Bewohnern in ihrer Konzeption umgestellt worden sind oder immer noch nicht darüber entschieden ist. Häufiger handelt es sich jedoch um Wohngebiete, die man bisher aus Kostengründen noch nicht hat in Angriff nehmen können, in denen jedoch private Initiativen weitgehend fehlen[5].

Schließlich ist auch darauf hinzuweisen, daß die vorgenommene grobe Unterscheidung einzelner Strategien immer theoretisch bleiben muß. In Städten einer Größenordnung von weniger als 300 000 Einwohnern ist davon auszugehen, daß die einzelnen strategischen Ansätze vielfach kleinräumig vermischt zu beobachten sind. In den Millionenstädten auf der anderen Seite ist die Anwendung einzelner Strategien, ja manchmal einzelner Maßnahmen, vielfach flächenhaft „in Reinkultur" festzustellen.

---

[5] Vgl. GEWOS GmbH: Ökonomische Analyse der Veränderungen im Bestand der Altbauwohnungen in Großstädten. In: Schriftenreihe „Raumordnung" des Bundesministers für Raumordnung, Bauwesen und Städtebau, Band 07.004, Bonn 1978.

7.3 Erneuerungsmaßnahmen in Altbaugebieten und ausgelöste Wanderungsimpulse

Abbildung 1 verdeutlicht, wie vielfältig wanderungsbedeutsame Impulse sein können und wie entsprechend vielfältig Maßnahmen sein können, die Wanderungsimpulse auslösen[6]). Aufgabe dieses Kapitels ist, die vorangehend skizzierten Erneuerungsstrategien hinsichtlich ihrer Maßnahmekombinationen in ihrer Wanderungsbedeutsamkeit zu beschreiben.

Strategie 1: Modernisierung

Die Strategie 1 beschränkt sich auf am Gebäude und an der Wohnung ansetzende Modernisierungsmaßnahmen. Die Diskussion, in welchem Umfang dadurch Wanderungen ausgelöst werden, beschäftigt sich primär mit dem Ausmaß der modernisierungsbedingten Verdrängungseffekte. Diese werden sehr kontrovers gesehen: Scharfe Kritik wegen sozial untragbarer „Herausmodernisierung" langjähriger Mieter steht der Auffassung gegenüber, daß Modernisierung einen eher stabilisierenden Einfluß auf die Bevölkerungsstruktur habe.

Diese Gegensätzlichkeit ist Ausdruck der Tatsache, daß die modernisierungsbedingten Wanderungsimpulse selbst gegeneinander gerichtet sind:

– Einerseits erhöht die Beseitigung von Mängeln, das Verbessern der Ausstattung, das Erhöhen der Bequemlichkeit oder ggf. das Vergrößern der Wohnfläche zweifellos die Seßhaftigkeit. Bestehende, von schlechter Ausstattung oder Erhaltung ausgehende Überlegungen, die Wohnung zu wechseln, werden aufgeschoben oder gänzlich gegenstandslos.

– Andererseits wirken Modernisierungsmaßnahmen mobilisierend, indem die Miete erhöht wird, Unbequemlichkeiten in Kauf genommen werden müssen oder sogar eine zwischenzeitlich andere Unterbringung erforderlich ist.

Je nachdem, in welcher Relation also mobilisierende und stabilisierende Impulse zueinander stehen, muß die Frage von Verdrängungseffekten völlig verschieden beantwortet werden. Zwei Extreme sind zum einen sehr häufig und zum anderen auch die Beispiele, mit denen gemeinhin argumentiert wird, nämlich

a) die von privaten, nicht gemeinnützigen Hausbesitzern veranlaßte Intensivmodernisierung, deren erster Schritt die Kündigung sämtlicher Mietverträge ist;

b) die von gemeinnützigen Wohnungsgesellschaften vorgenommene schrittweise Modernisierung der Küchen, Bäder und Heizungen, die von vornherein organisatorisch darauf zugeschnitten ist, daß die Mieter ihre Wohnungen nicht verlassen.

Die staatliche Modernisierungsförderung wird weitaus am stärksten in der Form des zweitgenannten Extrems in Anspruch genommen, z.B. in den Beständen der 20er, 30er und 50er Jahre. Dabei hat sich bestätigt, daß von der Modernisierung keine mobilitätsverstärkenden Effekte ausgehen, da sich die modernisierungsbedingten Mietsteigerungen in angemessenen Grenzen halten müssen. Dennoch gibt es auch in solchen Quartieren selbstverständlich erhebliche Mobilität. Die von der Modernisierung beeinflußbaren Wanderungsimpulse sind jedoch nur ein kleiner Teil derer, die wanderungsentscheidend werden können (vgl. Abb. 1).

Das erstgenannte Extrem ist, allein aufgrund seines hohen Kapitalbedarfs, zwar meist sehr spektakulär, dennoch jedoch nur relativ selten. Wesentlich häufiger sind diejenigen Modernisierungsmaßnahmen, in denen zwar keine Kündigungen ausgesprochen werden, jedoch über die

---

[6]) Entnommen aus: VON ROHR, H.-G.: Intraregionale Wanderungen in ihrem Einfluß auf die Entwicklung in Verdichtungsräumen – Erklärungsansätze und Trendszenarien. In: Schriftenreihe „Raumordnung" des Bundesministers für Raumordnung, Bauwesen und Städtebau, Band 06.029, Bonn 1978, S. 21.

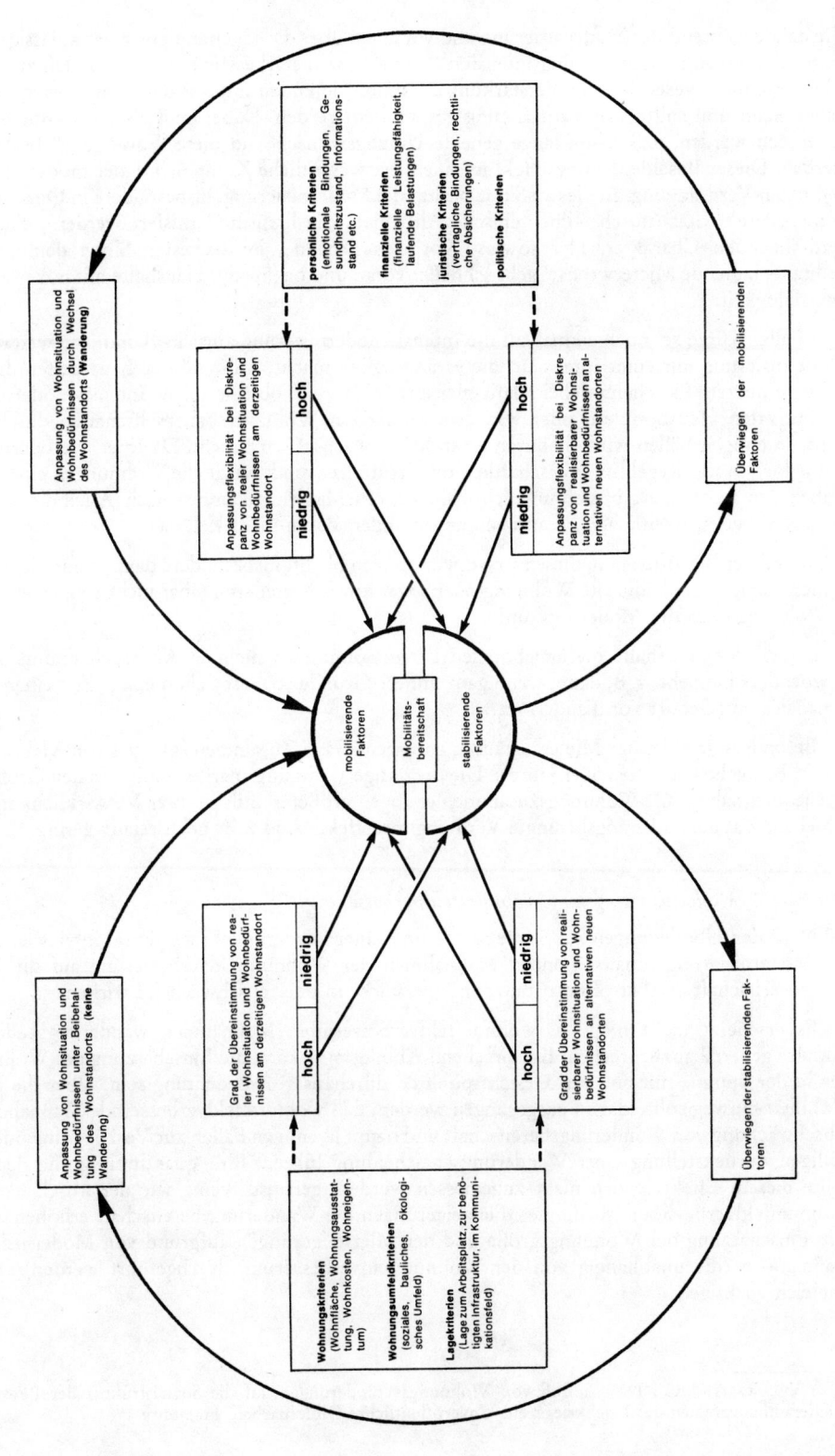

Abb. 1   *Modell der individuellen Wanderungsentscheidung*

Umstände während der Modernisierung und vor allem über die angekündigte, zwar zulässige, jedoch wegen der hohen Modernisierungsintensität eben doch sehr starke Mieterhöhung ein Umzug bewirkt oder zumindest wesentlich zur Verstärkung der mobilisierenden Impulse beigetragen wird. In diesen Fällen kann und sollte von Verdrängung gesprochen werden. Dabei muß als vollkommen normal angesehen werden, daß schon lange gehegte Umzugswünsche auf diese Weise „nur" beschleunigt werden. Dieser Beschleunigungseffekt ist eine ganz wesentliche Komponente der modernisierungsbedingten Verdrängung. In diesem Sinne besitzt die Modernisierung, insbesondere in Quartieren mit hoher Attraktivität (durch wilhelminische Altbauten, die luxusmodernisiert werden), einen stark verdrängenden Charakter. Der sowieso vor sich gehende, im weitesten Sinne demographisch bedingte, laufende Mieterwechsel geht schneller voran und begünstigt Haushalte mit hoher Mietzahlungsfähigkeit.

In aller Kürze sei noch einmal auf die Intensivmodernisierung zurückgekommen, verstanden als Modernisierung mit einer Intensität, die es unmöglich macht, während der Bauarbeiten die Wohnung zu nutzen. Es scheint dabei relativ gleichgültig zu sein, ob eine solche Intensivmodernisierung von privaten Hausbesitzern oder von gemeinnützigen Wohnungsbaugesellschaften durchgeführt wird. In einigen Fällen wird sie durch einen Mieterwechsel ermöglicht. Da Intensivmodernisierungen jedoch in der Regel nur wirtschaftlich durchzuführen sind, wenn alle Wohnungen eines Hauses einbezogen werden, ergibt sich in jedem Falle ein erheblicher Mieteraustausch. Auch die Bereitstellung von zwischenzeitlichen Ersatzwohnungen ändert daran nicht viel, da

— ein Teil der Betroffenen in diesen Ersatzwohnungen bleibt, insbesondere dann, wenn sie qualitativ nicht schlechter als die alte Wohnvng oder sogar etwas besser sind (aber nicht so gut, wie die alte Wohnung *nach* der Modernisierung),

— ein Teil der Haushalte die angebotenen Ersatzwohnungen nicht in Anspruch nimmt, sondern woanders hinzieht, z.B. dann, wenn ganz andere Gründe sowieso schon einige Zeit einen Umzug nahelegten (Geburt von Kindern z.B.).

Besonders groß ist der Mieteraustausch naturgemäß bei Zusammenlegungen von Kleinwohnungen, z.B. solche der ersten 50er Jahre[7]. Die derzeitige Wohnungsmarktsituation in den Großstädten legt jedoch nahe, z.Z. Wohnungszusammenlegungen größeren Stils in ihrer Verwirklichung aufzuschieben. Zusammenlegungsbedingte Verdrängungseffekte sind z.Z. noch relativ gering.

Strategie 2: Modernisierung und Wohnumfeldverbesserung

Nach den Überlegungen zur Strategie 1 kann es hier nur um die Frage gehen, inwieweit die über die Modernisierung hinausgehenden Maßnahmen der Wohnumfeldverbesserung auf die Wanderungsbereitschaft der betroffenen Bewohner verstärkend oder abschwächend wirken.

Es erscheint nicht möglich, wohnumfeldverbessernden Maßnahmen wanderungsbedeutsame Impulse generell abzusprechen. Entsprechend Abbildung 1 kann die Einschätzung des Wohnumfeldes in der Summe mit anderen Gesichtspunkten durchaus von Bedeutung sein. Über die gesamte Mobilität hinweg sollte davon ausgegangen werden, daß wohnumfeldverbessernde Maßnahmen zur Abschwächung von Wanderungsbereitschaft und damit in einigen Fällen zur Verzögerung oder sogar völligen Zurückstellung einer Wanderungsentscheidung führen. Eine quantitativ große Bedeutung sollte diesem Effekt jedoch nicht zugemessen werden, genauso wenig wie der Möglichkeit, daß wohnumfeldverbesserungsbedingte Mietsteigerungen die Wanderungsbereitschaft erhöhen können. Die Einschätzung der Wohnungsgröße und der Mietsteigerungen aufgrund von Modernisierungsmaßnahmen (die unabhängig von der Wohnumfeldverbesserung durchgeführt werden) erscheint ungleich wichtiger.

---

[7]) Vgl. RADTKE, G.: Der Einfluß von Wohnungsveränderungen auf die Sozialstruktur der Bewohner in Wiederaufbaugebieten der Nachkriegszeit. Unveröffentlichte Diplomarbeit, Hamburg 1981.

Strategie 3: Strukturerhaltende Sanierung

Prinzipiell können auch hier keine grundsätzlich anderen wanderungsbeeinflussenden Impulse auftauchen, als bisher beschrieben wurden. Diese dritte Erneuerungsstrategie wurde ja gerade so definiert, daß wohnungs- und wohnumfeldbezogene Maßnahmen im Vordergrund stehen (vgl. Kapitel 7.2). Das Besondere sind ihre gebietsspezifische Konzentration und in der Regel hohe Kapitalintensität. Die Entleerung von Blockinnenbereichen, die Umgestaltung von Straßenflächen, die Auslagerung störender Betriebe, die Erhaltung schützenswerter Gebäude oder zumindest ihrer Fassaden, die Ergänzung stadtteilbezogener Sozialinfrastruktur und vieles andere mehr – alles also Maßnahmen, die sich im weitesten Sinne unter Wohnumfeldverbesserung zusammenfassen lassen – führen je nach städtebaulicher Konzeption und räumlicher Zusammenführung aller Finanzierungsmöglichkeiten dazu, daß zumindest den wohnumfeldverbessernden Maßnahmen eine größere, mittelbare Wanderungsbedeutsamkeit zugemessen werden muß. Allein die ausführliche Diskussion der Konzeption und der Ergebnisse in der Öffentlichkeit führt zu einem Anheben des Images und zum Wunsch, dort zu wohnen. Dies gilt gerade für zahlungskräftigere Gruppen. Zur Mobilitätssteigerung durch eine relativ intensive Modernisierung kommt also der zusätzliche Effekt einer durch neue Mietergruppen ergänzten oder sogar geprägten Wohnungsnachfrage, was auf diesem Wege auch in vielen Fällen die Mietsteigerungen mittelfristig an die Obergrenze des rechtlich Zulässigen treibt.

Es wäre allerdings unzulässig, daraus undifferenziert zu folgern, Sanierungsmaßnahmen nach dem Städtebauförderungsgesetz würden zu einer Verdrängung der alteingesessenen Bevölkerung führen. Zum einen muß die Art und Weise der Abgrenzung der förmlich festgelegten Gebiete beachtet werden. Sehr häufig sind größere Areale einbezogen, in denen nur Modernisierung sowie einige kleinere Maßnahmen der Wohnumfeldverbesserung betrieben werden, womit tiefgreifendere Maßnahmem an dem einen oder anderen Sanierungsschwerpunkt – einzelne Straßenzüge oder Kreuzungen, Plätze etc. – wesentlich flankiert werden.

Innerhalb der Sanierungsgebiete sind also räumliche Unterschiede zu beachten. Verdrängungseffekte lassen sich vielfach nur an einigen Brennpunkten nachweisen.

Zum anderen sieht gerade das Instrumentarium des Städtebauförderungsgesetzes die Förderung spezieller Ersatzbaumaßnahmen vor, die innerhalb oder in unmittelbarer Nähe der Sanierungsgebiete liegen. Die Durchführung von Intensivmodernisierungen oder sogar der vereinzelte Abriß von Wohngebäuden führen also noch nicht zur Verdrängung aus dem Wohngebiet. Schließlich muß beachtet werden, daß Sanierungsgebiete vielfach gerade deshalb als solche ausgewiesen werden, weil sie anderenfalls zu verkommen drohen und dadurch bedingt bereits *vor* Maßnahmenbeginn eine sehr hohe Mobilität unter den in der Regel einkommensschwachen Mietern, vielfach Ausländern, festzustellen ist. In diesen Fällen kann gar nicht unbedingt von einer Mobilitätssteigerung durch den Einsatz von Modernisierungs- oder Wohnumfeldverbesserung gesprochen werden. Ein Verdrängungseffekt entsteht in solchen Fällen dadurch, daß die Sozialstruktur, die sich weit überwiegend aus Haushalten der verschiedensten Gruppen mit niedrigen Einkommen zusammensetzt, durch Haushalte mit etwas höherem Einkommen ergänzt wird. Unter dieser Voraussetzung sollte „Verdrängung" nicht a priori negativ bewertet werden.

Die bisherigen Aussagen galten unter der Prämisse hohen Kapitaleinsatzes in Sanierungsgebieten. Die derzeitige und mittelfristig absehbare Finanzlage von Bund, Ländern und Gemeinden wird jedoch immer stärker dazu führen, daß Sanierungsmaßnahmen bevorzugt werden, die auch mit kleinerem Mitteleinsatz zu bewältigen sind (vgl. „einfache Erneuerung", siehe oben). Dadurch wird die Gefahr von Verdrängungen zweifellos geringer.

Strategie 4: Umfassende, strukturumbrechende Sanierung

Diese Art der Sanierung, mit erheblichen Wohngebäudeabrissen und/oder Neubauten verbunden, führt zu einem auch äußerlich völlig neuen Charakter des Sanierungsgebietes. Die Definition dieser Erneuerungsstrategie bringt es bereits mit sich, daß hier eine Diskussion der ausgelösten

Wanderungsimpulse überflüssig ist. Hier wird nur der Vollständigkeit halber diese Strategie erwähnt. Die 70er Jahre waren dadurch gekennzeichnet, daß sich in allen Großstädten die Erkenntnis durchsetzte, daß sogenannte „Flächensanierungen" mit den Zielen einer behutsamen, die Eigenart der Stadtteile erhaltenden Stadterneuerung nicht in Einklang zu bringen sind. Flächensanierungen sind heute Ausnahmeerscheinungen, bedingt durch ungewöhnliche Ausgangsumstände.

7.4 Beeinflußte Wanderungsströme

Schon in den vorangehenden Ausführungen wurde eine Tatsache berührt, die für die in diesem Kapitel zu beantwortende Frage von grundlegender Bedeutung ist: Auch wenn überhaupt keine wohnungs- und städtebaupolitischen Maßnahmen angesetzt würden, auch wenn nicht einmal die Hauseigentümer eigeninitiativ mehr tun würden, als den Wohnungsbestand – theoretisch angenommen – laufend in exakt demselben Zustand zu halten, den er derzeit hat, auch dann würde es Wanderungsströme erheblichen Umfangs geben. Die Ursachen dieser Wanderungen sind lebenszyklusbedingt (vgl. Beitrag SCHMID in diesem Band). In diesem Zusammenhang sind die weitaus wichtigsten Wanderungsursachen zu finden, wie:

– Auszug aus dem Haushalt der Eltern

– Heirat/Scheidung

– wachsende Wohnflächenerfordernisse durch Geburt von Kindern

– Verlassen der Wohnung aus Altersgründen

– wachsende Wohnansprüche durch höhere Mietzahlungsfähigkeit (Aufnahme einer beruflichen Tätigkeit, berufliches Fortkommen)

– sinkende Mietzahlungsfähigkeit durch berufliche Ereignisse

– etc.

Bei Analysen sogenannter Wanderungsmotive, speziell der Gründe für das Verlassen der alten Wohnungen, stecken diese Wanderungsursachen in den verschiedensten Nennungen, keineswegs nur in den meist bereits häufig angeführten „persönlichen Gründen". Auch hinter einer „geringen Wohnungsgröße" oder „geringen Wohnungsqualität" steht als eigentliche Ursache der Wohnungsaufgabe vielfach einer (oder mehrere) der genannten wohnungsunabhängigen Faktoren.

In Altbaugebieten führen allein diese Zusammenhänge in der Regel schon zu einem negativen Wanderungssaldo[8]). Daran ändert auch die im Normalfall zu beobachtende Tatsache nichts, daß Sterbefälle unter Witwen und Witwern, wie sie in Altbauquartieren sehr häufig sind, im Schnitt zu einer höheren Wohnungsbelegung bei den neuen Mietern der betroffenen Wohnungen führen.

Eine Ausnahme bilden lediglich Quartiere, in denen im Rahmen der üblichen Mobilität die Zahl der Ausländerhaushalte anwächst. Sofern hier ein kumulativer Prozeß einsetzt, also die ausländische Bevölkerung auch deshalb wächst, weil deutsche Haushalte wegen der Ausländer fortziehen, kann hier die Bevölkerungszahl wieder ansteigen, wie Tabelle 1 zeigt.

Der Grund liegt in den niedrigen Wohnflächenansprüchen der ausländischen Bevölkerung oder, anders formuliert, der Bereitschaft zahlreicher Ausländerhaushalte, sich mit im Vergleich zu den Deutschen weniger Wohnfläche zufriedenzugeben. Ob diese Bereitschaft nur vorübergehend ist, entwickelt sich im übrigen zu einer sehr wichtigen stadtentwicklungspolitischen Frage, worauf noch einzugehen sein wird.

---

[8]) Vgl. VON ROHR, H.-G.: a.a.O. (Intraregionale Wanderungen . . .), S. 28 ff.

Tab. 1   *Entwicklung der Einwohner und der Wohnungen in Hamburg-St. Pauli 1972 – 1980*

Jahr	Einwohner	Wohnungen	E/W
1972	30 049	12 515	2,40
1973	29 654	12 613	2,35
1974	28 498	12 611	2,26
1975	27 535	12 590	2,19
1976	26 741	12 610	2,12
1977	26 014	12 609	2,06
1978	25 809	12 599	2,05
1979	26 089	12 511	2,09
1980	26 212	12 495	2,10

Quellen: Bevölkerungs- und Wohnungsfortschreibung zum 31. 12. jeden Jahres.

Diese Vorüberlegungen besagen zusammenfassend, daß die Frage nach der Wanderungsbedeutsamkeit von städtebaulichen und wohnungspolitischen Maßnahmen darauf hinausläuft, in welchem Maße bestehende Wanderungsströme abgeschwächt oder verstärkt werden und wie sich Wanderungssalden dadurch verändern. Die Aussagen des vorangehenden Kapitels lassen bereits ziemlich konkrete Antworten auf diese Frage zu:

a) Schrumpfende Haushalte bleiben seßhaft oder werden wieder seßhaft, somit werden weniger Zuzugschancen gegeben: Zuzugsströme werden, was diesen Effekt betrifft, tendenziell vermindert.

b) Haushalte werden durch Maßnahmen, die eine Verminderung der Zahl der Wohnungen zur Folge haben, verdrängt: Fortzugsströme werden tendenziell vergrößert, ohne daß dem Zuzüge gegenüberstehen.

c) Größere Haushalte werden durch kleinere Haushalte ersetzt: Negative Wanderungssalden werden unterstützt.

Gerade die letztgenannte Feststellung gilt allerdings nur, wenn sich der Ausländeranteil an den Haushalten nicht wesentlich erhöht. Unter dieser Voraussetzung wird der Austausch größerer Haushalte gegen kleinere durch Modernisierung und Wohnumfeldverbesserung gerade in Altbauquartieren mit einem hohen Anteil privaten Grundbesitzes und mit relativ guter Lage und Erhaltung eindeutig gefördert. Es sind insbesondere die relativ gutverdienenden Ein- und Zweipersonenhaushalte, die hier verstärkt auftauchen und im übrigen auch wieder vielfach abwandern, bevor oder kurze Zeit, nachdem sich die Haushalte vergrößern. Es kann unterstellt werden, daß die Haushalte, die hier vor der – meist relativ aufwendigen – Modernisierung wohnten, im Durchschnitt größer waren.

Für Wohnungsbestände der 20er, 30er und 50er Jahre gilt die dritte oben getroffene Feststellung allerdings nicht, zumindest nicht für die Bestände der gemeinnützigen Wohnungswirtschaft. Die Belegungsmodalitäten liegen hier weitgehend fest, so daß Modernisierungsmaßnahmen vielleicht Wanderungen in dem einen oder auch anderen Fall beschleunigen, jedoch nicht zum Nachzug kleinerer Haushalte führen können. Hier gilt vielmehr die erstgenannte Feststellung: Gerade die Durchführung von Modernisierungsmaßnahmen verhindert vielfach, daß Fortzugswünsche verwirklicht werden. Dies betrifft insbesondere die in allen Altbaugebieten sehr zahlreichen alten Menschen. Viele Modernisierungsmaßnahmen machen das Leben in Altbauwohnungen wesentlich bequemer. Das Extrembeispiel ist die heute bereits fast überall vollzogene Umstellung von Ofenheizung auf Zentralheizungssysteme. Aber auch die Modernisierung von Küche und Bad führt vielfach zu erheblichen physischen Erleichterungen. Die Wohnungen bleiben für kranke oder gebrechliche alte Menschen länger bewohnbar.

Aber auch für Haushalte, aus denen die Kinder herausziehen, gilt die Verstärkung der Seßhaftigkeit. Mit dem Auszug der Kinder ist mehr oder weniger unmittelbar eine finanzielle Entlastung der geschrumpften Haushalte verbunden. Zum einen nimmt die Frauenerwerbstätigkeit an diesem Punkt der Haushaltsentwicklung zu, zum anderen sinken, ggf. mit einiger Verzögerung, die Ausgaben für die Kinder. Zahlreiche Haushalte können sich erst jetzt eine „schöne" Wohnung oder gar ein Haus leisten. Wenn zugleich jedoch Modernisierungsmaßnahmen das Haus und die Wohnung in einen ansprechenden Zustand versetzt haben und wohnumfeldverbessernde Maßnahmen ergriffen wurden, entwickelt sich eine Tendenz zur Rückstellung der Wanderungsabsicht, zumal bei engem Wohnungsmarkt und/oder hohen Kapitalkosten.

Schließlich zur zweiten Feststellung: Sie ist im Grunde eine Binsenweisheit. Im Zusammenhang mit den durch Sanierung, Modernisierung und von Wohnumfeldverbesserungen ausgelösten Wanderungen ist jedoch der Hinweis wichtig, daß der Maßnahmeneinsatz beinahe zwangsläufig damit verbunden ist, daß Wohnungen ersatzlos verlorengehen (Wohnungszusammenlegungen, Maßnahmen der Entdichtung im weitesten Sinne, Notwendigkeit zusätzlicher Verkehrs- oder Freiflächen).

Nach diesen immer noch sehr generellen Überlegungen ist nun zur Richtung der Wanderungsströme zu kommen und zu fragen, wie sie durch den Einsatz wohnungs- und städtebaupolitischer Instrumente beeinflußt wird. Dazu ist es notwendig, kurz zu definieren, wie Wanderungsströme bzw. ihre Salden überhaupt zustande kommen. Es gibt, zumindest bei über alle Teilmärkte angespanntem Wohnungsmarkt, überhaupt „nur" drei erklärende Variablen:

a) Veränderungen in der räumlichen Verteilung der Wohnungen eines einzelnen, relativ homogenen, qualitativ definierten Wohnungsteilmarktes

b) die Tatsache, daß die räumliche Verteilung der Wohnungen „benachbarter" qualitativer Wohnungsteilmärkte, zwischen denen also Teile der Wohnungsnachfrage bei Vergrößerung/Verkleinerung der finanziellen Belastbarkeit und/oder der Ansprüche wechseln, verschieden ist

c) die nur durch Ausnahmen widerlegte Tatsache, daß der mobilitätsbereite Haushalt über alternative Wohnungen bzw. ihr Wohnumfeld mit zunehmender Entfernung zum jetzigen Wohnort abnehmend gut informiert ist und daß er, bei ansonsten absolut gleichwertigen Alternativen, die nächstgelegene wählt.

Mit diesen drei Variablen sind zwanglos die zwei Hauptzielrichtungen intraregionaler Wanderungsströme zumindest im Grundprinzip zu erklären, nämlich:

– die räumlich diffuse, nicht zu räumlichen Umgewichtungen oder generellen Verlagerungen führende Nachbarschaftswanderung zwischen benachbarten Quartieren oder Stadtteilen

– die zwar ebenfalls diffuse, per Saldo jedoch deutlich erkennbare Randverlagerung der Bevölkerung.

. Was den Einfluß des Einsatzes städtebaulicher und wohnungspolitischer Instrumente betrifft, wird im folgenden die These vertreten, daß primär die erste dieser Wanderungskategorien, nicht die zweite berührt wird. Diese These läßt sich z. Z. nicht empirisch belegen. Sie erscheint jedoch für alle drei oben unterschiedenen Verstärkungs- oder Abschwächungseffekte plausibel:

a) Es wurde darauf hingewiesen, daß Modernisierungsmaßnahmen tendenziell zu anhaltender Seßhaftigkeit von Haushalten führen. Dieser Zusammenhang ist, was die formulierte These betrifft, neutral.

b) Für den Mieterwechsel, der mit einem Austausch größerer gegen kleinere Haushalte verbunden ist, scheint die These zuzutreffen. Selbstverständlich ziehen dabei sehr viele der größeren Haushalte in randlicher gelegene Stadtteile. Entscheidend ist jedoch der Wunsch, Wohnungen ganz anderer Qualität und Größe zu nutzen, von denen es in den Altbauquartieren bei weitem nicht genug gibt. Die Randwanderung ist dadurch zwangsläufig per Saldo vorgezeichnet. Hier kann nicht ohne weiteres von maßnahmebedingter Mobilitätssteigerung gesprochen werden. Das

wäre nur dann der Fall, wenn bei Mietern, die mit ihrer Wohnung „im Prinzip ganz zufrieden" sind, im Verlaufe eines mehr oder weniger langen Zeitraums
- durch physische Belastungen (Lärm etc.)
- durch Mietsteigerungen
- durch Veränderungen in der Sozialstruktur und im Charakter des Hauses oder der Straße
die Bereitschaft wächst, einen Umzug – ggf. gezwungenermaßen – zu verwirklichen. Haushalte, die einen solchen Prozeß durchmachen, sind überwiegend drei Gruppen zuzuordnen: Alte, Ausländer und Junghaushalte. Für alle drei Gruppen kann unterstellt werden, daß sie Alternativen primär im gleichen Wohnungsteilmarkt suchen und daß sie in ihrer näheren Umgebung die meisten Informationen über den Wohnungsmarkt besitzen.

c) Ähnliches gilt für verdrängte Haushalte, die ihre Wohnung allein deshalb wechseln müssen, weil die alte Wohnung aufgelöst wird. Sie bleiben im übrigen schon deshalb tendenziell im gleichen Wohnungsteilmarkt, weil sie häufig mit Unterstützung der Stadt oder der Maßnahmeträger neue Wohnungen in der näheren Umgebung nachgewiesen bekommen.

Insgesamt ist noch einmal zu unterstreichen, daß in der Vielzahl von Wanderungen mit den unterschiedlichsten auslösenden Faktoren und vor allem den unterschiedlichsten zeitlichen Abläufen, in denen die Wanderungsbereitschaft entsteht und schließlich in konkrete Umzüge umgesetzt wird, eine Trennung von im Sinne dieses Beitrages maßnahmebedingten und maßnahmeunabhängigen Wanderungen gar nicht möglich ist. Trennen lassen sich nur maßnahmebedingte und maßnahmeunabhängige Impulse. Welche überwiegen, ist bei dem größten Teil der Wanderungen nur schwer festzustellen. Ein direkter Zusammenhang zwischen Maßnahmeeinsatz und Abwanderung in die Randzonen einer großstädtischen Agglomeration ist mit Sicherheit weder in positiver noch in negativer Weise konstruierbar.

7.5 Ausblick

Eine zentrale Annahme der vorangehenden Kapitel ist, daß, abhängig oder unabhängig von Sanierung, Modernisierung und von Wohnumfeldverbesserung, die Wohnungsbelegung und damit die Aufnahmefähigkeit der Altbauwohnungsbestände für Einwohner sinkt.

Es stellt sich die Frage, ob dies immer so weitergehen kann. Läßt man aus der durchschnittlichen Betrachtung leerstehende oder nur als Zweitwohnung genutzte Wohnungen heraus, so erscheint die Überlegung zwingend, daß das Minimum der durchschnittlichen Wohnungsbelegung von Altbauwohnungsbeständen gemessen in Einwohnern je Wohnung ein deutliches Stück oberhalb von 1,0 liegen muß. Daran ändert auch nichts, daß nach wie vor kontrovers diskutiert wird, in welchem Ausmaße die Wohnflächenansprüche je Einwohner, die bisher relativ kontinuierlich angewachsen sind, weiter steigen werden[9]).

Bei Altbauwohnungsbeständen (bis ca. 1960 gebaut), die bereits seit einiger Zeit durch schrumpfende deutsche Haushalte charakterisiert sind, könnte man bereits für die nahe Zukunft annehmen, daß die Abnahme der Wohnungsbelegungsquote ein Ende findet. Dies wäre die Folge eines verstärkten Generationenwechsel, verbunden mit dem Austausch zahlreicher Einpersonenhaushalte gegen Zweipersonen- oder auch größere Haushalte.

---

[9]) Vgl. HECKING, G., KNAUSS, E. und SEITZ, U.: Zur Expansion der Wohnflächennachfrage. In: Informationen zur Raumentwicklung, Heft 5/6 1981 (Regionale Aspekte der Wohnungspolitik), S. 303–321; sowie WOLF, J.: Wohnungsmarkt und Wohnsiedlungsflächenbedarf. In: Informationen zur Raumentwicklung, Heft 5/6 1981 (Regionale Aspekte der Wohnungspolitik), S. 323–349.

Diese Überlegung ist jedoch von der Wirklichkeit der letzten Jahre bereits überholt worden. Derartige Witwen- und Witwerwohngebiete zeichnen sich in sehr vielen Fällen längst durch einen teilweise erheblichen Anstieg der Ausländerbevölkerungszahlen aus. Das Beispiel in Tabelle 1 bezieht sich auf Hamburger Wohngebiete, die aufgrund ihrer sehr einseitigen Belegungsentwicklung in Teilgebieten beinahe klassische Witwen- und Witwerwohngebiete sind bzw. waren. Für diese Gebiete ist absehbar, daß gerade der hohe Anteil der Ausländerhaushalte mit zahlreichen Kindern unterschiedlichsten Alters in einiger Zeit dazu führen wird, daß die Belegung erneut sinkt. Dies ist dann der Fall, wenn die „zweite" Ausländergeneration in das haushaltsfähige Alter kommt und der Wohnungsmarkt eine Haushaltsgründung auch zuläßt.

Bezogen auf die Gesamtheit der Altwohnungen einer Großstadt bedeutet dies, daß gerade das Anwachsen der Ausländerzahlen – und dies insbesondere in den Kinder- und Jugendlichen-Jahrgängen – bereits jetzt die auch langfristig weitere Abnahme der durchschnittlichen Wohnungsbelegung vorprogrammiert, die auch in der derzeitigen Phase der Ausländerzunahme in den Großstädten nicht unterbrochen, wohl aber etwas abgeschwächt stattfindet. Diese Annahme wird von der Überlegung gestützt, daß sich die großstädtischen Wohnungsmärkte in den 90er Jahren möglicherweise spürbar entlasten werden. Dies erlaubt die Vermutung, daß spätestens dann Haushaltsgründungen auch für junge Ausländer wieder etwas leichter in eigenen Wohnungen möglich sein werden. Es ist möglicherweise dann auch wieder in stärkerem Maße als z.Z. für alle Gruppen der Bevölkerung möglich, größere Wohnflächen bei Bedarf zu realisieren. Dabei sind allerdings die Probleme

– der insbesondere in den 80er Jahren vermutlich besonders schwierigen Arbeitsmarktsituation

– der steigenden Heizkosten

– des bis dahin erheblich angestauten Nachholbedarfs an Instandsetzungen und Modernisierungen in den schlechtesten Altbaubeständen

– der ggf. wieder sinkenden Abrißschwelle mit der Möglichkeit, tiefgreifenden Stadtumbau zu betreiben, sofern er finanzierbar ist,

außer acht gelassen. Die Wirkungen, die sich daraus auf einzelne Wohnungsteilmärkte ergeben können, sind möglicherweise sehr intensiv. Da sie sich teilweise gegenseitig aufheben, was ihre Bedeutung für intraregionale Wanderungen betrifft, kann keineswegs daraus schon jetzt geschlossen werden, Randwanderungstendenzen würden per Saldo auch in der langfristigen Zukunft weiter unterstützt. Vieles spricht sogar mehr für das Gegenteil[10]).

---

[10]) Vgl. VON ROHR, H.-G.: a.a.O. (Alle sprechen von Stadtflucht . . .).

8. Der Wohnungsneubau in seinem Einfluß auf die räumlich differenzierte Siedlungsentwicklung

von

Lidwina Kühne-Büning, Bochum

Kurzfassung

Seit 1974 verläuft die Neubautätigkeit (gemessen an der Zahl der fertiggestellten Wohnungseinheiten) rückläufig. Diese Entwicklung ist mit einer sektoralen Umschichtung der Neubauproduktion verbunden gewesen, mit der Folge, daß das Neubaugeschehen in den vergangenen Jahren primär vom Eigenheimbau getragen worden ist. Flächenbedarf und Standortaspekte der Nachfrager nach Eigentumsmaßnahmen bzw. der Bauträgergesellschaften gewannen gegenüber dem Mietwohnungsbau stärker an Einfluß auf raumstrukturelle Entwicklungsprozesse. Folgewirkungen ergeben sich sowohl im Bereich der Infrastruktur als auch über Umzugsketten im Wohnungsbestand, die durch Eigentumsbildung ausgelöst werden. Diese strukturellen Verschiebungen in der Bevölkerungsverteilung sind neben der Neubautätigkeit entscheidend für räumliche Entwicklungsprozesse gewesen.

Das räumliche Steuerungspotential im Bereich der Wohnungsneubautätigkeit erweist sich vor dem Hintergrund der Bewegungen im Gesamtbestand an Wohnraum als relativ gering.

Das räumliche Steuerungspotential des direkt subventionierten Wohnungsbaus ist zwar theoretisch hoch, de facto haben räumlich steuernde Prozesse jedoch nicht stattgefunden. Das Instrumentenbündel des subventionierten Wohnungsbaus ist eher an versorgungspolitischen, familienpolitischen und sozialpolitischen Aspekten orientiert. Indirekte Subventionsformen überwiegen, die nicht auf eine raumwirksame Steuerung von wohnungswirtschaftlichen Investitionen ausgerichtet sind. Die Umsetzung räumlicher Aspekte ist mit direkten Subventionsinstrumenten möglich. Die Förderpraxis läßt jedoch aufgrund der stärker durchschlagenden Versorgungsaspekte in konkreten Wohnungsmarktsituationen ein Abweichen von den regionalen Steuerungsansätzen erkennen.

Gliederung

8.1 Neubautätigkeit und räumliches Wirkungspotential

    8.1.1 Eingrenzung der Fragestellung
    8.1.2 Voraussetzungen einer Neubautätigkeit
    8.1.3 „Realisierungsmuster" im Wohnungsneubau und Siedlungsentwicklung
    8.1.4 Räumliches Steuerungspotential des subventionierten Wohnungsbaues
    8.1.5 Umsetzung räumlicher Aspekte in die Wohnungsbauförderung NW 1979 (WFB 1980)

8.2 Entwicklung der Wohnungsneubautätigkeit

    8.2.1 Sektorale Entwicklung
    8.2.2 Regionale Verteilung

8.3 Problemfelder der räumlichen Verteilung des Wohnungsneubaus

8.4 Räumliches Wirkungsraster der Neubautätigkeit

    8.4.1 Methodische Vorbemerkungen
    8.4.2 Siedlungsentwicklung und Verflechtung unterschiedlicher Teilräume
    8.4.3 Neubautätigkeit und regionale Veränderungen

        8.4.3.1 Bevölkerungsumverteilung
        8.4.3.2 Veränderungen in der Nachfrage nach Infrastruktur
        8.4.3.3 Umverteilung der öffentlichen Finanzen

8.5 Faktoren der räumlichen Verteilung der Neubautätigkeit

8.1 Neubautätigkeit und räumliches Wirkungspotential

8.1.1 Eingrenzung der Fragestellung

Neubautätigkeit verändert das Gesamtangebot an Wohnraum innerhalb eines gegebenen Zeitraumes wie folgt:

a) Wohnungsneubau als Ersatz für abgebrochene oder umgewidmete Bausubstanz: Diese Art der Neubautätigkeit führt zu keiner Vergrößerung der Zahl der angebotenen Wohnungseinheiten, sondern zu einer Qualitätsverbesserung des vorhandenen Gesamtangebotes, sofern ältere und schlechtere Bausubstanz ersetzt worden ist. Neubautätigkeit im Rahmen des Ersatzwohnungsbaues wird nur raumwirksam, wenn dieser nicht am alten Standort erfolgt. Sie löst Mobilität nur dann aus, wenn keine Identität von früheren und jetzigen Bewohnern gegeben ist. Die weiteren Ausführungen klammern diese Art von Neubautätigkeit aus[1]).

b) Wohnungsneubautätigkeit, durch die das Gesamtangebot eines regionalen Teilmarktes vergrößert wird: Entsprechend den Standorten dieser Neubautätigkeit ist zu unterscheiden zwischen

    – Neubau in geschlossenen Baugebieten (Baulücken, Wohnungsneubau nach Umwidmung bisher anderweitig genutzter Flächen),

    – Neubau, der auf unbebauter, neu geplanter Fläche stattfindet in Kerngebieten (Innenstadt, Nebenbereichen oder Subzentren), Stadtrandgebieten und Umlandgemeinden.

---

[1]) Das vorliegende amtliche statistische Material zählt jedoch den Ersatzwohnungsbau zum Neubau. Ersatzwohnungsbau ist somit zwangsläufig im nachfolgenden statistischen Material mitenthalten.

Raumwirksamkeit durch Neubautätigkeit ergibt sich im wesentlichen aus:

– der Beanspruchung von Flächen

– den Wirkungen auf die Raumattraktivität

– der räumlichen Bindung von Ressourcen

– der durch sie ausgelösten Bevölkerungsmobilität und Folgewirkungen am aufgegebenen Wohnstandort

– den Folgewirkungen im Bereich der öffentlichen Einnahmen und Ausgaben (insbesondere Infrastruktur).

Dementsprechend sind unter dem Aspekt der Raumwirksamkeit vielfältige Wirkungsabläufe und Wirkungszusammenhänge zu subsumieren, die ihre Differenzierung durch die oben beschriebenen Raumkriterien erfahren.

Die weiteren Ausführungen werden primär nur die Neubautätigkeit berücksichtigen, die auf größeren zusammenhängenden Grundstücksflächen stattgefunden hat bzw. stattfinden kann.

8.1.2 Voraussetzungen einer Neubautätigkeit

Eine Neubautätigkeit ist an eine Vielzahl von Voraussetzungen geknüpft:

a) Am Markt angebotene bebaubare Grundstücke. Die baurechtlichen Gegebenheiten eines regionalen Grundstücksmarktes (bzw. der im Eigentum Bauwilliger sich befindenden Grundstücke) bestimmen die Art des potentiellen Neubauangebotes, wobei die Verteilung der wohnlich zu nutzenden Grundstücke im Raum und die Festlegung von Art und Ausmaß ihrer baulichen Nutzung planerische Absichten zum Ausdruck bringen sollen. (Auf die Problematik in der Anwendung des § 34 BBauG soll hier nur hingewiesen werden.)

b) Wohnungsbauinvestoren, die bereit sind, Neubautätigkeit durchzuführen. Die allgemeinen Rahmenbedingungen für wohnungswirtschaftliche Investitionen sowie die Lokalisierung der Neubautätigkeit bestimmen die Realisierung von Art, Ausmaß und räumlicher Richtung einer Investition. Insbesondere der Lokalisierung wohnungswirtschaftlicher Neuinvestitionen ist bisher relativ wenig Beachtung geschenkt worden.

c) Nachfrager, die das quantitative und qualitative Neubauangebot an seinen Standorten akzeptieren, indem sie durch ihre Mietzahlungsbereitschaft (und/oder -fähigkeit) die Kosten der Investition honorieren.

d) Umfang und Richtung von Neubautätigkeit werden auch durch Akteure auf der politisch-administrativen Ebene beeinflußt.

Neubautätigkeit im hier verstandenen Sinne ist somit das Ergebnis des Zusammenwirkens von vier Akteurgruppen. Jeder der vier Akteure handelt aus seiner speziellen Situation, vor deren Hintergrund wiederum spezielle Transaktionen ablaufen. Einflußfaktoren bestimmen die Situation jedes einzelnen Akteurs, aber auch ihr Verhalten im Transaktionsbereich. In diesem Transaktionsbereich sind vier Komplexe für die Siedlungsentwicklung maßgebend (vgl. Abb. 1)[2]: 1. Marktprozesse (Transaktionen zwischen Nachfragern und Investoren). 2. Interessenabstimmungsprozesse (Transaktionen zwischen Investoren und Politikern). 3. Planungsprozesse (Transaktionen zwischen Investoren und Verwaltung). 4. Zieldurchführungsprozesse (Transaktionen zwischen Politikern und Verwaltung).

---

[2]) SÄTTLER, M. und MÜLLER-TRIMBUCH, J.: Städtebauliche Entwicklung in Siedlungsschwerpunkten. Hrsg.: ILS Dortmund 1980, Bd. 2038 der Schriftenreihe Stadtentwicklung – Städtebau, S. 19.

Abb. 1　　　*Maßgebliche Komplexe des Transaktionsbereiches*
　　　　　　für die Siedlungsentwicklung

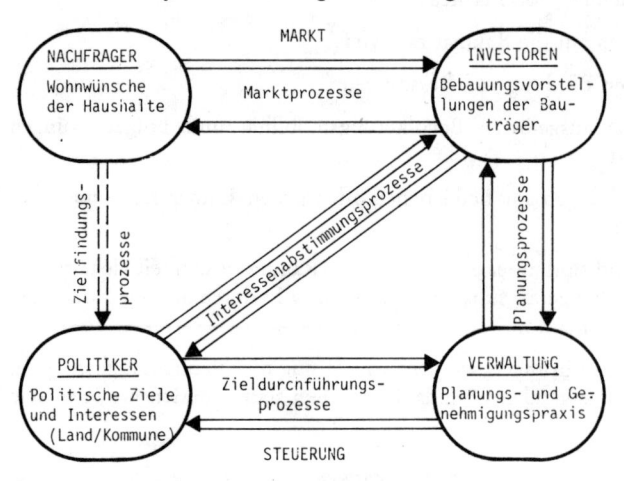

```
        MARKT
NACHFRAGER  ←——————→  INVESTOREN
Wohnwünsche    Marktprozesse    Bebauungsvorstel-
der Haushalte                   lungen der Bau-
                                träger

  │                                    │
Zielfindungs-   Interessenabstimmungsprozesse   Planungsprozesse
prozesse
  │                                    │

POLITIKER   ←——————→   VERWALTUNG
Politische Ziele  Zieldurchführungs-  Planungs- und Ge-
und Interessen       prozesse        nehmigungspraxis
(Land/Kommune)
              STEUERUNG
```

Quelle: SÄTTLER, M. und MÜLLER-TRIMBUCH, J., a. a. O., S. 19.

Bei den Transaktionen zwischen Investor, Verwaltung und Politik berühren sich Marktebene und Steuerungsebene. Die Transaktionen zwischen Investor und Nachfrager und zwischen Politik und Verwaltung stecken den marktmäßigen bzw. institutionellen Rahmen für Transaktionen aus Interessenabstimmungs- und Planungsprozessen ab.

8.1.3 „Realisierungsmuster"[3]) im Wohnungsneubau und Siedlungsentwicklung

Die Komplexität wohnungswirtschaftlicher Neubautätigkeit auf zusammenhängenden Flächen kann vereinfachend dargestellt werden, wenn von zwei „Realisierungsmustern" ausgegangen wird. Sie erklären zusammenhängende Bautätigkeit in retrospektiver Sicht, lassen aber auch realistische Handlungsspielräume regionaler Steuerungsansätze erkennen.

a) Stärker administrativ gesteuerte Bautätigkeit, insbesondere bei der Schaffung neuer Stadtteile und neuer Städte. Durch das Zusammenwirken von Investor – Land/Kommune und Verwaltung wird eine wesentliche *Erweiterung* bestehender Orte bzw. Stadtteile nach Umfang und Struktur oder eine *Neuentwicklung* gezielt angestrebt und realisiert.

b) Stärker durch *Marktkräfte* beeinflußte Bautätigkeit, die das Ergebnis eines Abstimmungsprozesses über den Markt von Nachfragern nach Neubauleistung und Investoren realisiert.

Während das erste Realisierungsmuster stark angebotsorientiert abläuft, ist das zweite sehr viel eher nachfragebezogen. Dies bedeutet, daß im ersten Realisierungsmuster die räumlichen Präferenzen der Administration und der Politiker stärker zum Tragen kommen als im zweiten Realisierungsmuster, das von den räumlichen Präferenzstrukturen der nachfragenden Haushalte beeinflußt wird.

Durch starke flankierende Maßnahmen der öffentlichen Hände, insbesondere durch Einsatz direkter öffentlicher Förderungsinstrumente und Lokalisierung der Fördermittel im Rahmen von Förderprogrammen, werden Voraussetzungen für Investoren geschaffen, wie sie im zweiten Realisierungsmuster nicht vorhanden sind.

---

[3]) Die „Realisierungsmuster" sind das Ergebnis einer Forschungsarbeit der PROGNOS AG, Basel, die im Auftrag des Landes NW die städtebauliche Entwicklung in Siedlungsschwerpunkten an 4 Fallbeispielen untersucht. SÄTTLER, M. und MÜLLER-TRIMBUCH, J., a.a.O.

Für größere zusammenhängende Neubaugebiete kann für die Vergangenheit vereinfachend festgestellt werden, daß zwischen mehr administrativ, d.h. instrumentell gesteuerten und entsprechend finanziell geförderten Wohnungsneubaubereichen und mehr marktbeeinflußten, ohne direkte finanzielle Unterstützung durch die öffentliche Hand zu unterscheiden ist. Stadtrand- oder Stadtteilsiedlungen der großen Bauträgergesellschaften, werksverbundene Wohnsiedlungen oder zusammenhängende Wohnsiedlungen für besondere Personengruppen mit entsprechender Infrastruktur sind Beispiele einer administrativ gesteuerten Bautätigkeit. Beide Realisierungsmuster lassen für sie typische Probleme erkennen, die sich als Ergebnisse einer Fallstudie in NW wie folgt darstellen[4]):

Die neue Stadt Hochdahl im Kreis Mettmann (Stadt Erkrath) und Hassels in der Stadt Düsseldorf werden als mehr administrativ gesteuerte umfassendere Maßnahmen und Kaarst im Kreis Neuß und Lichtenbroich in der Stadt Düsseldorf als mehr marktbeeinflußte Entwicklungen untersucht (vgl. Abb. 2).

Für die Siedlungsentwicklung des Neubaugebietes Hochdahl war letztlich die massive finanzielle Förderung des Wohnungsbaues, des Städtebaues und der Infrastruktur ausschlaggebend. Durch sie wurden für den Investor Voraussetzungen geschaffen, wie sie in vergleichbaren Orten der Ballungsrandzone nicht gegeben waren. Das Ziel einer verdichteten ausgewogenen und standortgerechten Wohnbebauung in der Ballungsrandzone (mit gutem Autobahn- und S-Bahnanschluß) konnte erreicht werden, nicht aber die volle Funktionsfähigkeit dieses Siedlungsschwerpunktes. Die Einwohnerentwicklung bleibt hinter der geplanten zurück.

Die Entwicklung von Kaarst, ebenfalls in der Ballungsrandzone gelegen (Nähe zur Autobahn, aber ohne S-Bahnanschluß), war dagegen hauptsächlich durch die Aktivierung privater Interessen vom Markt her bestimmt. Quantitativ wurde in kürzerer Zeit als in Hochdahl eine stärkere Einwohnerentwicklung als landesplanerisch erwartet bzw. beabsichtigt, erreicht. Eine effiziente „Anpassungsplanung" durch die Verwaltung wirkte entwicklungsbeschleunigend. Folge der schnellen quantitativen Entwicklung ist eine vergleichsweise geringe städtebauliche Qualität. Der Berichterstatter beurteilt die Mischung von Eigenheimen und Mehrgeschoßbauten weder als städtebaulich ausgewogen noch als standortgerecht. Trotz rascher Bevölkerungsentwicklung ist hier der Siedlungsbereich noch nicht voll funktionsfähig.

Beim vom Verwaltungshandeln überlagerten Realisierungsmuster muß die Bedeutung von Implementationen innerhalb der Verwaltung und zwischen Verwaltung und Investoren gesehen werden. Aussagen zu instrumentellen Wirkungsweisen erfahren ihre realistische Ergänzung durch die Einbeziehung von Implementationen und Konflikten. Im Vergleich beider Realisierungsmuster kommt die Untersuchung zu folgenden Ergebnissen:

– Die Marktkräfte haben die Entwicklungen stärker beeinflußt als administrativer Instrumenteneinsatz.

– In Siedlungsbereichen mit umfangreicher finanzieller Förderung konnte die städtebauliche Qualität günstiger beeinflußt werden.

– Die Entwicklung in von Marktkräften getragenen Siedlungsbereichen verlief schneller als in stark administrativ bestimmten.

---

[4]) Städtebauliche Entwicklung in Siedlungsschwerpunkten, a.a.O.

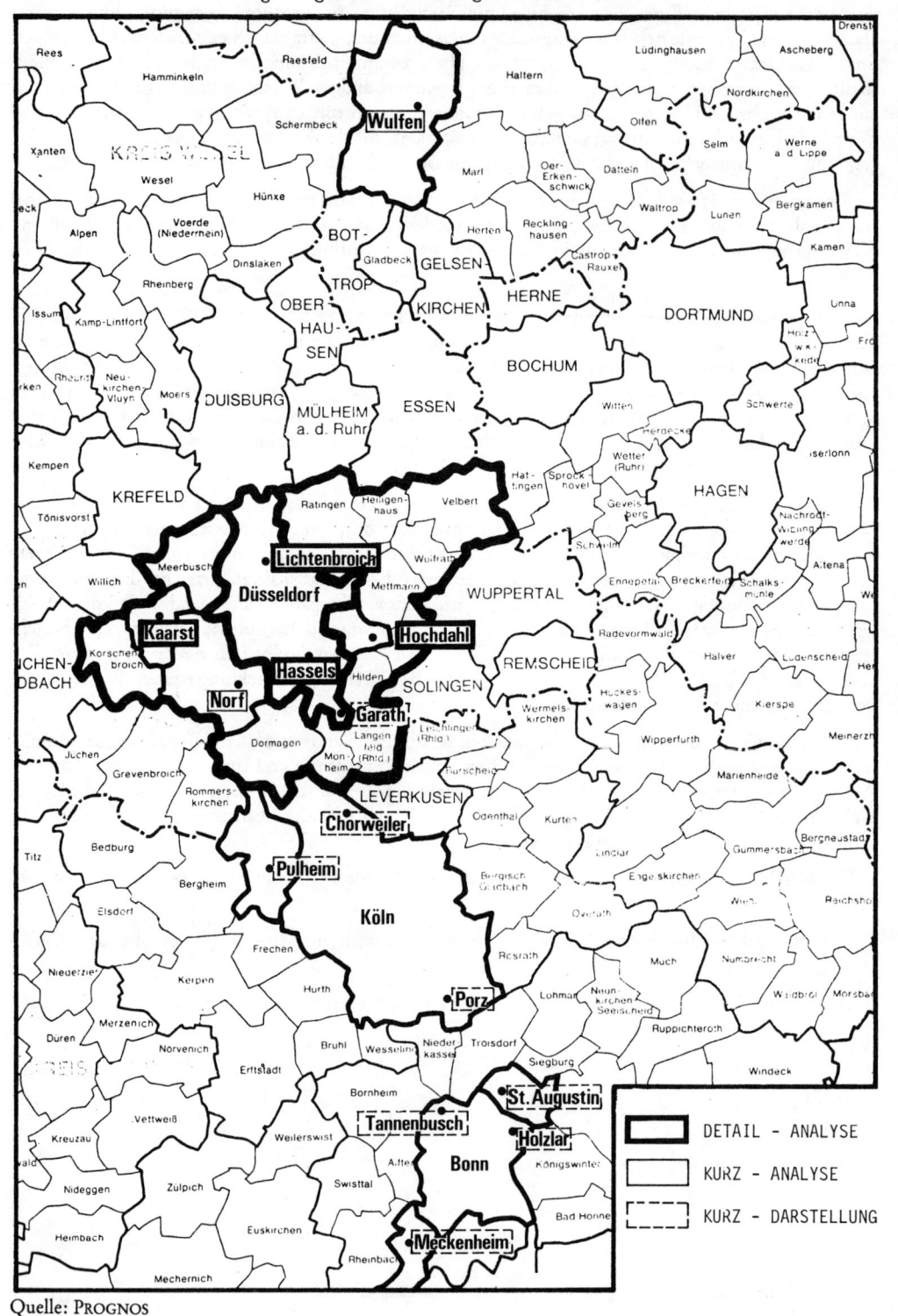

Abb. 2 *Lage ausgewählter Siedlungsbereiche im Raum*

Quelle: PROGNOS

8.1.4 Räumliches Steuerungspotential des subventionierten Wohnungsbaues

Die Entwicklung der Neubautätigkeit der vergangenen 20 Jahre und ihre räumliche Verteilung kann nur vor dem Hintergrund eines quantitativen Versorgungsdefizites und damit einer allgemein vorhandenen Nachfrage nach Mietwohnungen und Wohnungen im Eigentum beurteilt werden. Sie war die Voraussetzung für eine überdurchschnittliche Entwicklung der Neubautätigkeit in Kernstadtrandbereichen der Verdichtungsräume. Das hohe allgemeine Angebotsdefizit ließ eine starke Angebotsorientierung der Neubauproduktion mit verstärkten Chancen für ein an Verwaltungshandeln orientiertes Realisierungsmuster zu. Abstimmungsprozesse zwischen Wohnungspolitik, Planungs- und Verwaltungspraxis sowie den Investitionszielen der Bauträgergesellschaften und Wohnungsunternehmen konnten das Neubaugeschehen sehr viel stärker bestimmen, als dies heute vor dem Hintergrund eines generellen quantitativen Ausgleichs der Zahl der vorhandenen Wohnungseinheiten mit der Zahl der Haushalte der Fall ist. Die Beseitigung partieller Ungleichgewichte in einzelnen Marktbereichen (sektorale wie regionale) erfordert heute sehr viel stärker an der Nachfrage orientierte Abstimmungsprozesse.

Inwieweit dabei die heutigen wohnungspolitischen Instrumente zur Stützung der Wohnungsneubautätigkeit Aspekte der räumlichen Siedlungsentwicklung gezielt berücksichtigen, kann zumindest für die indirekten Förderungsinstrumente (Bausparförderung, § 7b EStG-Abschreibung) nicht festgestellt werden. Diese sind in ihren räumlichen Wirkungen eher zufällig.

Auch ist das räumliche Steuerungspotential des direkt subventionierten Wohnungsneubaus theoretisch zwar hoch, da instrumentelle Mittel zur direkten räumlichen Steuerung denkbar sind und problemlos zu verwirklichen wären. De facto jedoch haben räumlich steuernde Eingriffe nicht stattgefunden, da das beim Neubau ansetzende Instrumentenbündel eher an versorgungspolitischen Zielen sowie familienpolitischen und sozialpolitischen Aspekten orientiert ist. Die Überlegungen zu einer Neuorientierung der Wohnungspolitik in Anpassung an die geänderte Versorgungssituation zielen wiederum eher auf ordnungspolitische Grundsatzfragen oder Möglichkeiten der Überwindung der vorhandenen regionalen und sektoralen Disparitäten in der Versorgung der Haushalte ab als auf eine regionale Steuerungsfunktion der Wohnungsneubautätigkeit.

Während *direkte Subventionen* in Form von Ertrags-, Aufwands- und Kapitalsubventionen unmittelbar an Wohnungsanbieter fließen mit der Auflage, den gewollten Subventionseffekt an die Nachfrager weiterzureichen, wollen die *indirekten Subventionen* in Form von steuerlichen Subventionen z.B. § 7b EStG, Grundsteuervergünstigungen oder Bausparförderung Anstoßeffekte, insbesondere im Bereich des selbstversorgerischen Wohnungsneubaues geben.

Wie die Strukturübersicht der wohnungspolitischen Subventionen in Tab. 1 zeigt, wird das Wohnungsneubaugeschehen weniger über den Weg direkter Subventionierung gefördert als über indirekte Subventionsformen.

Durch die Standortbindung einer Wohnung wirkt sich jede Erweiterung der Angebotskapazität zwangsläufig auch räumlich aus. Diese räumlichen Wirkungen können vom Subventionsgeber

a) gezielt gesteuert werden: Der Subventionsgeber knüpft an die Subventionsvergabe (z.B. im Rahmen der Wohnungsbauprogramme [1. und 2. Förderweg] direkte räumliche Bedingungen [s. das Beispiel NW im folgenden Abschnitt]);

b) ungezielt sein: Hier wird die räumliche Steuerung (z.B. bei steuerlichen Subventionen) einer Ausweitung der Angebotskapazität von anderen Faktoren abhängen, die allgemein als Planungspräferenzen des Investors umschrieben werden können. Diese Planungspräferenzen werden zwar durch das Planungsrecht eingegrenzt (insgesamt das Instrumentarium des BBauG und des StBauFG – konkret Bebauungsplan), aber innerhalb dieses allgemeinen Rahmens bestimmen sie den Standort eines Neubauangebotes.

Entsprechend dem Realisierungsmuster können bei großflächigen Neubauinvestitionen aber verstärkt räumliche Abstimmungsprozesse zwischen Politik, Verwaltung und Investor in die konkrete Standortentscheidung einfließen. Diesen informellen Prozessen ist daher ebenso Beachtung zu schenken wie den intendierten Wirkungen der Instrumente selbst.

Tab. 1 Staatliche Aufwendungen für den Bereich Wohnungswesen und Städtebau (in Mrd. DM)

Aufgabenbereich/Maßnahmen	1974			1978			1980		
	Bund	Länder Gemeinden	insgesamt	Bund	Länder Gemeinden	insgesamt	Bund	Länder Gemeinden	insgesamt
1. *Sozialer Wohnungsbau*[1]			3,80			4,15			5,20
Zins- und Tilgungszuschüsse (Objektbezogene Beihilfen)	0,30	0,60	0,90	0,55	1,20	1,75	0,75	1,95	2,70
Zinsermäßigungen, die mit dem Darlehensbestand verbunden sind	–	–	2,90	–	–	2,40	–	–	2,50
nachrichtlich:									
Darlehensauszahlungen	0,70	1,90	2,60	0,60	1,85	2,45	0,80	1,90	2,70
Darlehensrückflüsse	0,60	–	–	0,65	–	–	0,70	–	–
2. *Sonstige Zinsermäßigungen*[1]	–	–	0,80	–	–	0,70	–	–	0,70
Wohnungsfürsorge öff. Arbeitgeber	–	–	0,60	–	–	0,55	–	–	0,55
Lastenausgleich (Aufbaudarlehen)	0,20	–	0,20	0,15	–	0,15	0,15	–	0,15
Zwischensumme[1]	1,65	2,95	4,60	1,65	3,25	4,90	1,90	4,00	5,90
davon Zinsermäßigungen	–	–	3,70	–	–	3,10	–	–	3,20
3. *Indirekte Wohnungsbauförderung*[1)2)]	0,70	2,00	2,70	1,50	3,45	5,05	1,95	3,85	5,80
Steuervergünstigungen §§ 7b u. 54 EStG	0,70	0,95	1,65	1,50	2,00	3,50	1,75	2,35	4,10
Steuervergünstigungen § 7.5 EStG	–	–	–	0,10	0,10	0,20	0,20	0,20	0,40
Grundsteuervergünstigung auf 10 Jahre	–	1,05	1,05	–	1,35	1,35	–	1,30	1,30
4. *Gemeinnützige Wohnungsunternehmen, Organe der staatl. Wohnungspolitik*[3]	0,20	0,20	0,40	0,40	0,25	0,65	0,25	0,25	0,50
Steuerbefreiung	0,20	0,20	0,40	0,20	0,25	0,45	0,25	0,25	0,50
Investitionszuschüsse	–	–	–	0,20	–	0,20	–	–	–
5. *Modernisierung, Energieeinsparung*[3]	0,15	0,15	0,30	0,30	0,30	0,60	0,60	0,65	1,25
Finanzhilfen (Bund-Länder-Programm)	0,10	0,10	0,20	0,15	0,15	0,30	0,40	0,40	0,80
Steuervergünstigungen (§ 82a EStDV)	0,05	0,05	0,10	0,15	0,15	0,30	0,20	0,25	0,45

Aufgabenbereich/Maßnahmen	1974 Bund	1974 Länder Gemeinden	1974 insgesamt	1978 Bund	1978 Länder Gemeinden	1978 insgesamt	1980 Bund	1980 Länder Gemeinden	1980 insgesamt
1. – 5. Wohnungsbauförderung[4]	2,70	5,30	8,00	3,95	7,25	11,20	4,70	8,75	13,45
6. *Städtebauförderung*[5]	0,25	0,55	0,80	0,45	1,05	1,50	0,50	1,45	1,95
Finanzhilfen (StBauFG)	0,15	0,25	0,40	0,20	0,35	0,55	0,25	0,45	0,70
Finanzhilfen Konjunkturprogramme, ZIP	0,10	0,10	0,20	0,25	0,40	0,65	0,25	0,50	0,75
Finanzhilfen zusätzl. Länderprogramme	–	0,20	0,20	–	0,30	0,30	–	0,50	0,50
7. *Bausparförderung*[6]	1,80	1,85	3,65	1,30	1,35	2,65	1,25	1,35	2,50
Wohnungsbauprämien	1,55	1,55	3,10	0,95	0,95	1,90	0,95	0,95	1,90
Steuervergünstigungen	0,25	0,30	0,55	0,35	0,45	0,75	0,30	0,40	0,70
8. *Wohngeld*[1]	0,75	0,85	1,60	0,90	1,05	1,95	0,95	1,10	2,05
1. – 8. Wohnungswesen, Städtebau[4]	5,50	8,55	14,05	6,60	10,70	17,30	7,40	12,65	20,05

[1] Nach Angaben im Sozialbericht 1980.
[2] Ergänzende Angaben: Subventionsberichte und „7b-Bericht" der Bundesregierung.
[3] Nach Angaben im Subventionsbericht und Finanzbericht 1980.
[4] Ohne Berücksichtigung der Grunderwerbssteuerbefreiung (1978 ca. 3,5 Mrd. DM).
[5] Verschiedene Quellen: Subventionsberichte, Bundestagsdrucksache 8/2085 (Städtebaupolitik), Länderfinanzberichte.
[6] Nach Angaben im Sozialbericht und Subventionsbericht.

Quelle: BMBau, Abt. W.

Generell hat die Verteilung der Mittel nach sozialpolitischen Kriterien eher zu einer räumlichen Verteilung nach dem Gießkannenprinzip geführt. Ansätze einer Steuerung unter raumordnungspolitischen Aspekten zeigten nur die Regionalprogramme.

So lagen in Nordrhein-Westfalen Ansätze eines gezielten regionalen Einsatzes direkter öffentlicher Förderung zusammenhängender Neubautätigkeit

– bei den neuen Städten (der soziale Wohnungsbau hat hier einen Anteil von 80 % an der gesamten Neubautätigkeit),

– in Entwicklungsschwerpunkten,

– in Siedlungsschwerpunkten.

8.1.5 Umsetzung räumlicher Aspekte in die Wohnungsbauförderung NW 1979 (WFB 1980)

Die Raumwirksamkeit der Neubautätigkeit findet im Rahmen der direkten Wohnungsbausubventionen (vgl. auch den Beitrag HELLBERG in diesem Band) wie folgt Berücksichtigung: Die allgemeinen Grundsätze für Förderungsmaßnahmen des 1. Förderungsweges (Zielgruppe nach § 25 II. WoBauG) und für Förderungsmaßnahmen des 2. Förderungsweges (Zielgruppe nach § 88a Abs. 1 II. WoBauG) leiten sich zunächst ab aus den räumlichen Vorgaben des II. WoBauG. §§ 26 und 30 II. WoBauG bestimmen für den Einsatz der Wohnungsbaumittel räumliche Schwerpunkte unterschiedlicher Dringlichkeit. Als weitesten Rahmen gibt das Gesetz die Notwendigkeit der Übereinstimmung von Raumordnung und Landesplanung mit dem Einsatz der Wohnungsbaumittel vor. Innerhalb dieses weiteren Rahmens hat nach § 26 Abs. 2 Nr. 1 II. WoBauG der Wohnungsbau im *Zusammenhang mit städtebaulichen* Maßnahmen nach StBauFG Vorrang. Innerhalb dieses Rahmens ist nach § 30 II. WoBauG vorrangig das Bundesprogramm für städtebauliche Maßnahmen.

Die spezielle Umsetzung der Ziele der Landesentwicklung erfolgt z. B. im Land NW im Rahmen der Wohnungsbauförderungsbestimmungen. § 24 Abs. 8 Landesentwicklungsprogramm[5]) sieht vor: Der Wohnungsbau ist im Rahmen der *angestrebten Siedlungsstruktur* mit dem Ziel zu fördern, eine den unterschiedlichen Wohnbedürfnissen der Bevölkerung entsprechende Versorgung mit Wohnraum sicherzustellen. Die WFB (Wohnungsbauförderungsbestimmungen) 1979 enthalten unter Nr. 8 *landesplanerische Förderungsvoraussetzungen:*

„8. Landesplanerische und bautechnische Förderungsvoraussetzungen.
(1) Die zur Förderung des Wohnungsbaues bestimmten Mittel sind gemäß §§ 26, 30 II. WoBauG und § 24 Abs. 8 des Landesentwicklungsprogrammes vom 19. März 1974 (GV. NW S. 96 § SGV. NW 230) grundsätzlich im Bereich von Siedlungsschwerpunkten (§ 6 Landesentwicklungsprogramm) einzusetzen. Bei mehreren Siedlungsschwerpunkten im Bereich einer Gemeinde ist dem (den) Siedlungsschwerpunkt(en) an Halte*punkten leistungs*fähiger Linien des öffentlichen Personennahverkehrs der Vorrang einzuräumen. Vorhaben in Entwicklungsschwerpunkten gemäß Landesentwicklungsplan II (SMBl. NW 230) haben Vorrang vor anderen Vorhaben. Standortprogramme sind zu berücksichtigen.
(2) Für die Bewilligung nicht öffentlicher Aufwendungsdarlehen nach den Nummern 18 und 22 gilt Absatz 1 mit der Maßgabe, daß die Aufwendungsdarlehen vornehmlich in regionalen Schwerpunkten einzusetzen sind. Regionale Schwerpunkte sind insbesondere:
a) Gebiete mit erhöhtem Wohnungsbedarf,
b) städtebauliche Sanierungsgebiete und Entwicklungsbereiche,
c) Förderungsgebiete nach dem Gesetz über die Gemeinschaftsaufgabe „Verbesserung der Regionalen Wirtschaftsstruktur" sowie Entwicklungsschwerpunkte in sonstigen strukturschwachen Gebieten"[6]).

---

[5]) Landesentwicklungsprogramm Nordrhein-Westfalen vom 19. 3. 1974 (GV. NW S. 96/SGV NW 230).

[6]) Für den Einsatz von öffentlichen Aufwendungsdarlehen geben die WFB 1979 keinen Aufschluß darüber, welche Gebiete als „Gebiete mit erhöhtem Wohnbedarf" anzusehen sind. Diese werden in Nordrhein-Westfalen durch Rechtsverordnung vom 24. 6. 1980 geregelt.

Somit enthalten die WFB 1979 für die Verteilung der öffentlichen und „nicht öffentlichen" Mittel vier regionale Kriterien:

– Siedlungsschwerpunkte

– Entwicklungsschwerpunkte gemäß LEPro I/II

– Vorhaben in Standortprogrammen

– Regionale Schwerpunkte (nicht öffentliche Mittel)
  – Gebiete mit erhöhtem Wohnbedarf
  – städtebauliche Sanierungsgebiete und Entwicklungsbereiche
  – Förderungsgebiete nach dem Gesetz über die Gemeinschaftsaufgabe
  – Entwicklungsschwerpunkte in sonstigen strukturschwachen Gebieten.

Bei der Umsetzung regionaler Ziele in die Förderpraxis zeigen sich eher folgende Problembereiche: Seit 1976 sind die Bewilligungsbehörden zwar angewiesen, sämtliche zur Förderung des sozialen Wohnungsbaues verfügbaren Mittel *ausschließlich* im Bereich der Siedlungsschwerpunkte einzusetzen. Die Probleme der praktischen Durchführung im Rahmen der Förderung von Familienheimen führten aber dazu, daß die Gemeinden Ausnahmegenehmigungen bei Vorliegen sozialer Gründe und landesplanerischer Unbedenklichkeit erteilen können (WFB 1979).

Bei der Förderung des Mietwohnungsbaues führten sie dazu, daß Förderungsmittel *nur noch grundsätzlich, aber nicht mehr ausschließlich* in Siedlungsschwerpunkten einzusetzen sind. Diese 1979 eingeführte Formulierung sichert u. a. die Deckung des regionalen Wohnungsbedarfs. Sie stellt somit verstärkt auf *Versorgungsaspekte* ab.

8.2 Entwicklung der Wohnungsneubautätigkeit

8.2.1 Sektorale Entwicklung

Die Entwicklung der Neubautätigkeit (fertiggestellte Wohnungen) seit 1970 läßt folgende Tendenzen erkennen[7]):

– Seit 1974 verläuft die Neubautätigkeit insgesamt rückläufig. Für 1981 wird noch eine Fertigstellung von insgesamt 370 000 WE (gegenüber 604 387 in 1974) erwartet, das sind 20 000 WE weniger als im Vorjahr.

– Seit 1976 dominiert der Anteil der WE, die in Ein- oder Zweifamilienhäusern geschaffen werden. Die Zahlen ab 1980 lassen aber einen leichten Rückgang zugunsten der WE in Mehrfamilienhäusern erkennen.

Die Zahl der fertiggestellten Wohnungen wird 1981 etwa 360 000 bis 370 000 betragen (390 000 im Jahr 1980). Der Rückgang betrifft vor allem den Bau von Reiheneigenheimen, der die Baukonjunktur in den letzten Jahren wesentlich getragen hat. Eine leichte Belebung ist dagegen beim Bau von Eigentumswohnungen zu beobachten[8]).

Der seit 1974 sich abzeichnende Trend rückläufiger Bautätigkeit im Bereich des Mietwohnungsbaues weist auf die Bedeutung der Maßnahmen im Eigentumssektor und insbesondere im Einfamilienbereich für das räumliche Neubaugeschehen und damit für die regionale Siedlungsentwicklung in den vergangenen Jahren hin. Die Rahmenbedingungen des Mietwohnungsbaues lassen erwarten, daß auch das künftige Neubaugeschehen primär vom Eigentumsbereich getragen wird. Neubauleistungen im Rahmen des Mietwohnungsneubaues dürften aufgrund der derzeitigen Entwicklung nur für den öffentlich geförderten Mietwohnungsbau Relevanz besitzen.

---

[7]) Eine zahlenmäßige Übersicht ist dem Beitrag von JENKIS zu entnehmen.
[8]) Branchenprognose der WestLB, Düsseldorf, April 1981.

8.2.2 Regionale Verteilung

Einem statistischen Überblick über die regionale Verteilung der Neubautätigkeit stellt sich die Schwierigkeit einer Abgrenzung der Räume und der Zuordnung des vorliegenden statistischen Materials entgegen. Obwohl zahlreiche Ausführungen zur inhaltlichen Ausfüllung des Gegenstands- und Untersuchungsbereiches „bebaubarer" Raum und „Kernstadt" vorliegen, gelingt eine eindeutige Zuordnung des vorhandenen statistischen Materials zu den verbal umschriebenen Räumen nur unvollkommen.

Um die Frage nach der regionalen Verteilung der Neubautätigkeit beantworten zu können, ist das vorliegende statistische Material nach folgenden Kriterien geordnet worden: 1. Verteilung der Zugänge aus Neubautätigkeit entsprechend den zonalen Kriterien des Landesentwicklungsplanes I/II NW. 2. Verteilung der Zuwächse aus Neubautätigkeit entsprechend der zentralen Gliederung in NW in einem Kreis der ländlichen Zone, die sich unmittelbar an die Ballungsrandzone anschließt.

In NW hat der Wohnungsbestand von 1968 bis 1979 um 23,7 % zugenommen. Die Zunahmen im Wohnungsbestand sind sehr unterschiedlich verlaufen. Besonders starken Zuwächsen in den Kreisen mit 30,7 % stehen geringere Zuwächse (17,3 %) in den kreisfreien Städten gegenüber. Die Verlagerung der Neubautätigkeit von den dicht besiedelten Ballungskernen in das benachbarte Umland kommt deutlich zum Ausdruck.

Tabelle 2 läßt folgendes erkennen:

- Trotz massiver öffentlicher Intervention im Bereich der Objektförderung in den Ballungskernen lokalisieren sich Neubauleistung und Nachfrage primär in den Bereichen der Ballungsrandzone und in angrenzenden ländlichen Bereichen. Indirekte Subventionen und Eigentumsbildung im Regionalprogramm konterkarieren somit eine mögliche regionalpolitische Wirkung.
- Die fortschreitende „Entballung" über Wohnungsneubau erreicht nicht nur die Ballungsrandzonen, sondern geht bereits in den angrenzenden ländlichen Raum über.
- Die „explosive" Entwicklung der solitären Verdichtungsgebiete setzt sich in den angrenzenden ländlichen Räumen fort.
- Der Anspruch an hohe Wohnqualität bei gleichzeitiger Realisierung eines hohen Infrastrukturstandards erklärt vor allem das Neubauwachstum in den an solitäre Verdichtungsräume angrenzenden Gebieten. Dies gilt aber auch für einige an die Kerngebiete der Städte Bonn, Köln und Düsseldorf angrenzenden Kreise: Bonn (25–30 %) Zuwachs im Wohnungsbestand, Bonn-Rheinsieg-Kreis (über 40 %); Köln (20–25 %) Zuwachs im Wohnungsbestand, Köln-Erftkreis (über 40 %); Düsseldorf (unter 20 %) Zuwachs im Wohnungsbestand, Düsseldorf-Kreis Neuß (über 40 %) (vgl. im einzelnen hierzu Abb. 3).

Die Wohnungsbestandszuwächse im Kreis Coesfeld (rein ländlicher Siedlungsbereich) lassen ein starkes Wachstum vor allem der unterzentralen Orte gegenüber den Mittelzentren erkennen. 28 % der im Kreis Coesfeld erstellten WE (1968–1978) entfallen auf Unterzentren mit weniger als 10 000 Einwohnern, weitere 26,4 % auf Unterzentren mit 10 000–25 000 Einwohnern. Für den Kreis Coesfeld bedeutet dies, daß mehr als die Hälfte der Wohnungsneubautätigkeit (54,4 %) in Unterzentren stattgefunden hat. Rund 30 % der Neubautätigkeit in diesem Kreis wurde in Mittelzentren mit 25 000–50 000 Einwohnern durchgeführt, während lediglich 15 % der Neubautätigkeit in Mittelzentren mit 50 000–100 000 Einwohnern realisiert werden konnten.

Relativ niedrige Grundstückspreise und die Attraktivität des Wohnens im Grünen bei dennoch guter Erreichbarkeit zentraler Einrichtungen in übergeordneten Zentren können das starke absolute wie relative Wachstum erklären.

Tab. 2 Zunahme des Wohnungsbestandes 1979 gegenüber 1968[9]
in v. H. des Gesamtbestandes (Nordrhein-Westfalen)

Zuwächse in v. H. des Gesamtbestandes an Wohnungen	Anzahl der Städte bzw. Kreise
1. kreisfreie Städte im Ballungskern	
unter 20 %	13
20 – 25 %	6
25 – 30 %	1
2. solitäre Verdichtungsgebiete	
unter 20%	–
20 – 25 %	2
30 – 40 %	1
40 % und mehr	1
3. kreisfreie Städte der Ballungsrandzone	
20 – 25 %	1
4. Kreise der Ballungsrandzone	
unter 20 %	–
20 – 25 %	4
25 – 30 %	1
30 – 40 %	1
40 % und mehr	2
5. Kreise der ländlichen Zone, die an Ballungsrandzonen angrenzen bzw. in denen sich Ballungsrand- und ländliche Zonen überschneiden	
unter 20 %	–
20 – 25 %	1
25 – 30 %	4
30 – 40 %	2
40 % und mehr	3
6. Kreise in ländlichen Zonen, die nicht unmittelbar an Ballungsrandzonen anschließen	
unter 20 %	1
20 – 25 %	1
25 – 30 %	4
30 – 40 %	–
40 % und mehr	–
7. Kreise, die unmittelbar an solitäre Verdichtungsgebiete anschließen	
unter 20 %	–
20 – 25 %	1
25 – 30 %	1
30 – 40 %	4
40 % und mehr	–

[9] Aufgrund der Überschneidungen von Ballungsrand- und ländlicher Zone in einigen Kreisen gelingt eine Zuordnung auf der Grundlage der veröffentlichten Zahlen (auf Kreisebene), die die Zuwächse im Wohnungsbestand wiedergeben, nicht vollkommen.

Abb. 3   *Zunahme des Wohnungsbestandes 1979 gegenüber 1968*

unter 20 %
20 bis unter 25 %
25 bis unter 30 %
30 bis unter 40 %
40 % und mehr

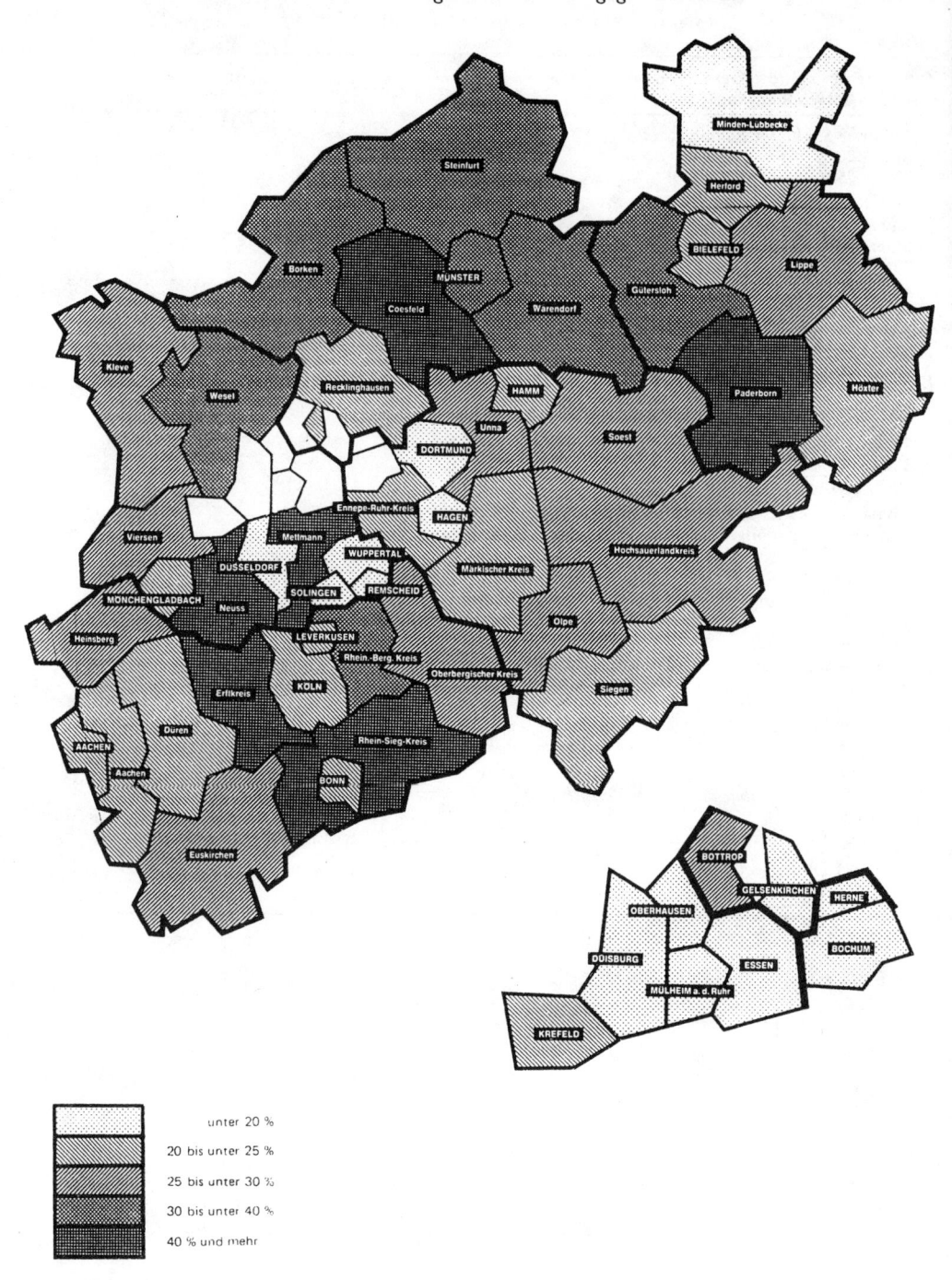

Quelle: Statistische Rundschau für das Land Nordrhein-Westfalen, Heft 3, März 1981.

8.3 Problemfelder der räumlichen Verteilung des Wohnungsneubaues

Aus dem räumlichen Verteilungsraster der in NW in den letzten 10 Jahren erfolgten Neubautätigkeit läßt sich bereits folgendes erkennen: Durch Neubautätigkeit ist der Wohnungsbestand in den Kreisen der Ballungsrandzone sehr viel stärker gewachsen als in den Ballungskerngebieten. Die Welle der Neubautätigkeit geht über die Ballungsrandzone hinweg in angrenzende Gemeinden der ländlichen Zone. Die vom Ballungskern über die Ballungsrandzone hinausgehende Bautätigkeit in angrenzende ländliche Bereiche folgt nicht dem Zentralitätsmuster, sondern ist an Grundstückspreisen bei guter Wohnumfeldqualität (Wohnen im Grünen) und den Möglichkeiten zur Erreichung eines bestimmten Infrastrukturangebotes orientiert.

Wohnungs- und Regionalpolitik stehen den Auswirkungen einer Neubautätigkeit gegenüber, die zu einer Veränderung des räumlichen Verteilungsmusters geführt haben, das als „Suburbanisierung" bezeichnet wird.

Die mit dem vorliegenden Zahlenmaterial belegten Prozesse einer Ausdehnung der Siedlungsgebiete in das Umland haben Wanderungsbewegungen ausgelöst, die sehr stark vom Wohnungsangebot bestimmt gewesen sind. Auch für die künftigen kleinräumigen Wanderungsbewegungen werden Steuerungsfunktionen der Entwicklung des Wohnungsangebotes zugeschrieben. In diesem Zusammenhang können aber die Entwicklungen des Neubauangebotes nicht isoliert gesehen werden, sondern sind in den Zusammenhang mit Veränderungen im vorhandenen Wohnungsbestand zu stellen.

So räumt KREIBICH[10]) der Wohnversorgung für die räumliche Entwicklung der Städte wachsende Bedeutung in dem Maße ein, wie die räumliche Expansion der Arbeitsplätze und insbesondere des Gewerbes zurückgeht.

Trotz der Bedeutung, die jede Neubautätigkeit für die räumliche Siedlungsentwicklung besitzt, wird die wohnungspolitische Diskussion aber eher getragen von versorgungs- und vermögenspolitischen Aspekten. Das räumliche Steuerungspotential der Förderinstrumente ist begrenzt und wird z.T. durch Entwicklungen am Wohnungsmarkt selbst unterlaufen. Die praktizierte Förderstrategie folgt – nicht zuletzt beeinflußt durch die Knappheit der zur Verfügung stehenden öffentlichen Förderungsmittel – bei gegebenen Rahmenbedingungen im Mietwohnungsbau einem Konzept, das versorgungs- und sozialpolitisch auf die Wirksamkeit indirekter Steuersubventionen und „Sickereffekte" einer Eigentumsförderung vertraut. Diese Strategie einer im wesentlichen räumlich ungelenkten Wohnungspolitik bleibt in ihren Wirkungen auf städtische und regionale Teilräume aber keineswegs neutral. Vielmehr werden sich aufgrund von Entwicklungstendenzen und Förderstrategien ungleiche und gegensätzliche räumliche Auswirkungen ergeben. Bei Beibehaltung dieser Strategie wird die Wirkung aus künftiger Neubautätigkeit auf die Siedlungsentwicklung bestimmt durch:

– die Lokalisierung der künftigen Eigentumsmaßnahmen

– die dadurch ausgelösten Mobilitätseffekte

– die räumlichen Veränderungen in der Nachfrage nach Infrastrukturleistungen

– die Realisierungschancen eines großflächigen Mietwohnungsbaus insbesondere durch die unternehmerische Wohnungswirtschaft im Rahmen der begrenzten Förderprogramme, der relativ hohen Baukosten und Bewilligungsmieten, die unter den „Kostenmieten" liegen.

---

[10]) KREIBICH, V.: Die Kernstädte in den 80er Jahren – Wohnungsmarktentwicklung und soziale Konflikte. In: Material zur Angewandten Geographie 3, Hamburg 1981, S. 19f.

8.4 Räumliches Wirkungsraster

8.4.1 Methodische Vorbemerkungen

Einer Erfassung und Beurteilung der Wirkungszusammenhänge am Wohnungsmarkt unter Beachtung räumlicher Bezüge stellen sich wesentliche methodische und sachliche Probleme entgegen:

– Es gibt keinen verbindlichen Begriffsapparat zur Erfassung und Beschreibung des Wohnungssektors.

– Der Wohnungssektor ist das Ergebnis wirtschaftlicher und sozialer Bewegungen mehrerer Generationen. In ihm sind wirtschaftliche, soziale und politische Komponenten wirksam.

– Es gibt weder eine theoretische noch eine empirische Überprüfung der Verflechtungsbeziehungen an deutschen Teilmärkten. Theoretische Ansätze zu Aussagen über Verflechtungsbeziehungen kommen im wesentlichen aus der amerikanischen Literatur und finden relativ unreflektiert ihren Eingang bei der Betrachtung des empirischen Wohnungsmarktgeschehens in der Bundesrepublik.

– Von allen Zusammenhängen, die zwischen der Entwicklung eines Raumes und der Entwicklung der Bevölkerung bestehen, sind die Umzüge und Wanderungen zwischen einzelnen Standorten am intensivsten untersucht worden. Diese Untersuchungen machen für ausgewählte Räume retrospektive Aussagen zum Wanderungsverhalten und der Wanderungsrichtung mobiler Haushalte. Das Verhalten und insbesondere die Entscheidungsfreiräume nichtmobiler Haushalte bleiben unberücksichtigt[11]). Für Analysen zum räumlichen Nachfrageverhalten ergeben sich hieraus einige entscheidende Defizite:

– Die aus der Erinnerung wiedergegebenen Motivationen des umgezogenen Haushaltes können durch inzwischen eingetretene Ereignisse und Erfahrungen überlagert werden.

– Die retrospektive Sichtweise der empirischen Wanderungsuntersuchungen gibt Umzugsgründe verzerrt wieder.

– Seßhaftigkeit als vorherrschende Reaktion erscheint als Randkategorie am Wohnungsmarkt und wird nicht beachtet (vgl. hierzu den Beitrag von KREIBICH in diesem Band).

Ein festgestelltes Verhaltensmuster ist von den Bedingungen, unter denen es zustande gekommen ist, abhängig und damit nicht ohne weiteres antizipierbar. Gerade die Einflüsse aus sich ändernden Rahmenbedingungen wirken – wie die Praxis in der letzten Zeit zeigt – sehr entscheidend auf das Verhalten aller Akteure und somit auch der Nachfrager ein.

8.4.2 Siedlungsentwicklung und Verflechtung unterschiedlicher Teilräume

Durch eine regional unterschiedlich gestreute wohnungswirtschaftliche Investitionstätigkeit lassen sich in Verdichtungsräumen drei Teilräume mit einer unterschiedlichen Siedlungsentwicklung unterscheiden[12]).

A. Aktive Teilräume

Durch wohnungswirtschaftliche Investitionen im Bestand oder Neubaubereich wird ein vorhandenes Wohnungsangebot qualitativ verändert und/oder auch quantitativ ausgeweitet, und es werden Veränderungsprozesse in Gang gesetzt. Als Folge wohnungswirtschaftlicher Investitionen werden

---

[11]) Vgl. hierzu auch den Beitrag KREIBICH, V.: Determinanten des Standortverhaltens von Haushalten.

[12]) Vgl. hierzu auch EICHSTÄDT, W.: Räumliche Entwicklungsplanung. Teil 2, Heft 3, Wanderungen und Wohnungsmarkt. Deutsches Institut für Urbanistik (difu) Arbeitshilfe 4, Berlin 1980, S. 91 f.

über Umzugsbewegungen qualitative und/oder strukturelle Veränderungen in der Gesamtbevölkerung dieses Teilraumes ausgelöst. Diese führen ihrerseits zu Veränderungen in den strukturellen Anforderungen an das Infrastrukturangebot sowie den Auslastungsgraden vorhandener Infrastrukturausstattung. Eine Untergliederung der aktiven Teilräume in Gebiete mit vorwiegender Modernisierung und in solche mit überwiegend zusammenhängender Neubautätigkeit läßt wesentliche Unterschiede auch innerhalb der aktiven Teilräume erkennen. Typische aktive Teilräume sind die Neubaugebiete in Stadtrandlage oder im Umland der Gemeinden. Aktive Räume sind ebenfalls die Wohnungsbaubestandsbereiche der 50er und 60er Jahre. Im wesentlichen handelt es sich hier um solche Bestandsgebiete, in denen relativ „problemlos" Modernisierungen durchgeführt werden können. Gebiete aus der Gründerzeit mit guter Verkehrsanbindung sind heute ebenfalls Gegenstand von Modernisierungsmaßnahmen.

Darüber hinaus besteht über die Substituierbarkeit wohnungswirtschaftlicher Investitionen in Altbau- oder Neubaugebieten, vor allem bei kaufkräftigen Nachfrageschichten, eine wechselseitige Beeinflussung ihrer Präferenzstrukturen, was zu Substitutionseffekten führt. Ein Rückgang im Neubauangebot (Miet- und/oder Eigentumswohnungen) und/oder eine Verschärfung der ökonomischen Konditionen (Miete, Belastungsquote), läßt kaufkräftige Nachfrageschichten verstärkt auf den modernisierten Althausmarkt drängen, ein Faktum, das heute mit dem Schlagwort „Verdrängungsmodernisierung" oder Herauffiltern von Wohnraum beschrieben wird.

Der Grad einer gegenseitigen Beeinflussung beider Marktbereiche in aktiven Teilräumen wird aber nicht nur von vorhandenen Präferenzstrukturen der Nachfrager, sondern in starkem Maße von den ökonomischen Rahmenbedingungen des Gesamtangebotes abhängen.

Aktiven Teilräumen, die durch Neubautätigkeit geprägt werden, ist gemeinsam:

– die Beanspruchung von zusätzlichen Flächen

– das Auslösen von Umzugsbewegungen, die zu einer Vergrößerung der Bevölkerung im Aktionsraum Neubau führen

– Neubedarf an Infrastrukturausstattung

– das Auslösen von Folgewirkungen für übrige Teilräume: dort vorhandene Probleme können verstärkt werden, z.B. über Segregationseffekte, oder abgeschwächt werden, z.B. wachsende Wohnflächenansprüche im Bestand durch „Ausdünnung".

Diese Aktivräume unterscheiden sich aufgrund sektoraler Kriterien (Miet-Eigentumswohnbereiche) und durch ihre Realisierungsmuster, die zu unterschiedlichen siedlungsräumlichen Entwicklungen geführt haben (vgl. hierzu 8.1.3).

B. Stabile Teilräume

Sie werden dadurch gekennzeichnet, daß hier keine größeren Veränderungsprozesse ablaufen. Das Wohnungsangebot unterliegt bei regelmäßigen Erhaltungsinvestitionen keinen größeren Veränderungen. Das Infrastrukturangebot ist ausreichend. Veränderungen in der Bevölkerungszahl und -struktur ergeben sich im wesentlichen durch den Alterungsprozeß und Tod (Lebenszyklus), die Schichtenstruktur bleibt mehr oder weniger unverändert. Hier handelt es sich vorwiegend um gehobene Wohngebiete der Zwischenkriegszeit und um sogenannte „Villenviertel".

C. Passive Teilräume

In diesen Räumen erfolgen weder wohnungswirtschaftliche Neu- noch Erhaltungsinvestitionen. Eine Instandhaltung und Anpassung des Wohnungsangebotes an gestiegene Nutzungsansprüche unterbleibt. Die öffentlichen Programme der Wohnungsmodernisierung und Wohnumfeldverbesserung greifen nicht[13]). Die Bebauung kann als relativ schlecht und dicht gekennzeichnet werden. Im Wohnumfeld fehlen Freiflächen und Grün. Emissionen durch Staub, Lärm, Erschütterungen (hohe Verkehrsbelastung durch ruhenden und fließenden Verkehr, Gemengelagen) mindern den Wohnwert dieser Gebiete. Veränderungen in der Bevölkerungszahl und -struktur sind hier vor allem eine Folge selektiver Wanderungsprozesse in Aktivräume. Diese werden durch die Zuwanderung von Ausländern, einkommensschwachen Wohnungssuchenden und Alleinstehenden, dem Zurückbleiben nicht mobiler älterer Haushalte und der Abwanderung einkommensstarker Haushalte mittlerer Altersstruktur in Aktivräume gekennzeichnet. Passive Teilräume sind z.T. Altbaugebiete mit relativ schwierig durchführbaren Modernisierungen und mit weitreichenden Instandsetzungserfordernissen. In diesen Gebieten würde eine Modernisierung der Bausubstanz ohne weiterreichende Maßnahmen im Umfeld nicht zu einer Verbesserung der Attraktivität des Wohnens führen.

Eine ungleichmäßige Verteilung der wohnungswirtschaftlichen Investitionen mit ungleichen und gegensätzlichen räumlichen Auswirkungen läßt ungleiche Teilräume entstehen. Das gilt insbesondere unter dem Aspekt, daß wohnungswirtschaftliche Investitionen heute gleichzusetzen sind mit einer Ausweitung besseren, aber auch teureren Wohnraumes. Das vorhandene Angebot preiswerten Wohnraumes erfährt relativ wie absolut (über Modernisierung) eine Einengung. Diese Einengung verschärft die sozialen Probleme, die sich aus dem bereits vorhandenen Unterschied zwischen Einkommensstruktur und Struktur des Wohnungsangebotes ergeben[14]).

Darüber hinaus verstärkt sie Probleme, die in den Verdichtungsgebieten selbst entstehen. Ungedeckte Nachfrage nach preisgünstigem Wohnraum verschärft den Wettbewerb um das vorhandene Wohnungsangebot in Passivräumen, wodurch die „Aufzehrung" dort vorhandenen Bestandes noch rentabel ist. Ein Leerstand qualitativ unzureichenden Wohnraumes erfolgt nicht, ein Zwang zur Erneuerung dieser Gebiete und zur Verbesserung der vorhandenen Bausubstanz über einen entsprechenden Nachfragedruck ist nicht vorhanden[15]).

8.4.3 Neubautätigkeit und regionale Veränderungen

Die durch Neubautätigkeit bewirkten Bestandsveränderungen sind relativ gering. Die Veränderungsraten lagen Anfang der 70er Jahre zwischen 2,22 v.H. und 3,10 v.H. und zeigen seit 1976 abnehmende Tendenz.

Somit erfassen die durch Neubautätigkeit ausgelösten regionalen Veränderungen nur Teilaspekte des Wohnungsmarktgeschehens.

Die Wohnungsmärkte eines regional abgrenzbaren Raumes sind aber als System ineinander verketteter Wohnungsteilmärkte zu verstehen. Jede Neubautätigkeit vergrößert nur das Wohnungsangebot eines ganz bestimmten sektoralen Teilmarktes, schafft aber die Voraussetzung für Umzüge und löst damit Nachfrage- und Angebotsveränderungen auch auf nachgelagerten Teilmärkten (sektoral wie regional) aus.

Durch die bessere Qualität des Angebotszuwachses entsteht ein Wohnwertgefälle im Vergleich zum vorhandenen Wohnungsbestand, so daß die zur Mobilität veranlaßten Haushalte in der Regel ihre Wohnsituation verbessern (vgl. hierzu den Beitrag von KREIBICH, Abschn. 2.3.3). Diese Qualitätsverbesserungen über Neubauangebote sind in den letzten Jahren aufgrund der Grundstücksmarktverhältnisse vor allem in Kernrandbereichen und Umlandgemeinden realisiert worden.

---

[13]) Vgl. hierzu Gutachten der awos Bochum und Arbeitsgruppe Bestandsverbesserung Universität Dortmund: Erhaltung und Erneuerung überalterter Stadtgebiete aus der Zeit zwischen Gründerjahren und 1919 in Nordrhein-Westfalen.

[14]) Vgl. hierzu KREIBICH, V.: Die Kernstädte in den 80er Jahren, S. 19, sowie EICHSTÄDT, W.: Großstadt und Wohnungspolitik. In: Stadtbauwelt 54, Bauwelt H 24, 1977, S. 112 ff.

[15]) EICHSTÄDT, W., a.a.O., S. 113.

Unter sektoralen Aspekten fand diese Neubautätigkeit seit 1975 primär im Bereich des Ein- und Zweifamilienhausbaues statt.

Die Attraktivität und damit die Konkurrenzfähigkeit des vorhandenen innerstädtischen Wohnungsangebotes wird c.p. dadurch für einkommensstärkere Haushalte verschlechtert.

Durch die Neubautätigkeit von rd. 2 Mio. WE zwischen 1971 und 1973 wurden nach Schätzungen im Städtebaubericht 1975 Mobilitätsvorgänge ausgelöst, durch die zusammen mit dem „Nachrücken" anderer Haushalte 4 Mio. Haushalte eine neue bzw. andere Wohnung erhalten haben.

8.4.3.1 Bevölkerungsumverteilung

Die regionale Bevölkerungsmobilität innerhalb der Verdichtungsräume wird vom Angebot des gesamten Wohnungsmarktes gesteuert. Innerhalb eines bestimmten Zeitraumes setzt dieses sich aus den jeweiligen bezugsfertig gewordenen Neubauwohnungen und den Wohnungen des Bestandes, die durch Wohnungswechsel verfügbar werden, zusammen.

Neubau- und Bestandsangebot verhalten sich nach der gegenwärtigen Bau- und Umzugshäufigkeit etwa im Verhältnis 1:10 zueinander[16]). Mobilitätsaspekte, die bei der Neubautätigkeit ansetzen, können somit nur Teilausschnitte wiedergeben, da sie ein Marktsegment aus dem Gesamtgeschehen herausnehmen. Eine isolierte Betrachtung von Mobilität, einmal unter dem Gesichtspunkt des Wohnungsneubaues und zum anderen unter dem Gesichtspunkt des Althausbestandes, muß daher in einen Gesamtansatz integriert werden. Hierbei ist zu beachten, daß Neubauinvestitionen durch Bestandsinvestitionen substituierbar sind und daß diese zu einer Verringerung der Qualitätsabstufungen zwischen Alt- und Neubau führen. Es ist aber kein Erklärungsmodell bekannt, das diesen Prozeß so nachzeichnet, um Hinweise für künftige Entwicklungen zu gewinnen[17]).

Die Mobilitätsforschung, die räumliche Bewegungen der Haushalte erklären und empirisch nachvollziehen will, weist dann auch zwei unterschiedliche Ansätze auf:

a) Es werden *Umzugsketten* aufgezeigt, die durch Neubautätigkeit ausgelöst und als „Sickereffekte" umschrieben werden.

b) Es werden Umzugsmotive und Umzugsverhalten wandernder Haushalte in retrospektiver Sicht, differenziert nach Räumen und Wohnungsmarktsektoren, dargelegt.

Aussagen über *Umzugsketten,* die durch Neubautätigkeit ausgelöst werden, stützen sich in der Bundesrepublik im wesentlichen auf eine empirische Studie aus dem Jahr 1978[18]). Mobilität wird in der vorliegenden Studie als sogenannter „Sickereffekt" primär unter versorgungspolitischen Aspekten analysiert. Eine Lokalisierung der Teilmarkteffekte und Beachtung von regionalen Verteilungsmustern stehen nicht im Vordergrund der Betrachtungen.

Die sich aus der Lokalisierung der Neubautätigkeit in Ballungsrandgebieten und den angrenzenden ländlichen Zonen ergebende „Sogwirkung" bezieht sich nur auf die erste Umzugswelle, die vor allem von einkommensstärkeren Schichten mittleren Alters getragen wird. Die in die zuletzt fertiggestellten Wohnungen Einziehenden machen aber ältere, meist preisgünstigere Wohnungen frei. Empirische Untersuchungen ergeben, daß ⅔ der durch Neubautätigkeit freigesetzten Wohnungen weiteren nachfragenden Haushalten zur Verfügung stehen. Jedoch nimmt die Intensität der ausgelösten Wirkungen von Umzugsstufe zu Umzugsstufe ab.

---

[16]) EICHSTÄDT, W., a.a.O., S. 237.
[17]) Ebenda, S. 239.
[18]) Sickereffekte, Schriftenreihe „Wohnungsmarkt- und Wohnungspolitik" des Bundesministers für Raumordnung, Bauwesen und Städtebau (0.7003) 1978.

Im Durchschnitt kommen auf einen Einzug in eine Neubauwohnung drei weitere Umzüge[19]). Unter sozial- und versorgungspolitischen Aspekten ist dabei die Feststellung von Bedeutung, daß die am Sickerprozeß beteiligten Haushalte im Vergleich zu den Haushalten der ersten Umzugswelle ein niedrigeres Einkommen haben. Erklärt wird dies durch den größeren Anteil der jungen und erwerbslosen Haushalte und aus der Berufsstruktur der erwerbstätigen Haushalte. Die „Sickerhaushalte" stehen im Vergleich zu den Haushalten der ersten Umzugswelle eher am Beginn oder Ende ihrer Haushaltskarriere.

Aufgrund der „Zwiebelgestalt" der Einkommensschichtung privater Haushalte bewirken der Zugang von Neubauwohnungen für obere und mittlere Einkommensschichten und die dadurch ausgelösten Freisetzungseffekte einen Angebotszuwachs für entsprechend wenige Wohnungen. Die horizontal wesentlich breiter gelagerten Schichten in den unteren Einkommensstufen werden unter statischen Bedingungen durch den Sickereffekt nur partiell erreicht. Bei steigendem Einkommen hängt die Wirksamkeit des „Sickereffektes" von der Breite der sich verändernden Schichten ab[20]).

Die durch Neubautätigkeit ausgelösten Umzugsketten vollziehen im Zeitablauf folgende Ringbewegungen:

– Verdrängung bzw. freiwilliger Wegzug der besser verdienenden Haushalte aus qualitativ schlechteren und kleineren Wohnungen der Innenstadt in besser ausgestattete Neubauwohnungen der Außenbezirke

– mit steigendem Einkommen wird zunächst Wohnkomfort realisiert

– erst in der 2. Phase wird auch die Wohnumwelt stärker berücksichtigt, dies insbesondere, wenn das Motiv der Eigentumsbildung relevant wird[21]).

Die *Wanderungsmotivforschung* räumt dem Wohnwertgefälle zwischen Kernstadt – Stadtrand und Umlandgemeinde gegenüber anderen Motivationen einen hohen Stellenwert ein. So läßt eine Analyse der Wanderungsursachen den Schluß zu, daß Wohnwertfaktoren bei gesicherter Konjunkturlage an Bedeutung gewinnen, daß Fernwanderungen vorwiegend ökonomisch, Nahwanderungen vor allem wohnungsorientiert sind[22]).

Sofern davon auszugehen ist, daß das Arbeitsplatzangebot der Kernräume relativ unverändert bleibt, werden Wanderungen vor allem aus wohnbezogenen Gründen erfolgen[23]).

Der Einfluß einzelner Aspekte der Wohnung sowie des Wohnumfeldes auf das Wanderungsverhalten wird u. a. auch in den Ergebnissen der Studie von BALDERMANN, HECKING und KNAUSS[24]) deutlich, die hier exemplarisch zitiert werden soll: Zentraler Bestimmungsfaktor der Wanderung ist der Wohnflächenbedarf und damit die Wohnungsgröße. Eine wesentliche Wanderungsentscheidung wird, insbesondere bei abwandernden Haushalten, in der Qualität der Wohnung gesehen. Größere Verbesserungen werden durch ins Umland abgewanderte Haushalte erreicht, während bei innerstädtischen Umzügen relativ geringe Effekte im Hinblick auf Qualitätsverbesserungen erzielt werden.

Der Wunsch nach Eigentumsbildung hat den quantitativ größten Anteil als einzelner Bestimmungsfaktor an der negativen Wanderungsbilanz der Kernstadt Stuttgart. Als Folge des Boden- und Immobilienpreisgefälles zwischen Stadt und Umland verbleiben einkommensstärkere Bevölkerungs-

---

[19]) Sickereffekte, a. a. O., S. 203.
[20]) MALZ, F./MÜLLENBACH, K./WÜSTLICH, R.: Wohnungspolitische Forschung: Problemanalyse und Forschungskonzeption. Werkbericht 1, Bonn 1976, S. 93.
[21]) HEUER, H.: Stadtflucht, S. 32.
[22]) HEUER, H./SCHÄFER, R., a. a. O., S. 140.
[23]) Wanderungen und Wohnungsmarkt, a. a. O., S. 12.
[24]) BALDERMANN, J./HECKING, G./KNAUSS, E.: Wanderungsmotive und Stadtstruktur. Schriftenreihe des städtebaulichen Instituts der Universität Stuttgart, 1976, S. 147 f.

gruppen häufiger innerhalb der kommunalen Grenzen der Kernstadt. Einkommensschwächere Haushalte realisieren ihr Eigentum dagegen in den Randgebieten der Stadtregion[25]). Die räumliche Verteilung der eigentumsbildenden Haushalte ist sehr stark an ökonomischen Bedingungen orientiert[26]).

Aussagen in der Fachliteratur deuten darauf hin, daß der Trend grenzüberschreitender Zu- und Abwanderungen sich weiter fortsetzen wird[27]).

Die Struktur des Wohnungsangebotes in den Kernstädten und die Vorteile des Umlandes beim Neubau von Wohnungen sprechen für diese Annahme, wobei die Tatsache, daß eine kontinuierliche Vergrößerung des Gesamtangebotes an Wohnraum durch Neubau nur im Umland stattfinden kann (Tendenz verstärkend). Eine Ausnahme bilden die Baulückenreserven in den Städten oder die Möglichkeiten der Ausschöpfung von Baulandreserven, z.B. durch Ausnutzung von Industriebrachen im Ruhrgebiet. Bestehende Strukturunterschiede zwischen Alt- und Neubauangebot in Großstädten können auch mittelfristig nicht abgebaut werden.

Da jedoch grenzüberschreitende Wanderungsvorgänge beeinflußt werden insbesondere durch Prozesse auf der Angebotsseite, die ihrerseits von allgemeinen Rahmenbedingungen, den Förderinstrumenten und -strategien abhängig sind, lassen sich verläßliche Trendaussagen nicht ableiten[28]). Die Studie beschränkt sich dann auch auf die Enumerierung von Faktoren, die für zukünftige kleinräumliche Wanderungsbewegungen von Bedeutung sein werden:

1. zukünftige öffentliche Förderung des Wohnungsneubaues
2. zukünftige Eigentumsförderung
3. Intensität der Modernisierungsförderung
4. Intensität der Nachsubventionierung degressiv geförderter Neubauwohnungen und die Konditionen der „Anschlußfinanzierung"
5. Lösung der Probleme der Mietenverzerrung.

Diese – einen allgemeinen Trend wiedergebenden Aussagen – sind um einige Ergebnisse zu ergänzen, die Unterschiede aus Umzugsverhalten von Mieterhaushalten im Alt- und Neubaubereich aufweisen.

Wie mehrjährige empirische Untersuchungen in einem großen Wohnungsunternehmen mit einem Alt- und Neubaubestand vor allem im Ballungsgebiet des Ruhrgebietes zeigen, lag die Mieterfluktuation im Neubausektor mit 7,3 % unter der für den Althausbereich ermittelten Quote von 12,7 % (1978). Insgesamt zeigen beide Bereiche für die Zeit von 1976–1978 eine rückläufige Tendenz in der Fluktuation. Dabei erweist sich der Ausstattungsstandard als fluktuationsbeeinflussender Faktor, was vor allem durch die weit unter dem Durchschnitt liegende Fluktuationsquote im modernisierten Althausbestand zum Ausdruck kommt.

Während die „klassischen Gründe" eines Wohnungswechsels (familienzyklische Veränderungen des Haushalts, Tod, persönliche Gründe) mit rund 55,1 % im Althaus- und im Neubaubestand ein

---

[25]) Die Ergebnisse von FRIEDRICHS (FRIEDRICHS, J.: Stadtanalyse. Hamburg 1977) und einer Diplomarbeit „Wohneigentum und Bevölkerungsmobilität", Universität Dortmund, Abt. Raumplanung, schränken diese Aussagen insofern ein, als neben Grundstückspreisgefälle weitere Aspekte Berücksichtigung finden.

[26]) Wie eine Übersicht der PROGNOS (PROGNOS AG: Kernstadt-Randwanderung: Motive und Tendenzen. Unterlage für das Fachseminar Wohnungsmarktentwicklung und Stadtentwicklung beim Bundesminister für Raumordnung, Bauwesen und Städtebau am 29./30. 9. 1977, Basel 1977) erkennen läßt, kann nur der typische „Abwanderer" als Mehrpersonenhaushalt mit mittlerem und gehobenem Einkommen charakterisiert werden, während Zuwanderer in die Kernstadt keine homogenen Merkmale aufweisen.

[27]) Vgl. z.B. HEUER/SCHÄFER: Stadtflucht, a.a.O.

[28]) EICHSTÄDT, a.a.O., S. 39.

relativ gleiches Gewicht besitzen, zeigt sich mit rund 14 % der Erwerb eines Eigentums bei Mietern im Neubaubestand als ein entscheidendes Motiv zum Wohnungswechsel.

Der Wechsel in ein Eigentum hat für Mieter des Althausbestandes dagegen kaum Bedeutung. Hier nimmt die bisher schlecht ausgestattete Wohnung im Motivbündel einen entscheidenden Stellenwert ein. Die Bedeutung des Umzugsmotivs Eigenheimerwerb hat dabei in den vergangenen Jahren (entsprechend einem allgemeinen Trend) an Bedeutung zugenommen. Jeder 7. Mieter, der eine Neubauwohnung aufgibt, zieht heute in eigene vier Wände.

Die meisten Umzüge von Mietern finden im Nahbereich statt (nur rd. 27,4 % Fernumzüge). Hier ist kein Unterschied zwischen Alt- und Neubaubestand festzustellen. Dabei ist die Distanz der Umzüge im Neubaubereich jedoch größer (innerhalb der Stadt und in die Nachbarstadt 50,7 %), während Mieter, die im Althausbestand ihre neue Wohnung gefunden haben, im gleichen Stadtteil (23,0 %) wohnen geblieben sind oder aber in der gleichen Stadt (32,0 %).

8.4.3.2 Veränderungen in der Nachfrage nach Infrastruktur

Wohnorientierte Wanderungsbewegungen, die durch Neubaugebiete ausgelöst werden, führen zu Veränderungen des Nachfragevolumens und der Nachfrageprofile nach Infrastrukturleistungen. Sie stellen die Infrastrukturplanung vor neue Erfordernisse, die für die oben umschriebenen Teilräume in ihrer Richtung variieren: Überbelastungen von Einrichtungen in Aktivräumen mit Neubautätigkeit, aber infrastrukturelle Unterversorgung bis zu suboptimaler Auslastung in Passivräumen mit starker Abwanderung, sinkender Geburtenrate und Segregationstendenz, die mit Überkapazitäten spezifischer Infrastrukturangebote einhergehen.

Veränderungen der Nachfrageprofile wirken sowohl auf den quantitativen Umfang als auch auf Art und Strukturerfordernisse der Einrichtungen. Durch die Alters- und Haushaltsstruktur der in Neubaugebiete zuwandernden Bevölkerung ergibt sich insbesondere in der altersstrukturbezogenen Infrastruktur ein starker Nachfragedruck. Es gibt jedoch keine Untersuchungen über die Höhe der Infrastrukturkosten durch Neubau im Umland und der sozialen Kosten durch Fehlallokation in den Zentren. Die Ausführungen beschränken sich daher auf das Aufzeigen einiger schematischer Zusammenhänge. Mit Hilfe einer Matrix (Tab. 3) läßt sich der Zusammenhang zwischen Bevölkerungsentwicklung und Infrastrukturauslastung wie folgt veranschaulichen:

Tab. 3 *Matrix*

Bevölkerungsentwicklung	vorhandene Infrastruktureinrichtungen		
	Unterangebot	Nachfrageangebot	Überangebot
Abnahme	Verbesserung der Versorgungssituation	Entstehung von Überkapazität	Verschärfung des Ungleichgewichtes
Zunahme	Verschärfung des Ungleichgewichtes	Entstehung von Unterangebotssituationen	Verbesserung der Kapazitätsauslastung
Strukturelle Verschiebungen: Zu- oder Abnahme einer Bevölkerungsgruppe	Auswirkungen der Bevölkerungsab- oder -zunahme auf Infrastruktureinrichtungen mit spezifischer Nachfragergruppe		

In erster Linie wird über wohnorientierte Wanderung in Neubaugebiete Infrastruktur mit relativ kleinem Einzugsbereich betroffen wie Schulen, Kindergärten, Sportanlagen, Hallenbäder, Altersheime. Demgegenüber wird aufgrund des relativ großen Einzugsbereiches das oberzentrale Infrastrukturangebot weniger tangiert. Für den Großstadtraum Stuttgart kommen BALDERMANN und SEITZ[29]) zu folgenden planerischen Konsequenzen: 1. die zentrale infrastrukturelle Aufgabenstellung künftiger Stadt- und Regionalplanung wird weniger in der Deckung funktionaler Defizite liegen als vielmehr im Abbau und in der Vermeidung von Überkapazitäten in den von Bevölkerungsverlusten betroffenen Teilräumen des Stadt-Umlandbereiches. 2. Die Lösung von Infrastrukturproblemen in den Innenstädten und im Umland liegt weniger in infrastrukturellen Planungsmaßnahmen als in der Behebung von Ursachen. Der räumliche Ausgleich von Wohnraumangebot und Wohnraumnachfrage muß durch eine an raumfunktionale Erfordernisse ausgerichtete Planung der Siedlungsentwicklung herbeigeführt werden. Das würde bedeuten, daß über einen Abbau der durch Neubautätigkeit bewirkten Qualitätsunterschiede zum vorhandenen Wohnungsbestand und der Unterschiede in der räumlichen Verteilung wohnungswirtschaftlicher Investitionstätigkeit ein Ansatz für die Behebung der Ursachen zu sehen ist.

8.4.3.3 Umverteilung der öffentlichen Finanzen

Die durch Neubautätigkeit ausgelösten Wanderungsbewegungen insbesondere in das Umland der Kernstädte bewirken auch eine Umverteilung der Finanzen. Wie HEUER und SCHÄFER[30]) zeigen, verlieren die Kernstädte mit jedem abwandernden Einwohner auch Steuereinnahmen, die wegen der besonderen Konstruktion des Gemeindefinanzsystems häufig überproportional sind, während die finanzielle Leistungsfähigkeit der Umlandgemeinden wächst. Diese Einnahmeminderungen erhöhen sich noch um Kürzungen der bevölkerungsabhängigen Finanzzuweisungen. Die durch Prozesse aus Abwanderungen in Neubaugebiete der Umlandgemeinden ausgelösten Segregationsprozesse schaffen für die Großstädte jedoch zusätzliche Finanzprobleme, so daß sich mit jedem abwandernden Einwohner im doppelten Sinne die Finanzsituation der Großstädte verschlechtert[31]).

8.5 Faktoren der räumlichen Verteilung der Neubautätigkeit

Für den Gesamtbereich der Wohnungsbautätigkeit läßt sich kein einheitliches Investitionsverhalten unterstellen[32]). Vielmehr ergeben sich für die unterschiedlichen Bauherrengruppen divergierende Investitionsparameter:

Im Hinblick auf die räumliche Verteilung der Neubautätigkeit läßt sich aber verallgemeinernd sagen, daß vor allem in den Engpaßsituationen des Wohnungsmarktes und seiner vorgelagerten Märkte, insbesondere des Baulandmarktes, entscheidende Einflußgrößen einer räumlichen Verteilung der Neubautätigkeit zu sehen sind.

Für den großflächigen Mietwohnungsbau gilt darüber hinaus der unter 8.1.3 bereits dargelegte Zusammenhang zwischen den beteiligten Akteuren. Die Konstellation der Akteure (Situation und Transaktion) und Voraussetzungen (Ausgangslage, Steuerung) waren, wie anhand einer Synopse gezeigt werden kann, für ein bestimmtes Entwicklungsergebnis in den untersuchten Siedlungsbereichen entscheidend[33]) (s. h. Synopse der Voraussetzungen, Konstellationen und Entwicklungen in ausgewählten Siedlungsbereichen). Sie dürften auch künftige Entscheidungen über die Lokalisierung von Neubautätigkeit bestimmen.

---

[29]) BALDERMANN, J./SEITZ, U.: Probleme der kommunalen Infrastrukturausstattung und Siedlungsentwicklung im Stadtumlandbereich vor dem Hintergrund kleinräumiger Wanderungsbewegungen. In: Dortmunder Beiträge zur Raumplanung, Bd. 23, S. 81.
[30]) HEUER/SCHÄFER: a.a.O., S. 24f.
[31]) HEUER/SCHÄFER: a.a.O., S. 26.
[32]) Vgl. hierzu den Beitrag von JENKIS, Abschn. 4.4.1.
[33]) Städtebauliche Entwicklung in Siedlungsschwerpunkten, a.a.O., S. 32.

Der Versuch, den räumlichen Verteilungseffekt der direkten und indirekten öffentlichen Wohnungsbauförderung zahlenmäßig zu belegen, um daraus ihr Gewicht als räumliche Einflußgröße ableiten zu können, gelingt auf der Grundlage des vorliegenden statistischen Materials nicht[34]). Modelluntersuchungen in zwei Untersuchungsgebieten weisen jedoch nach, daß erhebliche Unterschiede in der Intensität der Wohnungsbauförderung sowohl zwischen den beiden untersuchten Räumen als auch innerhalb der beiden Verdichtungsgebiete bestanden haben (Tab. 4).

Tab. 4   *Einsatz von direkten und Teile von indirekten Förderungsmitteln 1976*

	1. Förderungsweg (Mio. DM)		2. Förderungsweg (Mio. DM)		Steuerbeg. u. freifinanz. Wohnungsbau (Mio. DM)		Förderung insgesamt	
	Geschoß-wohnungen	Eigen-heime	Geschoß-wohnungen	Eigen-heime	Geschoß-wohnungen	Eigen-heime	Mio. DM	in %
Nürnberg								
Stadt	17,1	8,6	1,9	4,6	?	9,4	(41,6)	28 %
Umland	17,4	24,7	1,9	14,7	?	48,6	(107,3)	72 %
Stadtreg. insges.	34,5	33,3	3,8	19,3	?	58,0	(148,9)	100 %
Stadtreg. in %	(23 %)	(22 %)	(3 %)	(13 %)	–	(39 %)	100 %	
Dortmund								
Stadt	46,6	9,5	3,0	7,7	?	4,5	(71,3)	60 %
Umland	9,5	6,6	1,4	3,9	?	27,1	(48,5)	40 %
Stadtreg. insges.	56,1	16,1	4,4	11,6	?	31,6	(119,8)	100 %
Stadtreg. in %	(47 %)	(13 %)	(4 %)	(10 %)	–	(26 %)	100 %	

Quelle: PROGNOS AG, Wohnungspolitik und Stadtentwicklung. Schriftenreihe des BMBau Nr. 03.084, Bonn 1980, S. 113.

Wie im Abschnitt 8.2 verdeutlicht, werden Entscheidungen im selbstversorgerischen Wohnungsneubau (1- und 2-Familienhäuser und Eigentumswohnungen) eine wesentliche Einflußgröße für die räumliche Verteilung der künftigen Neubautätigkeit darstellen. Innerhalb dieses Neubaubereiches ist zu beachten, daß räumliche Investitionsentscheidungen von Einzelbauherren selbst oder aber zunächst von einer Baugesellschaft oder Bauträgergesellschaft getroffen werden können. Die zunächst angebotsorientierte räumliche Entscheidung des Bauträgers oder der Baugesellschaft wird erst nachträglich durch die Nachfrager honoriert. Mit zunehmender Marktsättigung in diesem Bereich erfahren die Entscheidungen der Bauträger eine Relativierung über die Nachfrage.

---

[34]) Ein zentrales Problem liegt darin, daß die Bautätigkeits- und Förderungsstatistiken sich grundsätzlich auf Verwaltungseinheiten (Gemeinden, Landkreise) beziehen, deren Grenzen die bestehenden siedlungsstrukturellen Verflechtungen und Zäsuren (etwa Kernstadt und Umlandbereiche, Abgrenzung der Verdichtungsräume) nur unzureichend widerspiegeln. Nachdem die Gebietsreform hier durchgängig recht große Einheiten geschaffen hat, werden kleinräumige Unterschiede in der Statistik häufig nivelliert. Dies macht sich besonders beim 2. Förderungsweg bemerkbar, für den die allgemeine Bewilligungsstatistik nicht einmal gemeindescharf, sondern nur für die Ebene der Kreise und kreisfreien Städte geführt wird. Bei einem Vergleich von 1. und 2. Förderungsweg ergibt sich darüber hinaus das Problem, daß die im 1. Förderungsweg vorrangig gewährten Baudarlehen in einer Rate zugeteilt werden, während die Aufwendungsdarlehen und -zuschüsse, Annuitätshilfen usw., die im 2. Förderungsweg üblicherweise vergeben werden, in kleineren Raten über einen mehrjährigen Zeitraum anfallen. – Vollends problematisch ist die Erfassung der steuerlichen Förderung, die nirgends systematisch und kontinuierlich erhoben wird.

Die Lagefaktoren des Wohnstandortes erweisen sich für die Eigentumserwerber als ein bedeutsames Kriterium für Aufbruchsentscheidung und Standort. Die allgemeine Vorstellung, daß Haushalte aus Ballungsgebieten ihr Eigentum in Ballungsrandgebieten realisieren, weil dort die Grundstückspreise dieses noch gestatten, wird durch die empirischen Ergebnisse einer Studie zu relativieren sein[35]).

Für ins Umland abgewanderte Haushalte haben gerade die Distanz zum Arbeitsplatz und die damit verbundenen Kosten eine beträchtliche Bedeutung. Ergänzt wird diese Aussage um die Feststellung, daß die Eigenheiminteressenten den Wunsch haben, ihr Eigentum möglichst in der Nähe ihres jetzigen Wohnstandortes zu realisieren[36]). Von Bedeutung ist hierbei jedoch die räumliche Lage der Stadtteile innerhalb des Stadtgebietes.

Die vorstehenden Ausführungen machen deutlich, daß das vorhandene Standortmuster des Wohnungsangebotes über Neubautätigkeit nur sehr begrenzt veränderbar ist. Die Verteilung der Bevölkerung im Raum wird geprägt von den vorhandenen Standorten des Wohnungsangebotes. Der Angebotszugang im Neubaubereich ist sehr viel geringer als das freiwerdende Angebot im Althausbestand. Standortzwänge engen die Wahlmöglichkeit der nachfragenden Haushalte am Wohnungsmarkt stark ein. Dies gilt, wie empirische Untersuchungen nachweisen[37]), insbesondere für Haushalte unterer und mittlerer Einkommensschichten.

Der Angebotszugang durch Neubautätigkeit verschärft die Qualitätsabstufung im verfügbaren Gesamtangebot an Wohnraum. Dies gilt sowohl hinsichtlich des Ausstattungsstandards als auch der Umfeldqualität. Diese Qualitätsabstufungen werden insbesondere gegenüber Passivräumen sichtbar. Die dadurch ausgelöste Mobilität wird in vielfältiger Weise für die Siedlungsentwicklung bestimmend.

Die Entwicklung aktiver Neubauräume wird bei vorhandenem Baurecht aufgrund der Entwicklung an den dem Wohnungsmarkt vorgelagerten Märkten bestimmt (Bau-, Boden- und Kapitalmarkt). Seit 1976 überwiegt die Bautätigkeit im Ein- und Zweifamilienhausbereich.

Die Förderinstrumente, die Neubautätigkeit in diesem Sektor initiieren sollen, wirken räumlich ungezielt. Die Bautätigkeit vor allem im Umland der Kernstädte mit hohen Baulandreserven kann von daher kaum gesteuert werden. Sofern noch vorhandene Freiflächen in den Kernstädten für den Bau von Eigenheimen eingesetzt werden, um der Stadt-Umlandwanderung zu begegnen, gehen Frei- und Grünflächen in diesem Bereich verloren. Andererseits besteht die Gefahr einer verstärkten Umweltbelastung der innerstädtischen Wohngebiete durch das mit einer Randwanderung verbundene gestiegene Verkehrsaufkommen. Der ruhende und fließende Verkehr ist aber eine der wesentlichen Ursachen für die Verschlechterung der Wohnumfeldqualität in älteren Wohngebieten insbesondere der Gründerzeit. Auch die beabsichtigten Verbesserungen im Bereich der Abschreibungsmöglichkeiten berücksichtigen eher investitionspolitische oder sozialpolitische Aspekte als räumliche Wirkungen.

Die Rahmenbedingungen des freifinanzierten Mietwohnungsbaues lassen gegenwärtig keine großen Investitionsmöglichkeiten erkennen. Über das Bauherrenmodell dürften aufgrund der Beschlüsse des Bundeskabinetts (September 1981 – Wegfall der Umsatzsteueroption) lediglich einige Vorzieheffekte erwartet werden. Somit findet der Mietwohnungsneubau vor allem im Bereich des

---

[35]) Ergebnisse einer Diplomarbeit „Wohneigentum und Bevölkerungsmobilität" an der Universität Dortmund - Abteilung Raumplanung.
[36]) Untersuchungen von FRIEDRICHS (FRIEDRICHS, J.: Stadtanalyse Hamburg 1977) bestätigen die Feststellungen dieses Berichtes.
[37]) In einer Münchener Untersuchung weisen KREIBICH u.a. (KREIBICH, V. u.a.: Stadtflucht. In: Dortmunder Beiträge zur Raumplanung, Bd. 23, S. 7) nach, daß ⅔ der Befragten ihre jetzige neue Wohnung angesehen und sofort genommen haben. Jedoch ließ sich ein Zusammenhang zwischen Einkommen und Zahl der angesehenen Wohnungen feststellen.

öffentlich geförderten Wohnungsbaues statt. Dem sozialen Mietwohnungsbau kommt aber primär die Funktion zu, sektorale und regionale Defizite zu überwinden. Von daher ist er in seinen Instrumenten primär an sozialpolitischen Versorgungsfunktionen orientiert, obgleich die Ausgestaltung der Wohnungsbauförderungsbestimmungen durchaus regionale Steueransätze erkennen läßt.

Für die Siedlungsentwicklung ergeben sich hieraus zwei Aspekte: einkommensstärkere Haushalte versorgen sich im Eigentumsbereich, dessen Standorte sowohl vom Investitionsverhalten der Trägergesellschaften (Reiheneigenheime und Eigentumswohnungen) als auch von Standortpräferenzen potentieller Eigentumserwerber selbst bestimmt werden. Neubautätigkeit setzt somit bei den oberen Qualitätsstufen im Wohnungsneubau an. Über Sickereffekte wird eine begrenzte Verbesserung der qualitätsmäßigen Versorgung auch für untere Einkommensbezieher erwartet, wobei u.a. von einer entsprechenden Länge der Umzugsketten und der Durchlässigkeit der Wohnungsteilmärkte ausgegangen werden muß. Die Entwicklung einzelner Teilräume einer Stadt bestimmt sich daher zu einem großen Teil über von der Neubautätigkeit ausgelöste Effekte, die räumlich kaum steuerbar sind. Über erhaltende Wohnungsmodernisierung und kleinteilige Wohnumfeldverbesserung können die einzelnen Prozesse verstärkt (Verdrängungsmodernisierung) oder abgeschwächt werden.

9. Raumordnerische Instrumente in ihrer Bedeutung für den Wohnungsbau

von

Gerd Turowski, Bremen

Kurzfassung

In dem vorliegenden Beitrag wird versucht, Zusammenhänge zwischen der Raumordnung und dem Wohnungsbau aufzudecken. Im Mittelpunkt steht dabei die Analyse des raumordnerischen Instrumentariums, also die übergeordneten und zusammenfassenden Programme und Pläne, die materiellen Hilfsmittel und die Sicherungsinstrumente der Raumordnung und Landesplanung. Als Ergebnis läßt sich die These ableiten, daß die Raumordnung und Landesplanung in rechtlicher und wissenschaftlich-methodischer Hinsicht ausreichend mit Instrumenten ausgestattet ist, um ihrem verfassungsmäßigen Auftrag – auch gegenüber der Wohnungsbaupolitik – gerecht zu werden.

Das Zielsystem der Raumordnung und Landesplanung, das auch die Daseinsvorsorge für das Wohnen umfaßt, bindet aufgrund gesetzlicher Regelungen auch die Gemeinden als die wichtigsten Träger des Wohnungsbaus. Damit hat sich die kommunale Bauleitplanung als baulich-räumliches Ordnungsinstrument für die Siedlungsentwicklung einer Gemeinde übergeordneten Planungszielen anzupassen. Bei der Genehmigung von Bauleitplänen wird zugleich auch ihre Übereinstimmung mit den Zielen der Raumordnung und Landesplanung festgestellt, so daß in dem Wirkungszusammenhang von überörtlicher Raumplanung und Wohnungsbau formal- bzw. planungsrechtlich keine Mängel erkennbar sind. Wenn dennoch Kritik an der Wirksamkeit von Raumordnung und Landesplanung vorgetragen wird, kann diese nur ihre Durchsetzbarkeit und damit die dafür verantwortlichen politischen Entscheidungsträger zum Adressaten haben. Diese politisch motivierte Vollzugsschwäche der Raumordnung und Landesplanung festzustellen, ist das eigentliche Anliegen dieses Beitrages.

Gliederung

9.1 Der Zusammenhang von Raumordnung und Wohnungsbau

9.2 Die wesentlichen Instrumente der Raumordnung

    9.2.1 Die Programme und Pläne der Landesplanung als Planungsinstrumente
    9.2.2 Die wesentlichen Hilfsmittel der Raumordnung und Landesplanung
    9.2.3 Die Sicherungsinstrumente der Raumordnung und Landesplanung

9.3 Versuch einer zusammenfassenden Wertung

9.1 Der Zusammenhang von Raumordnung und Wohnungsbau

Die jüngsten Ereignisse und gesellschaftlichen Entwicklungen im Bereich der Wohnraumversorgung haben deutlich werden lassen, daß Wohnungsbaupolitik nicht mehr länger als eine isolierte Fachpolitik betrieben werden kann, sondern als integrierter Bestandteil der gesamten Gesellschaftspolitik gesehen werden muß. Dabei spielen sozial- und wirtschaftspolitische Zielsetzungen und Bezüge zweifellos die dominierende Rolle, aber in der jetzt anstehenden Gesamtdiskussion ist auch die Raumordnungspolitik aufgefordert zu überprüfen, welche Bezüge zur Wohnungsbaupolitik bestehen und inwieweit von ihr ein wirksamer Beitrag zur Sicherung der Wohnraumversorgung der Bevölkerung geleistet werden kann.

Raumordnung ist nach dem oft zitierten Rechtsgutachten des Bundesverfassungsgerichts vom 16. Juni 1954 „die zusammenfassende, überörtliche und übergeordnete Planung und Ordnung des Raumes. Sie ist übergeordnet, weil sie überörtliche Planung ist und weil sie vielfältige Fachplanungen zusammenfaßt und aufeinander abstimmt."

Allgemein dargestellt ist Raumordnung der Oberbegriff der Leitvorstellungen für die anzustrebende Entwicklung des Raumes, teilweise wird der Begriff auch auf die Tätigkeit zur Verwirklichung dieser Leitvorstellungen ausgedehnt. Die Raumordnung soll dabei die räumliche Entwicklung des Bundesgebietes und seiner Teilräume unter Beachtung der natürlichen Gegebenheiten sowie der wirtschaftlichen, sozialen und kulturellen Erfordernisse in einer Weise fördern, die der freien Entfaltung der Persönlichkeit in der Gemeinschaft am besten dient und die zur Schaffung und Sicherung gleichwertiger Lebensverhältnisse beiträgt.

Die Wahrnehmung der im Grundgesetz verankerten staatlichen Hoheitsaufgabe Raumordnung ist aufgrund des föderativen Staatsaufbaues der Bundesrepublik durch eine komplizierte Aufgabenteilung zwischen dem Bund und den Ländern gekennzeichnet. Auch das Bundesverfassungsgericht hat mit seinen Entscheidungen vom 16. Juni 1954 und vom 30. Oktober 1962 nicht eindeutig klarstellen können, wie die Kompetenzen in der Raumordnung zwischen dem Bund und den Ländern abgegrenzt sind. Allgemein hat sich die vereinfachte Formel eingebürgert, daß dem Bund für die Raumordnung in Art. 75 Nr. 4 GG nur die Rahmenkompetenz gegeben ist, während die inhaltliche Ausfüllung den Ländern durch die Landesplanung obliegt.

Wenn in den weiteren Überlegungen der Begriff Raumordnung verwendet wird, so soll damit auf die Raumordnung in den Ländern, also auf die Landesplanung abgehoben werden. Landesplanung ist dabei derjenige Bereich der öffentlichen Verwaltung auf Landesebene, der übergeordnete, überörtliche, zusammenfassende und den Grundsätzen der Raumordnung entsprechende Programme und Pläne aufstellt und raumbedeutsame Planungen und Maßnahmen koordiniert. Damit einbezogen wird hier auch die Regionalplanung, die die Aufgaben der Raumordnung für Teile eines Landes – also für Regionen – ausfüllt.

Aufgrund ihres umfassenden Anspruchs, die räumlichen Voraussetzungen zur Verbesserung der Lebensqualität zu schaffen und zu sichern, hat die Raumordnung auch die Grundfunktion „Wohnen", also die Sicherung der Versorgung mit Wohnraum, in ihr Zielsystem und Aufgabenfeld integriert. Von daher ist bereits ein grundsätzlicher Zusammenhang von Raumordnungs- und Wohnungsbaupolitik gegeben[1]. Diese Überlegungen können anhand unseres Planungsrechts bestätigt werden. Eine wesentliche Voraussetzung des Wohnungsbaues, die Bereitstellung von Bauland, wird im Rahmen der den Kommunen obliegenden Bauleitplanung erfüllt. Da für die Bauleitplanung eine Anpassungspflicht gegenüber den Zielen der Raumordnung und Landesplanung besteht, läßt sich auch formalrechtlich ein Wirkungszusammenhang von Raumordnung und Wohnungsbau erkennen. Darüber hinaus können sich auch aus den Koordinierungs- bzw. Abwägungsprozessen der Raumordnung ständig indirekte Auswirkungen für den Wohnungsbau ergeben.

---

[1]) Vgl. den Beitrag von KÜHNE-BÜNING in diesem Band, insbesondere den Abschnitt 8.1.5 „Umsetzung räumlicher Aspekte in die Wohnungsbauförderung NW 1979 (WFB 1980)".

Insgesamt haben die Beziehungen zwischen Raumordnungs- und Wohnungsbaupolitik dazu geführt, das tatsächliche Leistungsvermögen von Raumordnung, Landes- und Regionalplanung regelmäßig dann zu überschätzen, wenn sich in einzelnen Fachpolitiken unerwünschte Entwicklungen abzeichnen. Dem Beispiel anderer Fachpolitiken folgend, wird dabei auch aus dem wohnungsbaupolitischen Lager Kritik vorgetragen, die der Raumordnung mit den Schlagworten „Konzeptionslosigkeit", „Vollzugsdefizit" und „Unwirksamkeit" eine Mitschuld an den Versorgungsengpässen im Wohnungsbereich zuweisen[2]).

Zur Frage, inwieweit diese Kritik nun tatsächlich berechtigt ist, kann eine Analyse und Beurteilung der raumordnerischen Instrumente beitragen. Im weiteren wird deshalb versucht, die instrumentellen Wirkungen von Raumordnung, Landes- und Regionalplanung darzustellen und gegenüber der Wohnungsbaupolitik in einen Gesamtzusammenhang zu stellen. Dabei sollte man sich stets darüber im klaren sein, daß ein solches Vorhaben aufgrund fehlender Bewertungsmaßstäbe nicht frei von Subjektivität sein kann und bei denjenigen keine Anerkennung finden wird, die die rechtlichen und politischen Möglichkeiten der Raumordnungspolitik in der Bundesrepublik nicht einzuschätzen vermögen oder möglicherweise sogar nicht einschätzen wollen.

9.2 Die wesentlichen Instrumente der Raumordnung

Wie bereits in dem voranstehenden Kapitel hingewiesen, konzentrieren sich die weiteren Überlegungen aufgrund der verfassungsrechtlichen Rahmenbedingungen auf die Raumordnung in den Ländern, also auf die Landes- und Regionalplanung. Zuvor jedoch einige Anmerkungen zur Raumordnung auf Bundesebene, die sich auf das Raumordnungsgesetz und auf das von der Ministerkonferenz für Raumordnung im Jahre 1975 beschlossene Bundesraumordnungsprogramm beziehen.

Sowohl im Raumordnungsgesetz als auch im Bundesraumordnungsprogramm ist festzustellen, daß die Raumordnung in ihrem leitbildhaften Zielbündel „gesunde Lebens- und Arbeitsbedingungen, Verbesserung der Lebensqualität und gleichwertige Lebensverhältnisse in allen Teilräumen des Bundesgebietes" eindeutig auch das Wohnen als eine wesentliche, sich im Raum darstellende Grunddaseinsfunktion anerkennt.

So selbstverständlich dies auch einerseits sein mag, so überrascht doch andererseits, daß bis auf die Forderung des Bundesraumordnungsprogramms nach einem ausreichenden Angebot an Wohnungen, keine weitergehenden, konkretisierenden und differenzierenden Zielvorstellungen zum Wohnen in programmatischer Form auf der Ebene der Bundesraumordnung formuliert sind. Dieser Mangel wird allgemein mit dem hohen Abstraktionsgrad der Grundsätze des Raumordnungsgesetzes und der Ziele des Bundesraumordnungsprogramms begründet, könnte aber durchaus auch als eine raumordnungspolitische Konzeptionslosigkeit angelastet werden. Spitzfindige Analytiker vermögen aus dem Raumordnungsgesetz und dem Bundesraumordnungsprogramm sicher noch eine Reihe indirekter bzw. mittelbarer Bezüge zur Wohnungsbaupolitik festzustellen, der lediglich rahmensetzende Rechtscharakter des Raumordnungsgesetzes und die völlige Unverbindlichkeit des Bundesraumordnungsprogramms können ein solches Unternehmen hier nicht rechtfertigen.

Für die vorliegende Thematik erweisen sich dagegen die Instrumente der Länder als wesentlich ergiebiger, die deshalb auch im Mittelpunkt der weiteren Überlegungen stehen. Dabei ist es zweckmäßig, das raumordnerische Instrumentarium in Planungs- und in Sicherungsinstrumente einzuteilen.

Die Planungsinstrumente, die die eigentliche kreativ-planende Tätigkeit der Landesplanung beinhalten, umfassen im wesentlichen die übergeordneten und zusammenfassenden Programme oder

---

[2]) Vgl. dazu die Beiträge von WITZMANN und GÜLDENBERG in diesem Band.

Pläne, die die Länder gemäß § 5 (1) des Raumordnungsgesetzes für ihr Gebiet aufzustellen haben, wobei die Aufstellung räumlicher und sachlicher Teilprogramme zulässig ist (Regionalpläne und Fachpläne).

Die Sicherungsinstrumente dienen der koordinierenden Tätigkeit der Landesplanung und der Sicherung und Verwirklichung von Erfordernissen der Raumordnung und Landesplanung.

9.2.1 Die Programme und Pläne der Landesplanung als Planungsinstrumente

Entscheidender Inhalt der übergeordneten und zusammenfassenden Programme und Pläne sind diejenigen Ziele der Raumordnung und Landesplanung, die räumlich und sachlich zur Verwirklichung der materiellen raumordnerischen Grundsätze des Raumordnungsgesetzes erforderlich sind.

Bereits im Jahr 1971 hat FRIDO WAGENER[3]) in diesen Programmen und Plänen der Länder Ziele der Grunddaseinsfunktion „Wohnen" festgestellt. Im Mittelpunkt steht dabei das Ziel „besseres Wohnen", das durch einen höheren Wohnstandard, durch bessere Standorte der Wohnungen, durch eine Annäherung von Wohnung und Arbeit und in manchen Fällen durch eine Trennung von Wohnung und Arbeit erreicht werden kann. Der Inhalt der Einzelziele kann dabei wie folgt zusammengefaßt werden:

– Es sind differenzierte Wohnformen von der citynahen Wohnung bis zum „Haus im Grünen" anzubieten. Die Wohnbauflächen in den Verdichtungsräumen sollen in überschaubare Teilbereiche gegliedert werden. Der Wohnungsmarkt soll durch die Förderung des sozialen Wohnungsbaues in Verdichtungsgebieten entspannt werden. Durch die unterirdische Verlegung von Strom- und Fernmeldeleitungen und durch die Einrichtung von Grünzonen in Baugebieten soll der Wohnstandard erhöht werden.

– Wohngebiete sind nur an zukunftssicheren Standorten zuzulassen. Dazu gehören eine zeitgemäße Versorgung mit Gemeinschaftseinrichtungen, eine wirtschaftlich vertretbare und gesicherte Wasserversorgung und Freisein von Lärmgefährdung. Bei diesen Voraussetzungen sind Wohnungen in Entwicklungsschwerpunkten, Zentren und an Verkehrsknotenpunkten sowie in zentralen Orten zu fördern.

– Es ist eine gesunde Verdichtung und eine sinnvolle Zuordnung von Wohn- und Arbeitsstätten in zentralen Orten und Entwicklungsachsen anzustreben. Zur Vermeidung aufwendiger Pendelwege sind nichtstörende Betriebe in die Nachbarschaft von Wohngebieten zu legen. Bei der Neuansiedlung oder Umsiedlung von Gewerbebetrieben sind auch neue Wohnungen zu bauen. Vom Wohngebiet sollen mit vertretbarem Zeitaufwand möglichst zahlreiche Arbeitsplätze erreichbar sein.

– Eine ungesunde Verdichtung von Wohn- und Arbeitsstätten ist zu vermeiden. Es sind differenzierte Standorte von Wohnungen zum Arbeitsplatz und zu den Bildungs- und Erholungsmöglichkeiten anzustreben. Wohn- und Arbeitsstätten sind einander unter dem Gesichtspunkt des Immissionsschutzes zuzuordnen. Eine Konzentration von Wohnungen in einem Umkreis um räumlich konzentrierte Arbeitsplätze ist anzustreben. Dabei darf eine angemessene Entfernung zwischen Wohn- und Arbeitsstätte nicht überschritten werden.

Im Jahr 1972 hat das damalige Institut für Raumordnung[4]) ebenfalls die Zielvorstellungen der Länderprogramme und -pläne analysiert und dabei folgende gleichgerichtete Ziele zum Wohnungswesen identifiziert:

---

[3]) WAGENER, F.: Ziele der Raumordnung nach Plänen der Länder. Bonn-Bad Godesberg 1972.

[4]) Institut für Raumordnung: Zielsetzungen in den Entwicklungsprogrammen und -plänen der Länder. Bonn-Bad Godesberg 1972.

– Bauland soll so ausgewiesen werden, daß der erforderliche Aufwand zur Erschließung und Versorgung angemessen ist. Insbesondere in Räumen mit stärkerer Bevölkerungsdichte ist auf eine sparsame Inanspruchnahme des Grund und Bodens zu achten. Eine Zersiedelung der Landschaft muß verhindert werden.

– Der Wohnungsbau muß so lange gefördert werden, bis für jeden die ihm angemessene Wohnung ausreichend und preiswert zur Verfügung steht.

– In Stadt und Land sind Wohnungen entsprechend den allgemeinen Anforderungen zu erneuern und zu modernisieren.

– Eine zweckmäßige Zuordnung von Wohn- und Arbeitsstätten, sozialen und kulturellen Einrichtungen, Erholungsgebieten und Verkehrseinrichtungen im Städte- und Siedlungsbau muß angestrebt werden.

Daneben wurden noch eine Reihe weiterer, landesspezifischer Ziele zum Wohnungswesen festgestellt, auf deren Darstellung hier verzichtet wird.

In der Zwischenzeit haben die Länder ihre Programme und Pläne fortgeschrieben bzw. neu aufgestellt und dabei die Zielsetzungen zum Wohnungswesen ergänzt und verfeinert. Eindrucksvolles Beispiel ist das Landesentwicklungsprogramm Bayern vom Oktober 1976, in dem zum Wohnungsbau konkrete fachliche Ziele mit einer eingehenden Begründung aufgestellt worden sind. Wird auch die Regionalplanung mit ihren weitergehenden, räumlich und sachlich präzisierten Zielsetzungen herangezogen – was allein schon planungsrechtlich geboten ist –, so läßt sich durchaus die Wertung rechtfertigen, daß die Raumordnung und Landesplanung ausreichend konkrete Ziele zum Wohnungswesen bzw. Wohnungsbau formuliert hat. Dies ist zugleich eine wesentliche Voraussetzung dafür, daß die raumordnerischen Ziele durch die Bauleitplanung Beachtung finden können.

Insgesamt erscheint bereits hier der schon zitierte Vorwurf nicht gerechtfertigt, die Raumordnung vernachlässige aufgrund von Konzeptionslosigkeit das Wohnungswesen.

9.2.2 Die wesentlichen Hilfsinstrumente der Raumordnung und Landesplanung

Neben den Programmen und Plänen, die mit ihren Zielen der Raumordnung und Landesplanung das eigentliche raumordnerische Planungsinstrumentarium darstellen, tragen auch eine Reihe konzeptioneller Planungselemente einen instrumentellen Charakter. Sie werden deshalb allgemein ebenfalls als Instrumente der Raumordnung und Landesplanung bezeichnet. Im Vergleich zu den eigentlichen, rechtlich gesicherten Planungsinstrumenten, den übergeordneten und zusammenfassenden Programmen und Plänen, werden diese Planungselemente aus Gründen der Systematik im weiteren als „Hilfsinstrumente" bezeichnet. In der Praxis der Landes- und Regionalplanung haben sich folgende Hilfsinstrumente herausgebildet:

– Gebietskategorien

– Zentralörtliches System

– Achsen

– Richtzahlen, Richt- und Orientierungswerte

– Funktionszuweisungen.

Gebietskategorien

Die Gebietskategorien stellen eine Typisierung von Teilräumen dar, die durch bestimmte gleichartige Strukturen oder Entwicklungsziele gekennzeichnet sind. Hierzu gehören vor allem die Verdichtungs- und Ordnungsräume, der ländliche Raum sowie die förderpolitisch ausgerichteten strukturschwachen Gebiete und das Zonenrandgebiet. Mit der Ausweisung von Gebietskategorien wird der Zweck verfolgt, die globalen Raumordnungsziele problemorientiert den Erfordernissen gleichartiger Teilräume anzupassen und entsprechend zu spezifizieren.

Für das Wohnungswesen ist in den Verdichtungs- und Ordnungsräumen von Bedeutung, daß einer ringförmigen Ausbreitung der Siedlungsflächen um den Verdichtungskern entgegengewirkt werden soll und sich statt dessen die Siedlungsentwicklung vorrangig an verkehrlich gut erschlossenen Siedlungsachsen ausrichten soll. Insgesamt soll das Wohnungswesen in den Verdichtungs- und Ordnungsräumen dazu beitragen, ihre Leistungsfähigkeit zu sichern und zu erhöhen.

In den ländlichen Räumen ist nach Auffassung der Ministerkonferenz für Raumordnung eine räumlich differenzierte Verdichtung von Wohn- und Arbeitsstätten insbesondere in den zentralen Orten aller Stufen anzustreben, um einen hohen Versorgungsgrad der Bevölkerung sicherzustellen und eine wirtschaftliche Auslastung der Infrastruktur bei begrenzten finanziellen Mitteln zu ermöglichen. Der individuelle Wohnungsbau soll hier – in Abstimmung mit den Erfordernissen der Versorgung und der Erschließung, insbesondere der Verkehrsbedienung – auch in Orten ohne zentralörtliche Bedeutung ermöglicht werden, sofern die Landschaft nicht zersiedelt wird und keine zusätzlichen unwirtschaftlichen Aufwendungen für die Infrastruktur entstehen. Darüber hinaus bedarf es einer umfassenden Erneuerung der Stadtkerne und der Dörfer zur Erhaltung ihrer Attraktivität. Diese Zielsetzungen gelten natürlich mit besonderer Priorität für die strukturschwachen Gebiete und für das Zonenrandgebiet.

Zusammenfassend läßt sich feststellen, daß die das Wohnungswesen betreffenden Ziele für die Verdichtungs- und Ordnungsräume restriktiver formuliert sind als für die übrigen Gebietskategorien. Dies ist im Zusammenhang mit den erheblich höheren Bodenpreisen in den dichter besiedelten Gebieten ein Anlaß zur Kritik an den raumordnerischen Zielen.

Zentralörtliches System

Das zentralörtliche System ist ein Leitbild über die Verteilung von Wohn- und Arbeitsstätten sowie von öffentlichen und privaten Einrichtungen im Raum. Dieses System geht davon aus, daß aus wirtschaftlichen Gründen nicht an jedem Standort alle Einrichtungen vorgehalten werden können. Insbesondere in den dünnbesiedelten ländlichen Räumen reicht in der Regel die Finanz- und Verwaltungskraft nicht aus, um die infrastrukturelle Versorgung in dem Standard zu errichten und zu unterhalten, auf den die dort lebende Bevölkerung unter sozialen und rechtsstaatlichen Gesichtspunkten Anspruch hat. Um diesen Anspruch zu befriedigen, werden die öffentlichen Einrichtungen für die jeweiligen Einzugs- bzw. Verflechtungsbereiche an einem Standort – dem zentralen Ort – konzentriert. Die so geschaffenen Einrichtungen dienen nicht nur dem zentralen Ort selbst, sondern in gleichem Maße allen Gemeinden des Einzugsbereiches. Dabei werden im wesentlichen folgende drei Stufen zentraler Orte unterschieden:

– Grund-, Unter- bzw. Kleinzentren zur Deckung des Grundbedarfs der Bevölkerung im Nahbereich

– Mittelzentren zur Deckung des gehobenen Bedarfs der Bevölkerung im Mittelbereich

– Oberzentren zur Deckung des höheren spezialisierten Bedarfs der Bevölkerung im Oberbereich.

Mit der Konzentration der Einrichtungen in den zentralen Orten ist natürlich auch eine entsprechende Verteilung der Bevölkerung und damit auch der Wohnstandorte verbunden.

Bereits im Jahr 1933 hat WALTER CHRISTALLER[5]) in der überkommenen Raum- und Siedlungsstruktur ein organisch bzw. natürlich entwickeltes System der zentralen Orte identifizieren können.

---

[5]) CHRISTALLER, W.: Die zentralen Orte in Süddeutschland. Neuauflage Darmstadt 1968.

Diese Feststellung hat im Hinblick auf die relative Unveränderbarkeit der Raum- und Siedlungsstruktur wesentlich dazu beigetragen, daß sich das zentralörtliche System als ein realistisches Leitbild der Raumordnung erwiesen hat.

Es ist sicher nicht von der Hand zu weisen, daß dieses Leitbild auch das Wohnungswesen beeinflußt hat, da die mit der Zentralität der betreffenden Gemeinde verbundene öffentliche Förderung sich auch auf den Umfang des Wohnungsbaues ausgewirkt hat. Herausragendes Beispiel ist das Land Schleswig-Holstein, das bis zum gegenwärtigen Zeitpunkt seine Fördermittel für den Mietwohnungsbau auf die zentralen Orte konzentriert und dabei den Ober- und Mittelzentren eine besondere Präferenz einräumt. Inwieweit allerdings die gegenwärtige zentralörtliche Struktur des Bundesgebietes tatsächlich das Ergebnis einer konsequenten Raumordnungspolitik ist und sich nicht vielmehr aufgrund wirtschaftsgeographischer Gravitationsregeln herausgebildet hat, entzieht sich objektiven Wertungen[6]).

Achsen

Achsen sind raumordnerische Hilfsmittel, um

– Einrichtungen der Infrastruktur zusammenzufassen

– die Siedlungs- und Wirtschaftsentwicklung auf geeignete Standorte auf bzw. entlang der Achse zu konzentrieren

– zusammenhängende Grün- und Freiräume zu erhalten

– die regionale und großräumige Kommunikation sicherzustellen

– dem ländlichen Raum Entwicklungsimpulse zu geben.

Im Einzelfall können Achsen eine oder mehrere dieser Funktionen erfüllen.

Wegen ihres umfassenden und flächendeckenden Anspruchs, der den unterschiedlichen Gegebenheiten im Bundesgebiet wenig gerecht wird, stößt dieses Hilfsinstrument als Globalansatz auf zunehmende Ablehnung. Dies gilt allerdings nicht für ihren Einsatz innerhalb der Ordnungsräume. Hier haben sich die Achsen unter dem Begriff „Siedlungsachsen" als raumordnungspolitisches Grundgerüst der räumlichen Verteilung der Siedlungsentwicklung zur systematischen Tiefengliederung des baulichen und wirtschaftlichen Geschehens entlang vorhandener oder ausbaufähiger Verkehrslinien bundesweit durchgesetzt.

Das vorbildhafte Ordnungskonzept im Raum Hamburg zeigt jedoch trotz kontinuierlicher statistischer Beobachtungen, daß eine Beurteilung der Wirksamkeit von Achsenkonzeptionen in starkem Maße von subjektiven Wertungen geprägt ist.

Richtzahlen, Richt- und Orientierungswerte

Hierbei handelt es sich um planerische Vorgaben für die Entwicklung der Bevölkerung und zum Teil auch für die Entwicklung der Arbeitsplätze in einem Land und in seinen Teilräumen für einen bestimmten Planungszeitraum, die den raumbedeutsamen Planungen und Maßnahmen, insbesondere in dem Bereich der Versorgung, zugrunde zu legen sind. Sie werden als verbindliche Zahlen oder als anzustrebende Orientierungswerte mit Schwankungsbreiten festgelegt.

Die der Quantifizierung von raumordnerischen Zielen dienenden Richtzahlen stellen zweifellos von allen Hilfsinstrumenten der Raumordnung die schärfste Konfrontation mit der gemeindlichen

---

[6]) Vgl. dazu den Beitrag von DEHLER, Kap. 3.5.1, in diesem Band.

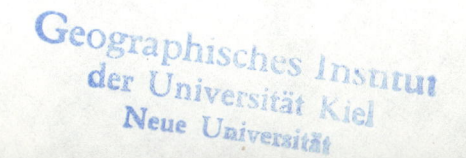

Planungshoheit im Rahmen der Bauleitplanung dar. Aufgrund des politisch gewollten Trends zu größeren Handlungsspielräumen für die Gemeinden und zu mehr Bürgernähe befinden sich die Richtzahlen als raumbeeinflussendes Instrument auf dem Rückzug. Vor dem Hintergrund der gegenwärtigen und insbesondere auch langfristig prognostizierten Bevölkerungsentwicklung, die die Verteilung von Zuwächsen ohnehin ausschließt, ist dies auch aus ordnungspolitischer Sicht zu vertreten.

Funktionszuweisungen

Funktionen sind spezifische Aufgaben von Gemeinden oder Teilräumen, die innerhalb des landesplanerischen Zielsystems ausgewiesen sind. Dabei geht es im Rahmen der räumlich-funktionalen Arbeitsteilung darum, den einzelnen Gemeinden und Teilräumen diejenigen Funktionen zuzuweisen, für die sie vergleichsweise die besten Voraussetzungen aufweisen. Als großräumige Funktionen für einzelne Teilräume sind vor allem aufzuführen:

– Gebiete mit besonders günstigen Voraussetzungen für die Land- oder Forstwirtschaft

– Gebiete mit besonders günstigen Voraussetzungen für natur- bzw. landschaftsbezogene Freizeit und Erholung

– Gebiete zur langfristigen Sicherstellung der Wasserversorgung

– Gebiete mit weiteren ökologischen Ausgleichsfunktionen.

Während für diese großräumigen Funktionen bisher keine Auswirkungen auf das Wohnungswesen erkennbar sind, können die nachfolgenden gemeindebezogenen Funktionen über die Bauleitplanung sich auch auf den Wohnungsbau auswirken. Dies gilt vor allem für die

– Agrarfunktion

– Industrie- und Gewerbefunktion

– Dienstleistungsfunktion

– Wohnfunktion

– Fremdenverkehrsfunktion.

Über die Funktionszuweisungen versucht die Raumordnung, die Bauleitplanung über die Ausweisung der entsprechenden Flächenkategorien auf die betreffende Funktion auszurichten. Inwieweit hier die Raumordnung in der Vergangenheit erfolgreich gewesen ist, läßt sich nicht pauschal, sondern nur in den jeweiligen Einzelfällen vor Ort feststellen.

Auch die Funktionszuweisung durch die Raumordnung steht in erheblicher Konkurrenz zu den Gemeinden, so daß die zunächst in einzelnen Ländern zu beobachtende Abschwächung bzw. Zurücknahme dieses raumordnerischen Hilfsinstruments aufgrund der bereits dargestellten politischen Entwicklungen verständlich wird.

9.2.3 Die Sicherungsinstrumente der Raumordnung und Landesplanung

Zur Durchsetzung ihrer Ziele, Konzeptionen und Erfordernisse verfügt die Raumordnung und Landesplanung über entsprechend ausgerichtete Sicherungsinstrumente. Diese sind vor allem:

– Raumordnungs- bzw. Landesentwicklungsberichte

– Informationspflichten

– Raumordnungsverfahren[7]

---

[7] In Rheinland-Pfalz: Raumplanerisches Verfahren.

- Einwirkungen auf die Bauleitplanung
- Untersagung raumordnungswidriger Planungen und Maßnahmen.

Daneben verfügen einige Länder über weitere Sicherungsinstrumente, auf deren Darstellung hier verzichtet wird.

Raumordnungs- bzw. Landesentwicklungsberichte sind Regierungsberichte über den Stand der Raumordnung, die periodisch dem Parlament vorzulegen sind. Der Inhalt befaßt sich insbesondere mit der Verwirklichung der Ziele der Raumordnung und Landesplanung, mit den räumlichen Entwicklungstendenzen sowie mit bedeutsamen Vorhaben, die sich auf ihre räumliche Entwicklung auswirken können. Durch die *Informationspflichten* soll sichergestellt werden, daß die für die Raumordnung und Landesplanung zuständigen Behörden sowie die im Raum agierenden öffentlichen und sonstigen Planungsträger gegenseitig über raumbedeutsame Planungen und Maßnahmen Kenntnis erlangen. Dies geschieht durch

- Mitteilungs- und Auskunftspflichten öffentlicher und privater Planungs- und Maßnahmeträger gegenüber den Landesplanungsbehörden und durch
- Unterrichtungspflichten der für die Raumordnung zuständigen Behörden untereinander bzw. dieser Behörden gegenüber öffentlichen und sonstigen Planungsträgern.

Das wichtigste Instrument zur Sicherung raumordnerischer Ziele und Erfordernisse ist das *Raumordnungsverfahren*. Es ist ein förmliches Verfahren zur Prüfung eines raumbedeutsamen Vorhabens auf seine Übereinstimmung mit den Erfordernissen der Raumordnung und zur Abstimmung mit raumbedeutsamen Vorhaben anderer Planungsträger, das mit einer landesplanerischen Beurteilung, Feststellung oder Entscheidung abschließt.

Bei den *Einwirkungen auf die Bauleitplanung* handelt es sich um verschiedenartige Einflußnahmen gegenüber den Trägern der Bauleitplanung – z.B. in Form von Anpassungsverfahren oder Planungsgeboten, um die Erfüllung von Planungs- und Anpassungspflichten der Gemeinden sicherzustellen.

Die *Untersagung raumordnungswidriger Planungen* und Maßnahmen ist eine nach dem Raumordnungsrecht zulässige, befristete Anordnung an öffentliche Planungsträger, Planungen und Maßnahmen zu unterlassen, die den in Aufstellung befindlichen oder aufgestellten Zielen der Raumordnung und Landesplanung widersprechen.

9.3 Versuch einer zusammenfassenden Wertung

Um die Diskussion über den Wirkungszusammenhang von Raumordnung und Wohnungsbau zu versachlichen, empfiehlt sich eine differenzierte Betrachtung in rechtlicher, methodischer und politischer Hinsicht.

Wer sich ernsthaft mit den Landesplanungsgesetzen und den Programmen und Plänen der Länder befaßt, der muß insgesamt zu dem Ergebnis gelangen, daß die Rechtsgrundlagen der Raumordnung und Landesplanung ausreichen, um ihrer verfassungsmäßigen Aufgabenstellung und den gesellschaftspolitischen Vorgaben entsprechend die räumlichen Rahmenbedingungen für alle Fachpolitiken – und damit auch für den Wohnungsbau – zu gewährleisten. Es gibt keine ernst zu nehmenden Erkenntnisse darüber, daß ein bundesweiter Mangel an rechtlichen Grundlagen und Instrumenten die Raumordnung und Landesplanung in Frage stellen kann.

So haben insbesondere auch die bisherigen Beratungen von Bund und Ländern im Rahmen der Ministerkonferenz für Raumordnung keine Hinweise erbracht, daß das Recht der Raumordnung und Landesplanung unzureichend ausgeformt ist.

Ähnliche Wertungen lassen sich über das methodische Rüstzeug der Raumordnung und Landesplanung treffen. Die Raumforschung und die mit ihr verwandten Disziplinen haben in der Nachkriegszeit ein so hohes Niveau erreicht, daß als Folgewirkung die Praxis der Raumordnung und Landesplanung über eine tragfähige wissenschaftlich-methodische Basis verfügt. Dabei ist einschränkend zu beobachten, daß die Aufnahmefähigkeit der Planungspraxis für neue wissenschaftliche Erkenntnisse aufgrund einer Reihe von bürokratischen und in der Qualifikation des Personals liegender Hemmnisse eingeschränkt ist. Auch setzt nicht selten die ungünstige Datenlage – dies zeigt sich vor allem im Bereich umweltrelevanter Informationen – einer praxisgerechten Verwertung neuentwickelter Methoden enge Grenzen.

Zusammenfassend ist also festzustellen, daß die Raumordnung und Landesplanung sowohl in rechtlicher als auch in methodischer Hinsicht hinreichend mit Instrumenten ausgestattet ist, um die vorgegebenen Aufgaben zu erfüllen.

Wenn trotz dieser günstigen Beurteilung Kritik an der Wirksamkeit der Raumordnung und Landesplanung vorgetragen wird, so kann sich diese nur auf die politischen Rahmenbedingungen beziehen. Tatsächlich sind bei vielen raumordnerischen Planungs- und Entscheidungsprozessen Durchsetzungsschwächen nicht zu übersehen, deren Ursachen vor allem bei den politischen Entscheidungsträgern des Bundes und der Länder zu suchen sind[8]). Zu dieser Problematik sind in der letzten Zeit zahlreiche Veröffentlichungen, insbesondere auch durch die AKADEMIE FÜR RAUMFORSCHUNG UND LANDESPLANUNG, erschienen, so daß sich die weiteren Überlegungen auf einige ergänzende Aspekte beschränken können.

Die Motive der politischen Situation von Raumordnung und Landesplanung lassen sich bis in die Anfänge der Bundesrepublik zurückverfolgen. Zwar fand die Materie Raumordnung im Jahr 1949 Aufnahme in das Grundgesetz, zugleich baute sich aber eine Ablehnung gegenüber allem staatlichen Zentralismus bzw. Dirigismus auf als Reaktion auf die negativen Erfahrungen während der nationalsozialistischen Herrschaft. So vertrat beispielsweise im Jahr 1955 der damalige Bundeswirtschaftsminister die These von der Unvereinbarkeit von Raumordnung und Marktwirtschaft. Von daher wird auch verständlich, daß das wichtige rahmensetzende Raumordnungsgesetz erst im Jahr 1965 in Kraft treten konnte.

Als mit dem starken wirtschaftlichen Wachstum in den 50er und 60er Jahren sich erhebliche Fehlentwicklungen in der Raum- und Siedlungsstruktur abzeichneten, konnte die Raumordnung ihren politischen Stellenwert verbessern und ihre Instrumente wesentlich ausbauen.

Inzwischen zeichnen sich gegenläufige Tendenzen ab, die eine sogenannte „Entfeinerung" raumordnerischer Festlegungen zum Ziel haben. Offensichtlich soll damit der kommunale Gestaltungsraum erweitert und zugleich mehr Demokratisierung und Bürgernähe erreicht werden[9]). Aktuelles Beispiel ist der Entwurf des neuen Landes-Raumordnungsprogramms Niedersachsen, das den Gemeinden größtmögliche Handlungsspielräume bezüglich ihrer Siedlungsentwicklung einräumen wird. Auch das gegenwärtige Desinteresse des Bundes und der Länder an der Fortschreibung des Bundesraumordnungsprogramms ist hier beispielhaft zu nennen.

Erst wenn Engpaßsituationen in anderen Politikbereichen – z.B. in der Umweltvorsorge – auftreten, kann sich eine Rückbesinnung auf die Notwendigkeit einer wirksam betriebenen Raumordnungspolitik einstellen. Dies ist allerdings von der gegenwärtigen Krise der Wohnungsbaupolitik her nicht zu erwarten. Aus der ungünstigen Situation des Wohnungsbaues lassen sich keine überzeugenden Rückschlüsse in Richtung mangelnder Effizienz von Raumordnung und Landesplanung ableiten. Insbesondere sind die ständig wiederkehrenden Vorwürfe der Baulandverknappungspolitik der Raumordnung und Landesplanung durch restriktive Siedlungsleitbilder in den Regional-

---

[8]) Soweit die Regionalplanung Kommunen übertragen ist, trifft auch sie diese Verantwortung.
[9]) Vgl. dazu den Beitrag von DEHLER, Kap. 3.4.2 und besonders Kap. 3.7, in diesem Band.

plänen nicht zu vertreten. Zweifellos befindet sich die Raumordnung in dem permanenten Zielkonflikt, einerseits dem Bedarf nach zusätzlichen Wohnbauflächen gerecht zu werden, andererseits aber auch den Landschaftsverbrauch ökologischen Anforderungen entsprechend in Grenzen zu halten. Die hierbei durchzuführenden Abwägungsprozesse für den jeweiligen Einzelfall lassen Pauschalwertungen von vornherein nicht zu und entkräften zugleich die genannten Vorwürfe gegenüber der Raumordnung.

Im übrigen ist die weitverbreitete Auffassung, insbesondere in den Verdichtungsräumen gebe es kein ausreichendes Bauland mehr, statistisch nicht zu belegen. Eine im Auftrag des Bundesministers für Raumordnung, Bauwesen und Städtebau im Jahr 1981 durchgeführte Untersuchung hat ergeben, daß das ungenutzte Baulandpotential der verschiedenen Baulückentypen[10]) bei Städten mit 500 000 Einwohnern etwa 8 Prozent beträgt und bei abnehmender Größe sogar bis zu 14 Prozent (bei Städten von 10 000 Einwohnern) ansteigt.

Im übrigen machen die ersten Ergebnisse der derzeitigen wohnungspolitischen Diskussion deutlich, daß sich die Bundesrepublik keinesfalls in einer Phase der allgemeinen, alle Teilmärkte umfassenden, Wohnungsnot befindet oder in sie hineinzugeraten droht. Vielmehr geht es zum einen um die Wohnverhältnisse bestimmter sozialer Gruppen (kinderreiche Familien, ältere Menschen, Behinderte, ausländische Arbeitnehmer), die als unzureichend und deren Verbesserung als wichtige wohnungsbaupolitische Aufgabe zu werten sind. Zum anderen entstehen durch die Bevölkerungsbewegungen innerhalb der Verdichtungsräume erhebliche Probleme. Dort droht wegen der steigenden Ansprüche an Wohnung und Wohnumfeld eine starke Abwanderung in das Umland, weil sich das Wohnungsangebot in den Kernstädten nur unzureichend der Nachfrage anpaßt.

Auch hier kann die Raumordnung und Landesplanung über ihre derzeitigen rahmensetzenden Steuerungsmöglichkeiten hinaus keine Problemlösungen darstellen. Der verfassungsrechtlichen Stellung der Raumordnung und Landesplanung im Planungssystem der Bundesrepublik entsprechend, muß die weitere Verantwortung an der Krise des Wohnungsbaus aus raumordnerischer Sicht den Kommunen mit ihrem entscheidenden Instrument der Bauleitplanung zugewiesen werden. Inwieweit die Kommunen ihrerseits die eigentlichen Träger der staatlichen Wohnungsbaupolitik aufgrund der nicht von ihnen zu verantwortenden Rahmenbedingungen in die Pflicht zu nehmen haben, ist ein zentrales Anliegen der übrigen Beiträge. Mit dem vorliegenden Beitrag soll deutlich gemacht werden, daß von der Raumordnung und Landesplanung derzeit keine entscheidenden Impulse in der weiteren Diskussion um die Zukunft des Wohnungsbaus erwartet werden können.

---

[10]) Baulücken umfassen dabei alle Flächen, die sich innerhalb des Strukturbereichs „Wohnen" für eine Bebauung anbieten. Vgl. Schriftenreihe „Städtebauliche Forschung" des BMBau. Band 03.089. Bonn 1981.

10. Wohnungsversorgung in der Bundesrepublik Deutschland im regionalen Vergleich

von

Reinhold Koch, München

Kurzfassung

Die „neue Wohnungsnot in den Großstädten" ist allgemein bekannt und viel diskutiert. Vielfach wurden Engpässe auf dem Wohnungsmarkt nur in großstädtischen Regionen gesehen. Eine Analyse der Wohnungsversorgung in den 75 Raumordnungsregionen unter Berücksichtigung der Ergebnisse der Wohnungsstichprobe 1978 ergibt ein differenzierteres Bild. Verschiedene Indikatoren zeigen, daß die Wohnungsmarktsituation zum Beispiel in Hamburg oder München deutlich angespannter ist als etwa in Hannover oder Nürnberg.

Ein wesentlicher Teil der Unterschiede in der Wohnungsversorgung in den stark verdichteten Regionen läßt sich mit der unterschiedlichen Situation auf den jeweiligen Arbeitsmärkten erklären. Das Zusammentreffen zahlungskräftiger Zuwanderer und ebenfalls zahlungskräftiger einheimischer Erwerbspersonen in der Haushaltsgründungsphase löste auf diesen Wohnungsmärkten einen erheblichen Nachfrageschub aus. Wesentlich für die unterschiedliche Situation auf den Wohnungsmärkten großstädtischer Regionen ist also nicht in erster Linie das allgemeine Einkommensniveau, sondern das der mobilen, nachfragenden Gruppen.

Anzeichen für eine Abschwächung der Nachfrage in diesen Regionen sind nicht in Sicht. Das Arbeitsplatzwachstum in den entsprechenden Branchen wird auch für die Zukunft positiv eingeschätzt und überdies durch kommunale Wirtschaftsförderungsprogramme unterstützt.

Gliederung

Vorbemerkung

10.1 Wohnungspolitische Rahmenbedingungen

10.2 Die regionale Wohnungsversorgung 1978

10.3 Bedarfs- und nachfragebestimmende Faktoren

Literaturhinweise

Vorbemerkung

Die Wohnungsmarktprobleme der 80er Jahre in der Bundesrepublik Deutschland sind regionale Probleme. Dieses Argument wird von Politikern häufig dann gebracht, wenn es darum geht, den Schlagworten wie „Wohnungsmangel" oder „Wohnungsnot" entgegenzutreten. Nur in einzelnen großstädtischen Bereichen stehe einer steigenden Zahl von Haushalten mit mittleren und kleineren Einkommen ein unzureichendes Angebot an preiswerten Mietwohnungen gegenüber (HAACK, 1981, I).

Aussagen dieser Art orientieren sich an den Berichten der Wohnungsämter der Großstädte. In acht großen Städten des Bundesgebietes waren 1980 fast 200 000 wohnungssuchende Haushalte registriert (vgl. Tab. 1).

Tab. 1 *Registrierte wohnungssuchende Haushalte in ausgewählten Großstädten 1980*)*

Stadt	Wohnungssuchende Haushalte	
	absolut	auf 1000 EW
Hamburg	48 000	29,1
Hannover	12 000	22,4
Düsseldorf	6 900	11,7
Köln	18 900	19,3
Frankfurt	18 300	29,1
Mannheim	6 700	22,1
München	16 300	12,5
Nürnberg	14 400	29,8
Berlin (West)	53 000	27,9

*) Die Aussagekraft dieser Zahlen ist sehr eingeschränkt, da die Erfassungsmethoden von Wohnungsamt zu Wohnungsamt unterschiedlich sind. München hatte im November 1981 nur 13 878 gemeldete wohnungssuchende Haushalte, davon 8 266 in Dringlichkeitsstufe 1.
Quelle: Globusgraphik 3894; eigene Berechnungen.

Regionale Wohnungsmarktanalysen[1]) lenken ebenfalls den Blick einseitig auf großstädtische Wohnungsmärkte. Untersuchungen, die die Wohnungsmarktsituation in den verschiedenen Teilräumen des Bundesgebietes darstellen und nach deren spezifischen Bedingungen fragen, fehlen bislang. Dieser Mangel hat sich bereits auf politische Entscheidungen ausgewirkt. Die Fehlbelegungsabgabe für Sozialwohnungen wird räumlich begrenzt auf Großstädte mit mehr als 500 000 Einwohnern. Dies, obwohl es genügend Anhaltspunkte dafür gibt, daß etwa die Wohnungsmarktsituation im Umland von München angespannter ist als z.B. in der Kernstadt Hannover.

Dieser Beitrag verfolgt daher vor allem zwei Ziele:

– die Beschreibung der Wohnungsmarktsituation in den 75 Raumordnungsregionen des Bundesgebietes

– die Erklärung von regionalen Unterschieden in der Wohnungsmarktsituation bei ähnlicher Raum- und Siedlungsstruktur.

Damit vermittelt er Informationen zur Einordnung und Bewertung der folgenden Fallstudien „Hannover" und „München" (vgl. die Beiträge GÜLDENBERG und WITZMANN in diesem Band).

---

[1]) Vgl. regionale Wohnungsmarktanalysen im Auftrag des Bundesministers für Raumordnung, Bauwesen und Städtebau u. a. für Düsseldorf, Trier, Saarbrücken, Nürnberg, München.

10.1 Wohnungspolitische Rahmenbedingungen

Nach einer anhaltenden Hochkonjunkturphase im Wohnungsbau wurde Mitte der 70er Jahre der statistische Ausgleich von Wohnungen und Haushalten in der Bundesrepublik Deutschland festgestellt. 1978 überstieg nach Ergebnissen der Wohnungsbestandsstatistik und der Wohnungsstichprobe die Zahl der Wohnungen die Zahl der Haushalte (vgl. Abb. 1).

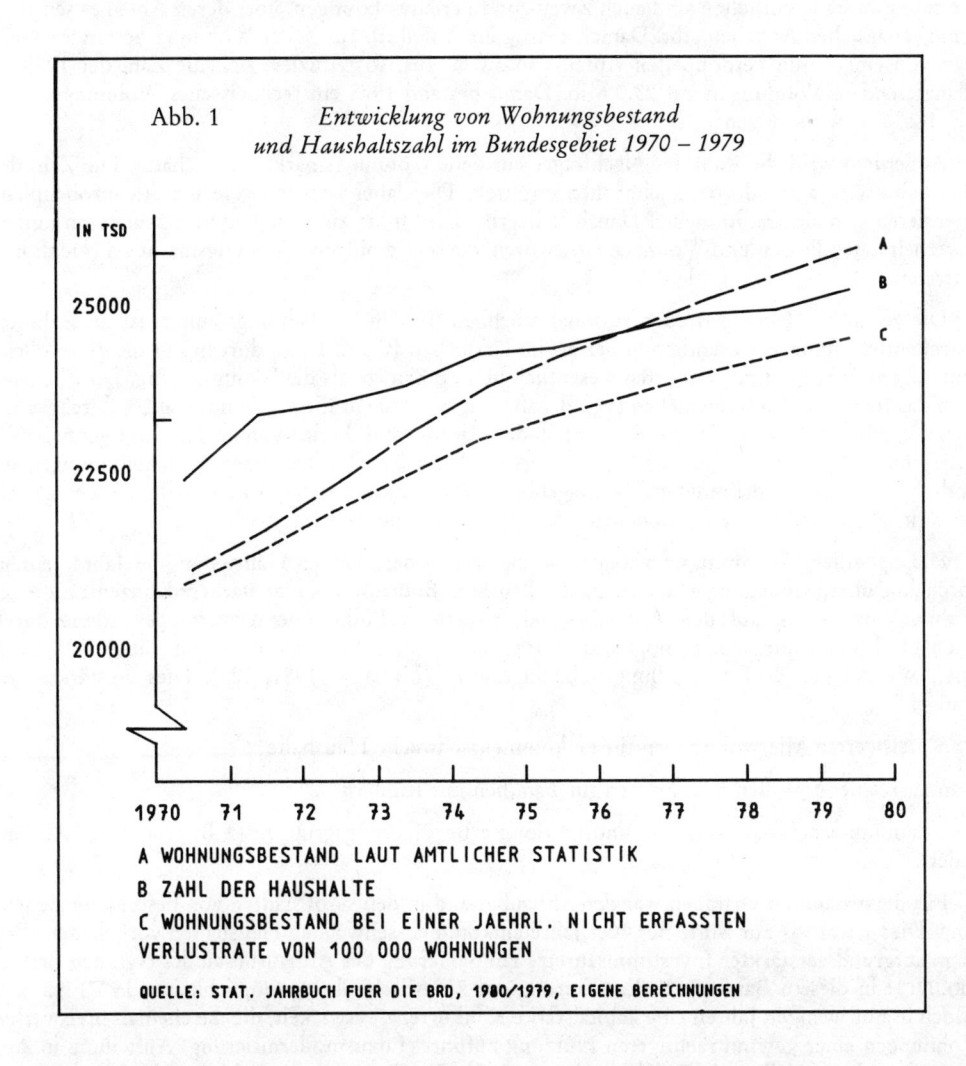

Abb. 1 *Entwicklung von Wohnungsbestand und Haushaltszahl im Bundesgebiet 1970 – 1979*

A WOHNUNGSBESTAND LAUT AMTLICHER STATISTIK
B ZAHL DER HAUSHALTE
C WOHNUNGSBESTAND BEI EINER JAEHRL. NICHT ERFASSTEN VERLUSTRATE VON 100 000 WOHNUNGEN

QUELLE: STAT. JAHRBUCH FUER DIE BRD, 1980/1979, EIGENE BERECHNUNGEN

Mitte der 70er Jahre schien sich das Ergebnis der Statistik in leerstehenden Neubauwohnungen (vor allem Eigentumswohnungen in Großstädten) zu bestätigen. Anfang der 80er Jahre weisen die Schlangen vor den Wohnungsämtern auf das Gegenteil hin.

Die letzte Gebäude- und Wohnungszählung in der Bundesrepublik Deutschland fand 1968 statt. Seitdem wird der Wohnungsbestand in den einzelnen Gemeinden fortgeschrieben. Über die Bautätigkeitsstatistik lassen sich die Wohnungszugänge durch Neu- und Umbauten verhältnismäßig genau erfassen. Der Nachweis der Abgänge ist dagegen weit weniger genau. Es werden nur solche Wohnungsverluste erfaßt, die mit einem Verwaltungsvorgang, wie z.B. einer Bau- oder Abbruchgenehmigung, verbunden sind. Verluste, die durch Zweckentfremdung oder durch Zusammenlegung von Wohnungen entstehen, werden nur zum geringen Teil erfaßt. Damit enthält die Fortschreibung des Wohnungsbestandes eine erhebliche Fehlerquelle. Zwischen den Gebäude- und Wohnungszählungen 1961 und 1968 „verschwanden" durchschnittlich pro Jahr 100 000 Wohnungen. Unterstellt man diese Dunkelziffer auch für die 70er Jahre, so ergibt sich für 1978 ein Wohnungsbestand von 23,7 Mio., anstelle von 24,7 Mio., der amtlich registriert ist. Bei einer Zahl von 24,2 Mio. Haushalten im April 1978 kann von einem Ausgleich auf dem Wohnungsmarkt nicht gesprochen werden. Im Wohnungsbestand enthalten sind auch Zweit- und Ferienwohnungen, über deren Anteil es seit 1968 keine verläßlichen Angaben gibt. Damals betrug ihr Anteil rd. 1,5 % des Wohnungsbestandes. Geht man von einem nun verdoppelten Anteil von 3,0 % aus, so reduziert sich die Zahl der 1978 zu bilanzierenden Wohnungen auf 23,0 Mio. Damit bestand 1978 ein rechnerisches Wohnungsdefizit von 1,2 Mio. Wohnungen[2]).

Außerdem wird die Zahl der Nachfrager auf dem Wohnungsmarkt unterschätzt. Die Zahl der Haushalte wird anhand von Stichproben ermittelt. Die dabei zugrundegelegten Stichprobenpläne orientieren sich am traditionellen Haushaltsbegriff. Dies führt zu einer Untererfassung von jungen unverheirateten Paaren und Wohngemeinschaften, die sehr wohl am Wohnungsmarkt als Nachfrager auftreten.

Die genannten Effekte streuen regional erheblich. In den Verdichtungsräumen ist die Zahl der Zweckentfremdungen wesentlich höher als im ländlichen Raum. Denn dort bringt die gewerbliche Nutzung an bestimmten Standorten wesentlich höhere Erträge als die Wohnnutzung. Dort hat sich auch das formlose Zusammenleben (vgl. den Beitrag SCHMID in diesem Band) stärker durchgesetzt als im ländlichen Raum. Auch der Anteil der Zweit- und Ferienwohnungen ist regional sehr unterschiedlich. Zweitwohnungen konzentrieren sich auf Großstadtregionen, Ferienwohnungen auf landschaftlich reizvolle Fremdenverkehrsgebiete. 1968 schwankte der Anteil zwischen weniger als 0,5 % in Essen und 2,1 % in München oder 9,1 % im Landkreis Miesbach.

Die eigentliche Wohnungsmarktentwicklung war in der zweiten Hälfte der 70er Jahre geprägt durch „die überproportionale Steigerung der Bau- und Bodenpreise, eine stärkere Konzentration der Wohnungsbaupolitik auf den Altbaubestand, reduzierte Einkommenserwartungen sowie durch einen Nachfrageschub, der demographisch (vgl. den Beitrag SCHMID in diesem Band) und durch einen Wandel der Wohnvorstellungen bedingt war" (MEUTER, 1981, 323). Dies verstärkte den Mangel

– an preiswerten Mietwohnungen für einkommensschwache Haushalte

– an ausreichend großen Wohnungen für Familien mit Kindern

– an Wohnungen für junge Paare und bestimmte Bevölkerungsgruppen (z. B. Studenten, Ausländer).

Für die genannten Gruppen war der Altbaubestand in den Großstädten von besonderer Bedeutung. Dieser war bis zur Mitte der 70er Jahre einkommensschwachen Haushalten vorbehalten. Vor allem aufgrund verstärkter Investitionsanreize zur Sanierung des Althausbestandes (vgl. den Beitrag KREIBICH in diesem Band) (z. B. Erweiterung der 7b-Abschreibungsmöglichkeiten 1977) hat sich jedoch in nur wenigen Jahren eine kapitalstarke Konkurrenz entwickelt, die die ehemals preiswerten Wohnungen einer gewinnträchtigeren Nutzung zuführt (Luxusmodernisierung, Aufteilung in Appartements, Umwandlung in Teileigentum usw.). Der Verringerung der Zahl der Altbauwohnungen stand und steht eine wachsende Zahl junger Haushalte mit relativ geringem Einkommen gegenüber. Dazu kommt, daß die verbliebenen Altbauwohnungen in der Regel von älteren Einpersonenhaushalten genutzt werden. So werden z. B. in Berlin (West) die vor 1948 errichteten Altbaumietwohnungen mit fünf und mehr Räumen zu fast ⅔ von Haushalten mit ein bis zwei Personen bewohnt. In Berlin

---

[2]) In dieser Bilanzierung sind dauernd unbewohnbare Wohnungen, Wohngelegenheiten, die „Mobilitätsreserve" und Untermietverhältnisse nicht berücksichtigt.

(West) waren 1978 rd. 300 000 Mietwohnhaushalte mit Wohnraum „überversorgt", während andererseits 370 000 Haushalte in beengten, teilweise auch qualitativ schlechten Wohnverhältnissen lebten (DIW, 1981, 527–534).

Vor diesem Hintergrund scheint in der Tat die Wohnungsmarktsituation in den Verdichtungsräumen angespannter zu sein als in der Mehrzahl der übrigen Räume im Bundesgebiet. Dies sollte allerdings kein Grund dafür sein, den gegenwärtigen Wohnungsmangel herunterzuspielen, der sich eben auch in der Gegenüberstellung der absoluten Zahlen von Haushalten und Wohnungen für das gesamte Bundesgebiet zeigt.

10.2 Die regionale Wohnungsversorgung 1978

Erstmals seit rd. zehn Jahren stehen mit der Wohnungsstichprobe 1978 wieder regionale Daten zur Wohnungsversorgung zur Verfügung. Zwar bemühte man sich, auch die Wohnungsstichprobe 1972 zu regionalisieren, die Ergebnisse waren jedoch nicht befriedigend, da eine Regionalisierung bei der Stichprobenplanung noch nicht zur Diskussion stand.

Es ist vor allem das Verdienst der Bundesforschungsanstalt für Landeskunde und Raumordnung (BfLR), daß eine regionale Auswertung der Wohnungsstichproben 1978 möglich ist. Die BfLR hat bereits eine Analyse der regionalen Wohnungsversorgung auf der Grundlage einer siedlungsstrukturellen Typisierung der bundesdeutschen Gemeinden vorgelegt. Dabei wurden die großräumigen Versorgungsunterschiede weitgehend bestätigt (MEUTER, SCHMIDT-BARTEL, 1981, 389–406). Aus einer Untersuchung der Wohnungsversorgung in den einzelnen Regionen liegen erst Vorabergebnisse vor (BUCHER, 1981, 2–4). Schwerpunkt dieser Untersuchung auf der Grundlage der 75 Raumordnungsregionen ist die Beschreibung der Wohnungsversorgung in den drei Komponenten Quantität, Qualität und Wohnkosten. Nach BUCHER (1981, 2) wird ein Indikatorensatz entwickelt, der diese Teilbereiche hinreichend beschreibt. In die Analyse werden Wohnungszahl, Wohnungsgröße, Wohnungsausstattung, die Eigentümerquote, die Mietbelastung, die Wohnungsdichte und die Gebäudestruktur einbezogen[3]).

Die Vorabergebnisse lassen bereits erkennen, daß die Ergebnisse der Wohnungsstichprobe 1978 im Bereich der quantitativen Wohnungsversorgung ähnliche Schwächen aufweisen wie die Fortschreibung des Wohnungsbestandes. Der Indikator „Wohnungen je 100 Haushalte" zeigt, daß es in keiner Region des Bundesgebietes weniger Wohnungen als Haushalte gibt (vgl. Karte 1). Selbst in der Region mit der ungünstigsten Wohnungsversorgung, in der Region Münster, gibt es um 1,4 % mehr Wohnungen als Haushalte. Allerdings läßt schon die Tatsache, daß die schlechteste Wohnungsversorgung nach diesem Indikator in einer eher ländlich geprägten Region auftritt, an seiner Aussagekraft zweifeln. Zwar gehören die Regionen mit großen Verdichtungsräumen, Hamburg, Düsseldorf, Bonn und Frankfurt, zu den Regionen mit unterdurchschnittlichen Versorgungsgraden, ähnlich strukturierte Regionen im süddeutschen Raum, z.B. Stuttgart und München, weisen aber durchschnittliche Versorgungsgrade auf. Folgt man diesem Indikator, so ist die Wohnungsversorgung in den strukturschwachen Regionen Lüneburg, Westpfalz, Franken, Ostwürttemberg ebenso günstig wie in der verdichteten Region Karlsruhe oder in den Fremdenverkehrsregionen am Bodensee und im Alpenvorland. Als kaum realistisch können die Ergebnisse im süddeutschen Raum angesehen werden, soll doch die Wohnungsversorgung in den Regionen Augsburg und Landshut genauso gut sein wie in der Region München.

---

[3]) Daten zu diesen Merkmalen dienen auch als Grundlage der folgenden Analysen. Dabei wird auf einen Datensatz zurückgegriffen, der von der BfLR aus Daten der Wohnungsstichprobe 1978 und der laufenden Raumbeobachtung zur Fortschreibung des Bundesraumordnungsprogramms erstellt wurde. Er umfaßt 75 Merkmale für 75 Regionen.

Karte 1 *Wohnungsversorgung 1978*

WOHNUNGEN / PRIV.HAUSHALTE
* 100

- BIS UNTER 102.5
- 102.5 BIS UNTER 103.2
- 103.5 BIS UNTER 104.0
- 104.0 UND MEHR

DURCHSCHNITT DER REGIONEN 103.2

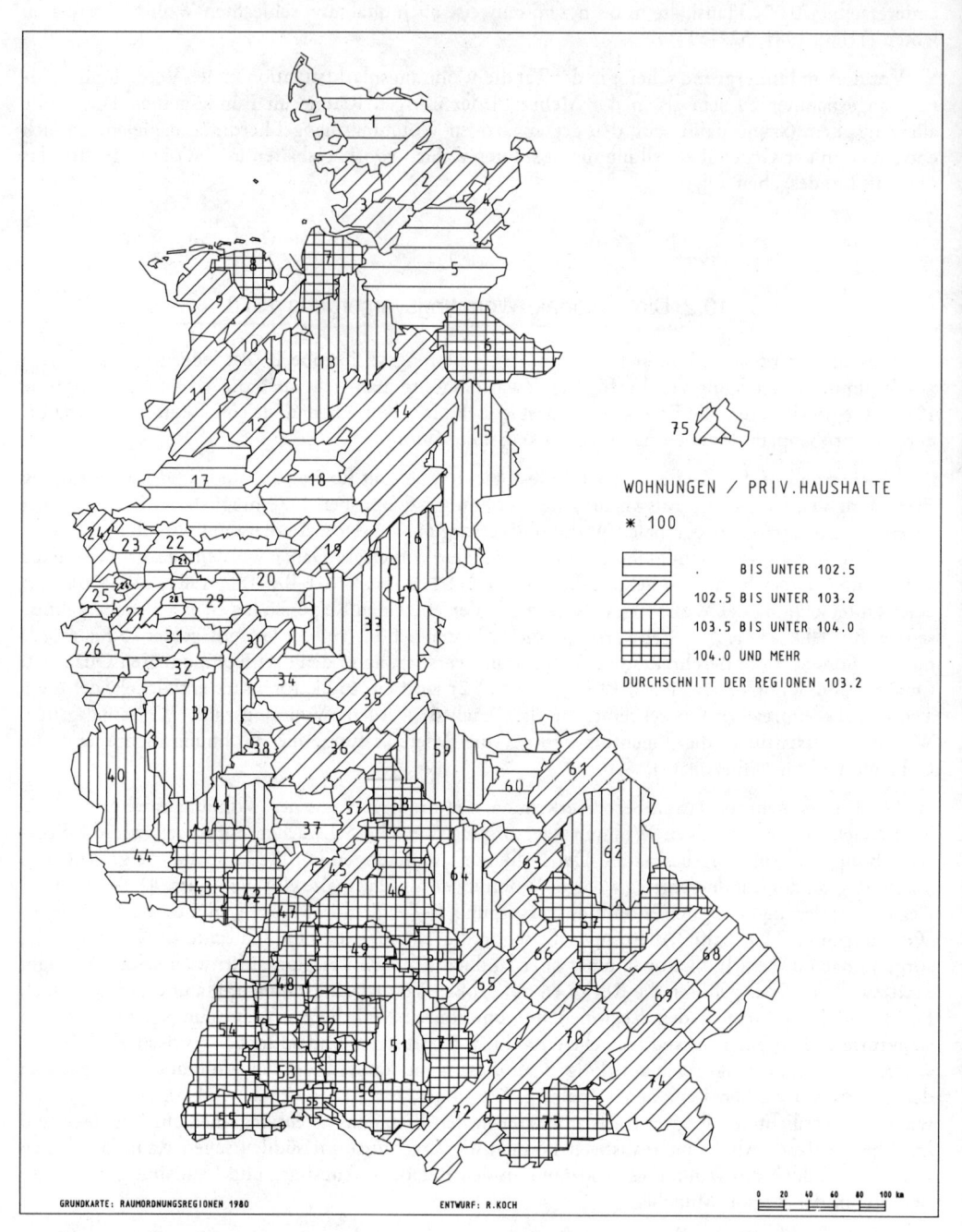

GRUNDKARTE: RAUMORDNUNGSREGIONEN 1980   ENTWURF: R.KOCH

Nach Ländern betrachtet, weist Baden-Württemberg eine hervorragende qualitative Wohnungsversorgung auf, Bayern eine durchschnittliche und Nordrhein-Westfalen eine sehr ungünstige. Es ist zu vermuten, daß dieses Ergebnis stark durch die räumliche Verteilung von Zweit- und Ferienwohnungen beeinflußt wird. Dafür sprechen z. B. die hohen Versorgungsgrade in den Fremdenverkehrsregionen im Schwarzwald, am Bodensee und im Voralpengebiet. Auch die vergleichsweise gute

Versorgung in Stuttgart und München könnte auf Zweitwohnungen zurückgehen[4]). Angesichts dieser Schwächen ist der Indikator „Wohnungen je 100 Haushalte" für eine vergleichende Wohnungsmarktuntersuchung nicht geeignet. Auch die anderen Indikatoren zur quantitativen Wohnungsversorgung, wie „Wohnfläche je Person' oder „Personen je Wohnung", eignen sich dazu nicht, solange Erst- und Zweitwohnungen in die Berechnung eingehen.

Brauchbar erscheinen dagegen die Indikatoren zur qualitativen Wohnungsversorgung in den Regionen. Bei der Wohnungsausstattung, gemessen am Anteil der Wohnungen mit Bad, WC und Sammelheizung an der Gesamtzahl der Wohnungen, ist ein deutliches Nord-Süd-Gefälle erkennbar (vgl. Karte 2). Während etwa nördlich der Linie Dortmund–Lüneburg der Anteil der gut ausgestatteten Wohnungen mehr als 60 % beträgt, wird ein solcher Wert in Bayern nur in der Region München erreicht. Neben der Region München liegt noch die Region Ingolstadt über dem Bundesdurchschnitt, alle anderen bayerischen Regionen weisen Werte zwischen 33,6 % und 50 % auf. Ähnlich ungünstig ist die Wohnungsausstattung nur in den südlich an die Region Mittlerer Neckar angrenzenden Regionen in Baden-Württemberg, in den südlichen Regionen von Rheinland-Pfalz, im Saarland, im Raum Aachen und in Teilen des Ruhrgebietes.

Die schlechten Ausstattungsgrade in den ländlichen Räumen Süddeutschlands gehen vor allem auf das Fehlen von Sammelheizungen zurück. Angesichts der gegenwärtigen Energiesituation und der besonderen Versorgungsaspekte im ländlichen Raum (Ofenheizung mit Holz oder Kohle ist noch sehr verbreitet) muß dies nicht unbedingt negativ bewertet werden.

Die „Eigentümerquote" spiegelt einen gänzlich anderen Aspekt der qualitativen Wohnungsversorgung wider. Das Eigenheim genießt in der Öffentlichkeit hohes Ansehen, weil es seinem Besitzer eine Reihe von Möglichkeiten bietet, die die Mietwohnung nicht oder nur in geringem Maße aufweist, z.B. Verfügbarkeit, individuelle Gestaltungsfreiheit, absoluter Kündigungsschutz usw. Dazu kommt, daß Eigenheime in der Regel großzügiger geplant und besser ausgestattet sind als Mietwohnungen im Geschoßwohnungsbau. Ihre Standorte befinden sich meist in Gebieten, die nur geringen Umweltbelastungen ausgesetzt sind. Der Indikator „Eigentümerquote" (eigengenutzte Wohnungen/Wohnungen insgesamt) umfaßt auch Eigentumswohnungen, die vorwiegend in Verdichtungsräumen, aber auch als Zweitwohnungen in Fremdenverkehrsregionen anzutreffen sind. Er gibt den Anteil der privaten Haushalte an, die in einer Wohnung leben bzw. ihre Freizeit verbringen, die sie selbst besitzen. Die Eigentümerquote liegt in der Bundesrepublik Deutschland insgesamt deutlich unter den Vergleichswerten der Nachbarstaaten. Im Bundesgebiet streut die Eigentümerquote in den Regionen zwischen 8,1 % in Berlin und 66,4 % im Grenzland (vgl. Karte 3). Der äußerst niedrige Wert von Berlin (West) wird verständlich angesichts der Tatsache, daß ein Umland mit großen Eigenheimgebieten fehlt. Eine ähnliche Situation besteht in Teilen des Ruhrgebietes (Essen, Wuppertal), die sehr dicht besiedelt sind. Besonders hohe Eigentümerquoten werden dagegen in den ländlichen Regionen erreicht. Ausnahmen bilden jedoch die Fremdenverkehrsregionen. Bei den verdichteten Regionen weichen das Saarland und die Region Bonn von den sonst beobachteten Werten ab. Im Saarland war und ist die genossenschaftliche Eigentumsbildung stark verbreitet; im Raum Bonn macht sich die besondere Nachfragestruktur (Beamte, Angestellte) bemerkbar.

Für die Wohnungssuchenden einer Region ist nicht nur von Bedeutung, daß ausreichend große und gut ausgestattete Wohnungen angeboten werden, das Wohnungsangebot muß auch zu einem tragbaren Preis erfolgen. Andernfalls werden einkommensschwache Nachfragegruppen nur eine geringe Chance haben, eine bedarfsgerechte Wohnung zu finden. Der Indikator „Mietbelastung" bezieht die Summe aller Mietzahlungen in einer Region auf die Summe aller Nettoeinkommen der Mieterhaushalte. Er beschreibt damit den Teil des Nettoeinkommens, der durchschnittlich für die

---

[4]) Es verwundert allerdings, daß ähnliche durch Zweitwohnungen beeinflußte Ergebnisse in den Großstadtregionen Nordrhein-Westfalens (Musterbeispiel: Bonn) nicht in diesem Maße auftreten. Sollten sich hier etwa systematische Erhebungsfehler eingeschlichen haben?

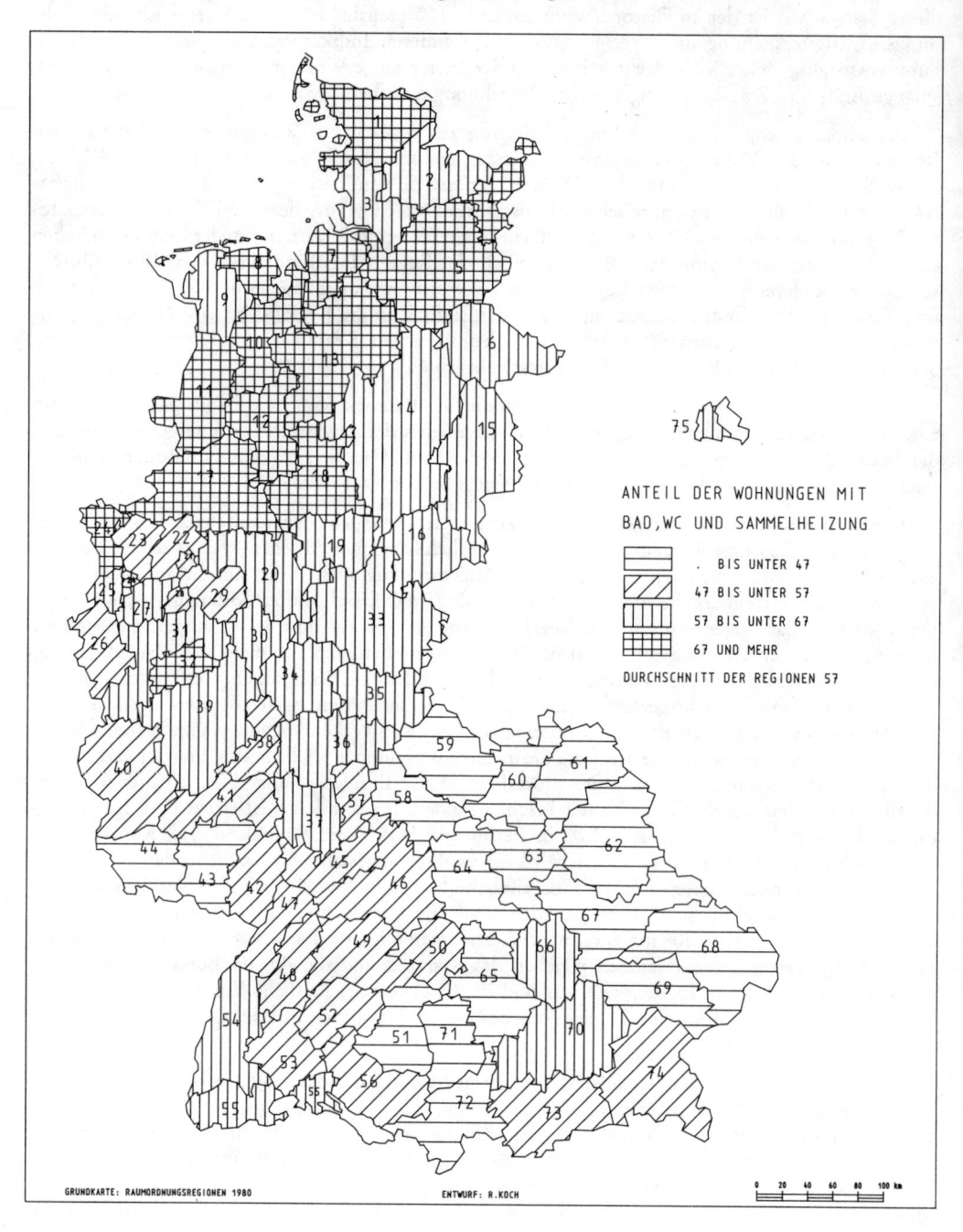

Karte 2　　　　　　　　　　　　　*Wohnungsausstattung 1978*

ANTEIL DER WOHNUNGEN MIT
BAD, WC UND SAMMELHEIZUNG

- BIS UNTER 47
- 47 BIS UNTER 57
- 57 BIS UNTER 67
- 67 UND MEHR

DURCHSCHNITT DER REGIONEN 57

GRUNDKARTE: RAUMORDNUNGSREGIONEN 1980　　ENTWURF: R. KOCH

Karte 3   *Eigentümerquote 1978*

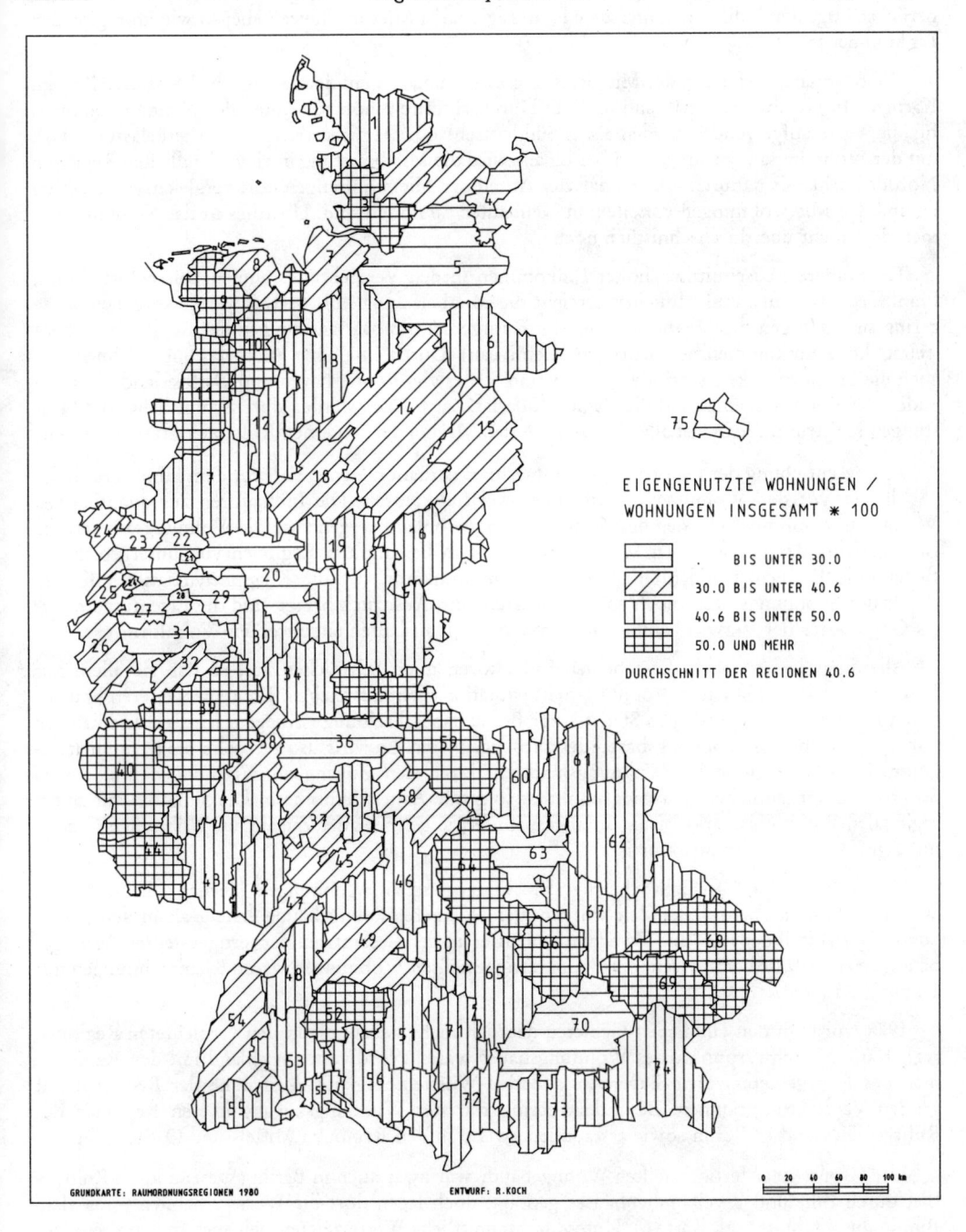

EIGENGENUTZTE WOHNUNGEN /
WOHNUNGEN INSGESAMT * 100

▭	BIS UNTER 30.0
▨	30.0 BIS UNTER 40.6
▦	40.6 BIS UNTER 50.0
▨▨	50.0 UND MEHR

DURCHSCHNITT DER REGIONEN 40.6

GRUNDKARTE: RAUMORDNUNGSREGIONEN 1980   ENTWURF: R. KOCH

Miete (ohne Nebenkosten) im Jahr 1978 aufgewendet wurde. Entsprechend seiner Berechnung berücksichtigt der Indikator Unterschiede im regionalen Mietpreisniveau ebenso wie im regionalen Einkommensniveau.

Die regionale Verteilung der Mietbelastung zeigt zunächst ein deutliches Nord-Süd-Gefälle (vgl. Karte 4). In Nordwestdeutschland muß im Durchschnitt ein höherer Anteil des Nettoeinkommens für die Miete aufgewendet werden als in Süddeutschland. Damit korreliert die Mietbelastung stark mit der Wohnungsausstattung. Darüber hinaus wird die Mietbelastung in vielen ländlichen Regionen Norddeutschlands dadurch erklärt, daß der Anteil der Mietwohnungen dort vergleichsweise gering ist und daß Mietwohnungen vor allem in Neubauten zu finden sind. Überdies ist das Nettoeinkommen dort nicht überdurchschnittlich hoch.

Trotz überdurchschnittlich hoher Einkommen in den Verdichtungsräumen Düsseldorf, Bonn, Frankfurt, Hamburg und München erreicht die Mietbelastung dort Spitzenwerte. Vergleichsweise gering sind dagegen die Mietbelastungen im Ruhrgebiet, im Saarland und in der Region Nürnberg (relativ hohe Einkommen bei niedrigem Mietniveau). Durch eine hohe Mietbelastung zeichnen sich auch die Fremdenverkehrsregionen, allen voran Schleswig, Bremerhaven und Ostfriesland sowie im Süden das Bodenseegebiet und die Region Oberland aus. Dort werden durchschnittliche Mietbelastungen registriert, die in fast allen Fällen über den Werten der Regionen Köln oder Stuttgart liegen.

Zur Beschreibung der regionalen Wohnungsmarktsituation eignen sich vor dem Hintergrund der „Schlangen vor den Wohnungsämtern" nur zwei Indikatoren. Die Indikatoren zur quantitativen Wohnungsversorgung scheiden des Zweitwohnungsproblems wegen aus. Die Wohnungsausstattung ist angesichts des gravierenden Wohnungsmangels in bestimmten Regionen von untergeordneter Bedeutung. Es bleiben die Mietbelastung als ein Indikator, der die Knappheitsrelation auf dem regionalen Wohnungsmarkt noch am deutlichsten zum Ausdruck bringt, und die Eigentümerquote als Gradmesser der Verwirklichung einer von vielen Haushalten angestrebten Wohnform.

Allerdings weisen auch diese beiden Indikatoren noch Schwächen auf, so daß sie allein zur Beschreibung der regionalen Wohnungsmarktsituation nicht ausreichen. Da keine weiteren brauchbaren Indikatoren der amtlichen Statistik zur Bestandsbeschreibung vorliegen, wird auf Indikatoren zur Entwicklung des Wohnungsbestandes zurückgegriffen. Es wird also versucht, die Knappheitsrelationen auf den regionalen Wohnungsmärkten durch den Zugang an Wohnungen und dessen Struktur zu verdeutlichen. Ausgangspunkt ist folgende Arbeitshypothese: Die Situation auf einem regionalen Wohnungsmarkt ist um so angespannter, je geringer der Zugang an Wohnungen und je unausgewogener dessen Struktur ist.

Gegen Ende der 70er Jahre betrug der Reinzugang an Wohnungen jährlich rd. 1,5 % des Wohnungsbestandes. In dieser Zeit wurden mehr kleinere Wohngebäude erstellt als in den Jahren zuvor. Der Anteil der Ein- und Zweifamilienhäuser an der Gesamtzahl der fertiggestellten Wohngebäude betrug 1978 rd. 95 %. Rund 9 % der fertiggestellten Wohnungen waren Kleinwohnungen mit 1 oder 2 Räumen.

1978 wurde in den ländlichen Gebieten deutlich mehr gebaut als in den verdichteten Regionen (vgl. Karte 5). Schwerpunkte des Wohnungsbaues waren Nordwestdeutschland mit den Randräumen des Ruhrgebietes sowie Bayern und Baden-Württemberg mit Ausnahme der Regionen mit großen Verdichtungsräumen. Besonders gering war der Wohnungszugang in den Regionen des Ruhrgebietes und in Berlin sowie erstaunlicherweise in den Regionen Mittel- und Ostholstein.

Der Großteil der fertiggestellten Wohngebäude war zwar auch in Berlin (West) und im Ruhrgebiet durch Ein- und Zweifamilienhäuser geprägt, doch lagen dort die Werte erheblich unter dem Bundesdurchschnitt (vgl. Karte 6). Unterdurchschnittliche Werte zeigten sich auch in den Fremdenverkehrsregionen. Fast nur Ein- und Zweifamilienhäuser wurden in den ländlichen Regionen von Hessen, Baden-Württemberg und Bayern erstellt.

Der Anteil der 1978 fertiggestellten Kleinwohnungen schwankte zwischen Werten um 3 % in ländlichen Regionen und Werten über 20 % in hochverdichteten Regionen und Fremdenverkehrsre-

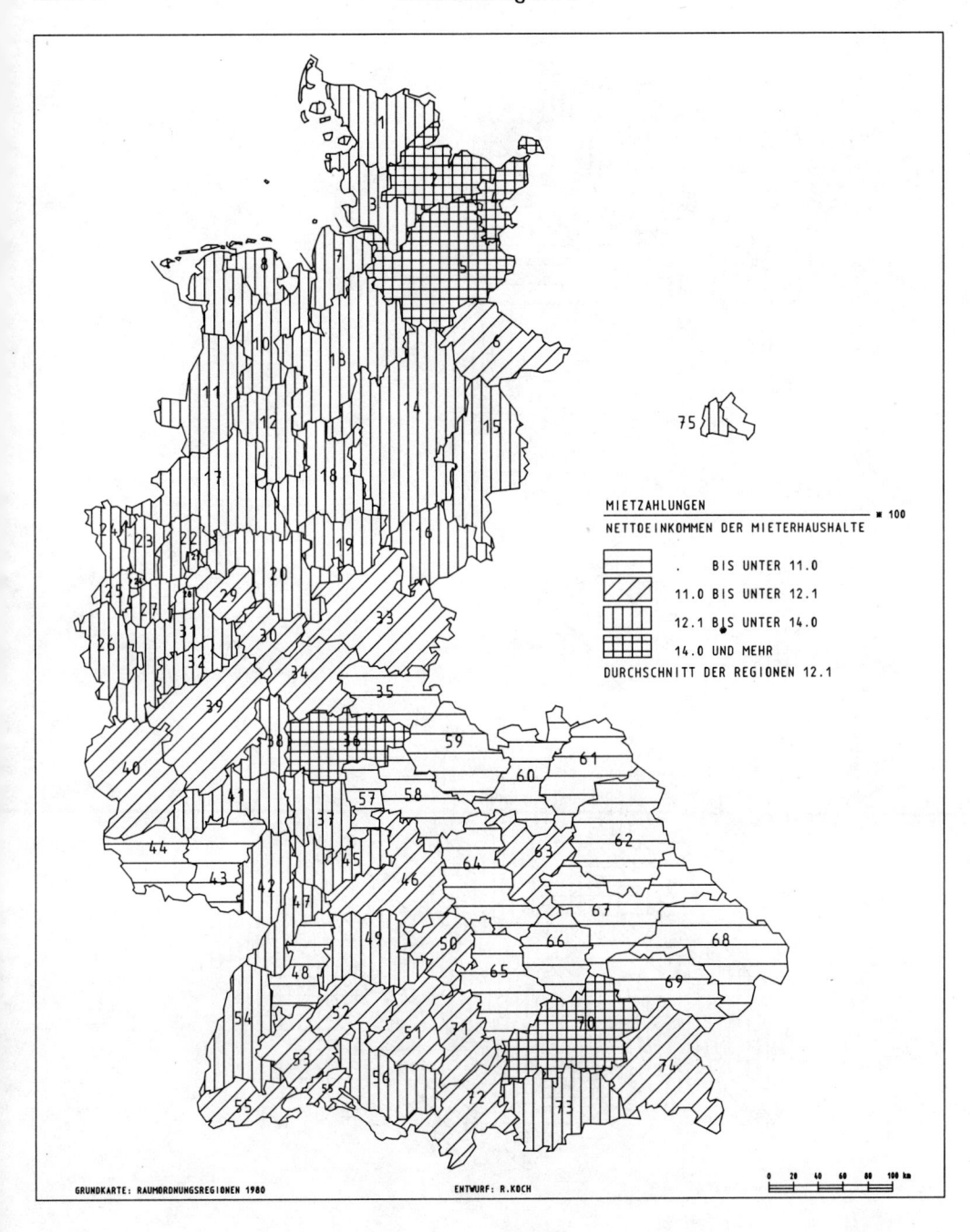

Karte 4 *Mietbelastung 1978*

$$\frac{\text{MIETZAHLUNGEN}}{\text{NETTOEINKOMMEN DER MIETERHAUSHALTE}} \times 100$$

- BIS UNTER 11.0
- 11.0 BIS UNTER 12.1
- 12.1 BIS UNTER 14.0
- 14.0 UND MEHR

DURCHSCHNITT DER REGIONEN 12.1

GRUNDKARTE: RAUMORDNUNGSREGIONEN 1980 ENTWURF: R. KOCH

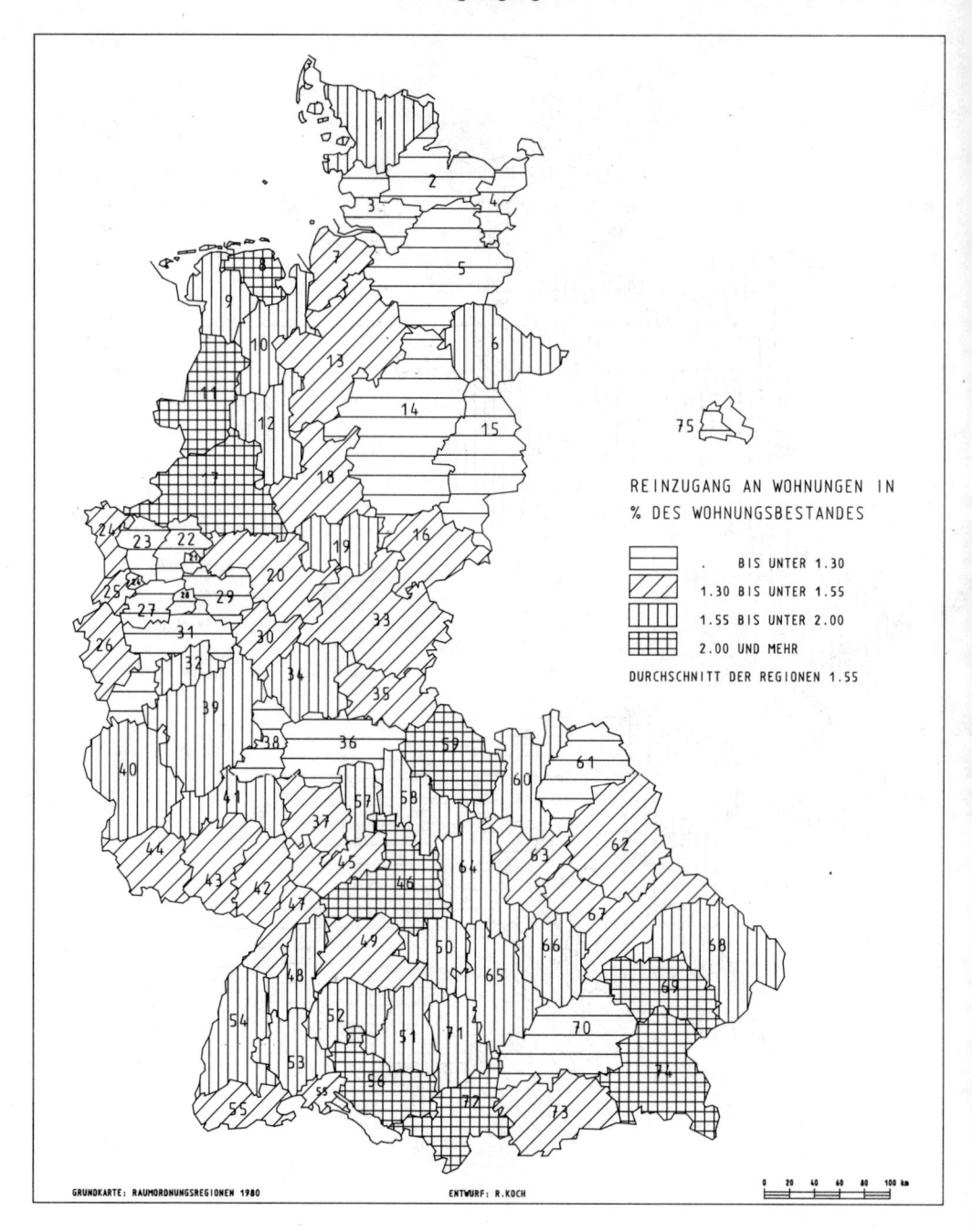

Karte 5 *Wohnungszugang 1978*

REINZUGANG AN WOHNUNGEN IN % DES WOHNUNGSBESTANDES

- BIS UNTER 1.30
- 1.30 BIS UNTER 1.55
- 1.55 BIS UNTER 2.00
- 2.00 UND MEHR

DURCHSCHNITT DER REGIONEN 1.55

GRUNDKARTE: RAUMORDNUNGSREGIONEN 1980 ENTWURF: R. KOCH

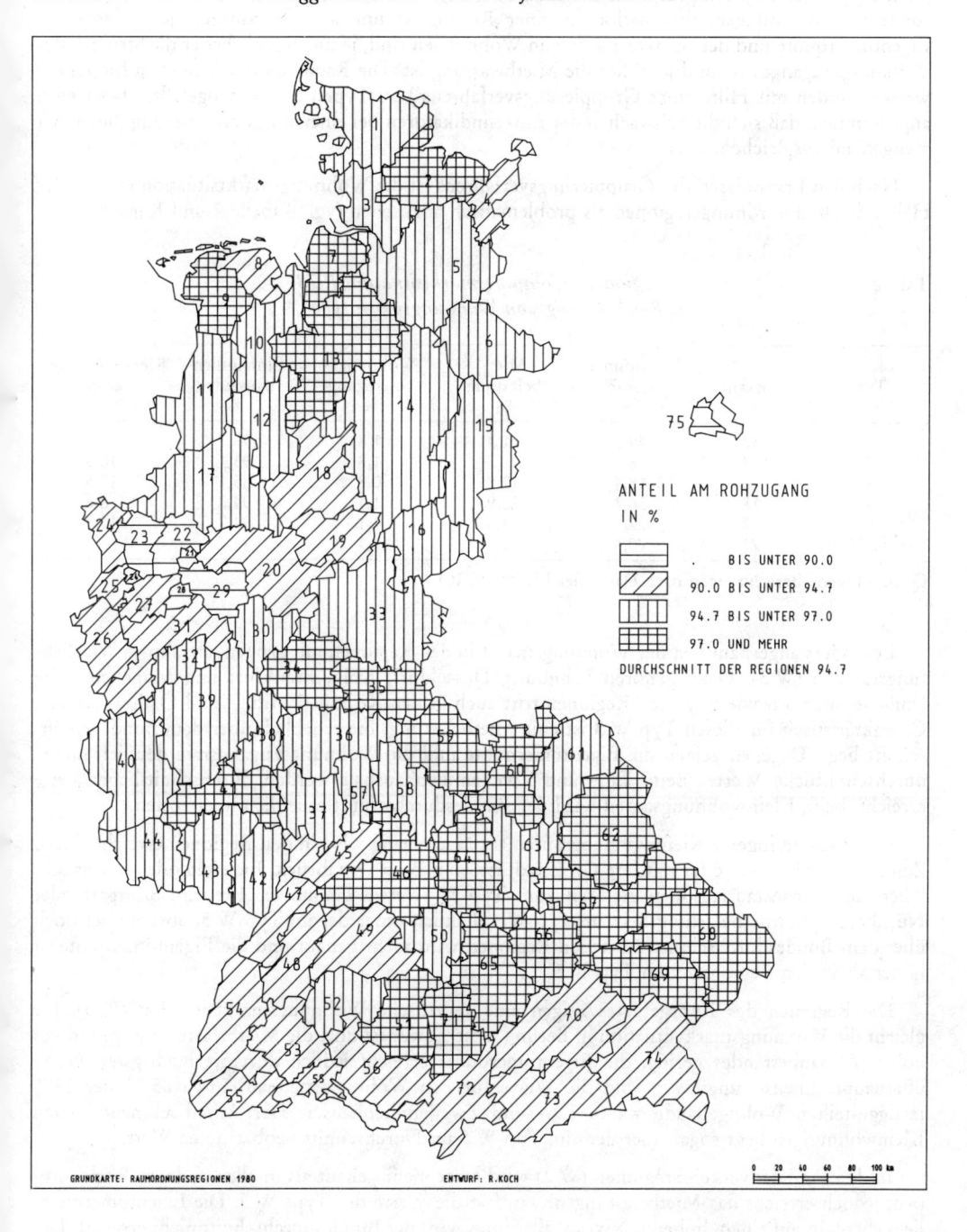

Karte 6   *Fertiggestellte Ein- und Zweifamilienhäuser 1978*

ANTEIL AM ROHGANG
IN %

▭	. BIS UNTER 90.0
▨	90.0 BIS UNTER 94.7
▥	94.7 BIS UNTER 97.0
▦	97.0 UND MEHR

DURCHSCHNITT DER REGIONEN 94.7

GRUNDKARTE: RAUMORDNUNGSREGIONEN 1980   ENTWURF: R.KOCH

gionen (vgl. Karte 7). Aufgrund der Datenlage wird folgender vereinfachter Zusammenhang unterstellt: Die Wohnungsmarktsituation in einer Region ist um so angespannter, je geringer die Eigentümerquote und der relative Zugang an Wohnungen sind, je unausgeglichener die Struktur des Wohnungszuganges ist und je höher die Mietbelastung ist. Die Regionen mit ähnlichen Indikatorwerten werden mit Hilfe eines Gruppierungsverfahrens[5]) zu Typen zusammengefaßt. Dabei wird angenommen, daß sich die Schwächen der Einzelindikatoren bei einer Zusammenfassung dieser Art weitgehend ausgleichen.

Nach den Ergebnissen des Gruppierungsverfahrens ist die Wohnungsmarktsituation in über der Hälfte der Raumordnungsregionen als problematisch anzusehen (vgl. Tabelle 2 und Karte 8).

Tab. 2   *Regionale Wohnungsmarktsituation 1978*
               Beschreibung von Wohnungsmarkttypen

Typ	Anzahl	Eigentümer-quote %	Miet-belastung %	Wohnungs-rohzugang %	Einfamilien-hausanteil %	Kleinwohnungs-anteil %
1	37	49,1	11,3	1,8	96,7	6,7
2	7	38,1	12,7	1,8	93,1	16,9
3	6	18,4	12,8	0,8	85,1	13,5
4	18	36,1	12,9	1,4	94,7	6,6
5	7	27,1	14,3	1,1	94,7	11,9
Arith. Mittel	75	40,6	12,1	1,5	94,7	8,8

Quelle: Eigene Berechnungen nach Daten der BfLR/MKRO.

Besonders angespannt ist der Wohnungsmarkt in den Regionen mit großen, attraktiven Verdichtungsräumen (W 5). Dazu gehören Hamburg, Düsseldorf, Köln, Frankfurt und München. Eine ähnliche Situation wie in diesen Regionen tritt auch in den Regionen Mittel- und Ostholstein auf. Charakteristisch für diesen Typ W 5 ist eine Mietbelastung, die erheblich über dem Bundesdurchschnitt liegt. Dagegen zeigen die Eigentümerquote und die Wohnungszugangsrate deutlich unterdurchschnittliche Werte. Beim Ein- und Zweifamilienhausbau werden durchschnittliche Werte erreicht, beim Kleinwohnungsanteil wird der Bundesdurchschnitt erheblich übertroffen.

Ein etwas geringerer Kleinwohnungsanteil am Neuzugang wird in den Regionen erreicht, deren Zentrum eine kleinere oder mittlere Großstadt ist, so z.B. in Osnabrück, Bielefeld oder Darmstadt. Aber auch Großstadtregionen gehören zum Typ W 4, etwa Hannover, Bremen, Stuttgart oder Nürnberg. Die Mietbelastung liegt im Typ W 4 deutlich unter der im Typ W 5, aber immer noch über dem Bundesdurchschnitt. In diesen Regionen wird mehr gebaut und die Eigentümerquote ist höher als in den Regionen vom Typ W 5.

Die Regionen des Ruhrgebietes zeigen eine spezifische Wohnungsmarktsituation (W 3). Ihr gleicht die Wohnungsmarktsituation in Berlin (West). Zwar ist dort die Mietbelastung aufgrund des hohen Altbaubestandes gering, die Eigentümerquote erreicht jedoch dort die niedrigsten Werte überhaupt. Ebenso ungünstig sind die Werte für den Wohnungsneubau. Etwa 85 % der 1978 fertiggestellten Wohngebäude waren Ein- und Zweifamilienhäuser. Der Anteil an neuerbauten Kleinwohnungen liegt sogar über dem im Typ W 5 im Durchschnitt beobachteten Wert.

In den Fremdenverkehrsregionen (W 2) wird zwar mehr gebaut als in allen anderen Regionstypen, jedoch erreicht das Mietbelastungsniveau fast die Werte des Typs W 5. Die Eigentümerquote liegt ebenfalls auf einem höheren Niveau, allerdings wird der Bundesdurchschnitt nicht erreicht. Der

---

[5]) Vorgaben für die Gruppierungsverfahren (Clusteranalysen): Standardisierung der Variablen, gewichtete euklidische Distanz, Minimierung von Spur W. in einem nicht hierarchischen Verfahren.

Karte 7   *Fertiggestellte Kleinwohnungen 1978*

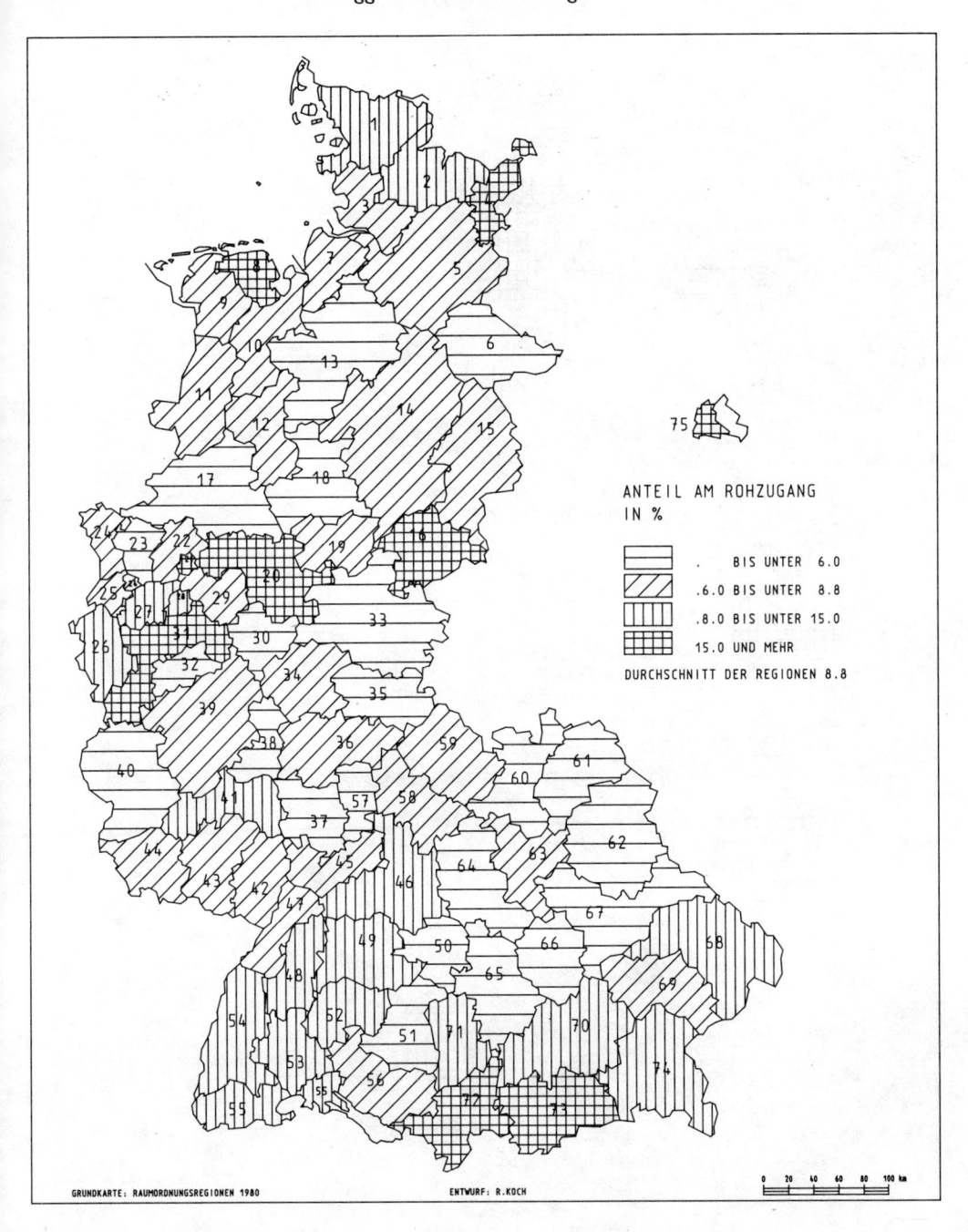

ANTEIL AM ROHZUGANG IN %

- BIS UNTER 6.0
- 6.0 BIS UNTER 8.8
- 8.0 BIS UNTER 15.0
- 15.0 UND MEHR

DURCHSCHNITT DER REGIONEN 8.8

GRUNDKARTE: RAUMORDNUNGSREGIONEN 1980   ENTWURF: R. KOCH

Karte 8   *Wohnungsmarkttypen 1978*

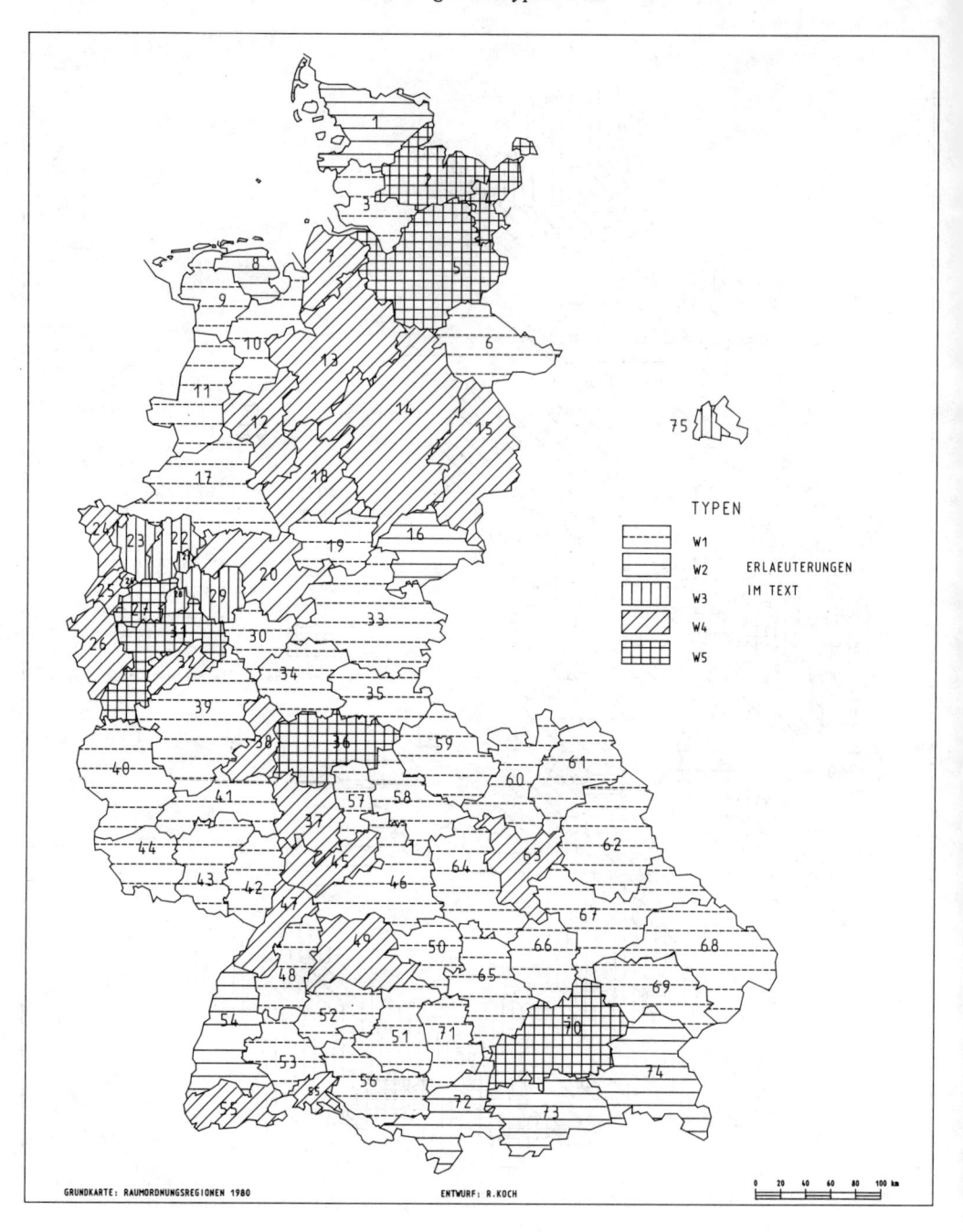

Anteil der 1978 fertiggestellten Kleinwohnungen war mit fast 17 % der höchste aller Regionstypen. Probleme dürften in diesen Räumen vor allem bei der Wohnungsversorgung der einheimischen Bevölkerung auftreten, die Mietbelastungen oder finanzielle Aufwendungen bei Neubauten nicht in dem Maße tragen kann wie die auswärtige Bevölkerung, die dort Wohnungen zu Freizeitzwecken oder im Ruhestand bewohnt und Geld in den Großstädten verdient.

Bei den bisherigen Überlegungen wurde davon ausgegangen, daß die Grenzen der regionalen Wohnungsmärkte mit den Grenzen der Raumordnungsregionen übereinstimmen. Diese Annahme ist nur für eine relativ grobe vergleichende Untersuchung zulässig. Es wäre daher verfehlt, etwa von diesen Ergebnissen wohnungspolitische Maßnahmen ableiten zu wollen. Dazu ist eine differenzierte Analyse in den Regionen notwendig. Innerhalb der Regionen bestehen, je nach Größe, starke Unterschiede zwischen dezentralen und peripheren Gebieten. Als Indikator für diese Unterschiede eignet sich der Indikator „durchschnittlicher Verkaufspreis je m² für baureifes Land", der gemeindeweise aufbereitet werden kann. In der Region München zeigt sich z.B., daß überdurchschnittliche Verkaufserlöse für baureifes Land in der Regel nur bis zu einer Entfernung von ca. 20 km vom Stadtzentrum bezahlt werden müssen.

Regionale Wohnungsmärkte orientieren sich in der Regel nicht an Ländergrenzen. Bei der gegebenen Abgrenzung der Raumordnungsregionen ist es daher möglich, daß regionale Wohnungsmärkte an den Grenzen zweier Bundesländer zerschnitten werden. Beispiele dafür sind Mannheim/Ludwigshafen, Mainz/Wiesbaden und Ulm/Neu-Ulm. Hier wird eine Analyse der regionalen Situation besonders notwendig.

Die Ergebnisse des Gruppierungsverfahrens zur regionalen Wohnungsversorgung unterscheiden sich in zwei Punkten von der herkömmlichen Interpretation der regionalen Wohnungsversorgung. Zwar sind Großstadtregionen im besonderen Maße von Wohnungsproblemen betroffen, jedoch schwankt die Intensität dieser Probleme von Region zu Region. Neben den stark verdichteten Regionen weist auch eine Reihe von Fremdenverkehrsregionen Wohnungsversorgungsprobleme auf.

10.3 Bedarfs- und nachfragebestimmende Faktoren

Die Struktur einer Region, der dort auftretende Wohnungsbedarf und die schließlich realisierte Wohnungsnachfrage sowie das Wohnungsangebot sind in vielfältiger Weise miteinander verflochten. Für diesen Beitrag interessiert der Ausschnitt aus diesem Beziehungsgeflecht, mit dessen Hilfe erklärt werden kann, weshalb bei ähnlicher Raum- und Siedlungsstruktur unterschiedliche Wohnungsversorgungsprobleme auftreten.

Der Wohnungsbedarf in einer Region entsteht durch Haushaltsneugründungen der einheimischen Bevölkerung und durch Zuwanderung von Haushalten aus anderen Regionen.

Dieser Bedarf äußert sich in einer Nachfrage nach Wohnungen, die im wesentlichen abhängig ist vom regionalen Einkommensniveau und von den vorherrschenden Wohnvorstellungen (z.B. Präferenz für Eigenheime). Diese Wohnvorstellungen sind ihrerseits abhängig vom Wohnungsangebot, von der Sicherheit und der Qualität der in der Region verfügbaren Arbeitsplätze und den langfristigen Einkommenserwartungen. Ihnen kommt daher eine zentrale Bedeutung bei der Bestimmung der regionalen Wohnungsnachfrage zu. Allerdings ist die Zuwanderung in eine Region auch abhängig vom „Freizeitwert" der Region und der Situation auf dem Wohnungsmarkt.

Die empirische Überprüfung der Zusammenhänge konzentriert sich auf den Einfluß der Arbeitsmarktvariablen unter Vernachlässigung der verschiedenen Rückkopplungsbeziehungen. Zur Beschreibung der regionalen Einkommens- und Arbeitsmarktsituation werden folgende Indikatoren herangezogen:

- monatliche Lohn- und Gehaltssumme je Industriebeschäftigten 1978
- Anteil der Beschäftigten in Branchen mit Arbeitsplatzwachstum 1970–1978 (vgl. PROGNOS, 1981)
- Anteil der Arbeitnehmer mit abgeschlossener Berufsausbildung
- Arbeitslosenquote 1975–1978
- saisonale Arbeitslosenquote 1975–1978.

Auch hier wird eine Typisierung mit Hilfe eines Gruppierungsverfahrens[5]) durchgeführt (vgl. Tab. 3 und Karte 9).

Tab. 3   *Regionale Arbeitsmarktsituation 1978*
        Beschreibung von Arbeitsmarkttypen

Typ	Anzahl	Lohn-Gehaltssumme/IB DM	Arbeitsplatzwachstum %	Qual. Arbeitnehmer %	Arbeitslosenquote %	Saisonale Arbeitslosigkeit Index
1	3	2003	34,2	53,5	9,1	203
2	14	2041	33,3	55,2	4,7	116
3	12	2198	46,0	57,7	4,7	81
4	19	2307	38,8	58,2	3,5	68
5	9	2577	39,2	60,8	5,5	34
6	18	2568	50,4	61,3	3,5	44
Arith. Mittel	75	2323	41,6	58,4	4,4	74

Quelle: Eigene Berechnungen nach Daten der BfLR/MKRO.

Die peripheren, ländlichen Regionen Emden, Oberpfalz-Nord und Donau-Wald werden zu einem Typ A 1 mit der ungünstigsten Einkommens- und Arbeitsmarktsituation im Bundesgebiet zusammengefaßt. Alle Indikatoren weisen auf eine sehr schlechte Situation hin, die sich noch deutlich von der Situation in anderen peripheren Regionen absetzt. Die Arbeitslosigkeit erreicht mehr als das Doppelte des Bundesdurchschnitts und die saisonale Arbeitslosigkeit mehr als das Dreifache.

Ein etwas höheres Einkommensniveau, ähnlich ungünstige Beschäftigungsstrukturen, aber deutlich niedrigere Arbeitslosenquoten zeigen die Regionen, die zum Typ A 2 gehören. Auch diese Regionen sind größtenteils ländlich geprägt und peripher gelegen. Diesem Typ gehören Regionen wie das Emsland, die Eifel, Westmittelfranken oder Regensburg an. Dem Typ A 3 werden Regionen zugeordnet, deren Struktur häufig stark vom Fremdenverkehr geprägt ist. Dies kommt u. a. in einer hohen saisonalen Arbeitslosigkeit zum Ausdruck. Wachstumsbranchen sind dort überdurchschnittlich vertreten, die Qualifikation der Arbeitnehmer ist gut. Das Einkommensniveau hebt sich zwar positiv von den sonstigen ländlichen Regionen ab, bleibt aber immer noch deutlich unter dem Bundesdurchschnitt.

---

[5]) Vorgaben für die Gruppierungsverfahren (Clusteranalysen): Standardisierung der Variablen, gewichtete euklidische Distanz, Minimierung von Spur W. in einem nicht hierarchischen Verfahren.

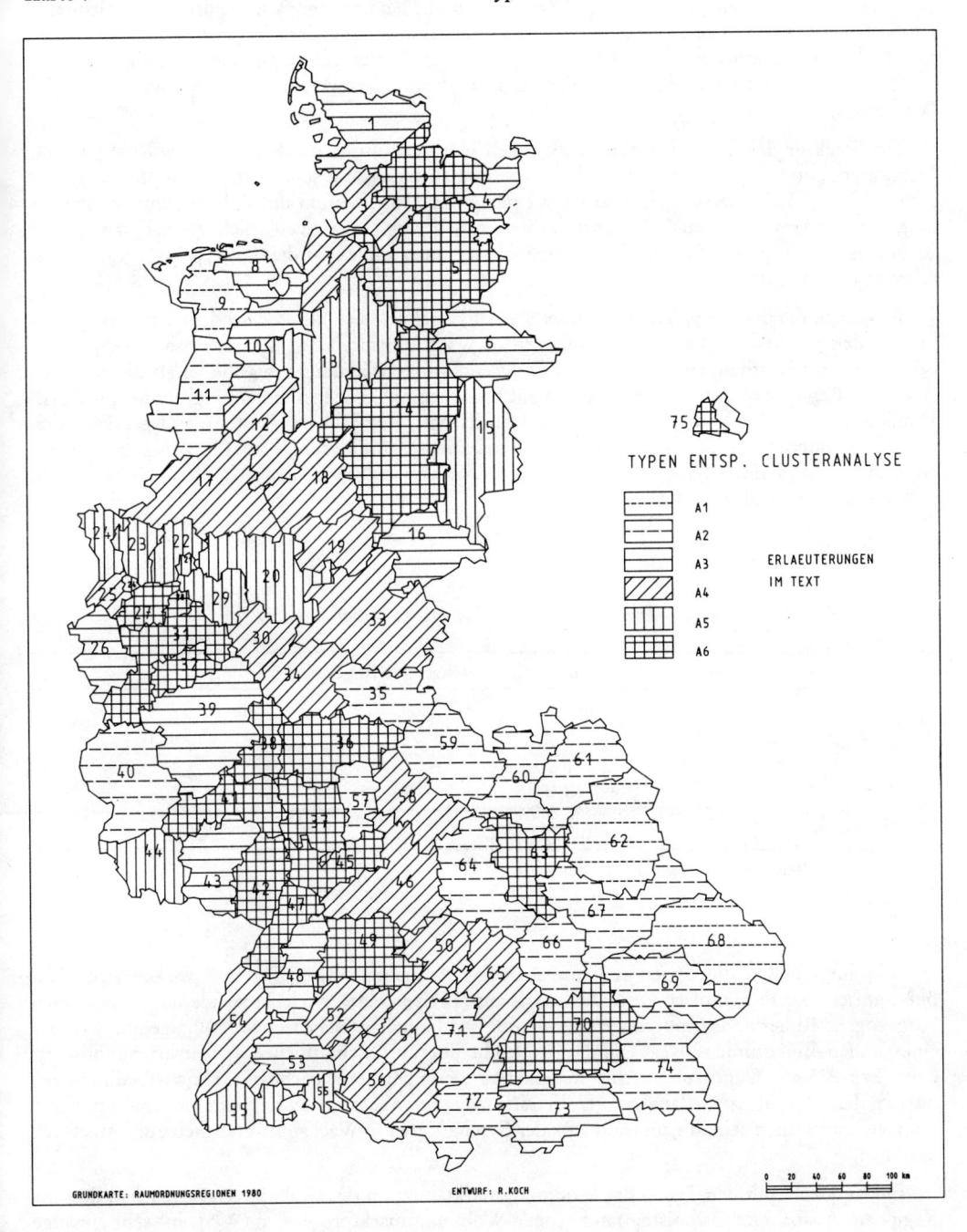

Karte 9 *Arbeitsmarkttypen 1978*

In Typ A 4 finden sich Regionen mit einer fast durchschnittlichen Einkommenssituation, mit einer durchschnittlichen Ausstattung an Wachstumsbranchen und einer sehr niedrigen Arbeitslosenquote. Diesem Typ mit relativ stabilen Arbeitsmarktstrukturen gehören fast alle peripheren Regionen Baden-Württembergs sowie Regionen im übrigen Bundesgebiet an, die eine kleinere oder mittlere Großstadt als vollfunktionsfähiges Oberzentrum aufzuweisen haben (Münster, Bielefeld, Würzburg).

Die Struktur des Typs A 5 wird maßgeblich bestimmt durch die Regionen des Ruhrgebietes. Dort wird gut verdient, auch die saisonale Arbeitslosigkeit ist sehr gering. Dagegen liegt die Arbeitslosenquote äußerst hoch, und trotz einer guten Qualifikation der Arbeitnehmer bleibt das Angebot an Arbeitsplätzen in Wachstumsbranchen gering, sogar wesentlich geringer als in den Regionen vom Typ A 3. Neben den Ruhrgebietsregionen zählen zu diesem Typ Saarland, Braunschweig und Bremen.

Regionen, die dem Typ A 6 zugeordnet werden, zeichnen sich durch das höchste Einkommensniveau, den größten Anteil an Arbeitsplätzen in Wachstumsbranchen und den größten Anteil an qualifizierten Arbeitnehmern aus. Die Arbeitslosenquote ist allerdings etwas höher als die des Typs A 4. Zum Regionstyp A 6 gehören vorwiegend Regionen mit großen Verdichtungsräumen, wie z.B. Hamburg, Köln, Frankfurt oder München. Den dargestellten Abhängigkeiten zufolge müßte sich nun ein Wanderungsgefälle in der ökonomisch induzierten Wanderung vom Typ A 6 zum Typ A 1 ergeben. Anhand des Saldos aus der Erwerbspersonenwanderung läßt sich dieses Gefälle auch nachweisen (vgl. Tab. 4).

Tab. 4   *Arbeitsmarktsituation und Erwerbspersonenwanderung*

Typ	Binnenwanderungssaldo der Erwerbspersonen	
	absolut	auf 100 EW.
1	− 8 935	− 6,3
2	− 9 096	− 1,5
3	− 1 016	− 0,2
4	− 18 359	− 1,5
5	− 66 600	− 6,5
6	103 752	4,1

Quelle: Eigene Berechnungen nach Daten der BfLR.

Allerdings bilden die Typen A 3 und A 5 eine Ausnahme. Beim Typ A 3 wirken sich nicht ökonomische Einflußfaktoren besonders stark aus (Freizeitwert). Viele Zuwanderungen sind auch vorgezogene Ruhestandswanderungen (Wohnung wird zunächst als Zweitwohnung genutzt). Trotz eines hohen Einkommensniveaus und einer leicht überdurchschnittlichen Arbeitslosenquote tritt beim Typ A 5 ein Wanderungsverlust auf. Neben den nicht berücksichtigten Umweltbedingungen dürften dafür vor allem die langfristigen Erwartungen zur Arbeitsplatzsicherheit und Einkommenshöhe verantwortlich sein, die im Indikator der Beschäftigten in Wachstumsbranchen zum Ausdruck kommen.

Ein Vergleich mit den Typen der Wohnungsmarktsituation (vgl. Tab. 5) zeigt zunächst, daß alle Regionen (Ausnahme: Ostholstein) mit großen Wohnungsmarktproblemen (W 5) eine sehr günstige Einkommens- und Beschäftigungssituation (A 6) aufweisen.

Tab. 5   Vergleich der Wohnungs- und Arbeitsmarktsituation 1978

Arbeitsmarkttypen	1	2	3	4	5	6
Wohnungsmarkt-typen						
1	9, 62, 68	11, 35, 40, 57, 59, 60, 61, 64, 66, 67, 69, 71	6, 10, 39, 43, 48, 53	3, 17, 19, 30, 33, 34, 46, 50, 51, 52, 56, 58, 65	44	41, 42
2		72, 74	1, 8, 16, 73	20, 54		
3					21, 22, 23, 29	28, 75
4			26	7, 12, 18, 25, 55	13, 15, 24	14, 32, 37, 38, 45, 47, 49, 63
5			4			2, 5, 27, 31, 36, 70

Nummern der Raumordnungsregionen

Umgekehrt sind jedoch nicht alle Regionen mit sehr günstiger Arbeitsmarktsituation von großen Wohnungsmarktproblemen betroffen. In den Regionen Rheinhessen-Nahe und Rheinpfalz gibt es trotz guter Einkommens- und Beschäftigungssituation keine allzu großen Probleme am Wohnungsmarkt. Dagegen zeigen sich Wohnungsmarktprobleme auch in den Regionen, in denen eine eher unterdurchschnittliche Arbeitsmarktsituation (A 3 und A 4) angetroffen wird; besonders dann, wenn diese an Regionen mit großen Verdichtungsräumen angrenzen (z.B. Ostholstein, Aachen) (Pendler) und/oder landschaftlich reizvoll sind (z.B. Göttingen, Oberland) (Ruhestandswanderung).

Die Gegenüberstellung der Regionstypisierungen „Wohnungsmarkt" und „Arbeitsmarkt" bestätigt dennoch die zentrale Bedeutung der ökonomischen Variablen für die regionale Wohnungsmarktsituation. Andere Faktoren, die die Attraktivität einer Region bestimmen, können die Situation entlasten oder verschärfen. Solche Faktoren, die für eine anhaltende Zuwanderung und eine Ausweitung der zahlungskräftigen Nachfrage sorgen, sind z.B. die Standorte von Universitäten und der „Freizeitwert" der Region und ihrer benachbarten Regionen.

Auf der anderen Seite erleichtern vor allem schlechte Umweltbedingungen und eingeschränkte Naherholungsmöglichkeiten den Entschluß zur Abwanderung. Diese trägt dann zu einer Entspannung des jeweiligen Wohnungsmarktes bei. Im Ruhrgebiet kommt hinzu, daß die einseitige Struktur des Wohnungsmarktes selbst (hoher Mietwohnungsanteil, geringer Anteil von Ein- und Zweifamilienhäusern bei Neubauten) mitbestimmender Faktor bei der Entscheidung zur Abwanderung wird. Dies entlastet zwar die Situation auf dem Mietwohnungsmarkt, führt aber in der Tendenz zu einer sozialen Entmischung, da in diesen Regionen nicht nur vergleichsweise preisgünstige Mietwohnungen, sondern auch zahlreiche Arbeitsplätze für Ausländer angeboten werden.

Die Einflüsse, die von ökonomischen Variablen und „Attraktivitätsvariablen" auf den regionalen Wohnungsmarkt ausgehen, können anhand einer schrittweisen Mehrfachregression untersucht werden. Neben den bereits verwendeten Indikatoren zur regionalwirtschaftlichen Situation werden als Variable folgende Attraktivitätsindikatoren herangezogen:

– die Angebotsvielfalt an Studienfächern an den regionalen Hochschulen 1980

– die Wohnungsdichte 1979

– der Anteil der naturnahen Fläche[6]) an der Gesamtfläche der Region 1979.

---

[6]) Naturnahe Fläche: Wald, Gewässer, Öd- und Umland, unkultivierte Moorfläche, Sozialbrache.

Mit den Variablen soll die regionale Ausprägung der Wohnungsproblematik statistisch erklärt werden. Der Grad der Unausgeglichenheit am Wohnungsmarkt muß mangels geeigneterer Indikatoren durch die regionale Mietbelastung dargestellt werden. Dies erfordert allerdings, die Wohnungsausstattung als intervenierende Variable zu berücksichtigen. Denn gerade ein großer Teil der Unterschiede in der Mietbelastung zwischen Nord- und Süddeutschland wird durch die unterschiedliche Wohnungsausstattung erklärt. Der erhebliche Einfluß der Wohnungsausstattung auf die Höhe der Mietbelastung wird in der Regressionsanalyse[7]) bestätigt (vgl. Tab. 6).

Tab. 6   *Arbeitsmarktindikatoren als erklärende Variable für den Wohnungsmarkt*

Abhängige Variable: Variable Erklärende Variable	Multiples R	Quadriertes R	Zuwachs R quadriert	Koeffizient
Wohnungsausstattung	0.8085	0.6537	0.6537	0.6436
Beschäftigte in Wachstumsbranchen	0.8834	0.7804	0.1266	0.2777
Lohn- u. Gehaltssumme je Industriebeschäftigten	0.8969	0.8045	0.0241	0.1725
Saisonale Arbeitslosigkeit	0.9063	0.8213	0.0168	0.2772
Naturnahe Fläche je Einwohner	0.9125	0.8326	0.0113	−0.1592
Qualifizierte Arbeitnehmer	0.9173	0.8414	0.0088	0.1597

Quelle: Eigene Berechnungen

Bei den eigentlichen erklärenden Variablen geht der größte Teil der erklärten Varianz (12,7 %) auf das Konto der Variablen „Anteil der Beschäftigten in Wachstumsbranchen". Erst an zweiter Stelle folgt die Variable „Lohn- und Gehaltssumme je Industriebeschäftigten" mit einem zusätzlichen Varianzanteil von nur 2,4 %. Es folgen „saisonale Arbeitslosigkeit", „naturnahe Fläche" und „Qualifikation der Arbeitnehmer" mit Varianzanteilen zwischen 0,8 % und 1,6 %. Die restlichen Variablen können bei einem Varianzanteil von jeweils unter 0,5 % vernachlässigt werden[8]).

Der unterschiedliche Einfluß der erklärenden Variablen zeigt, daß innerhalb der ökonomischen Variablen dem „Anteil der Beschäftigten in Wachstumsbranchen" eine besondere Bedeutung zukommt. Dieser Indikator beschreibt Einflüsse, die in mehrfacher Hinsicht auf Wohnungsbedarf und -angebot wirksam sind. Ein hoher Anteil an Beschäftigten in Wachstumsbranchen ist ein Hinweis auf ein überdurchschnittliches Arbeitsplatzwachstum in den vergangenen Jahren. Da nicht angenommen werden kann, daß der zusätzliche Bedarf an meist hochqualifizierten Fachkräften in den betroffenen Regionen (z.B. Berlin, Frankfurt, München) (vgl. Karte 10) durch ortsansässige Erwerbspersonen gedeckt werden konnte, war dieser Bedarf ein äußerst wirksamer Pullfaktor für sehr selektive Zuwanderungen (vgl. Tab. 7).

---

[7]) Die Regressionsanalyse wurde mit einem standardisierten und einem nichtstandardisierten Variablensatz durchgeführt. In Tabelle 6 sind die Werte für die standardisierte Variante angegeben. Beide Varianten unterscheiden sich in der Reihenfolge der erklärenden Variablen nur geringfügig.

[8]) Eine Analyse der Regressionsresiduen zeigt, daß die Regression für die überwiegende Mehrzahl der Regionen befriedigende Schätzergebnisse ergibt. In den fünf Fremdenverkehrsregionen tritt eine Tendenz zur Unterschätzung, in den peripheren ländlichen Regionen eine Tendenz zur Überschätzung der Mietbelastung auf. Einen Sonderfall stellen die teils verdichteten und vom Fremdenverkehr beeinflußten Regionen Mittel- und Ostholstein im Einzugsbereich von Hamburg dar: Die unabhängigen Variablen führen zu einer wesentlich niedrigeren Belastung als real beobachtet.

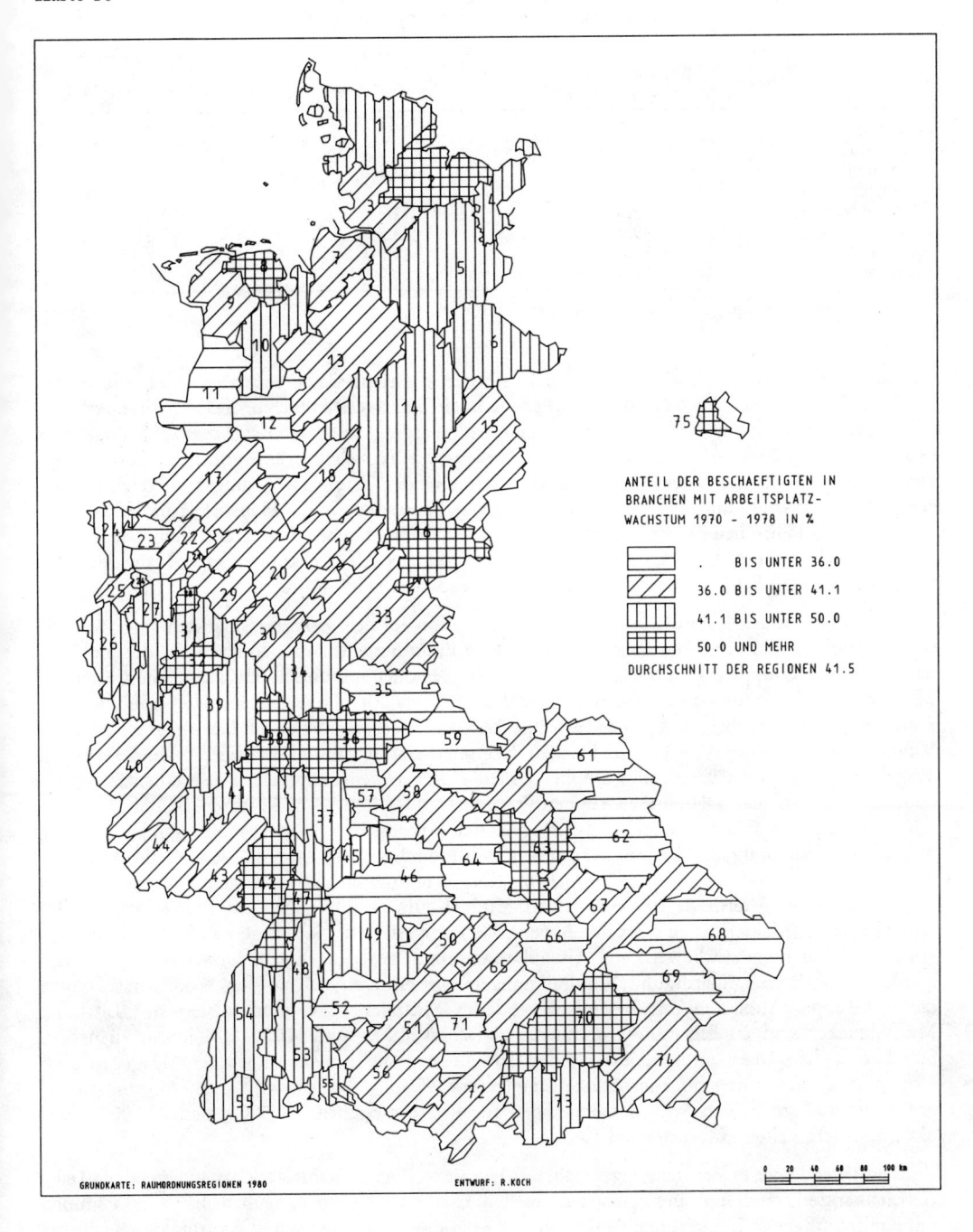

Karte 10 *Wachstumsbranchen 1978*

ANTEIL DER BESCHAEFTIGTEN IN BRANCHEN MIT ARBEITSPLATZ-WACHSTUM 1970 – 1978 IN %

- BIS UNTER 36.0
- 36.0 BIS UNTER 41.1
- 41.1 BIS UNTER 50.0
- 50.0 UND MEHR

DURCHSCHNITT DER REGIONEN 41.5

GRUNDKARTE: RAUMORDNUNGSREGIONEN 1980   ENTWURF: R. KOCH

Tab. 7 *Wohnungsmarkt und Beschäftigung in Wachstumsbranchen in ausgewählten Großstadtregionen 1978*

Region	Beschäftigte in Wachstumsbranchen	Mietbelastung	Wohnungszugang
Hannover	49,3	13,3	1,3
Darmstadt (Starkenburg)	44,5	12,5	1,4
Mannheim (Unterer Neckar)	49,0	12,7	1,4
Köln	49,9	13,5	1,3
Frankfurt	51,3	14,2	1,1
München	51,6	14,0	1,0

Quelle: Eigene Berechnungen nach Daten der BfLR/MKRO.

Aufgrund der hohen Qualifikation der angebotenen Arbeitsplätze waren die Einkommen der Zuziehenden am neuen Arbeitsplatz entsprechend hoch. Selbstverständlich profitierten vom Arbeitsplatzwachstum auch einheimische Erwerbspersonen, allerdings aufgrund des Arbeitsplatzangebotes (vorwiegend bei Elektronik, EDV, Chemie, Banken und Versicherungen), vor allem jüngere, gut ausgebildete Erwerbspersonen. Das Zusammentreffen beider Gruppen, zahlungskräftige Zuwanderer und ebenfalls zahlungskräftige einheimische Erwerbspersonen in der Haushaltsgründungsphase, auf den großstädtischen Wohnungsmärkten löste einen erheblichen Nachfrageschub aus. Dieser Nachfrageschub führte dazu, daß die eingangs beschriebenen Überreaktionen bzw. Mangelerscheinungen auf diesen Wohnungsmärkten zuerst und besonders stark auftraten.

Wesentlich ist damit für die unterschiedliche Situation auf den Wohnungsmärkten in großstädtischen Regionen nicht in erster Linie das allgemeine Einkommensniveau, sondern das der mobilen, nachfragenden Gruppen. Dieses liegt offenbar in den Regionen mit überdurchschnittlichem Arbeitsplatzwachstum weit über dem Niveau anderer Regionen, da dort die Anfangsgehälter höher und die Aufstiegschancen größer sind. Die Tatsache, daß der überproportionale Nachfrageschub nach Wohnungen in bestimmten großstädtischen Regionen durch zahlungskräftige, mobile Gruppen ausgelöst wurde („typischer Fall": Doppelverdiener, Er: Systemanalytiker, Sie: Studienrätin), bedeutet nun gerade nicht, daß diese Gruppen Probleme am Wohnungsmarkt haben. Sollten Anfangsschwierigkeiten auftreten, so ist in der Regel „der Arbeitgeber bei der Wohnraumbeschaffung behilflich". Um Spitzenkräfte zu bekommen, wird häufig auch ein Teil der Mietkosten vom Arbeitgeber übernommen (Siemens München: „Der Wohnungsmarkt in München ist für uns kein Engpaßfaktor."). Allerdings hat eine derartig mit Kaufkraft und auch oft mit institutioneller Unterstützung (Maklerkosten trägt der Arbeitgeber) ausgestattete Nachfrage zu einem verhängnisvollen Verdrängungswettbewerb im Altbaubestand und auf dem Eigenheimmarkt im Umland geführt. Wohnungsstandards und Wohnungsangebot orientieren sich an den Wohnvorstellungen dieser Gruppe. Altbauten mit Jugendstilfassade in zentraler Lage, modernisiert mit Lift und Müllschlucker sind als Eigentumswohnungen zwischen 3000,- und 5000,- DM je qm zu haben. Standard-Reihenhäuser im Umland werden so gut wie nicht mehr angeboten. Dagegen sind Doppelhaushälften mit gehobener Ausstattung (offener Kamin, Sauna usw.) bei einer Grundstücksgröße um 400 qm in den Stadtrandgemeinden für Preise zwischen 500 000,- und 700 000,- DM ohne Schwierigkeiten zu bekommen.

Leidtragende dieses Verdrängungswettbewerbes in den Regionen mit stark expandierenden (Teil-) Arbeitsmärkten waren und sind in erster Linie nicht berufstätige Einpersonenhaushalte und Familien mit Kindern. Bei den Einpersonenhaushalten sind es vor allem Studenten und Auszubildende, die bei diesen Wohnungsmarktverhältnissen nicht mehr mithalten können. Aber auch alte Menschen können als Mieter bei einem Eigentümerwechsel in Schwierigkeiten geraten. Häufig anzutreffen ist auch der Fall, daß alte Menschen in ihrer viel zu großen (Altbau-)Wohnung bleiben, weil sie bei einem Wohnungswechsel in eine kleinere Wohnung etwa das Dreifache an Miete zahlen müßten.

Familien mit Kindern können sich bei einem derart angespannten Wohnungsmarkt den Wunsch nach einer größeren Wohnung – etwa nach der Geburt des zweiten Kindes – nur mehr in den seltensten Fällen erfüllen. Ausländische Arbeitnehmer werden oft als „Zwischennutzung" in modernisierungsbedürftige Altbauten genommen. Integrationswillige Gastarbeiterfamilien jedoch, die nicht ständig auf der Flucht vor Abbruch oder Modernisierung leben wollen, sind von der angespannten Wohnungsmarktsituation am stärksten betroffen.

Anzeichen für eine Abschwächung der Nachfrage in diesen Regionen sind nicht in Sicht. Das Arbeitsplatzwachstum in den entsprechenden Branchen wird auch in Zukunft positiv beurteilt (PROGNOS 1981). Die Verdienstchancen werden dort als überdurchschnittlich angesehen. Daher ist damit zu rechnen, daß auch der Wanderungsdruck der beschriebenen Gruppe in diesen bevorzugten Regionen nicht nachläßt.

Zwar ist z.B. in der Region München der Gewinn aus der innerbayerischen Wanderung in den letzten Jahren kontinuierlich zurückgegangen und schließlich 1980 in einen Wanderungsverlust umgeschlagen; der Wanderungsgewinn gegenüber dem übrigen Bundesgebiet (vor allem gegenüber anderen großstädtischen Regionen) jedoch ist konstant geblieben. Ein nicht zu unterschätzender Bestimmungsfaktor für den Rückgang der innerbayerischen Wanderungsgewinne dürfte die immer prekärer werdende Wohnungssituation in der Region München sein. Auch hier zeigen sich die ersten Folgen eines Verdrängungswettbewerbs: Die potentiellen Zuwanderer aus den peripheren ländlichen Regionen Bayerns sind wahrscheinlich im Durchschnitt weder beruflich so hoch qualifiziert noch so zahlungskräftig wie die Zuwanderer aus den Zentren Nordrhein-Westfalens oder Baden-Württembergs.

Mittelfristig und unter Status quo-Bedingungen auch langfristig ist in den Regionen, die in der Clusteranalyse als Großstadtregionen mit besonderen Wohnungsmarktproblemen identifiziert wurden (W 5), nicht mit einer Entspannung auf dem Wohnungsmarkt zu rechnen, zumal dort das Wohnungsangebot (Bauherrenmodelle usw.) dahin tendiert, den Verdrängungswettbewerb zu beschleunigen. Dagegen ist auf den großstädtischen Wohnungsmärkten, in denen die arbeitsmarktinduzierte Nachfrage geringer ist (W 4), mit einer Beruhigung zu rechnen; dann nämlich, wenn die geburtenstarken Jahrgänge der 60er Jahre „untergebracht" sind und die Zuwanderung aus anderen Regionen gering bleibt.

Für beide Typen werden im Anschluß an diesen Beitrag Fallstudien vorgestellt, in denen die siedlungsstrukturellen Auswirkungen der jeweiligen Wohnungsmarktsituation in München und Hannover behandelt werden. Wünschenswert wären zusätzliche, ähnliche Fallstudien für die Regionen mit spezifischen Wohnungsmarktproblemen: Ruhrgebiet (W 4), Fremdenverkehrsregionen (W 3).

Karte 11 *Raumordnungsregionen: Übersicht*
(Regionsnamen vgl. Tabelle)

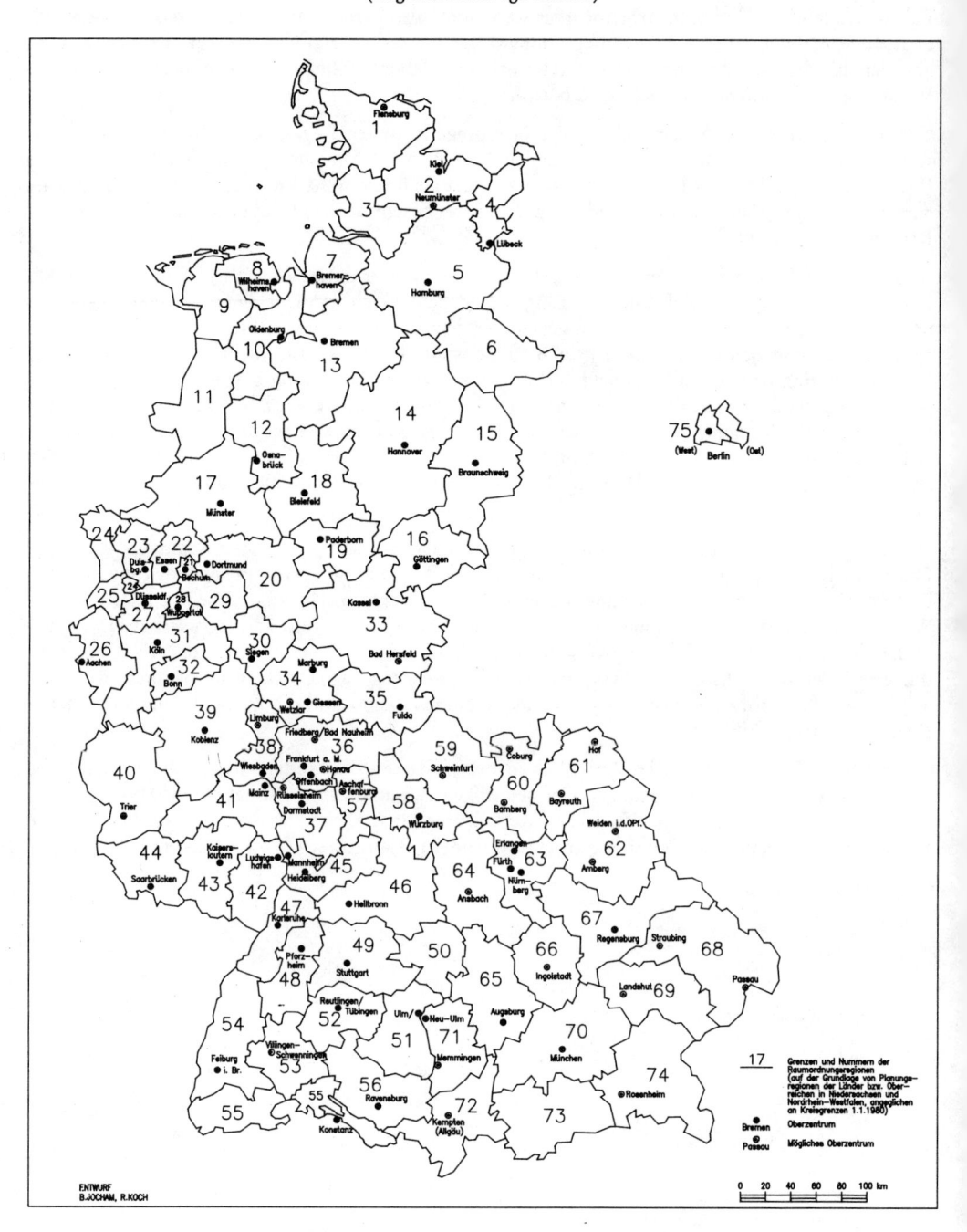

Literaturhinweise

BfLR, 1981: Indikatoren zur Fortschreibung des Bundesraumordnungsprogramms, Stand Sept. 1981. Unveröffentlichtes Manuskript.

BUCHER, H. J., 1981: Ergebnisse der regionalisierten Auswertung der Wohnungsstichprobe 1978. In: BfLR-Mitteilungen (1981) 9.

DIW, 1981: Perspektiven der Wohnungsversorgung in Berlin (West). In: DIW-Wochenbericht, 48 (1981) 46.

HAACK, D.: Einführung zum Themenheft: Regionale Aspekte der Wohnungspolitik. In: Informationen zur Raumentwicklung (1981) 5/6.

MEUTER, H., 1981: Hintergründe der gegenwärtigen Wohnungsnot. In: Geographische Rundschau 33 (1981) 8.

MEUTER, H./SCHMIDT-BARTEL, J., 1981: Regionale Unterschiede in der Wohnungsversorgung von Haushalten in der Bundesrepublik Deutschland. In: Informationen zur Raumentwicklung (1981) 5/6.

PROGNOS AG, 1981: Überarbeitung, Aktualisierung und Fortschreibung der Raumordnungsprognose auf der Basis der 75 bzw. 88 Raumordnungsregionen. Unveröffentlichtes Manuskript, Basel März 1981.

11. Siedlungspolitik und Regionalentwicklung, dargestellt am Raum München

von

Karlheinz Witzmann, München

Kurzfassung

Die Fallstudie gibt den historischen Ablauf der Bevölkerungs- und Siedlungsentwicklung in der Region und in der Landeshauptstadt München seit Kriegsende wieder und versucht eine Analyse der jüngsten Entwicklung aus der Sicht der Landes- und Regionalplanung.

Die Region München hat dank der besonderen Position Münchens im Nachkriegsdeutschland und des spektakulären Strukturwandels der Stadt zur größten Industriestadt der Bundesrepublik seit Kriegsende bis 1981 ihre Einwohnerzahl verdoppelt. Dabei ergab sich ein kontinuierliches Wachstum bis zu Beginn der 70er Jahre. Seitdem hat sich die Entwicklung verlangsamt; die Bevölkerungsentwicklung in der Landeshauptstadt selbst stagniert.

Die Untersuchung zeigt, daß die Entwicklung Münchens nicht nur ein städtisches, sondern stets ein regionales Problem war und daß das Umland – oder der große Verdichtungsraum der Region – vielfach in noch stärkerem Maße von der Wachstumsproblematik Münchens berührt wurde als die Stadt selbst.

Die Phase des größten Wachstums der Region und damit verbunden der größten Aktivitäten im Wohnungsbau und der stärksten Expansion des Wohnungsmarktes zwischen 1961 und 1974 brachte auch das deutliche „Überschwappen" der Bautätigkeit von der Stadt in das Umland und führte unter anderem zum Entstehen von Großsiedlungen im Außenraum.

Der deutliche Abschwung in der Wohnbauentwicklung begann hier 1975 und reichte bis 1979. Erst seit 1980 scheinen sich die Produktionsziffern am Wohnungsmarkt etwas zu erholen.

Trotz einer erheblichen Wohnbautätigkeit mit dem Rekordjahr 1972 hat sich in jüngster Zeit auch in München ein Engpaß an billigen Mietwohnungen ergeben, der, wie auch in anderen Großstädten, zu den „Warteschlangen" vor den Wohnungsämtern geführt hat.

Für den Entwicklungsknick waren der Konjunkturabschwung, die Halden unverkäuflicher Eigentumswohnungen als Folge des Olympiabooms und in jüngster Zeit die sprunghafte Steigerung der Grundstückspreise in Stadt und Umland, verbunden mit Baukostensteigerungen und Hochzinspolitik, nicht dagegen die Landes- und Regionalplanung und besonders die Aktivitäten des Regionalen Planungsverbandes maßgebend.

Die Regionalplanung versuchte, eine stärkere Einflußnahme auf die Siedlungsstruktur u. a. durch die Entwicklung eines Richtzahlenmodells zu nehmen. Neue Großsiedlungen im Außenraum wurden von den Gemeinden abgelehnt; zum Teil wurden die Bebauungspläne „herabgezont". Diese Aktivitäten der Regionalplanung standen jedoch im Widerspruch zu dem für 1976 deutlich werdenden Wandel auf dem Bau- und dem Wohnungsmarkt. Das Richtzahlenmodell wird deswegen 1979 zugunsten des allgemein gehaltenen Zieles einer „organischen Entwicklung" für das Siedlungsleitbild aufgegeben. Im Entwurf des Regionalplanes wurden die Zielaussagen verdünnt, womit die Konkretheit der Planung im Außenraum abnahm.

Mit einer Reihe von Untersuchungen versucht man deswegen seitdem, die Planungssicherheit wieder zu verbessern. Mit Hilfe einer regionalen Wohnungsmarktuntersuchung, einer Studie über Siedlungsbestand und Bauleitplanung sowie einer Studie über Bestimmungsgründe für die kommunale Baulanderschließung wurde versucht, neue Eckdaten für die Planung zu schaffen.

Außerdem ist München bemüht, durch ein umfangreiches Wohnungsbeschaffungsprogramm die Wohnbauaktivitäten innerhalb des Stadtgebietes wieder anzuregen. Erste Erfolge haben sich dabei seit 1980 gezeigt.

Die Frage des partiellen Wohnungsbedarfs in München und in seinem Umland wird in zunehmendem Maße in der Öffentlichkeit diskutiert. Dabei zeigt sich in der Frage der Baulandbereitstellung eine kontroverse Betrachtung zwischen der Stadt und dem Umland.

Die Prüfung des Instrumentariums der Landes- und Regionalplanung zeigt, daß dieses zu einer unmittelbaren Aktivierung der Siedlungstätigkeit oder des Grundstücksmarktes nicht beitragen kann, wenngleich der Regionalplan eine Reihe wichtiger Ziele für die Siedlungsentwicklung und damit für die Bauleitplanung der Gemeinden ein erhöhtes Maß an Planungssicherheit bringen wird.

Gliederung

11.1 Ausgangslage

11.2 Regionale Bevölkerungs- und Siedlungsentwicklung

    11.2.1 Einführung
    11.2.2 Phase der Wohnungsnot und des Wiederaufbaus (1945–1961)
    11.2.3 Phase der größten Aktivitäten im Wohnungsbau, der stärksten Expansion des Wohnungsmarktes sowie der Entstehung von Großsiedlungen (1961–1974)
    11.2.4 Phase der wirtschaftlichen Stagnation und der Entstehung neuer Wohnungsengpässe in den Großstädten (1974–1981)
        11.2.4.1 Historischer Ablauf
        11.2.4.2 Wohnraumbeschaffungsprogramm der Landeshauptstadt München
        11.2.4.3 Maßnahmen zur Verbesserung der Planungssicherheit
            Regionale Wohnungsmarktuntersuchung (Prognos)
            Studie über Siedlungsbestand und Bauleitplanung
            Studie über Bestimmungsgründe für die kommunale Baulanderschließung
        11.2.4.4 Problemdiskussion in der Öffentlichkeit

11.3 Analyse der Wirkung des Instrumentariums der Regionalplanung im Verhältnis zu Wohnungs- und Siedlungswesen

    11.3.1 Regionalplan
    11.3.2 Entwicklungsachsen
    11.3.3 Zentrale Orte
    11.3.4 Richtzahlen
    11.3.5 Raumordnungsverfahren
    11.3.6 Untersagung raumordnungswidriger Planungen und Maßnahmen
    11.3.7 Einzelne Ziele der Raumordnung und Landesplanung

Literaturverzeichnis

11.1 Ausgangslage

Ziel der Fallstudie ist es, den historischen Ablauf der Bevölkerungs- und Siedlungsentwicklung in der Region und besonders in deren Zentrum, der Landeshauptstadt München, aufzuzeigen und hieraus zu einer Analyse der jüngsten Entwicklung zu kommen.

Wenngleich aus strukturellen Gründen in München der Zusammenhang zwischen der wirtschaftlichen Entwicklung sowie der Arbeitsmarktsituation und dem Wohnungs- und Siedlungswesen besonders eng ist, sollen doch nicht die Darstellung des Ablaufs der Konjunkturzyklen und der Programme und Instrumentarien der offiziellen Wohnungspolitik im Mittelpunkt der Untersuchung stehen. Für einen Beitrag aus der Sicht der Raumordnung erscheint die Darstellung der Möglichkeiten und Instrumentarien von Landes- und Regionalplanung und ihres Einflusses auf die kommunalen Rahmenbedingungen wichtig. Es gilt dies besonders im Rahmen der gegenwärtigen Auseinandersetzungen um regionalplanerische Instrumentarien und um die Zusammenhänge zwischen siedlungspolitischen Notwendigkeiten und der Durchsetzbarkeit regionalplanerischer Ziele.

Die Region München[1] mit einer Fläche von 5502 qkm und 2 300 083 Einwohnern ist nach der Einwohnerzahl die größte der 18 bayerischen Regionen und damit auch die größte der vier Regionen, in die sich der Regierungsbezirk Oberbayern teilt. Auf sie entfallen 21 % der Einwohner und 7,8 % der Fläche Bayerns.

Die Bevölkerungsentwicklung Bayerns zeigt, daß die Region München die größte Wachstumsdynamik aller bayerischen Regionen aufweist. Gegenüber dem Vorkriegsstand (Volkszählung 1939) hat die Region um rd. 1 085 000 Einwohner oder 89 % zugenommen (Stand 31. 12. 1980).

Von der Bevölkerungsmehrung entfallen 458 000 Einwohner auf die LHSt München (rd. 42 %) und 628 000 Einwohner (rd. 58 %) auf den Außenraum, d.h. die Region ohne Landeshauptstadt.

Das Wachstum der beiden Teilräume für sich betrachtet ergibt, daß die Einwohnerzahl Münchens seit der Vorkriegszeit um 54 % zugenommen hat, während das Wachstum des Umlandes ohne Stadt 168 % beträgt.

---

[1] Die Region München umfaßt nach LEP (Landesentwicklungsprogramm Bayern, VO vom 10. 3. 1976) die LHSt München sowie die Landkreise München, Fürstenfeldbruck, Dachau, Freising, Erding, Ebersberg, Starnberg und Landsberg a. Lech einschließlich der kreisangehörigen Gemeinden.
Die Region hat eine Fläche von 5502 km² und zählt 2 300 083 Einwohner (Stand 31. 12. 1980).
Nach dem Stand vom 1. 1. 1980 gliederte sich die Region in eine kreisfreie Stadt, acht Landkreise und 186 kreisangehörige Gemeinden.
Nach der zentralörtlichen Gliederung der Gemeinden entfallen auf die Region 68 zentrale Orte mit 77 Gemeinden, nämlich:
1 Oberzentrum (LHSt München mit 1 298 941 Einwohnern)
7 Mittelzentren mit 9 Gemeinden mit 192 116 Einwohnern (Kreisstädte Dachau, Freising, Fürstenfeldbruck, Landsberg a. Lech, Starnberg sowie als Doppelzentren: Ebersberg/Grafing und Erding/Altenerding)
26 Siedlungsschwerpunkte mit 33 Gemeinden und 415 182 Einwohnern (Garching bei München, Gauting, Gilching, Gräfelfing, Planegg, Krailling, Gröbenzell, Grünwald, Haar, Ismaning, Karlsfeld, Kirchheim b. München, Kirchseeon, Neubiberg/Ottobrunn, Hohenbrunn, Neufahrn b. Freising, Eching, Oberhaching, Oberschleißheim, Olching, Poing, Puchheim/Eichenau, Pullach i. Isartal, Taufkirchen, Unterföhring, Unterhaching, Unterschleißheim, Vaterstetten/Grasbrunn, Germering und Zorneding)
28 Kleinzentren mit 107 406 Einwohnern (Altomünster, Haimhausen, Markt Indersdorf, Odelzhausen, Petershausen, Lkr. Dachau;
Aßling, Glonn, Lkr. Ebersberg;
Isen, Moosinning, Wartenberg, Lkr. Erding; Allershausen, Au i.d. Hallertau, Nandlstadt, Zolling, Lkr. Freising;
Maisach, Mammendorf, Türkenfeld, Lkr. Fürstenfeldbruck;
Fuchstal, Geltendorf, Kaufering, Prittriching, Reichling, Schondorf a. Ammersee, Utting a. Ammersee, Lkr. Landsberg a. Lech;
Höhenkirchen, Schäftlarn, Lkr. München; Seefeld, Weßling, Lkr. Starnberg)
110 Gemeinden mit 234 775 Einwohnern sind ohne zentrale Funktion.

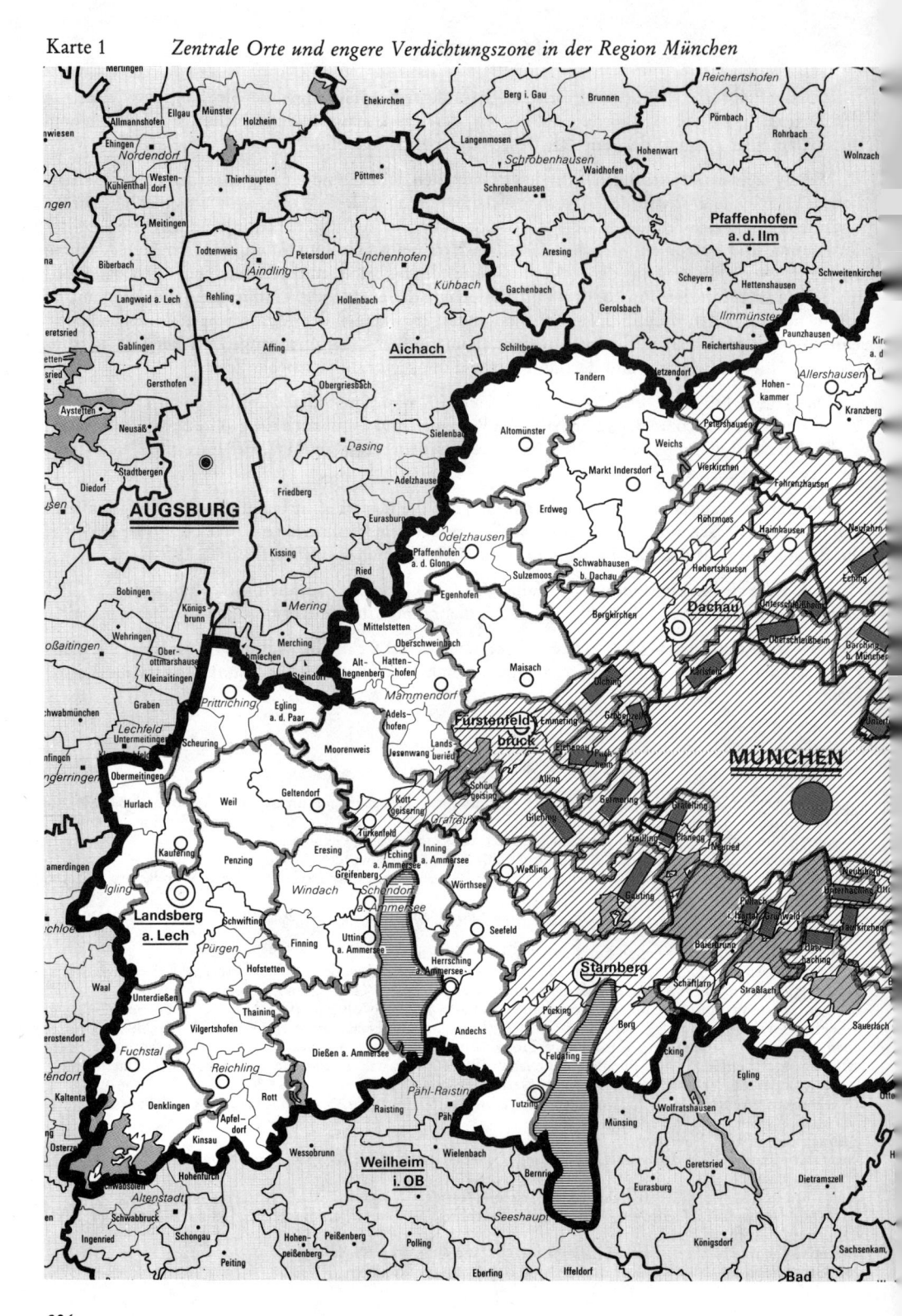

Karte 1 Zentrale Orte und engere Verdichtungszone in der Region München

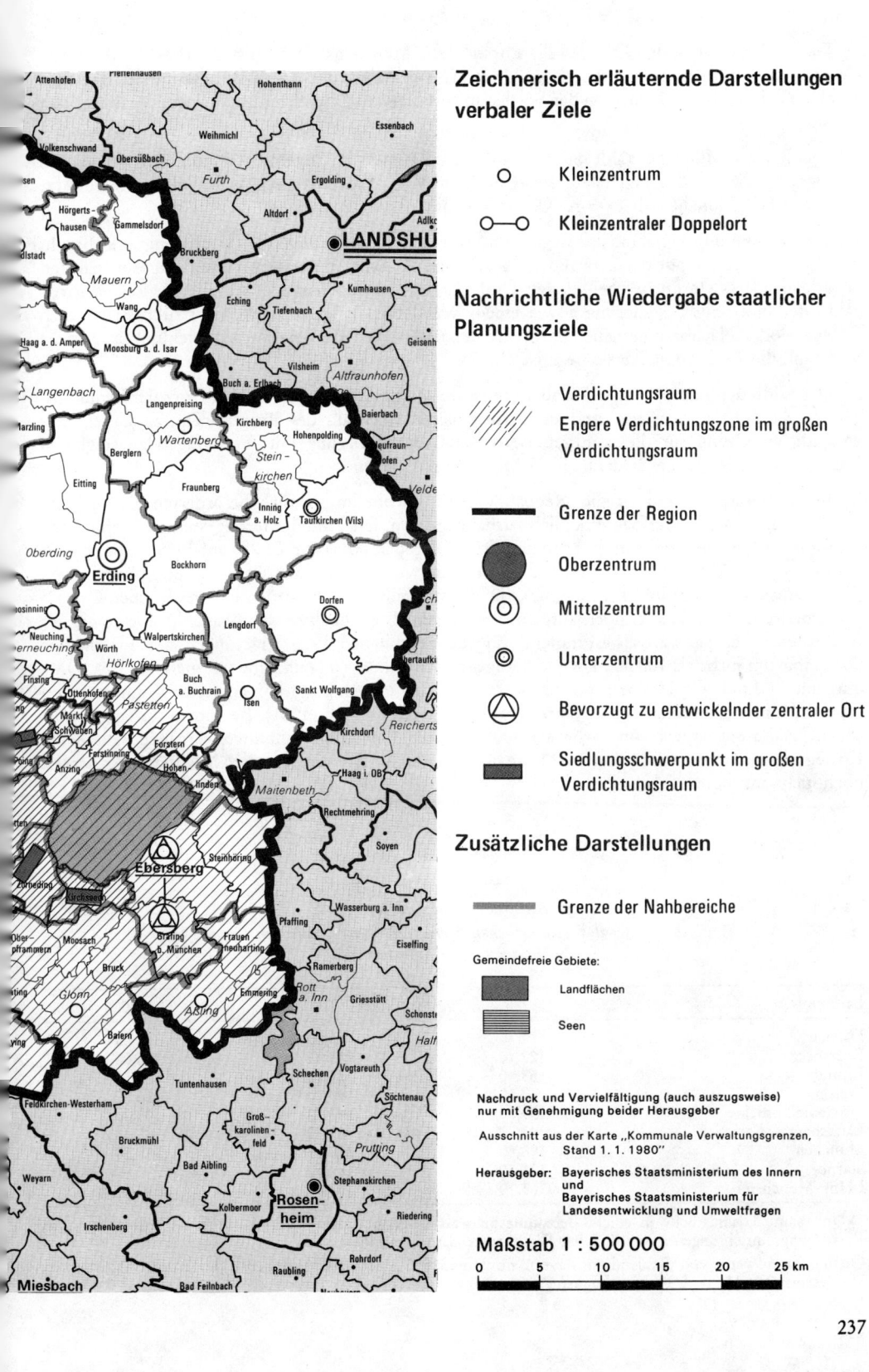

Zeichnerisch erläuternde Darstellungen verbaler Ziele

○   Kleinzentrum

○—○   Kleinzentraler Doppelort

Nachrichtliche Wiedergabe staatlicher Planungsziele

/////   Verdichtungsraum
Engere Verdichtungszone im großen Verdichtungsraum

▬▬▬   Grenze der Region

●   Oberzentrum

◎   Mittelzentrum

◉   Unterzentrum

△   Bevorzugt zu entwickelnder zentraler Ort

■   Siedlungsschwerpunkt im großen Verdichtungsraum

Zusätzliche Darstellungen

▬▬▬   Grenze der Nahbereiche

Gemeindefreie Gebiete:

▓   Landflächen

≡   Seen

Nachdruck und Vervielfältigung (auch auszugsweise) nur mit Genehmigung beider Herausgeber

Ausschnitt aus der Karte „Kommunale Verwaltungsgrenzen, Stand 1. 1. 1980"

Herausgeber: Bayerisches Staatsministerium des Innern
und
Bayerisches Staatsministerium für Landesentwicklung und Umweltfragen

Maßstab 1 : 500 000

0   5   10   15   20   25 km

Die Zahlen machen deutlich, daß die Entwicklung Münchens nicht ein städtisches, sondern stets ein regionales Problem war und daß das Umland – oder die große Verdichtungszone der Region – wohl in noch stärkerem Maße von der Wachstumsproblematik Münchens berührt wurde als die Stadt selbst.

Die Region München zählt zu den wenigen Räumen in Bayern, die trotz der geänderten demographischen Bedingungen auch heute noch ein Wachstum aufweisen, während die Einwohnerzahl der LHSt München ab 1973 rückläufig war und seit 1978 stagniert.

Die Bevölkerungszunahme der Region und hier besonders der engeren Verdichtungszone beruht heute in erster Linie auf der Zuwanderung aus dem Ausland (besonders Türkei, Jugoslawien und Griechenland) sowie im bescheideneren Umfange auf dem noch immer für die Region positiven Saldo der Nord-Süd-Wanderung sowie einem Wanderungsgewinn gegenüber strukturschwachen Gebieten oder Nachbarregionen. Die Bilanz der natürlichen Bevölkerungsentwicklung ist für die Stadt und die Region seit Jahren negativ.

Der Saldo der Stadt-Umland-Wanderung ist für die LHSt München negativ trotz der Bemühungen der Stadt, die Menschen und die Arbeitsplätze innerhalb des Burgfriedens zu halten. Als wesentlicher Grund für dieses Ergebnis ist die Unterversorgung mit Wohnungen zu tragbaren Mieten sowie der Mangel an Bauland in München anzusehen.

In den letzten Jahren ist die Neubautätigkeit sowohl im staatlich geförderten als auch im freifinanzierten Wohnungsbau erheblich zurückgegangen. Die Zahl der fertiggestellten Wohnungen je Jahr ist in München seit dem Rekordjahr 1972 (Olympiaboom) von 22 083 auf 3970 im Jahre 1979 gesunken. Der Wohnungsbau beschränkt sich im wesentlichen auf eigengenutzte Wohnungen (Eigentumswohnungen und Eigenheime), für die allenfalls die außerordentlich gestiegenen Grundstückspreise und Baukosten noch aufgebracht werden. Die Zunahme der Baulandpreise sowie der Baukostensteigerung waren bestimmend für die exorbitanen Preissteigerungen der Eigenheime (Zunahme um mehr als 100 000 DM), der Eigentumswohnungen (Zunahme um mehr als 1000 DM/qm) und – durch die Hochzinspolitik verstärkt – der Mieten für freifinanzierte Wohnungen im Raume München innerhalb eines Jahres (Frühjahr 1980–Frühjahr 1981). Bei einem durchschnittlichen Quadratmeterpreis von mehr als 4000 DM für Eigentumswohnungen ergeben sich heute Kostenmieten, die am Markt von der Masse der durchschnittlich verdienenden Mietbewerber derzeit noch nicht angenommen werden.

Tab. 1 *Kaufwert von Bauland*
Entwicklung der durchschnittlichen Preise, DM je m^2 „baureifen Landes"*)
in der Region München

Landkreis	1975	1978	1980
Dachau	81,70	96,40	213,20
Ebersberg	122,10	135,90	296,00
Erding	53,90	73,10	116,50
Freising	67,60	69,20	126,30
Fürstenfeldbruck	139,70	147,30	148,60
Landsberg a. Lech	43,20	69,90	86,40
München	196,80	275,10	382,50
Starnberg	121,70	187,40	291,80
LHSt. München	363,10	397,30	597,60

*) Unbebaute Grundstücke in einem Bebauungsplan als Bauland festgesetzt und durch Verkehrsanlage und Versorgungseinrichtungen in ortsüblicher Weise ausreichend erschlossen.
Quelle: „Kaufwerte von Bauland in Bayern im Jahre 1980". Statistische Berichte des Bayer. Statistischen Landesamts Nr. Mi 6 – I/80 vom August 1981.

Der Engpaß an Mietwohnungen hat in München, wie auch in anderen Großstädten, zu den bekannten „Warteschlangen" vor den Wohnungsämtern geführt, die sich vor allem aus einkommensschwachen Haushalten, Familien mit Kindern, Ausländern und anderen von Vermietern nicht bevorzugten Nachfragegruppen rekrutieren.

1980 waren mehr als 15 000 Bewerber als Wohnungsnotstandsdringlichkeitsfälle anerkannt[2]).

Die Suche nach billigen Wohnungen (Sozialwohnungen oder Altbauwohnungen) intensiviert sich und bedient sich zum Teil ungewöhnlicher Formen (z.B. öffentliche Auslobung einer Summe von mehreren Tausend DM für den Nachweis einer Wohnung zu einem bestimmten Preis). Andererseits scheinen, wie das Studium des Annoncenteils der großen Tageszeitungen sowie der Anzeigenblätter erkennen läßt, Kaufeigenheime und Eigentumswohnungen mit marktüblichen, d.h. den innerhalb eines Jahres exorbitant gestiegenen Preisen im Außenraum nur schwer und mit größeren Zeitverzögerungen verkauft zu werden.

Das gleiche gilt für die Vermietung freifinanzierter Wohnungen. „Teuere" Objekte sind demnach in ausreichender Zahl am Markt.

Gleichzeitig wird das Angebot an „billigen Altbauwohnungen" auf dem Markt verkleinert durch die Umwandlung modernisierter Altbauwohnungen in Eigentumswohnungen, die entweder dem Eigenbedarf zugeführt werden oder als freifinanzierte und damit „teuere" Wohnungen wieder auf dem Markt erscheinen.

Die Sanierung von Altbauwohnungen durch Private oder durch Wohnbaugesellschaften führt zwar zu einer Verbesserung, aber auch zu einer Verteuerung des Wohnungsangebotes („Komfort-Sanierung").

Der Mangel an erschlossenem oder relativ leicht erschließbarem Bauland im Stadtgebiet nimmt zu und führt zu Baulandpreisen, die nicht nur den Bau von Sozialwohnungen, sondern auch den Mietwohnungsbau und den Eigenheimbau in einem zur Wohnungsnachfrage angemessenen Umfang gegenwärtig nicht mehr zulassen.

Die Stadt bemüht sich deswegen darum, Flächen aus städtischem Besitz und dem Eigentum der öffentlichen Hand (derzeit in erster Linie Bundeseigentum aus ehemaligen Wehrmachtsliegenschaften im Norden Münchens) für den Mietwohnungsbau und für ihr Eigenheimprogramm bereitzustellen. Baulandreserven, die noch aus dem Bauboom der 60er Jahre stammen, können z.T. wegen des Fehlens der notwendigen Infrastruktur (z.B. Abwasserbeseitigung über den sogenannten Westsammler) noch nicht genutzt werden.

Zu den normalen Faktoren des Nachfrageüberhangs auf dem Wohnungsmarkt (z.B. vorzeitiger Auszug der Kinder, Nachfragesteigerung nach Kleinwohnungen, Unterbelegung der elterlichen Wohnungen, Zunahmen der Witwenhaushalte und damit Unterbelegung der Wohnung, Reduzierung des Heiratsalters und Suche nach größeren Wohnungen usw.) kommen im Stadtgebiet von München eine Reihe spezifisch-münchnerischer Faktoren.

Zu nennen sind die überproportional großen Zahlen alleinstehender Wohnungssuchender, nämlich von Studenten, Auszubildenden und jüngeren Arbeitnehmern; von ausländischen Arbeitnehmern (mit Familien) sowie zuziehenden deutschen Arbeitnehmern (mit Familien); und von Altersruhesitzlern (zuziehenden Pensionären und Rentnern aus dem Bundesgebiet und Westberlin).

München hatte in seinen auf Abitur und Mittlere Reife aufbauenden weiterführenden Ausbildungsstätten[3]) rd. 71 000 Studierende.

---

[2]) Vgl. SCHULTES, W.: Neue Wohnungsnot in deutschen Großstädten – Herausforderung an die kommunale Wohnungspolitik. Referat im Rahmen des 43. Geographentages in Mannheim vom 6. 10. 1981 (Maschinenmanuskript).

[3]) Universität München (rd. 40 000 Studierende), Technische Universität München (rd. 15 000 Studierende), Bundeswehrhochschule München, Hochschule für Philosophie, Akademie der bildenden Künste, Hochschule für Musik, Hochschule für Fernsehen und Film, Fachhochschule München, Stiftungsfachhochschule, Beamtenfachhochschule.

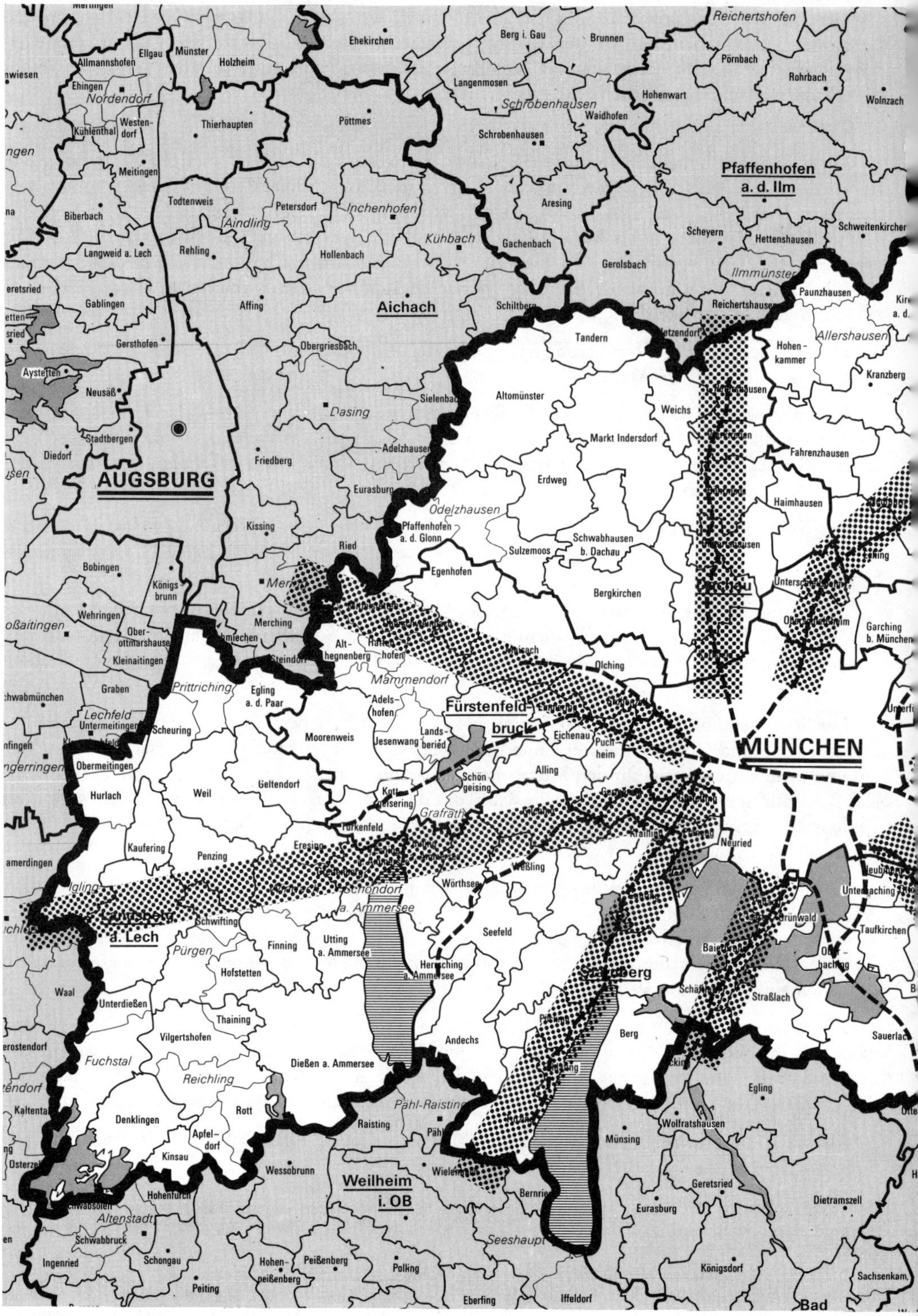
Reichertshofen
Ehekirchen
Berg i. Gau
Brunnen
Ellgau
Münster
Holzheim
Allmannshofen
Pörnbach
Rohrbach
Ehingen
Nordendorf
Langenmosen
Hohenwart
Wolnzach
Schrobenhausen
Waidhofen
Kühlenthal
Westendorf
Thierhaupten
Pöttmes
Schrobenhausen
Meitingen
Pfaffenhofen a. d. Ilm
Todtenweis
Petersdorf
Inchenhofen
Aresing
Biberbach
Aindling
Kühbach
Scheyern
Schweitenkirchen
Gachenbach
Hettenshausen
Langweid a. Lech
Rehling
Hollenbach
Gerolsbach
Ilmmünster
Gablingen
Affing
Aichach
Schiltberg
Reichertshausen
Paunzhausen
Tandern
Hohenkammer
Allershausen
Gersthofen
Obergriesbach
Aystetten
Neusäß
Sielenbach
Altomünster
Kranzberg
Weichs
Dasing
Stadtbergen
Markt Indersdorf
Diedorf
Adelzhausen
Fahrenzhausen
Friedberg
Erdweg
AUGSBURG
Eurasburg
Haimhausen
Odelzhausen
Kissing
Pfaffenhofen a. d. Glonn
Schwabhausen b. Dachau
Sulzemoos
Ried
Bobingen
Königsbrunn
Egenhofen
Bergkirchen
Wehringen
Merching
Großaitingen
Oberottmarshausen
Kleinaitingen
Althegnenberg
Hattenhofen
Maisach
Olching
Garching b. München
Graben
Prittriching
Egling a. d. Paar
Mammendorf
Schwabmünchen
Lechfeld
Untermeitingen
Scheuring
Adelshofen
Fürstenfeldbruck
Eichenau
Puchheim
Moorenweis
Jesenwang
Landsberied
MÜNCHEN
Obermeitingen
Alling
Hurlach
Weil
Geltendorf
Schöngeising
Kottgeisering
Grafrath
Türkenfeld
Neuried
Kaufering
Penzing
Eresing
Weßling
Igling
Windach
Schondorf a. Ammersee
Wörthsee
Landsberg a. Lech
Schwifting
Grünwald
Unterhaching
Taufkirchen
Pürgen
Finning
Utting a. Ammersee
Seefeld
Hofstetten
Herrsching a. Ammersee
Starnberg
Waal
Unterdießen
Straßlach
Thaining
Vilgertshofen
Andechs
Berg
Sauerlach
Fuchstal
Dießen a. Ammersee
Reichling
Egling
Pähl-Raisting
Rott
Denklingen
Raisting
Wolfratshausen
Apfeldorf
Kinsau
Münsing
Wessobrunn
Weilheim i. OB
Hohenfurch
Geretsried
Altenstadt
Eurasburg
Dietramszell
Schwabbruck
Seeshaupt
Hohenpeißenberg
Peißenberg
Ingenried
Schongau
Polling
Königsdorf
Sachsenkam
Peiting
Eberfing
Iffeldorf
Bad

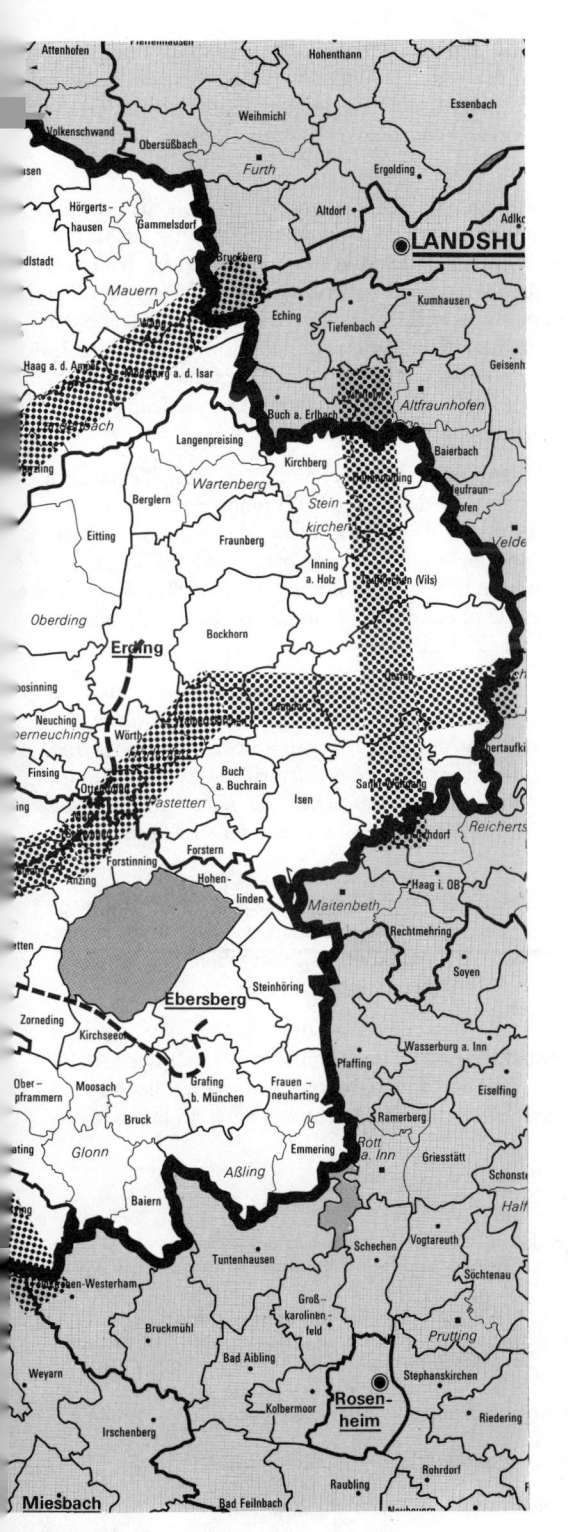

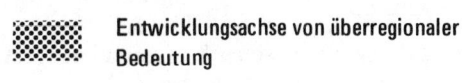

Entwicklungsachse von überregionaler Bedeutung

---- S-Bahnlinie

Karte 2
Entwicklungsachsen in der Region München

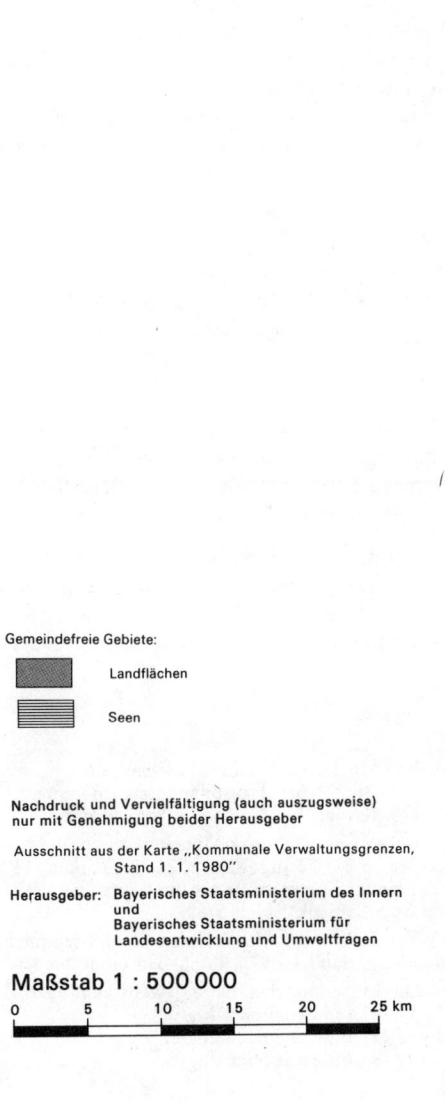

Gemeindefreie Gebiete:

Landflächen

Seen

Nachdruck und Vervielfältigung (auch auszugsweise) nur mit Genehmigung beider Herausgeber

Ausschnitt aus der Karte „Kommunale Verwaltungsgrenzen, Stand 1. 1. 1980"

Herausgeber: Bayerisches Staatsministerium des Innern
und
Bayerisches Staatsministerium für Landesentwicklung und Umweltfragen

Maßstab 1 : 500 000

0   5   10   15   20   25 km

Hinzukommen Auszubildende im sekundären und tertiären Bereich[4]) der Wirtschaft und in der Verwaltung, die dank der Konzentration der Arbeitsplätze auf die Solitärstadt und hier wiederum in einer Reihe von Großbetrieben (z.B. Siemens, MAN, Deutsche Bundesbahn, Bundespost, Großbanken und Versicherungen) die Zahl der wohnungssuchenden jugendlichen „Singles" erheblich verstärken.

Den gleichen Effekt erzielt auch das Arbeitsplatzangebot der Münchner Wirtschaft, das für die gesamte Region funktional und strukturell bestimmend ist. Die Zuwanderung von Arbeitskräften aus dem Ausland, aus außerbayerischen Räumen der Bundesrepublik, aus strukturschwachen Gebieten benachbarter Bereiche, besonders aus Ostbayern, und schließlich aus der Region selbst beeinflußt den Münchner Wohnungsmarkt im besonderen Maße[5]). Zu den Münchner Betrieben des sekundären und tertiären Bereiches kommen überregionale und übernationale Einrichtungen (z.B. Institute der Max-Planck-Gesellschaft, Deutsches Patentamt, Europäisches Patentamt, Zentralbehörden des Bundes, wie Bundesbahndirektion, Oberpostdirektion, Wehrbereichsverwaltung usw.), die die Wohnungsnachfrage, wenn auch schichtenspezifisch, intensiv beeinflussen.

Schließlich ist der Zuzug nach Oberbayern und hier neben dem Oberland (Garmisch, Tegernseer Tal usw.) besonders nach München und in sein Umland trotz der hohen Wohnungs- und Mietkosten für „Altersruhesitzler" noch immer aktuell[6]). Das kulturelle Angebot Münchens und die landschaftliche Attraktivität des Umlandes machen die Stadt und die große Verdichtungszone zum bevorzugten Alterssitz eines entsprechend finanziell ausgestatteten Bevölkerungskreises aus dem Bundesgebiet und Westberlin. Zum Beispiel sollen ⅔ des deutschen Diplomatischen Corps nach ihrer Ruhestandsversetzung einen Altersruhesitz in der Region München anstreben.

Die Belastung des Wohnungsmarktes durch eine überproportionale Nachfrage wird auch in Zukunft noch verstärkt werden, wenn die aktive Industrie- und Gewerbeansiedlungspolitik der LHSt München erfolgreich sein sollte. Die LHSt versucht durch Ausweisung neuer Gewerbe- und Industriegebiete nicht nur jede Abwanderung von Betrieben aus dem Burgfrieden zu verhindern, sondern bemüht sich darüber hinaus, weitere Betriebe – auch solche, die nicht nur auf die Fühlungsvorteile eines Verdichtungsraumes und eines Oberzentrums angewiesen sind – für München zu gewinnen.

Es könnte sich also – abgeschwächt entsprechend den derzeitigen ökonomischen und konjunkturellen Gegebenheiten – die Entwicklung der 50er und 60er Jahre tendenziell wiederholen, wo sukzessive allein im industriellen Bereich rd. 120 000 Arbeitsplätze im Stadtgebiet neu errichtet worden sind und damit den Zuwanderungsboom nach München ausgelöst haben[7]).

Die Entwicklung des Wohnungsmarktes in der LHSt bestimmt auch die des Wohnungsmarktes in der Region, besonders aber in der engeren Verdichtungszone und damit im Bereich der S-Bahn und des Münchener Verkehrsverbundes (MVV), d.h. im Einzugsbereich des öffentlichen und subventionierten Personennahverkehrs. Hier ist der Überhang der Nachfrage nach „billigen Woh-

---

[4]) Im Arbeitsamtsbezirk München, der im wesentlichen das Gebiet der Region abdeckt, waren zum 30. 9. 1980 16 273 Berufsausbildungsstellen gemeldet. „Arbeit und Soziales", Statistische Mitteilung des Bayer. Staatsministeriums für Arbeit und Sozialordnung, Nr. 12/80.

[5]) Im Arbeitsamtsbezirk München waren im Dezember 1979 128 990 *ausländische Arbeitnehmer* beschäftigt, davon waren 37 832 Jugoslawen, 24 787 Türken, 14 974 Italiener, 10 032 Griechen und 1714 Spanier. Die Zahl der Ausländer insgesamt betrug im September 1980 in der LHSt München 220 730 (Ausländerquote 17,0 %) „Münchner Statistik". Heft 9/80.

[6]) Vgl. KOCH, R.: Altenwanderung und räumliche Konzentration alter Menschen. Forschungen zur Raumentwicklung, Band 4, 1976, Bonn-Bad Godesberg.

[7]) Die LHSt München hatte (jeweils zum 30. 6.)
1951 84 767 Industriebeschäftigte,
1963 180 291 Industriebeschäftigte,
1970 199 787 Industriebeschäftigte.

nungen" nicht anders als in der Kernstadt. Auch hier findet derzeit überwiegend Wohnbautätigkeit für den Eigenbedarf (insbesondere Eigenheimbau) statt. Der Mietwohnungsmarkt beschränkt sich im wesentlichen auf den Bestand; eine fühlbare Erweiterung des Marktes durch Neubauten ist kaum festzustellen. Der Bau neuer „Großsiedlungen", wie in den 60er Jahren, wird von den Gemeinden und von der Regionalplanung gegenwärtig abgelehnt. Siedlungsprojekte, die noch zu Beginn der 70er Jahre planerisch konzipiert waren und zu den regionalplanerischen „Vertrauensschutzfällen" gezählt wurden, laufen aus (z.B. Martinsried, in der Nähe des Großklinikums und den Anlagen der Max-Planck-Gesellschaft) oder werden nur mit halber Kraft betrieben oder nur sehr zögernd angegangen (z.B. Kirchheim-Heimstetten oder Poing).

Baulandreserven in erheblichem Umfange, die noch im Eigentum der großen, überwiegend gemeinnützigen überregionalen oder kommunalen Bauträgergesellschaften stehen, können gegen den Widerstand der Gemeinden nicht realisiert werden.

Das Umland bietet daher heute – im Gegensatz etwa zu den 60er Jahren – keine Entlastung im großen Stil für den Wohnungsmarkt der Kernstadt.

11.2 Regionale Bevölkerungs- und Siedlungsentwicklung

11.2.1 Einführung

Die Dynamik des Wachstums der Region und ihre Differenzierung zwischen der Kernstadt und dem Umland, welche in den letzten 40 Jahren eine Einwohnermehrung von mehr als 1 Mio. und damit nahezu eine Verdoppelung der Einwohnerzahl gegenüber dem Vorkriegsstand brachte, wird besonders deutlich bei einem Vergleich der einzelnen Entwicklungsschübe, etwa im 10-Jahres-Rhythmus der Volkszählungen.

Zwischen 1939 und 1950, d.h. in dem Zeitabschnitt der größten geschichtlichen Bevölkerungsbewegung der Neuzeit im mitteleuropäischen Raum, der Zeit der Aufnahme von Evakuierten, Flüchtlingen und Heimatvertriebenen, wuchs die Region um rd. 190 000 Menschen oder 15,5 %. Grund für dieses, im Vergleich zu den nachfolgenden Jahrzehnten relativ bescheidene Wachstum waren die noch nicht behobenen Kriegsschäden in München – die Einwohnerzahl der noch teilzerstörten Landeshauptstadt lag um 10 000 Menschen unter dem Vorkriegsstand – sowie das erst langsame Anlaufen der Wirtschaft und damit auch der Bauwirtschaft.

Zwischen 1950 und 1961 lag das Wachstum bei rd. 310 000 Personen oder rd. 22 %; zwischen 1961 und 1970 bei 360 000 Menschen oder 21 % und schließlich zwischen 1970 und 1980 (31. 12. 1980) bei rd. 226 000 Menschen oder 10,8 %.

Die wenigen Zahlen zeigen, daß nicht die Epoche der Aufnahme der Flüchtlinge, sondern die des wirtschaftlichen Aufschwungs, die Zeit des „Wirtschaftswunders" und der anschließenden Phasen der Hochkonjunktur bestimmend für die Entwicklung der Region München waren.

Die Ursachen für das im Vergleich mit allen bayerischen Regionen außerordentlich hohe Bevölkerungswachstum Münchens sind vielfältig. Mit Sicherheit sind nicht in erster Linie der berühmte „Freizeitwert Münchens" oder die Stellung als „Heimatliche Hauptstadt" oder „Weltstadt mit Herz" ausschlaggebend für diese Entwicklung, wenn diese Fakten auch ohne Zweifel mit dazu beigetragen haben. Bestimmend war primär die wirtschaftliche Entwicklung des Raumes, besonders die der engeren Verdichtungszone und hier speziell der Landeshauptstadt München selbst.

München hat nach seiner Struktur und seiner sozioökonomischen Funktion den Charakter einer Solitärstadt im südbayerischen bzw. im süddeutschen Raum. Vergleichbare Partner oder gar Konkurrenten unter den Städten sind nicht vorhanden. München mit rd. 1,3 Mio. Einwohnern (1 298 941 am 30. 12. 1980) folgt innerhalb des Regierungsbezirks Oberbayern als nächstgrößere Stadt Ingolstadt mit rd. 90 000 Einwohnern.

Karte 3

Bevölkerungsveränderung 1970 bis 1980

in v. H. an der Wohnbevölkerung

– vom 27. 5. 70 (VZ) bis 31. 12. 80 –

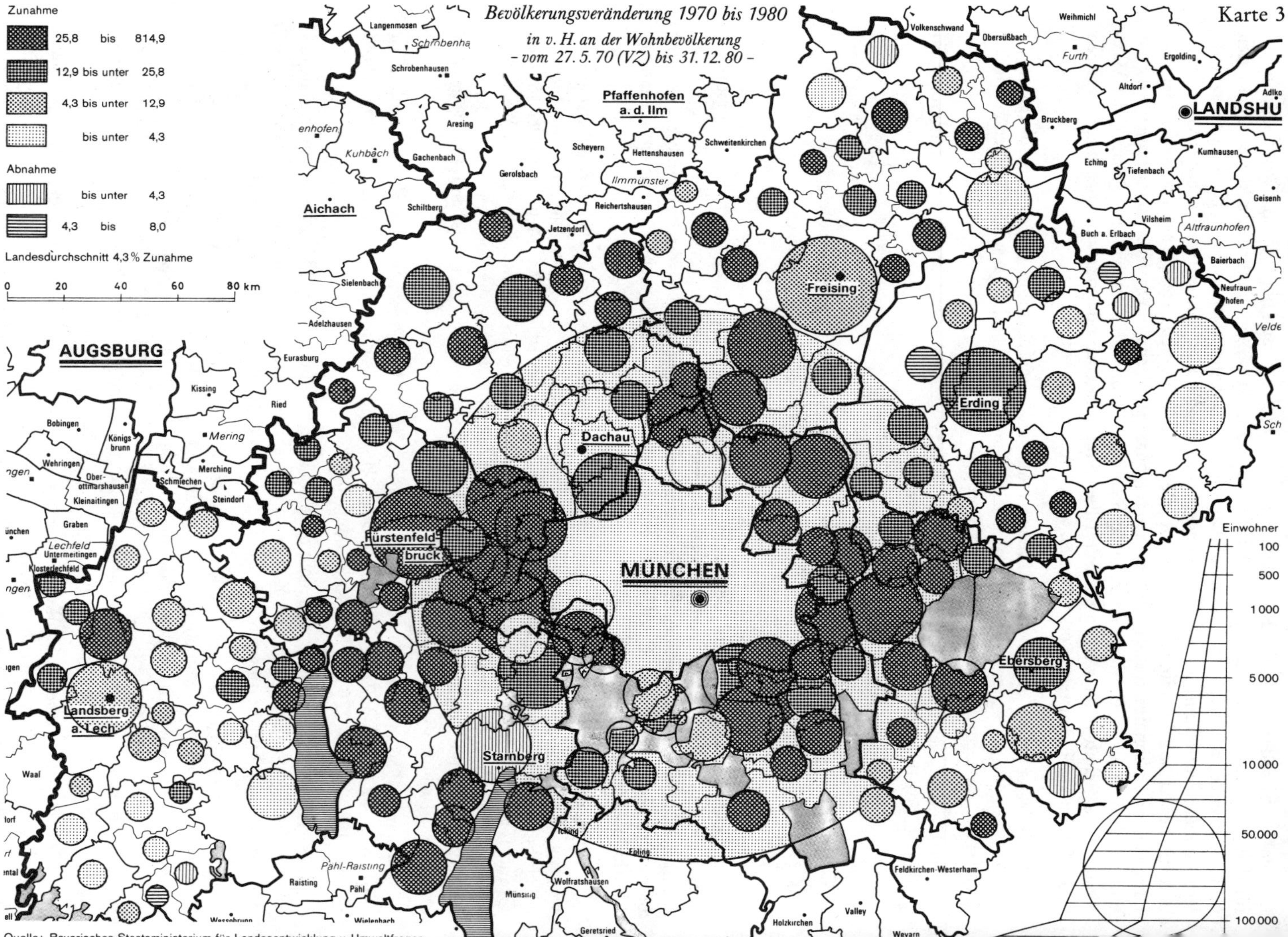

Zunahme
25,8 bis 814,9
12,9 bis unter 25,8
4,3 bis unter 12,9
bis unter 4,3
Abnahme
bis unter 4,3
4,3 bis 8,0
Landesdurchschnitt 4,3 % Zunahme
0 20 40 60 80 km
Einwohner
100
500
1 000
5 000
10 000
50 000
100 000
MÜNCHEN
AUGSBURG
LANDSHU
Freising
Erding
Dachau
Fürstenfeldbruck
Ebersberg
Starnberg
Landsberg a. Lech
Pfaffenhofen a. d. Ilm
Aichach

Quelle: Bayerisches Staatsministerium für Landesentwicklung u. Umweltfragen

Auch nach der zentralörtlichen Gliederung hat das Oberzentrum München im südbayerischen Raum in den Nachbarregionen keinen nach Funktion, Wirtschaftskraft oder Größe vergleichbaren Konkurrenten. Das nächstgelegene großstädtische Oberzentrum Augsburg mit rd. 247 000 Einwohnern ist etwa 60 km von München entfernt; die Entfernung zum Oberzentrum Regensburg mit rd. 132 000 Einwohnern beträgt 105 km; das Oberzentrum Landshut (rd. 56 000 Einwohner) ist rd. 60 km entfernt; die oberbayerischen „möglichen Oberzentren" Ingolstadt (rd. 90 000 Einwohner) und Rosenheim (rd. 52 000 Einwohner) sind zwischen 60 und 70 km entfernt. Innsbruck und Salzburg, die nächstgelegenen österreichischen Großstädte mit oberzentraler Funktion bleiben ebenfalls unter 150 000 Einwohnern (Salzburg rd. 130 000 Einwohner, Innsbruck 110 000 Einwohner), und die Entfernung liegt zwischen 100 und 120 km (jeweils Luftlinie). Im südbayerischen sowie im anschließenden österreichischen Raum konnten sich also – im Gegensatz etwa zum fränkischen Raum – echte Oberzentren mit starker Ausstrahlungskraft im Schatten Münchens nicht bilden.

Die Konzentration kultureller, politischer und wirtschaftlicher Institutionen – und in jüngster Zeit besonders auch industrieller Arbeitsstätten speziell aus Wachstumsbranchen (Elektrizitätswirtschaft, Elektronik, Luft- und Raumfahrt, Fahrzeugbau usw.) – führte außerdem dazu, daß München neben seinen internationalen, nationalen, überregionalen und oberzentralen Funktionen auch zum Teil mittelzentrale Aufgaben stellvertretend für die schwächer entwickelten Mittel- und Unterzentren der Region erfüllt.

Das außerordentliche Wachstum Münchens in der Zeit zwischen 1950 und 1970 um rd. 460 000 Menschen wurde jedoch primär durch die forcierte Industrialisierung und damit die wirtschaftliche Umstrukturierung der Stadt zum größten Industriestandort Bayerns ausgelöst. Zwischen 1950 und 1971 hat allein in der Landeshauptstadt die Zahl der industriellen Arbeitsplätze von 77 000 auf 197 000, d.h. um 120 000 zugenommen. Und hinzu kamen Arbeitsplätze vor allem in der Bauwirtschaft, im Handwerk sowie im tertiären Bereich.

Die forcierte Industrialisierung und der ihr nachfolgende Bauboom, ausgelöst durch privatwirtschaftliche Initiativen im Bereich der Wohnungswirtschaft, aber auch durch Maßnahmen der öffentlichen Hand, zuletzt besonders im Zusammenhang mit der Durchführung der Olympischen Spiele, bedingten die Zuwanderung von Arbeitskräften und damit den außerordentlichen Wanderungsgewinn zuerst gegenüber Bayern und dem Bundesgebiet und seit dem Nachlassen bzw. der Erschöpfung der Arbeitsreserven in diesen Räumen gegenüber dem Ausland.

Daß sich diese Entwicklung nicht gleichmäßig in allen Teilen der Region vollzog, ist verständlich. Hierzu waren die Konzentration der Bevölkerung und der Wirtschaftskraft auf die Kernstadt zu groß. Heute wohnen z.B. von den Einwohnern der Region rd. 57 % in der Landeshauptstadt und 43 % in den übrigen Bereichen, d.h. in den 8 Landkreisen bzw. 186 Gemeinden.

Trotz dieser zugunsten der Stadt sprechenden Relation ist das Nachholen des Außenraumes in den einzelnen Wachstumsphasen beachtlich.

Während in dem Zeitabschnitt 1950–1961 noch 82 % des Bevölkerungszuwachses auf die Stadt München und nur 18 % auf die übrige Region entfielen, betrug der Anteil des Außenraumes am Wachstum zwischen 1961 und 1970 bereits 32 %, um schließlich im letzten Jahrzehnt, zwischen 1970 und 1980, auf 98 % zu steigen. Die Umkehr des Anteils an der Bevölkerungszunahme zwischen der Kernstadt und der übrigen Region unterstreicht die Bedeutung des Außenraumes für die Lösung der Münchner Probleme und macht das Bestreben der Stadt verständlich, alles zu tun, um Einwohner und Wirtschaftskraft innerhalb der Kernstadt zu halten.

Wichtigstes Aufnahmegebiet des Bevölkerungswachstums waren neben der Landeshauptstadt München selbst die stadtnahen Landkreise. An der Spitze liegt dabei der Landkreis München, gefolgt

Karte 4

Wanderungssalden 1970 bis 1980
Salden in v. H. an der Wohnbevölkerung
– zum 27. 5. 70 (VZ) –

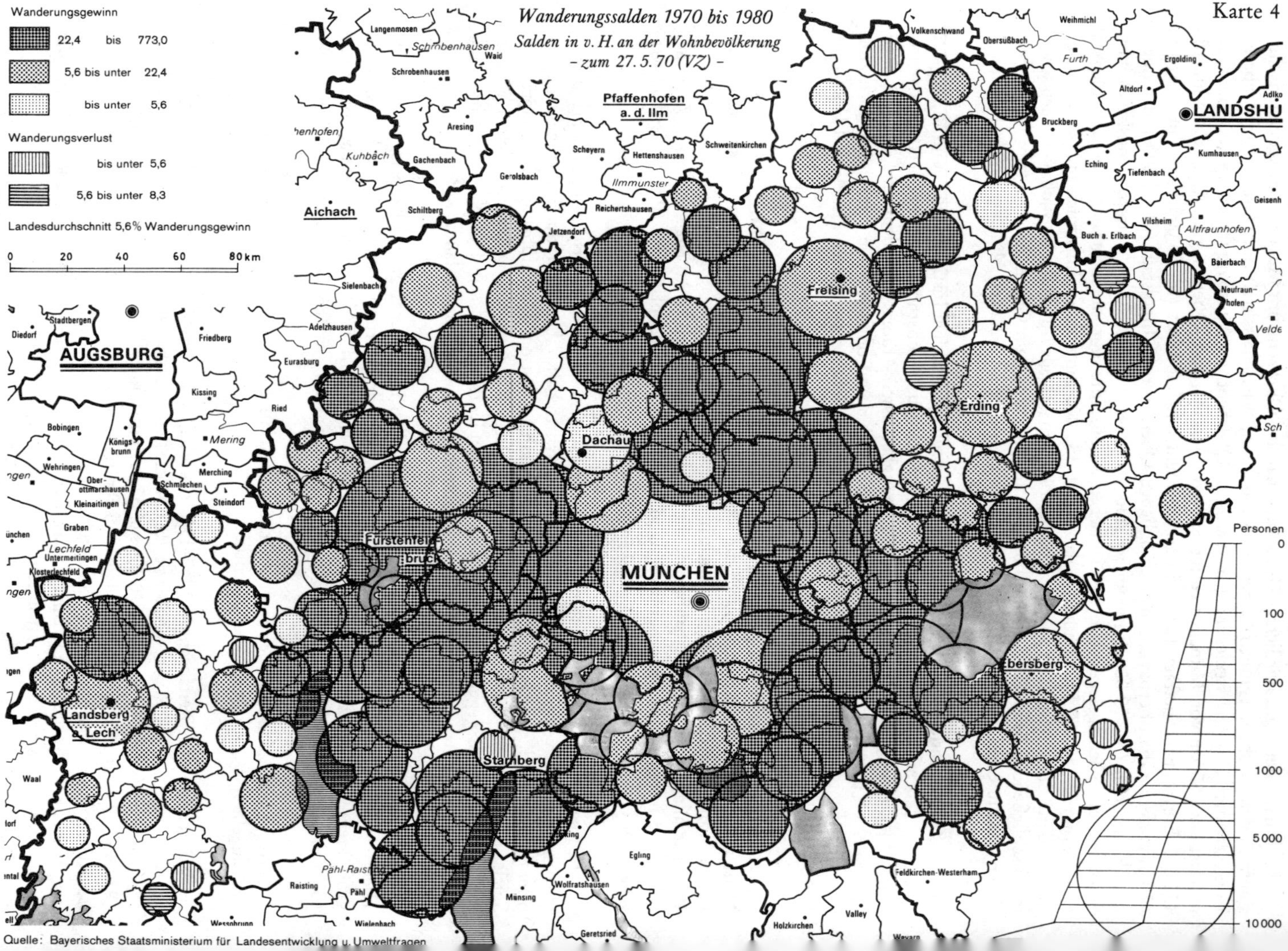

Wanderungsgewinn
- 22,4 bis 773,0
- 5,6 bis unter 22,4
- bis unter 5,6

Wanderungsverlust
- bis unter 5,6
- 5,6 bis unter 8,3

Landesdurchschnitt 5,6 % Wanderungsgewinn

0 20 40 60 80 km

Quelle: Bayerisches Staatsministerium für Landesentwicklung u. Umweltfragen

von Fürstenfeldbruck, Ebersberg, Starnberg und Dachau. Am Ende der Skala stehen die Landkreise Erding und Landsberg a. Lech, die in der Region relativ peripher gelegen sind und in ihrer Struktur noch in weit stärkerem Maße als die übrigen Landkreise von der Land- und Forstwirtschaft geprägt werden.

Parallel zu der Bevölkerungszunahme, nur mit einer Zeitverschiebung, verlief die Siedlungsentwicklung in München und der Region. Die Zahl der Wohnungen nahm dabei seit 1950 um 647 500 Einheiten zu. In der Landeshauptstadt München sind 375 000 Wohnungseinheiten in den letzten 30 Jahren neu entstanden. Die Wohndichte (Personen je Wohnungseinheit) betrug noch 1950 in der Region 4,89 und in der Landeshauptstadt München 4,29; sie nahm bis 1980 auf 2,46 in der Region und 2,28 in der Landeshauptstadt München ab. Bestimmend hierfür war, daß in den nachstehend dargestellten Zeitabschnitten jeweils die relative Zahl der fertiggestellten Wohnungen rascher wuchs als die der Wohnbevölkerung.

Tab. 2   Wohndichte (Einwohner je Wohnungseinheit)

	Region	Landeshauptstadt
1950	4,89	4,29
1961	3,36	3,13
1970	2,85	2,72
1974	2,60	2,45
1980	2,46	2,28

Der gegenwärtige Wohnungsbestand beträgt in der Planungsregion 14 (mit München) 934 454 Einheiten (31. 12. 1980) und davon in der Landeshauptstadt München 568 427 Einheiten.

11.2.2 Phase der Wohnungsnot und des Wiederaufbaus (1945–1961)

Die strukturelle Situation und die zentralörtliche Funktion Münchens waren nach 1945 und besonders mit Beginn des wirtschaftlichen Wiederaufbaus in der Bundesrepublik nach 1948 bestimmend für die Entwicklung des Arbeitsmarktes und damit für die intensiv einsetzende Zuwanderung nach München.

In der ersten Phase, in der mittels Zuzugssperre die Wohnungsnot in den kriegszerstörten Städten gesteuert werden sollte, ging es um die Rückführung der im Krieg evakuierten städtischen Bevölkerung. Ihr folgte die Zuwanderung der Flüchtlinge und Vertriebenen aus den deutschen Ostgebieten einschließlich des Sudetenlandes sowie die der in den oberbayerischen Raum evakuierten Bevölkerung Mitteldeutschlands und Berlins, die wegen der veränderten politischen Verhältnisse an einer Rückkehr in die sowjetische Besatzungszone nicht mehr interessiert war, verbunden mit einem Zustrom neuer Flüchtlinge aus der sowjetisch besetzten Zone Deutschlands einschließlich Berlins.

Die kontinuierlich wachsende Zuwanderung in das in Teilräumen sehr stark kriegszerstörte München (Stadtzentrum und Randzonen) stellte erhebliche Anforderungen an den Wohnungsmarkt.

Sie wurden im wesentlichen erfüllt durch den Wiederaufbau bzw. die Rekonstruktion kriegszerstörten bzw. beschädigten Wohnraumes. Die Wohnbautätigkeit zwischen dem Kriegsende und der Währungsreform – im wesentlichen behelfsmäßige Wiederherstellung beschädigten Wohnraums – war im Vergleich zu den „Aufbaujahren" bescheiden (rd. 10 000 WE bis 1949). Parallel hierzu gingen von der breiten Öffentlichkeit getragene Maßnahmen zur Trümmer- und Bauschuttbeseitigung. Zentrum des Wiederaufbaus waren dabei in München vor allem der Altstadtbereich und die benachbarten Wohnviertel (z. B. Max-Vorstadt, Schlachthofviertel usw.), die größtenteils noch vor dem 1. Weltkrieg entstanden waren. Der ersten Phase des Wiederaufbaus, die vor allem von privater Initiative der Eigentümer und künftiger Mieter getragen war, folgten bald größere gezielte Wohnbaumaßnahmen. Sie wurden von öffentlicher Wohnbauförderung maßgeblich unterstützt und waren innerhalb der bisherigen Wohnquartiere im Burgfrieden situiert. Ab 1950 schlug die Neubautätigkeit zu Buche. Die jährliche Wohnungsbauleistung überschritt schon 1952 die Grenze von 10 000 Einheiten. Diese Phase des Wiederaufbaus war auch bestimmend für die städtebauliche Struktur Münchens. Der Neubau erfolgte auf den Fundamenten der kriegszerstörten Bebauung unter Berücksichtigung der historischen Substanz und der Beibehaltung der überkommenen Straßenführungen.

Der Zuzug weiterer deutscher Arbeitskräfte einschließlich der Mantelbevölkerung nach München, ausgelöst durch die rasch expandierende Wirtschaft und die Neuansiedlung von Industriebetrieben aus Wachstumsbranchen, machte den forcierten Wohnungsbau unter Einsatz neuer Strategien notwendig.

1960 wurde der „Münchner Plan zur Beseitigung der Wohnungsnot in München" veröffentlicht, dem 1961 der „Gesamtplan zur Beseitigung der Wohnungsnot in der Landeshauptstadt München und in deren Außenraum" folgte. Beide Pläne, von der LHSt München und der Regierung von Oberbayern erarbeitet, sahen den Wohnungsbau unter Konzentration öffentlicher Fördermittel an neuen Standorten innerhalb des Stadtgebietes und an bevorzugten ausgewählten Standorten im Außenraum vor. Die Idee der Entlastungssiedlung wurde damit auch im Münchner Raum übernommen.

Die erste „Großsiedlung", die Parkstadt Bogenhausen, entstand 1956/57, ihr folgten Fürstenried-Ost 1959/61 im Südwesten und „Hasenbergl" im Norden des Stadtgebietes. Diese ersten innerstädtischen Großsiedlungen wurden meist auf Grundstücken gebaut, die, wie z. B. Fürstenried, bis dahin in Form städtischer Güter landwirtschaftlich genutzt wurden. Für die Standortwahl bestimmend war dabei das Grundstücksangebot (städtische Güter oder sonstige Grundstücke im Eigentum der Landeshauptstadt).

Tab. 3   *Entwicklung der Einwohnerzahl und des Wohnungsbestandes von 1950 – 1961*

	Einwohner		Wohnungen	
	Region 14	LHSt. München	Region 14	LHSt. München
1950	1 403 983	830 833	286 954	193 667
1961	1 714 337	1 085 067	510 439	346 930
Zunahme absolut	310 354	254 234	223 485	153 263
Zunahme in %	+ 22,10 %	+ 30,59 %	+ 77,88 %	79,13 %

Die Verkehrserschließung im Individualverkehr war gegeben (Lage an Hauptverkehrsstraßen, z. B. Fürstenried liegt an der Olympiastraße). Die Erschließung durch Massenverkehrsmittel ebenso wie die sonstige Infrastruktur waren sekundär. Sie mußten nach Errichtung der Großsiedlungen neu geschaffen werden (z. B. Bau neuer Straßenbahnlinien nach Fürstenried und Hasenbergl; Errichtung neuer Schul- und Einkaufszentren in den Siedlungen selbst). Die Idee der Stadtteilzentren war noch nicht geboren. Der planmäßige Ausbau aufgrund des Ergebnisses von Wettbewerben geschah unter Beteiligung öffentlicher (meist städtischer) und privater Wohnbauträger und wurde von Bund und Land maßgeblich gefördert. In dieser Entwicklungsphase nahm die Zahl der Wohnungen in der LHSt um rd. 153 000 Einheiten oder rd. 79 % zu. Die Kriegszerstörungen waren beseitigt, der Wiederaufbau war abgeschlossen.

Im Umland begann in dieser Zeit ebenfalls eine intensivere Wohnbautätigkeit. Sie beruhte im wesentlichen auf privaten und kommunalen Initiativen. In der Region erhöhte sich die Wohnungszahl um rd. 223 000 Wohnungen, was einer Zunahme um rd. 78 % entsprach. In der Region ohne München, d. h. im Umland, wurden rd. 70 000 Wohnungen neu gebaut.

Die Bauleitplanung, die systematisch vorangetrieben wurde – 1950 entstand mit Gründung des Planungsverbandes „Äußerer Wirtschaftsraum München" eine zweite, diesmal kommunale Ortsplanungsstelle als öffentliches Planungsbüro für die Gemeinden – ermöglichte noch die Steuerung der Wohnbautätigkeit. Die Kommunen waren entwicklungsfreudig und durchaus bereit, in ihrem überschaubaren Rahmen Entlastungsfunktionen für die Kernstadt zu übernehmen. Eine Steuerung der Entwicklung besonders auf die Gemeinden entlang des schienengebundenen Massenverkehrsmittels (des späteren S-Bahnnetzes) und damit eine axiale Entwicklung konnten weitgehend konzipiert werden. Auch konnte eine größerflächige Zersiedlung des Umlandes, ausgehend von der Zufälligkeit des Grundstücksangebotes, in der Regel noch vermieden werden.

Trotz des Fehlens eines verbindlichen Raumordnungsplanes bzw. Regionalplanes war die Steuerung der Bauleitplanung durch das Einbringen der landesplanerischen Zielvorstellungen bei Erstellung der Bauleitpläne – gewissermaßen im ad hoc-Verfahren – in der Regel möglich. Nachdem auch die LHSt München als „Träger öffentlicher Belange" zu den neuen Flächennutzungsplänen gehört wurde und der Planungsverband Äußerer Wirtschaftsraum München im Auftrage seiner Mitgliedsgemeinden die meisten Bauleitpläne erstellte, war auch eine innerregionale Abstimmung der Siedlungsentwicklung im allgemeinen gewährleistet.

11.2.3 Phase der größten Aktivitäten im Wohnungsbau, der stärksten Expansion des Wohnungsmarktes sowie der Entstehung von Großsiedlungen (1961–1974)

In diesen Zeitraum fällt das größte Wachstum der Region um mehr als eine halbe Million Menschen, wovon rd. 238 000 als neue Einwohner auf die LHSt München kamen.

Auch München erfuhr die stärkste Einwohnerzunahme um durchschnittlich 20–30 000 Menschen je Jahr. Die höchste Zunahme lag dabei um mehr als 35 000 Menschen im Jahre 1968.

Die Landeshauptstadt erreichte 1972 mit 1 338 924 Ew. die höchste Einwohnerzahl ihrer bisherigen Geschichte.

Die Entwicklung der Wohnbautätigkeit verlief analog; die Wohnungszahl stieg um rd. 350 000, wobei die Wachstumsintensität des Wohnungsbaus größer war als die der Bevölkerungsentwicklung. Zwischen 1961 und 1974 nahm die Einwohnerzahl der Region um 30,71 % zu, während sich im gleichen Zeitraum der Wohnungsbestand um 68,6 % erhöhte. Die entsprechenden Vergleichszahlen für München sind 21,96 % Bevölkerungszunahme bei einer Zunahme des Wohnungsbestandes um 55,44 %.

Die Jahresrate der fertiggestellten Wohnungen pendelte zwischen 22 000 und 25 000. Sie erreichte mit 40 500 Einheiten 1972, als Folge des Olympiabooms, ihre Rekordhöhe und fiel auf 37 300 1973 und 30 400 1974 zurück, ehe 1975 der konjunkturell bedingte Einbruch begann.

Die Münchner Werte lagen bei 15 000, sackten in der Rezession 1963 auf rd. 7500 ab und erreichten in den folgenden Jahren rd. 13 000 je Jahr. 1968 und 1969 wurden rd. je 15 000 Einheiten erreicht. Die Rekordzahl lag hier, wie in der Region, im Jahre 1972, wo mehr als 22 000 WE fertiggestellt wurden.

Die auslaufende Baukonjunktur zeigte sich in den Werten von 1973 (16 800 WE) und 1974 (14 300 WE) an, ehe auch hier das Jahr 1975 die Halbierung der Zahl der fertiggestellten Wohnungen brachte.

Tab. 4 *Entwicklung der Einwohnerzahl und des Wohnungsbestandes von 1961 – 1974*

	Einwohner		Wohnungen	
	Region 14	LHSt. München	Region 14	LHSt. München
1961	1 714 337	1 085 067	510 439	346 930
1970	2 074 257	1 293 599	729 077	475 891
1974	2 240 921	1 323 434	860 523	539 291
Zunahme 1961 – 1970				
absolut	+ 359 922	+ 208 532	+ 218 638	+ 128 961
i. v. H.	+ 20,99 %	+ 19,21 %	+ 42,83 %	+ 37,17 %
1970 – 1974				
absolut	166 664	29 835	131 446	63 400
i v. H.	8,03 %	2,30 %	18,02 %	13,32 %
1961 – 1974				
absolut	+ 526 584	+ 238 367	+ 350 084	+ 192 361
i v. H.	+ 30,71 %	+ 21,96 %	+ 68,58 %	+ 55,44 %

Die Entwicklung innerstädtischer Großsiedlungen wurde in diesem Zeitraum intensiv fortgesetzt. Es entstanden: Fürstenried-West, Hasenbergl II, Parkstadt Solln, Siedlung am Lerchenauer See, Neuforstenried, Blumenau, Westkreuz und insbesondere Neuperlach. Letztere Siedlung, ursprünglich konzipiert für 80 000 Menschen, inzwischen auf weniger als 60 000 Einwohner reduziert, bestimmte das städtische Baugeschehen in diesem Jahrzehnt und bis heute in besonderem Maße. Freund- und Feinddenken, Lob und Verteufelung ranken sich um diese, bis heute noch nicht vollends abgeschlossene Maßnahme. Die letzte in diesem Zeitraum im Stadtgebiet abgeschlossene Großsiedlung war das Olympische Dorf, nahe der Sportstätten der Olympischen Spiele von 1972.

Der enger werdende innerstädtische Grundstücksmarkt, rasch steigende Baulandpreise und der Ausverkauf der für größere Maßnahmen geeigneten Grundstücke, zwangen – wenn das Modell der Großsiedlung beibehalten werden sollte – dazu, geeignete Bauflächen im Umland der Kernstadt zu erwerben und zu erschließen. Zu Beginn wurde auch hier versucht, Flächen der öffentlichen Hand für diesen Zweck vorzusehen, wobei bundeseigenes Gelände (z.B. ehemaliger Flugplatz Oberschleißheim) oder landeseigene Flächen des Staatsforstes (z.B. Kraillinger Forst im Würmtal, Perlacher Forst und Schöngeisinger Forst bei Fürstenfeldbruck) in die Überlegung einbezogen wurden. Die genannten Vorhaben waren jedoch, u.a. wegen des Widerstandes des Naturschutzes, nicht realisierbar, so daß schon sehr bald auf bäuerliches Land ausgewichen werden mußte.

Die Planung von Großsiedlungen im Außenraum ging dabei nicht von den Gemeinden, sondern von einzelnen oder von kooperierenden Bauträgern aus. Mit öffentlichen Wohnbaumitteln wurden sie intensiv gefördert. Zum Teil wurden sie mit den in München nicht mehr unterzubringenden öffentlichen Wohnbaumitteln ausgestattet, bzw. die städtischen gemeinnützigen Baugesellschaften bauten mit Förderung der Landeshauptstadt und unter Billigung der Standortgemeinden außerhalb des Burgfriedens Wohnungen für berechtigte, d.h. einkommensschwache Münchner Bürger (z.B. Taufkirchen a.W., eine Gemeinde, die in dieser Zeit von 1604 Einwohnern (1970) auf rd. 14 000 Einwohner zunahm).

Schwerpunkte der Wohnbautätigkeit außerhalb des Burgfriedens waren im Westen: Puchheim (Bahnhof Puchheim), Olching, Gröbenzell, Germering und Unterpfaffenhofen; im Norden, entlang der Bahnlinie München–Freising: Oberschleißheim, Unterschleißheim, Eching und Neufahrn; im Osten, entlang der Bahnlinie München–Markt Schwaben: Kirchheim-Heimstetten, Poing und Markt Schwaben und entlang der Bahnlinie München (Ost)–Kirchseeon, im Anschluß an das innerstädtische Siedlungsgebiet Trudering: Haar (Siedlung am Jagdfeld), Vaterstetten-Baldham, Pöring-Zorneding (Daxberg-Siedlung) und im Südwesten: Ottobrunn sowie die Gemeinden des Hachinger Tales, Unterhaching, Taufkirchen a.W, und Oberhaching.

Das weitere Vordringen der Siedlungstätigkeit in den Außenraum wurde von potenten Bauträgern oder Bauträgergruppen durch umfangreiche Grundstückskäufe auf Vorrat vorbereitet. Auch die private Grundstücksspekulation blühte.

Mit Ausnahme einzelner Maßnahmen (z.B. Kirchhein-Heimstetten, Unterschleißheim, Planegg und Poing), die derzeit noch nicht abgeschlossen sind, kamen diese weiteren Planungen für Großsiedlungen jedoch nicht mehr zur Ausführung. Die Baurezession in München, als Folge des Olympiabooms und unverkäuflicher Wohnungshalden, der Konjunktureinbruch und schließlich der Beginn einer intensiveren Regionalplanung signalisierten das Ende der Phase der Großsiedlungen.

Rückblickend brachte diese Phase der Wohnungspolitik die mengenmäßig größte Produktion von Wohnungen in Stadt und Umland, nämlich von 350 000 Einheiten. Gebaut wurden dabei Mietwohnungen, Sozialwohnungen und Eigentumswohnungen. Das nach Lage, Wohnform und Ausstattung breitgefächerte Angebot, insbesondere während des durch Spekulationen angeregten Olympiabooms, war so groß, daß es zeitgerecht vom Markt nicht aufgenommen werden konnte und es mehrere Jahre dauerte, bis die „Wohnungshalden" – man sprach von 10–15 000 leeren Wohnungen – an Eigentumswohnungen abgebaut waren. Die relativ lange Kapitalbindung in nichtverkaufbaren Wohnungen war mit der Grund für eine Konkurswelle der Bau- und Trägergesellschaften, die sich auch auf das Baugewerbe und das Baunebengewerbe erstreckte. Der Exodus aus der Bauwirtschaft wurde eingeleitet.

In diese Entwicklungsphase fällt der Ausbau des Massenverkehrsmittels im Stadtgebiet und in der Region (U-Bahn und S-Bahn) und damit der vom Bund, dem Freistaat Bayern und der Landeshauptstadt München maßgeblich geförderte Ausbau der Verkehrsinfrastruktur. Der Münchner Verkehrsverbund (MVV), der ebenfalls in erheblichem Umfang von der öffentlichen Hand (Bund, Land und Stadt) subventioniert wird, war die Grundlage für die Ausdehnung des Siedlungsraumes aus der Kernstadt in die Region.

Die axiale Entwicklung entlang der S-Bahnlinien, als Ziel der Regionalplanung, konnte dabei im allgemeinen ebenso eingehalten werden, wie das Konzept der Siedlungsschwerpunkte. Die Freihaltung des Münchner Südens, d.h. der Erholungsgebiete der Region (Großforste und Seen), konnte ebenfalls von der Regionalplanung (Bezirksplanungsstelle und Planungsverband Äußerer Wirtschaftsraum München) zum Teil gegen erheblichen Widerstand einzelner Gemeinden und betroffener Grundstückseigentümer durchgesetzt werden.

Die vom Planungsverband Äußerer Wirtschaftsraum München im „Regionalentwicklungsplan 1968" – einem weder durch Landesplanungs- noch durch das Baurecht abgedeckten Konzept – aufgezeichnete Konzeption mit Einteilung der Gemeinden in verschiedene Kategorien mit unterschiedlichem Wachstum war in der Tendenz richtig und wurde im allgemeinen beachtet. Wegen seiner überzogenen Richtwerte steigerte er jedoch die Hausse der Baukonjunktur und führte vielfach zu nicht mehr realisierbaren Grundstücks-Vorratskäufen durch Bauträger. Der von der Bezirksplanungsstelle erarbeitete Raumordnungsplan „München Nord" wurde zwar nicht förmlich erlassen, er ist jedoch Grundlage für die Entwicklung dieses Teilraums bis heute geblieben.

11.2.4 Phase der wirtschaftlichen Stagnation und des Entstehens neuer Wohnungsengpässe in den Großstädten (1974–1981)

11.2.4.1 Historischer Ablauf

Die Bautätigkeit in der vorangegangenen Periode, insbesondere bis Ende des Olympiabooms, hatte zu einer vorübergehenden Sättigung des Wohnungsmarktes in München geführt. Die Produktion war größer als die Aufnahmefähigkeit des Marktes für Neubauwohnungen und hier in erster Linie für Eigentumswohnungen. Leerstehende Neubauwohnungen und unverkäufliche Eigentumswohnungen sowohl im Stadtgebiet als auch in der Region waren die Folge. Einzelne Bauträger bemühten sich durch ungewöhnliche Werbemittel, ihre Wohnungen an den Mann zu bringen. So wurden z. B. diese Wohnungen in Bayern und im Bundesgebiet für ein dreimonatiges mietfreies Probewohnen angeboten, was jedoch in erster Linie einen verstärkten Zuzug von Sozialhilfeempfängern auslöste und damit zu neuen Sozialproblemen in einzelnen Stadtrandgemeinden führte.

Der Abbau der in den Boomjahren entstandenen Halden an nicht- oder schwerverkäuflichen Eigentumswohnungen – z.T. mit unbefriedigender Ausstattung und Zuschnitt, ungünstiger Standort- oder schlechter Wohnumfeldsituation im Stadtgebiet und im Umland – dauerte bis etwa 1975 und hatte als Nebenwirkung eine Beruhigung des Kaufpreises für Eigentumswohnungen.

Tab. 5 *Entwicklung der Einwohnerzahl und des Wohnungsbestandes von 1974 – 1980*

	Einwohner		Wohnungen	
	Region 14	LHSt. München	Region 14	LHSt. München
1974	2 240 921	1 323 434	860 523	539 291
1980	2 300 083	1 298 941	934 454	568 527
Zunahme absolut	+ 59 162	− 24 493	+ 73 931	+ 29 236
Zunahme in v. H.	+ 2,64 %	− 1,85 %	+ 8,59 %	+ 5,24 %

Der zeitweise Überbesatz an Wohnungen, d. h. ein die Nachfrage übersteigendes Angebot am Markt, hatte einen erheblichen Rückgang der Neubautätigkeit zur Folge. Hinzu kam, daß Kapital in großem Umfang teils von den Bauträgern unmittelbar oder über Banken im Zuge des Baubooms in Vorratsgrundstücken angelegt worden war, deren Realisierung sowohl die rückläufige Konjunktur als auch die geänderte Marktlage deutlich entgegenstanden.

Die Zahl der fertiggestellten Wohnungen in der Region (1972 absolute Spitze mit 40 508) betrug 1974 noch 30 428 und reduzierte sich im kommenden Jahr etwa auf die Hälfte, nämlich auf 16 006 (1975), um ihren Tiefpunkt mit 11 053, das sind 27 % von 1972, im Jahre 1978 zu erreichen.

In der Landeshauptstadt München war die Abwärtsbewegung wesentlich stärker. Wurden 1974 noch 14 313 WE fertiggestellt, so waren es 1975 nur noch 7719. Der absolute Tiefpunkt mit 3970 Einheiten, das waren rd. 18 % des Standes von 1972, wurde 1979 erreicht.

Der Abschwung war, wie auch die Jahresreihen der Landkreise München und Fürstenfeldbruck deutlich machen, im Außenraum weniger stark. Im Landkreis München sank 1978 die Zahl der fertiggestellten Wohnungen auf 26 % des Höchststandes; im Landkreis Fürstenfeldbruck auf 25 %. Die zyklischen Ausschläge nach oben und unten wurden mit zunehmender Entfernung zum Zentrum schwächer.

Die Zahlen zeigen für die Region und hier wiederum für die beispielhaft aufgeführten Landkreise seit 1975 eine gewisse Verstetigung des Wohnungsbaues auf niedrigem Niveau, während in der Stadt selbst der Abschwung bis 1979 anhielt und die Zahl der fertiggestellten Wohnungen zwischen 1975 und 1979 nochmals halbierte.

Tab. 6 Fertiggestellte Wohnungen 1972 – 1980

	Region 14 insgesamt	davon: LHSt.	Landkreis München	Landkreis Fürstenfeldbruck
1972	40 508	22 083	6 726	4 298
1973	37 312	16 803	6 866	4 667
1974	30 428	14 313	5 090	3 808
1975	16 006	7 719	2 050	1 149
1976	13 394	5 187	2 411	1 497
1977	12 700	5 410	2 255	1 148
1978	11 053	4 379	1 834	1 143
1979	11 929	3 970	2 294	1 266
1980	14 391	6 757	1 962	1 342

Beachtlich bleibt, daß trotzdem die absolute Zahl der neu hinzugekommenen Wohnungen größer war als die der Zunahme der Wohnbevölkerung (rd. 74 000 WE gegenüber 60 000 Einwohnern). Besonders bemerkenswert ist dieses Phänomen für die Landeshauptstadt, wo einer Zunahme der Wohnungszahl um rd. 30 000 Einheiten erstmals eine Abnahme der Wohnbevölkerung um rd. 25 000 Personen gegenübersteht.

Bemerkenswert ist ferner, in welchem Maß sich die Wohnungsproduktion von der Stadt auf das Umland, d. h. die Region ohne München, verlagert hat. Während in den ersten beiden Jahrzehnten bis 1970 im Verhältnis Stadt – Umland die Stadt deutlich in Führung lag (150 000 zu 70 000 im ersten Jahrzehnt, 128 000 zu 90 000 1961–1970), überholte zwischen 1970 und 1974 das Umland die Stadt bereits (63 000 zu 68 000), um zwischen 1974 und 1980 die Stadt erheblich zu überflügeln. In dieser Zeit wurden in der Stadt rd. 29 000 Wohnungen und im Umland rd. 45 000 Wohnungen fertiggestellt. Im letzten Jahrzehnt (1970–1980) nahm der Wohnungsbestand in München um rd. 93 000 Einheiten zu, im Umland dagegen um 113 000.

Der Knick in der Entwicklungskurve des Wohnungsbaues fiel zeitlich zusammen mit den beginnenden Aktivitäten des neu entstandenen Regionalen Planungsverbandes und der Veröffentlichung der Ziele des Landesentwicklungsprogramms, ohne jedoch von diesen ausgelöst worden zu sein. Man war der Überzeugung, daß die überdimensionierte Baulandausweisung der 2. Hälfte der 60er Jahre, die unter anderem zu den bekannten Schwierigkeiten am Baumarkt geführt hatte und mit den geänderten Rahmenbedingungen nicht mehr im Einklang stand, nicht fortgesetzt werden dürfe. Mit Mitteln der Regionalplanung sollte hier entgegengesteuert werden. Hinzu kamen die städtebaulichen und kommunalpolitischen Erfahrungen der Gemeinden, die in den letzten 10 Jahren mit der forcierten Siedlungsentwicklung und besonders mit dem Bau von Großsiedlungen gemacht worden waren.

Der Verband schwenkte mittels der Bevölkerungsrichtzahl auf den Kurs einer retardierenden Entwicklungspolitik um und lehnte insbesondere das Entstehen neuer Großsiedlungen in der Region ab. Durch diese Haltung, die bei der Beurteilung von Flächennutzungs- und von Bebauungsplänen voll durchgehalten wurde, brachte sich die Regionalplanung sehr rasch in eine Frontstellung zu Bauträgern und zu einzelnen an einem intensiveren Baugeschehen noch interessierten Gemeinden. Die Fortführung bereits früher eingeleiteter und durch Grundstückskäufe und Infrastrukturmaßnahmen vorbereiteter Baumaßnahmen schien gefährdet.

Vorstöße im politischen Raum und bei der Obersten Landesplanungsbehörde führten dazu, daß eine Sonderregelung für die Planungen zugestanden wurde, die zwar noch nicht zu einer Bauleitplanung bzw. zu gültigem Baurecht geführt hatten, aber im Verlauf der Planung und dabei zu einem Zeitpunkt, in welchem der Planungsverband noch nicht bestanden hatte, abschließend von der Höheren Landesplanungsbehörde landesplanerisch beurteilt worden waren (ROV oder landesplanerische Beurteilung). Sie wurden als landesplanerische „Vertrauensschutzfälle" anerkannt; eine nochmalige regionalplanerische Beurteilung durch den Planungsverband wurde nicht mehr veranlaßt.

Zu diesen Vertrauensschutzfällen zählten außerhalb des Stadtgebietes die Planungen:

Martinsried, Gemeinde Planegg	mit rd. 6 000 Einwohnern
Kirchheim-Heimstetten	mit rd. 25 000 Einwohnern
Poing Nord	mit rd. 12 000 Einwohnern
und drei Maßnahmen in Unterschleißheim	mit rd. 8 500 Einwohnern.

Andere Projekte, die nicht diesen Planungsstand erreicht und dabei eine landesplanerische Beurteilung erfahren hatten, wurden grundsätzlich vom Planungsverband abgelehnt und kamen nicht mehr in die Bauleitplanung (z. B. Altkeferloh, Gemeinde Grasbrunn).

Damit war, von den namentlich aufgeführten „Vertrauensschutzfällen" abgesehen, die Phase der „Großsiedlungen auf der grünen Wiese" für die Region München beendet.

Der Marktlage und dem Wunsch der Bauwerber nach Eigenheimen entsprechend, bemühten sich die Bauträger, bestehendes Baurecht zu reduzieren. Bebauungspläne wurden „herabgezont". Zumindest im Außenraum wurde anstelle einer Geschoßbebauung eine Einzelhausbebauung, allenfalls Reihenhausbebauung vorgesehen. Im Stadtgebiet trat an die Stelle der Hochhäuser das vier- bis fünfgeschossige Wohngebäude.

Die Umplanung, die in der Regel von den Gemeinden und der Regionalplanung begrüßt und unterstützt wurde, führte bei ihrer formalen Abwicklung (Neuaufstellung oder Änderung des Bebauungsplans) zu weiteren zeitlichen Verzögerungen des Baugeschehens. Die Reduzierung der Baudichte führte bei Flächengleichheit faktisch zu einer Minderung des Baulandangebotes.

Der Regionale Planungsverband bemühte sich, seinem Auftrag entsprechend, seit 1973 die für die Region vorgegebenen Bevölkerungsrichtwerte des Landesentwicklungsprogramms sowie die Richtwerte der Arbeitsplätze auf Teilbereiche der Region, insbesondere die Verflechtungsbereiche, die zentralen Orte und Siedlungsschwerpunkte umzusetzen. Er erarbeitete ein „Verteilungsmodell für die Richtzahlen", das im Mai 1977 förmlich beschlossen wurde.

Die Anwendung dieses Modells und der Versuch, die Siedlungsentwicklung auf die für die Wohnbautätigkeit prädestinierten Gemeinden mittels dieses Modells zu steuern, stießen nach kurzer Zeit sowohl bei einzelnen Kommunalpolitikern als auch auf Seiten der öffentlichen und privaten Bauträger in zunehmendem Maße auf Widerstand. Von kommunaler Seite sah man hier eine Einengung der gemeindlichen Planungshoheit – trotz § 1 (4) (BBauG) –; die Bauträger sahen ihre Absicht, eine forcierte Bautätigkeit im Außenraum auf den von ihnen erworbenen Reserveflächen fortzusetzen, grundsätzlich gefährdet. Nicht dem Baumarkt und der durch die Konjunktur bestimmten wirtschaftlichen Situation, sondern der Regionalplanung wurde die Schuld an der Stagnation der Wohnbautätigkeit in München und der Region gegeben. Gegen die vereinten Angriffe von kommunalpolitischer und wohnungswirtschaftlicher Seite war das Stehvermögen der Landes- und Regionalplanung zu schwach. Sie konnte sich mit ihren Zielvorgaben im politischen Raum nicht behaupten, zumal die Wirksamkeit der Richtzahlen und Verteilungsmodelle bei dem Rückgang der Bevölkerung und damit der Verteilungsmasse als Steuerungsinstrument auch von der Wissenschaft zunehmend in Zweifel gezogen wurde.

Aufgrund der massiven Kritik in der Öffentlichkeit und der von der Obersten Landesplanungsbehörde angekündigten Änderung des Landesplanungsgesetzes und des Landesentwicklungsprogramms, wonach Richtzahlen als Ziele der Landesplanung nicht mehr festgesetzt werden, sondern nur noch als Orientierungshilfe dienen sollen, verzichtete die Planungsregion im März 1979 gänzlich auf die Anwendung von Richtzahlen oder auch einer grobmaschigen Kategorisierung der Gemeinden nach verstärkter Siedlungstätigkeit, organischem Wachstum und Eigenbedarf oder gar unterorganischer Siedlungstätigkeit. Sie beschloß, daß in der Region München alle Gemeinden grundsätzlich nur noch „organisch" wachsen dürfen, wobei das Maß dieses Wachstums entsprechend der unterschiedlichen Infrastrukturausstattung und der Funktion der Gemeinden, z.B. bei den zentralen Orten an bestimmten Entwicklungsachsen, höher liegen wird als in nicht zentralen Orten in Erholungsgebieten.

Die Regionalplanung war mit dem Verzicht auf die Richtzahlen als Steuerungsinstrument aus der Rolle des Agierens wieder in die des Reagierens zurückgekehrt; Impulse für die Siedlungsentwicklung müssen wieder von den Kommunen kommen.

Der Verzicht auf die Anwendung des Richtzahlenmodells hatte jedoch bis heute nicht die von den Bauträgern gewünschte Wirkung. Die starke Sensibilisierung der Gemeinden im Planungsverhalten, zurückzuführen auf die Erfahrungen der Boomjahre von 1968–1972, die in vielen Gemeinden fast zu einem Identitätsverlust geführt hatten, hält an. Außerdem hat die Planungssicherheit durch den Verzicht auf die Anwendung des Verteilungsmodells abgenommen, nachdem nunmehr wieder das DO-UT-DES-Prinzip als Planungsinstrument Eingang in die Regionalplanung gefunden hat.

Das weitere Absinken der Wohnungsbauleistungen, verstärkt durch die Zeichen der Abschwächung der Konjunktur, die Stagnation der Wirtschaftsentwicklung bei steigender Inflationsrate und die beginnende Hochzinspolitik, ließen die ersten Zeichen eines Engpasses in der Wohnungsversorgung besonders in der Landeshauptstadt München erkennen. Sie verstärkten sich besonders in München und teilten sich in zunehmendem Maße auch dem Umland mit. Ihre Ausdrucksform waren laufende Mietsteigerungen, sprunghaftes Ansteigen der Preise für Baugrundstücke und damit verbunden die Preise für Eigentumswohnungen und Eigenheime.

Versuche, dieser Entwicklung entgegenzusteuern, vor allem in München, waren eine forcierte Förderung der Altbaumodernisierung, welche die Wohnungsbestände, die von deutschen Mietern nicht mehr angenommen wurden, wieder auf den Markt bringen sollte, sowie das Wohnraumbeschaffungsprogramm der Landeshauptstadt München.

11.2.4.2 *Wohnraumbeschaffungsprogramm der LHSt München*

Münchens Oberbürgermeister KIESL sieht seit seinem Amtsantritt 1978 die Verbesserung des Wohnungsmarktes München als wesentlichen Teil seines kommunalpolitischen Programms an.

1978/79 wurde das Münchner Wohnraumbeschaffungsprogramm in die Wege geleitet mit dem Ziel, eine Verbesserung der Situation in allen notleidenden Teilbereichen des Münchner Wohnungsmarktes herbeizuführen.

Nach diesem Programm sollen innerhalb des Burgfriedens der Stadt bis Ende der 80er, Anfang der 90er Jahre etwa 45 000 Wohnungen neu entstehen[8]).

Das Programm sieht sowohl die verstärkte Baulandausweisung und die Aktivierung städtischen und öffentlichen Baulandes vor als auch eine Reihe zusätzlicher Förderungsmaßnahmen und finanzieller Anreize, vor allem für private Bauträger und besonders zur Beschaffung von Familienheimen und Eigentumswohnungen (Eigenheimprogramm). Nach Angabe der Stadt konnte 1980 mit Hilfe der Bauleitplanung für etwa 4750 Wohnungseinheiten neues Baurecht geschaffen werden.

---

[8]) Referat Oberbürgermeister KIESL vor den „Freunden München", Münchner Stadtanzeiger, Nr. 67/81 vom 4. 9. 1981.

Die Zahl der erteilten Baugenehmigungen für Wohnungen erreichte 1980 rd. 9000 (1979=7107; 1978=5366; 1977=4213).

Fertiggestellt wurden 1980 6736 Wohnungen.

Aus der Zahl der Fertigstellungen, insbesondere aber aus der Zahl der erteilten Baugenehmigungen, läßt sich eine deutliche Trendwende im Wohnungsbau in der LHSt München ablesen.

In ihrer Förderungspolitik räumt die Stadt die 1. Priorität der Förderung des Sozialen Wohnungsbaues ein.

Laut Oberbürgermeister KIESL wurden aus dem städtischen Haushalt für eine Zusatzförderung 140 Mio. bereitgestellt, was eine Verfünffachung des Mitteleinsatzes gegenüber 1978 bedeutet.

1980 wurden mit diesen städtischen Mitteln 1710 Wohnungen gefördert und rd. 1100 Wohnungen fertiggestellt.

Im Rahmen des Wohnraumbeschaffungsprogramms ist auch für Familien mit Kindern eine Sonderförderung zum Bau eines Eigenheimes oder für den Kauf einer Eigentumswohnung vorgesehen. Pro Kind wird ein Darlehen von 20 000 DM mit einem Zinssatz von 1 % oder wahlweise ein Zuschuß von 10 000 DM gewährt. Die Darlehen werden von der Stadtsparkasse München vergeben; die Zinsdifferenz zwischen dem marktüblichen Zins und der Verzinsung von 1 % trägt die Stadt. Von Beginn 1980 bis 1. 3. 1981 hat die Stadt im Rahmen dieses Programms 525 Berechtigungsscheine für Darlehen dieses Modells in Höhe von 19,6 Mio. DM ausgegeben.

Im Rahmen des gleichen Programms wird auch zur Verbilligung der Grundstückskosten für die Eigentumsbildung kinderreicher und einkommensschwacher Familien bis zu 60 % des Verkaufspreises für städtische Grundstücke zu 1 % Zins auf 14 Jahre gestundet. Auch diese Darlehen werden über die Stadtsparkasse abgewickelt.

Von Anfang 1980 bis 1. 3. 1981 wurden so 173 Objekte mit einem Darlehensaufwand von 8,8 Mio. DM gefördert.

Das städtische Wohnraumbeschaffungsprogramm soll dazu beitragen, das Wohnungsangebot innerhalb des Stadtgebietes zu vergrößern und damit das Wohnungsproblem in größerem Umfang als bisher innerhalb des Burgfriedens zu lösen.

11.2.4.3 Maßnahmen zur Verbesserung der Planungssicherheit

Regionale Wohnungsmarktuntersuchung (PROGNOS)

In Richtung der Gewinnung neuer Erkenntnisse für die Fixierung neuer Entwicklungsziele und damit für die Rückgewinnung eines gewissen Maßes an Planungssicherheit für die Gemeinden und für die Bauwirtschaft liegt die „Regionale Wohnungsmarktuntersuchung", die im Auftrag des BMBau, des Freistaates Bayern, der Landeshauptstadt München sowie der Münchner Wohnungs- und Kreditwirtschaft von der PROGNOS AG, Basel, erstellt und im April 1978 veröffentlicht wurde[9]). Die Studie gliedert sich in eine Situationsanalyse, eine Nachfrageanalyse und eine Wohnungsmarktprognose.

---

[9]) PROGNOS AG, Basel: Regionale Wohnungsmarktuntersuchung – Raum München, Kurzfassung. Basel, April 1978.

Die Wohnungsmarktprognose, durchgeführt mit dem von PROGNOS entwickelten Wohnungsmarktmodell MINIWOPRO, soll Einblick in die künftige Bevölkerungs-, Haushalts- und Wohnungsentwicklung bis 1990 geben.

Nach dieser Prognose wird die Einwohnerzahl der Region München im Jahre 1990 gegenüber 1975 nahezu unverändert sein. Dabei wird die Bevölkerung in der Stadt um rd. 31 000 Einwohner abnehmen, während sie im Umland um rd. 39 000 Einwohner zunimmt; trotzdem steigt in der Region die Zahl der Haushalte in diesem Zeitraum deutlich an (+ 82 000 bzw. 8,9 %).

Als effektiver Wohnungsneubau wird für die gesamte Region München bis 1990 ein Volumen von 208 000 Wohnungseinheiten prognostiziert, von welchen 130 000 Wohnungseinheiten auf die Landeshauptstadt München und 78 000 auf das Umland entfallen. Der Bedarfsprognose entsprechend würden dies 33 % kleine, 34 % mittelgroße und 33 % große Wohnungen sein.

Nach der Kostenstruktur ergeben sich 31 % Wohnungen mit niedrigen Kosten, 40 % Wohnungen mit mittleren Kosten und 29 % teuere Wohnungen.

Das für die LHSt München angenommene Neubauvolumen würde mit jährlich rd. 8200 Wohnungseinheiten zwar wesentlich unter dem Durchschnittswert der Jahre 1962–1974 (15 120 Wohnungseinheiten) liegen, aber die Produktionsrate der Jahre 1970–1977 deutlich übersteigen. Nach den dem Gutachten zugrundeliegenden Annahmen ergibt sich eine Veränderung des Wohnungsbestandes in München (Wohnungsneubau abzüglich Wohnungsabgang) um + 76 000 Wohnungseinheiten bis 1990.

Der Modernisierung wird neben dem Wohnungsneubau eine vergleichsweise große Bedeutung zugesprochen. Danach würden bis 1990 rd. 390 000 Wohnungen modernisiert, und zwar 253 000 in der Landeshauptstadt und 137 000 Wohnungen im Umland.

Das Gutachten kommt zu dem Ergebnis, daß im gesamten Prognosezeitraum in der Region München für alle Wohnungskategorien ein Nachfrageüberhang bestehen bleibt. Die Zahl der Haushalte wird größer sein als die Zahl der Wohnungen.

Die PROGNOS AG, Basel, stellt abschließend nachstehende Thesen auf:

a) Die Einwohnerzahl in allen Räumen der Region konstant halten zu wollen, sei unrealistisch.

b) Mit knapper werdendem Bauland im Umland steigen die Chancen der Stadt, ihre Bevölkerungsverluste aufgrund von Abwanderung ins Umland zu vermindern. Der „Preis" hierfür sei allerdings eine ständig angespannte Wohnungsmarktsituation in der Region München.

c) Aus Wohnungsmarktüberlegungen wird eine Baulandmehrung in der Region nahegelegt, die jedoch zeitlich und räumlich gezielt erfolgen müsse.

d) Als wohnungspolitische Strategie für die Region wird empfohlen: Wohnungsneubau und Wohnungsmodernisierung.

e) Strategien der Wohnungspolitik und der Stadtentwicklung dürfen nicht isoliert voneinander betrachtet werden, sondern müssen eingebunden sein in eine entsprechende Förderungspolitik im Wohnungssektor und in eine Raumordnungspolitik für die Region München, die der veränderten Situation, wie sie sich in Untersuchungsergebnissen zeigt, Rechnung trägt[10]).

---

[10]) Vgl.: Drucksache Nr. 38/78 vom 19. 9. 1978, Regionaler Planungsverband München und Communiqué vom 29. 6. 1978 der Auftraggeber der PROGNOS-Untersuchung „Wohnungsmarktanalyse und -prognose für den Raum München".

Studie über Siedlungsbestand und Bauleitplanung

Dem gleichen Ziel, der Gewinnung von mehr Planungssicherheit und der Erarbeitung konkreterer Grundlagen für die Regionalplanung in der Region München, diente auch die im Auftrag der Bezirksplanungsstelle vom Planungsverband Äußerer Wirtschaftsraum München erstellte Untersuchung über den Siedlungsbestand und die Baulandausweisung in der Region München.

Mit Vertrag vom 1. 12. 1978 wurde der Planungsverband beauftragt, eine Siedlungskarte nach dem Stand vom 1. 6. 1979 zu fertigen. Die vertragsmäßig zu erbringenden Unterlagen (Karten und Listen) wurden der Bezirksplanungsstelle im Dezember 1979 übergeben.

In die topographischen Karten der Region wurden die gesamten Bauleitpläne (Flächennutzungspläne und Bebauungspläne), soweit sie rechtsverbindlich waren, eingetragen. Gleichzeitig wurde der Baubestand (Kartenbild 1960) durch Luftbilder aus Befliegungen 1978/79 ergänzt.

Die so erstellten Übersichtskarten, ergänzt durch gemeindeweise Auflistung der Bauleitpläne, ergaben detaillierte Angaben über:

– den Umfang der bebauten Flächen in der Region

– die Entwicklung des Siedlungsbestandes von 1960 bis 1978

– den Umfang der nicht bebauten Flächen in Gebieten mit Bauleitplänen sowie den Anteil dieser Frei- oder Reserveflächen an den bereits bebauten Flächen.

Diese für die Regionalplanung wichtige Gesamterhebung und kartenmäßige Darstellung der ausgewiesenen und der tatsächlich genutzten Bauflächen ermöglichte die Ermittlung der Reserven an ausgewiesenen Bauflächen und eine Antwort auf die Frage nach vorhandenem Bauland.

Aus methodischen Gründen konnte jedoch bei dieser Art der Darstellung keine Aussage zum vorhandenen Baurecht (gem. § 30 und § 34 BBauG) gemacht werden.

Auch beschränkte sich die Erhebung auf Bauflächen mit mehr als 2 ha Größe sowie auf Ortsteile mit mehr als 50 Einwohnern. Trotz dieser mit der Planmetrierung verbundenen Einschränkung der Genauigkeit zeigte die Erhebung wesentliche Ergebnisse.

Es ergab sich, daß in den acht Landkreisen der Region noch 3126 ha Wohnbauland und 1960 ha Gewerbegebiet in Bauleitplänen ausgewiesen sind.

Tab. 7 *Zusammenstellung der Flächenreserven nach Landkreisen (Stand 1. 6. 1979)*

Landkreise (ohne LHSt. München)	Wohngebiete ha	%	Gewerbegebiete ha	%
Dachau	403,3	12,9	242,5	12,4
Ebersberg	334,5	10,7	164,0	8,4
Erding	278,0	8,8	121,0	6,2
Freising	371,5	11,9	276,5	14,1
Fürstenfeldbruck	253,5	8,1	203,5	10,4
Landsberg a. Lech	320,0	10,3	120,5	6,1
München	816,0	26,1	750,5	38,2
Starnberg	349,5	11,2	82,0	4,2
insgesamt:	3 126,3	100,0	1 960,5	100,0

Die Baulandreserven verteilen sich nicht gleichmäßig auf die acht Landkreise des Umlandes; der größte Anteil, nämlich 816 ha Wohnbauflächen (26,1 %) und rd. 750 ha Gewerbeflächen (38,2 %) entfallen auf den Landkreis München. Mit jeweils rd. 550 ha Reserveflächen folgen die Landkreise Freising und Dachau. Fürstenfeldbruck weist in seinen Gemeinden rd. 450 ha Wohn- und Gewerbegebiet aus. Es folgen schließlich die Landkreise Starnberg, Ebersberg und Landsberg a. Lech.

Eine Umrechnung der so ermittelten Baulandreserven auf die Gemeinden entsprechend der zentralörtlichen Gliederung der Gemeinden ergibt, daß rd. ¾ der Wohnbauflächen und etwa ⅞ der Gewerbeflächen auf zentrale Orte entfallen.

An der Spitze liegen dabei sowohl hinsichtlich der Wohnbauflächen (34,5 %) als auch der Gewerbeflächen (52 %) die Siedlungsschwerpunkte mit einer Ausweisung von rd. 2100 ha Fläche.

An zweiter Stelle liegen die Gemeinden ohne zentralörtliche Bedeutung, d.h. der ländliche Raum, mit einer Flächenausweisung von insgesamt 1041 ha, und an dritter Stelle folgen mit rd. 920 ha Gesamtfläche die Mittelzentren (vgl. Tabelle 8).

Tab. 8 *Zusammenstellung der Flächenreserven nach zentralen Orten*

Zentralörtliche Gliederung	Flächenreserven in Wohngebieten ha	%	Gewerbegebieten ha	%
Mittelzentren	524,5	16,8	392,0	20,0
Unterzentren	174,0	5,6	85,0	4,3
Kleinzentren	550,8	17,6	220,0	11,2
Siedlungsschwerpunkte	1 080,0	34,5	1 019,0	52,0
Gemeinden ohne zentralörtliche Bedeutung	797,0	25,5	244,5	12,5
insgesamt:	3 126,3	100,0	1 960,5	100,0

Eine weitere Differenzierung des Ergebnisses entsprechend der Zugehörigkeit der Gemeinden zum Verdichtungsraum und zum ländlichen Raum ergibt, daß rd. 57,4 % der Flächenreserve am Wohnbaugelände und 75,2 % der Gewerbeflächen auf den Verdichtungsraum und 42,6 % der Wohnbauflächen und nur 24,8 % der Gewerbeflächen auf Gemeinden im ländlichen Raum entfallen.

Eine weitere Aufgliederung des „Verdichtungsraumes" auf „engeren Verdichtungsraum" und Verdichtungsrand zeigt eine deutliche Konzentration auf den engeren Verdichtungsraum (43,2 % der gesamten Wohnbauflächenreserve und 63 % der Reserve an Gewerbeflächen).

Schließlich bestätigt die Unterscheidung nach Gemeinden mit S-Bahnhaltepunkt und solche ohne S-Bahnanschluß, daß das Konzept der überregionalen bzw. der regionalen Entwicklungsachsen (wenn es vergröbernd mit dem S-Bahnnetz identisch gesetzt wird) weitgehend bei der Bauleitplanung berücksichtigt worden ist. Rund 2000 ha der Wohnreserveflächen (62,5 %) und rd. 1600 ha der Gewerbegebietsreserveflächen (80,5 %) entfallen auf Gemeinden mit S-Bahnanschluß.

Diese Untersuchung für den Außenraum, d.h. die Region ohne Landeshauptstadt, die im Auftrag der Bezirksplanungsstelle vom Planungsverband Äußerer Wirtschaftsraum erstellt worden ist, wurde durch eine innerstädtische Untersuchung der Wohnbauflächenreserve ergänzt. Im derzeitigen Flächennutzungsplan sind danach als Leerbauflächen ausgewiesen: etwa 1200 ha Wohnbauflächen, 95 ha gemischte Bauflächen, 97 ha Kerngebiet und 590 ha Gewerbe- und Industriegebiet einschließlich der Reserveflächen der Betriebe. Von den Gemeinbedarfsflächen sowie Flächen für Sondernutzungen (z.B. Militär) mit rd. 605 ha kann in diesem Zusammenhang abgesehen werden.

Die Darstellung der vorgenannten Flächen in den Bauleitplänen sagt selbstverständlich nichts über ihre Verfügbarkeit aus.

Die vorgenannten Werte lassen erkennen, daß von einem Mangel an ausgewiesenem Bauland in der Region nicht gesprochen werden kann. Wenn man von einer rechnerischen Größe von 100 Einwohnern je ha Bauland ausgeht, könnten innerhalb der Region auf den in den derzeitigen Flächennutzungsplänen ausgewiesenen und noch nicht bebauten Gebieten rd. 430 000 Menschen neu angesiedelt werden. Innerhalb der Verdichtungszone wären es rd. 300 000 Menschen. Alle Werte zeigen, daß diese planerischen Reserveflächen ausreichend groß sind, um den Wohnungsbedarf der mittleren Zukunft – auch entsprechend dem Ergebnis der PROGNOS-Studie – im wesentlichen zu befriedigen. Trotz einer regionalen Differenzierung zeigt es sich, daß sowohl das Konzept der zentralen Orte als auch das der Entwicklungsachsen entlang schienengebundener Massenverkehrsmittel in befriedigender Weise berücksichtigt wurden.

Diese grobe Berechnung hat selbstverständlich nur theoretischen Charakter; sie unterscheidet nicht zwischen ausgewiesenem Bauland und bestehendem Baurecht. Sie berücksichtigt ferner nicht die Eigentumsverhältnisse und die Bereitschaft, die Flächen einer Bebauung zuzuführen, d.h. die Planung zu realisieren.

Die Umsetzung der Planung in bebaubare Grundstücke setzt nicht nur die Verkaufsbereitschaft des Eigentümers, sondern auch den politischen Willen und die finanzielle Möglichkeit der Gemeinde für die Erschließung der Flächen, die Übernahme der anteiligen Kosten sowie der Kosten für die Nachfolgeeinrichtungen voraus.

Die Bereitschaft des Grundeigentümers zur Veräußerung ausgewiesenen Baulandes wird von einer Reihe von Faktoren beeinflußt, die ebenso außerhalb des Einwirkungsbereiches der Regionalplanung stehen wie die politische Entscheidung der Gemeinden. Es sind dies etwa steigende Inflationsrate, Flucht in die Sachwerte, rapides Ansteigen der Baulandpreise innerhalb des letzten Jahres, steuerliche Belastung bei Verkauf landwirtschaftlicher Grundstücke bzw. Pflicht zur Reinvestition in der Landwirtschaft usw.

Bei den Gemeinden sprechen vielfach neben kommunalpolitischen Überlegungen auch die mangelnden finanziellen Möglichkeiten gegen die Bereitstellung oder eine Ausweitung der notwendigen Infrastruktur, gegen eine rasche Erschließung der Flächen und damit gegen die Realisierung der Bauleitplanung[11]).

Das Auseinanderklaffen von Planung und ihrer Realisierung zeigt daneben auch schon die Grenzen der Bauleitplanung und der Regionalplanung als Mittel zum Abbau des partiellen Wohnungsmangels.

Studie über Bestimmungsgründe für die kommunale Baulanderschließung

Als weitere Information über die Baulandsituation in der Region München und über Möglichkeiten, nicht nur mehr Bauland auszuweisen, sondern auch effektiver zur Verfügung zu stellen, ist ferner die Studie des Planungsverbandes Äußerer Wirtschaftsraum München vom April 1980 „Bestimmungsgründe für eine kommunale Baulanderschließung" anzusehen.

Der Studie ging eine Befragung von Mitgliedsgemeinden des Planungsverbandes sowie von Experten aus dem Bereich der Kommunen, der Verwaltung und der Bauwirtschaft voraus.

Sie analysiert die Entwicklung der Baulandausweisung in der Region sowie die kommunalpolitischen und wirtschaftlichen Gründe für die rückläufige Ausweisung seit Mitte der 70er Jahre, im Gegensatz zu der Entwicklungseuphorie der Gemeinden und der Bauträger in den vorausgegangenen 10 Jahren.

---

[11]) Vgl. dazu in dem Beitrag von DEHLER in diesem Band das Kapitel 3.3.5 „Erschließungsmaßnahmen".

Sie setzt sich ferner mit den Möglichkeiten für eine Aktivierung des Baulandangebotes durch Ausschöpfung der rechtlichen Gegebenheiten und durch Verbesserungen der Siedlungsstruktur auseinander.

Die Untersuchung kommt zu dem Ergebnis, daß für den Rückgang der Ausweisungswilligkeit und wohl auch der tatsächlichen Neuausweisungen nicht nur veränderte Entwicklungsziele der Gemeinden bestimmend waren, sondern auch neue Rahmenbedingungen für die kommunale Bauleitplanung, andere Planvorstellungen der Fach-, Landes- und Genehmigungsbehörden und besonders fehlende Planungsvoraussetzungen, wie mangelnde Versorgungskapazitäten und geringe Verkaufsbereitschaft der Grundeigentümer.

Die aus konjunkturellen Gründen vielfach von den Bauträgern zugestandene „Herabzonung" der Nutzung ausgewiesener Bauflächen oder bestehenden Baurechts hatte zur Folge, daß Baulandausweisungen weniger nach dem Umfang als vielmehr nach der Ausnutzung eingeschränkt wurden.

Auch flächensparende Bauweisen, im Rahmen der bevorzugten Einfamilienhaus- und Reihenhausbebauung in der Region, tragen nach Meinung des Verbandes nur bedingt zur Lockerung des Grundstücksmarktes bei, nachdem die Marktenge primär durch die geringe Verkaufsbereitschaft der Grundeigentümer bedingt ist. Bauland wird als Anlageobjekt angesehen, dessen Wertsteigerung – wie die letzten beiden Jahre besonders deutlich gezeigt haben – höher ist als etwa die durch eine Bebauung erzielbare Nutzungsrendite.

Abb. 1   *In das Anhörungsverfahren gegebene Bebauungspläne mit Wohnbaunutzung in der Region München in ha 1974 – 1979 (ohne Landeshauptstadt)*

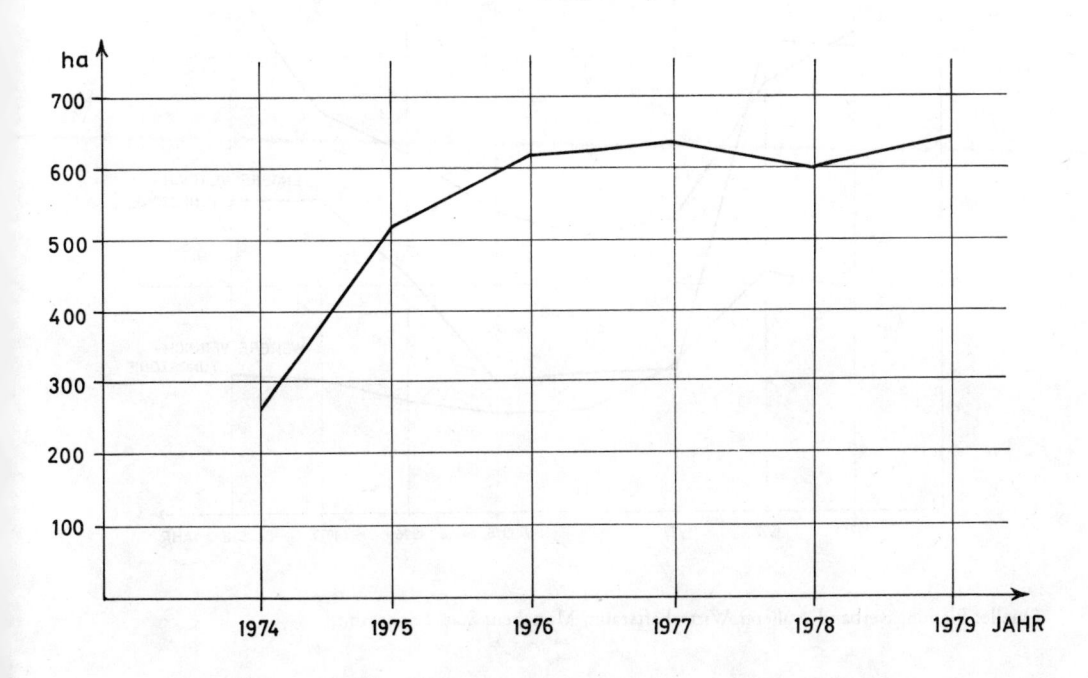

Quelle: Planungsverband Äußerer Wirtschaftsraum München: Erhebung der beim Regionalen Planungsverband von den Gemeinden zur Stellungnahme vorgelegten Bebauungspläne mit Wohnbebauung.

Abb. 2 *Veräußerungen von baureifem Land in der Region München in ha 1971 – 1978 (ohne Landeshauptstadt)*

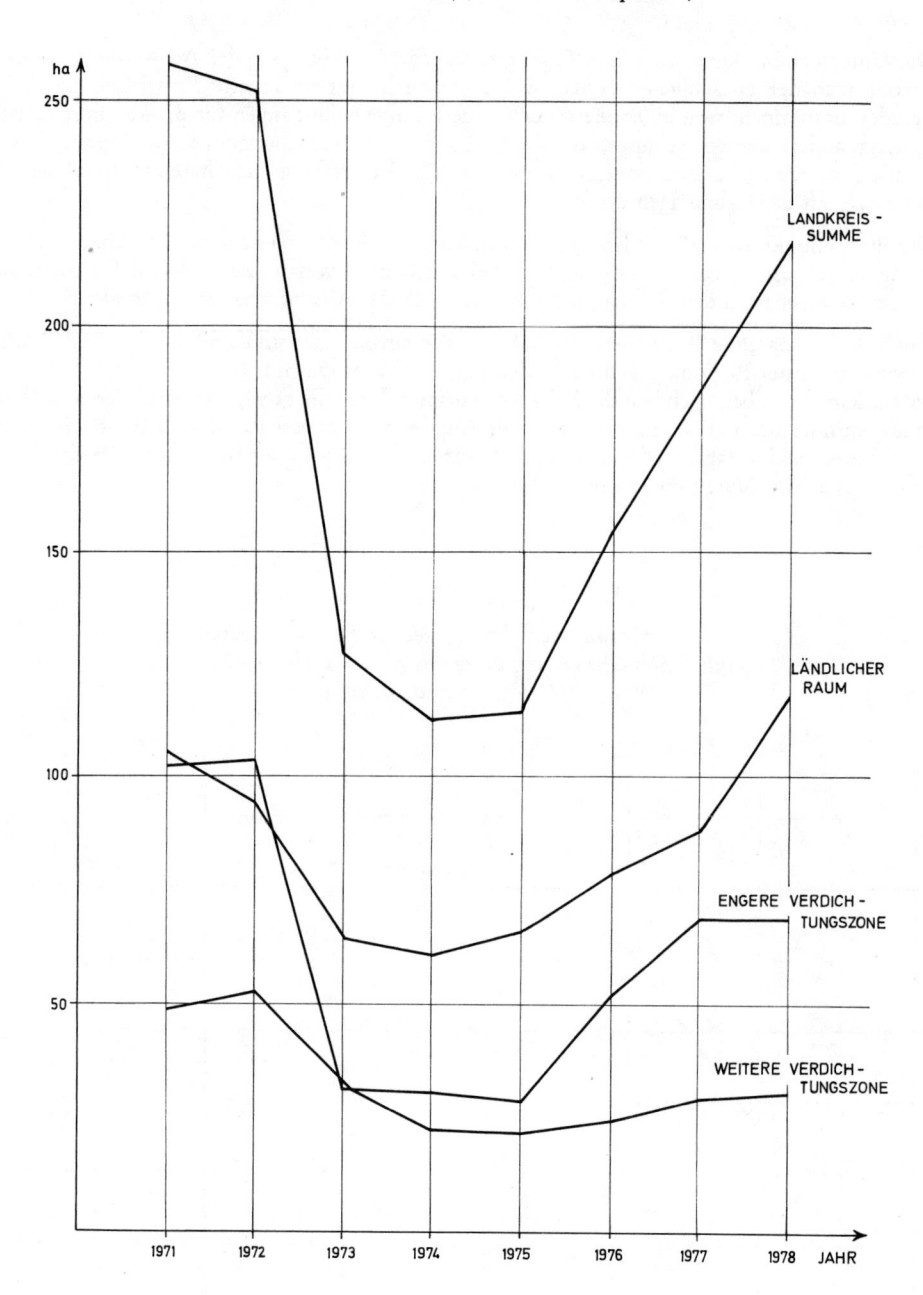

Quelle: Planungsverband Äußerer Wirtschaftsraum München; Stat. Landesamt.

Abb. 4   *Fertiggestellte Wohnungen pro Gebäude in der Region München 1971 – 1978 (ohne Landeshauptstadt)*

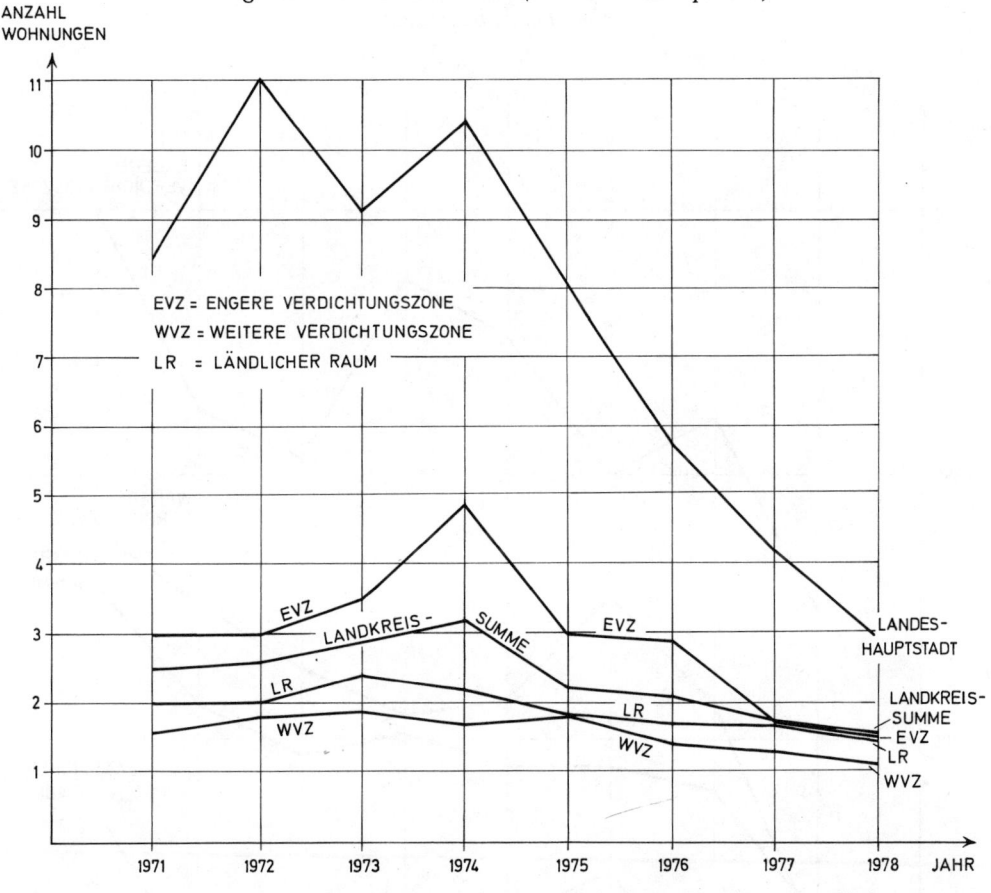

EVZ = Engere Verdichtungszone; WVZ = Weitere Verdichtungszone; LR = Ländlicher Raum

Quelle: Planungsverband Äußerer Wirtschaftsraum München: Eigene Berechnung nach Erhebungen des Stat. Landesamtes.

Die Mobilität möglichen Baulands im Eigentum der Landwirte wird durch die Einkommensteuernovellierung von 1970 behindert. Vorkaufsrecht und Baugebot entsprechend der Novellierung des Bundesbaugesetzes von 1976 kommen nicht zum Tragen oder schlagen, zumindest bezüglich der Bereitstellung nutzbaren Baulands, nicht zu Buche.

Der Planungsverband bemerkt zum Thema Bauland[12]), daß eine Baulandausweisung über das laufende Niveau hinaus nicht als Patentlösung für das Baulandproblem in der Region anzusehen sei[13]). Wege zu einer Verbesserung der Baulandsituation seien vielmehr: Maßnahmen zur Aktivierung des Angebots (z.B. steuerrechtliche Maßnahmen zum Abbau des Hortungsinteresses am baureifen Land), Verbesserung der Bodenvorratspolitik der Gemeinden (Verbesserung der kommunalen Finanzkraft für diesen Zweck), Aktivierung noch nicht ausgeschöpften Baurechts (Baulücken und nur zum Teil genutztes Bauland) und flächenschonende Bauweisen an ortsplanerisch geeigneter Stelle.

---

[12]) Informationsblatt 15, Thema Bauland, vom 1. 9. 1980.
[13]) Vgl. auch die Bemerkungen von JENKIS, Kap. 4.2.1 in diesem Band.

Abb. 3   *Durchschnittlicher Verkaufspreis von veräußertem
Bauland in der Region München in DM/qm 1971 – 1978
(ohne Landeshauptstadt)*

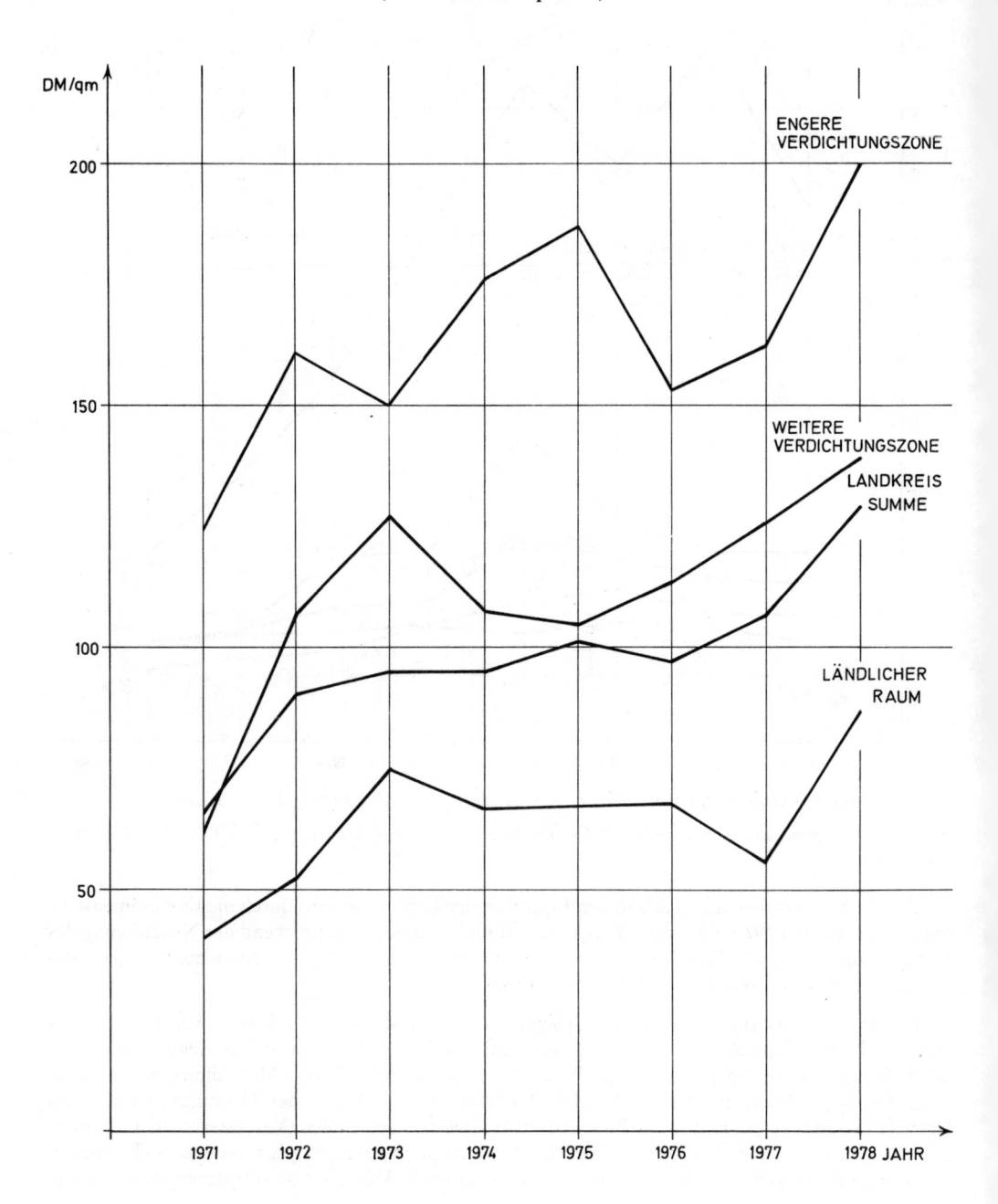

Quelle: Planungsverband Äußerer Wirtschaftsraum München; Stat. Landesamt.

Er warnt davor, die Verknappung verfügbaren Baulandes dazu führen zu lassen, landes-, regional- und ortsplanerisch anerkannte Grundsätze des Siedlungswesens einem Augenblickserfolg zu opfern und das Umland der Großstädte einer allgemeinen Zersiedlung preiszugeben.

11.2.4.4 Problemdiskussion in der Öffentlichkeit

Die Frage des generellen oder partiellen Wohnungsmangels in München und in seinem Umland wird im Planungsverband der Region München, in politischen Gremien und in den Massenmedien in jüngster Zeit in zunehmendem Maße diskutiert. Besonders hervorzuheben sind dabei die Diskussionsveranstaltungen des Bezirksverbandes Oberbayern der CSU vom 17. 7. 1981 sowie eine Podiumsdiskussion des Verkehrsparlaments der Süddeutschen Zeitung vom 22. 7. 1981, über die sowohl in der Süddeutschen Zeitung als auch in einer Artikelserie im „Stadtanzeiger" der Süddeutschen Zeitung ausführlich berichtet wurde.

Die Ausführungen der Vertreter der Stadt, der Landkreise und der Gemeinden sowohl im Planungsverband als auch zusammen mit den Vertretern der Wohnungswirtschaft in den öffentlichen Veranstaltungen zeigen zwar grundsätzlich ein Problembewußtsein für diese Fragen, lassen aber erkennen, daß – quer durch die politischen Parteien – keine einheitliche Meinung hinsichtlich der Beurteilung der Gründe oder des Phänomens oder gar der Lösungsvorschläge besteht.

Die LHSt München weist mit Recht auf ihre Aktivitäten im Wohnungsbau (Wohnraumbeschaffungsprogramm, Eigenheimprogramm, Ausbau der Stadtteilzentren, zusätzliche finanzielle Fördermittel für den sozialen Wohnungsbau) hin und bemerkt, daß ihr Wohnraumbeschaffungsprogramm davon ausgehe, daß jährlich etwa 7000 Wohnungen in München neu fertiggestellt werden können. Nach der rückläufigen Wohnbautätigkeit, die 1978 mit kaum 4000 Wohnungseinheiten voll zum Tragen gekommen war, hoffte die Stadt schon 1981, den sich selbst gestellten Richtwert von 7000 Wohnungen wesentlich überschreiten zu können und auf rd. 9500 fertiggestellte Einheiten zu kommen. Bei dieser Zahl ist auch der freifinanzierte Wohnungsbau mitgerechnet.

Die Stadt München bemüht sich ferner, die Gewerbegebietsausweisung mit der Wohngebietsausweisung synchron zu halten. Sie will im Wettbewerb mit anderen Großstädten im In- und Ausland sowie im Interesse ihres Umlandes und ihrer Region ihre positive Industrie- und Gewerbeansiedlungs- und Erhaltungspolitik fortführen und die damit verbundenen Wohnungsprobleme soweit als möglich im eigenen Burgfrieden lösen. Eine „harmonische Stadtentwicklung" soll gesichert bleiben, welche die notwendige Ausweisung von Gewerbe- und Wohngebieten zuläßt, ohne die letzten Grün- und sonstigen Freiflächen zu verbauen.

Von den Stadtrandgemeinden und den Landkreisen des Umlandes wird die Machbarkeit dieser Politik, besonders die Lösung des Wohnraumproblems zum überwiegenden Teil im eigenen Stadtgebiet, in Zweifel gezogen. Es wird darauf hingewiesen, daß die Industrialisierungspolitik der LHSt in der Vergangenheit für die massiven Zuzüge nach München und das Ausufern der Entwicklung, verbunden mit Wohnungs- und Infrastrukturproblemen, in das Umland bestimmend war. Das Arbeitsplatzangebot in der Stadt hat den Zuzug nach München und in die Region ausgelöst und ist wohl auch heute noch der bestimmende Faktor für die Wohnungssituation in der Region. Die Fortsetzung dieser Politik der LHSt sowie das Bemühen, die vorhandenen Arbeitsplätze trotz eines Einpendlerüberschusses von mehr als 250 000 Personen im Stadtgebiet zu erhalten, steht nach Auffassung eines Teiles der Umlandgemeinden nicht nur dem Abbau des Wohnungsmangels entgegen, sondern muß zwangsläufig zur Zunahme des schichtenspezifisch und räumlich differenzierten Wohnungsmangels in Stadt und Umland beitragen.

Die Region habe sich bisher der Aufgabe, den Wohnungsmarkt für München zu entlasten, nicht entzogen. Es wird dabei darauf hingewiesen, daß in der Region zwischen 1974 und 1980 74 000 Wohnungen neu gebaut worden sind, bei einer gleichzeitigen Bevölkerungszunahme um rd. 60 000 Personen. Die Auflockerung und die damit verbundene Entlastung des Wohnungsmarktes sollte anerkannt werden. Es handelt sich wohl in erster Linie um ein Verteilungsproblem. Die Studie des

Planungsverbandes Äußerer Wirtschaftsraum München zeige ferner, daß Bauland im Außenraum für die mittlere Zukunft in ausreichender Größe ausgewiesen ist; das Hauptproblem sei die Realisierung, d.h. die Verfügbarmachung der ausgewiesenen Flächen.

Als richtig wird unterstellt, daß eine totale Behebung des Wohnungsmangels im Raum München nicht möglich ist, weil der latent vorhandene Zuwanderungsdruck sofort mit Entlastung des Wohnungsmarktes zunimmt. Da in der Region auch bei großzügigster Baulandausweisung die Nachfrage nicht erschöpfend befriedigt werden kann, streben die Gemeinden des Umlands, ebenso wie die Landkreise, ein organisches Wachstum ihrer Gemeinden an. Dabei soll durchaus auch der Wohnungsbedarf der Landeshauptstadt München mit berücksichtigt werden. Nicht angestrebt werden soll, die finanzstarken und damit steuerlich interessanten Schichten der Wohnbevölkerung der Landeshauptstadt bevorzugt zu einer Abwanderung in die Landgemeinden zu animieren.

Von den Stadtrandgemeinden wird außerdem darauf hingewiesen, daß Bauland zwar im genügenden Umfang geplant ist (Ausweisung der Flächennutzungspläne), aber die Bereitstellung Schwierigkeiten mache.

Entsprechend der Höhe der Baukosten kann billiger Wohnungsbau (sozialer Wohnungsbau) trotz der Zuschüsse von Bund, Land, von den Landkreisen und Gemeinden nur noch betrieben werden, wenn die Grundstückspreise wesentlich unter den marktüblichen Preisen bleiben[14]. Wenn die Gemeinden mit diesem Ziel tätig werden, etwa im Sinne des Weilheimer oder Traunsteiner Modells[15]), tun sie es in der Regel nur für Einheimische.

Teuerer Wohnungsbau (freifinanzierter Wohnungsbau) stagniert derzeit; trotzdem werden solche Objekte mehr angeboten als gesucht.

Die fehlende Mobilität des Baulandes mit Baurecht verhindert, daß die notwendigen Bauflächen in die Hände von Bauwilligen bzw. von Bauträgern kommen.

Im kommunalen Bereich scheitert die Bauflächenausweisung vielfach an dem Wunsche der Gemeinde, ihre Identität zu bewahren, d.h. eine Überfremdung durch Zuzüge zu verhindern, und an den finanziellen Engpässen der Gemeinden bezüglich der rechtzeitigen Schaffung der notwendigen Infrastruktur.

Die gelegentlich zur Diskussion gestellte Frage der Eingemeindung wird nicht als geeignetes Instrument zur Verbesserung der Situation am Baulandmarkt in München angesehen. Gemeinden und Landkreise lehnen eine Eingemeindung grundsätzlich ab und empfehlen vielmehr der Stadt,

---

[14]) Vgl. zu Problemen bei gezielter Vergabe kommunalen Baulandes das Kap. 3.4.2 im Beitrag von DEHLER in diesem Band.

[15]) Zur Sicherung des Baulandbedarfs für Einheimische werden neben dem unmittelbaren Grunderwerb durch die Gemeinde vor allem die nachstehenden „Einheimischen-Modelle" angewandt, die auf dem Abschluß notarieller Vereinbarungen zwischen der Gemeinde und dem Grundeigentümer *vor* Erstellung eines Bebauungsplanes beruhen.
Die Gemeinde hat damit privatrechtlich die Möglichkeit, auf die Auswahl der Erwerber der Grundstücke einzuwirken oder selbst in die Kaufverträge einzutreten.
Das *Weilheimer* Modell sieht im wesentlichen folgendes vor:
– auf zehn Jahre befristetes Kaufangebot der Eigentümer von Grundstücken, die in ein künftiges Bebauungsplangebiet eingezogen werden sollen, an die Gemeinde
– Festsetzung des Kaufpreises durch den Gutachterausschuß (§§ 137ff. BBauG)
– Eintragung einer Auflassungsvormerkung.
Das *Traunsteiner* Modell beinhaltet:
– Zustimmungsvorbehalt der Gemeinde bei Verpflichtungs- und Verfügungsgeschäften
– Vorkaufsrecht für die Gemeinden
– Festsetzung des Kaufpreises durch den Gutachterausschuß (§§ 137ff. BBauG)
– Vertragsstrafe.
Die Baulandbeschaffung im ländlichen Raum (Gebiet außerhalb der im Landesentwicklungsprogramm ausgewiesenen Verdichtungsgebiete) und die Baulanderschließung im Zonenrandgebiet durch die Gemeinden wird in Bayern für Ortsansässige durch ein Darlehensprogramm besonders gefördert. (Vgl. Bekanntmachung des Bayer. Staatsministeriums des Innern vom 27. 11. 1981, MABL Nr. 26/1981, S. 757).

noch mehr als bisher zu tun, um ihre Probleme im eigenen Raum zu lösen. Unter Hinweis auf Rangierbahnhof und Flughafen wird empfohlen, auch „lästige Anlagen" innerhalb des Burgfriedens unterzubringen.

Bauträger und Bausparkassen räumen ein, daß es bei den Gemeinden nicht am guten Willen fehle, die Wohnungsmarktsituation zu verbessern, sondern daß strukturpolitische und finanzpolitische Fragen im Mittelpunkt stehen.

Trotz Baulandausweisung der Gemeinden seien baureife Flächen kaum erwerbbar. Die Kommunalpolitiker könnten bestimmen, ob und wo in der Region gebaut wird. Dieser Dirigismus stehe im Widerspruch zu marktwirtschaftlichen Grundsätzen und bedrohe die Existenz der Bauwirtschaft. Die mangelnde Durchsichtigkeit des heutigen Marktes für Interessenten und Bauträger (z. B. „organische Entwicklung") trage dazu bei, daß eine ausreichende Bauplanung unterbleibt und daß damit für den Wohnungsmarkt der Zukunft durch den Aufstau nicht gelöster Fragen noch mehr Probleme entstehen als heute vorhanden sind.

Unverkennbar ist das Interesse der Bauträger, die Reserveflächen aus den 70er Jahren mit Hilfe des Instrumentariums der Regional- und Bauleitplanung bald dem Baumarkt zuzuführen. Auch wird nicht ausgeschlossen, daß unter dem Zwang der Verhältnisse die „Herabzonung", die Mitte der 70er Jahre allenthalben vorgenommen wurde, rückgängig gemacht wird und im Zuge einer „Hinaufzonung" Planungen für Eigenheimbebauung wieder in solche für Stockwerksbebauungen umgewandelt werden.

Zur Aktivierung des Baulandes in bäuerlicher Hand, und damit zur Entspannung des Baulandmarktes, wird eine Änderung der Steuergesetzgebung angeregt, mit der Möglichkeit:

a) den Reinvestitionszeitraum zu verlängern (über 5 Jahre hinaus)

b) Reinvestitionen auch in anderen Bereichen als in der Landwirtschaft zuzulassen (z. B. im sozialen Wohnungsbau)

c) eine Ermäßigung des Steuersatzes bei Verwendung der Grundstücke für Zwecke des Wohnungsbaues durch die Gemeinden.

11.3 Analyse der Wirkung des Instrumentariums der Regionalplanung im Verhältnis zum Wohnungs- und Siedlungswesen

Die Vorwürfe gegen die Landes- und Regionalplanung, sie hätte durch ihre Richtzahlen sowie durch eine restriktive Politik des Planungsverbandes die durch die Konjunktur- und Marktsituation eingeleitete rückläufige Entwicklung des Wohnungsbaus entscheidend beschleunigt, eine Kettenreaktion auch im kommunalen Bereich ausgelöst und in erheblichem Umfang zur heutigen Wohnungssituation in München beigetragen, werden in dieser generalisierenden Form heute von der Wohnungswirtschaft nicht mehr erhoben. Es wird vielmehr eingeräumt, daß Erfahrungen im Umgang mit der Regionalplanung sowie neue Forderungen des Städtebaues und der Umweltpolitik zu neuen Erkenntnissen und zu einer Aufklärung und Sensibilisierung der Gemeinden und ihrer Bürger geführt haben. Eine Wiederholung der kommunalen Planungs- und Entwicklungseuphorie der 60er Jahre wird für nicht mehr möglich angesehen.

Die vielfach nicht ausreichende Information der Gemeindebürger über Planungsabsichten führt zu Bürgerinitiativen gegen Baulandausweisungen oder Bauvorhaben, die vielfach selbst den Beginn planerisch seit Jahren abgeschlossener Projekte erschweren oder aufschieben. Nicht die Landes- und Regionalplanung und ihre Instrumentarien, sondern vielmehr eine allgemeine Aversion gegen vorausschauende staatliche oder kommunale Planung, gegen Fachplanungen im Bereich der Infrastruktur und generell gegen politische Entscheidungen, die den eigenen Lebenskreis betreffen könnten, inhibieren oder zumindest verzögern die Aktivitäten auch im Bereich der Siedlungspolitik.

Es erscheint angebracht, im Rahmen der Fallstudie München auch die Möglichkeiten, die die Instrumentarien der Regionalplanung gegebenenfalls für eine Aktivierung des Siedlungswesens und der Wohnungspolitik bieten, zu analysieren[16]).

11.3.1 Regionalplan

Der Regionalplan für die Region München liegt noch nicht vor; er ist noch in Aufstellung. Einzelne Teile des Planes haben dabei einen Bearbeitungsstand erreicht, der den Voraussetzungen des § 7 Ziff. 1 ROG entspricht.

Das Gesamtkonzept wurde im Dezember 1981 im Planungsausschuß behandelt und wird im Frühjahr 1982 in das vorgeschriebene Anhörungsverfahren gebracht werden. Nach abschließender Beschlußfassung der Verbandsversammlung kann, wenn der vorläufige Zeitplan eingehalten wird, der Plan Ende 1982 zur Verbindlichkeitserklärung dem Bayerischen Staatsministerium für Landesentwicklung und Umweltfragen vorgelegt werden.

Die derzeitige Fassung des Regionalplanes enthält für das Siedlungsleitbild eine Reihe von wichtigen Zielen für die Siedlungsentwicklung der Region.

Bei einem ausgewogenen Verhältnis von Wohnen und Arbeiten soll sich die Siedlungsentwicklung im großen Verdichtungsraum München vorrangig auf die Ordnung bestehender Siedlungseinheiten beschränken.

Der im großen Verdichtungsraum München erzeugte Siedlungsflächenbedarf sollte grundsätzlich dort selbst gedeckt werden. Eine Zersiedlung des ländlichen Raumes soll vermieden werden. Dabei soll auch auf neue Großsiedlungen „auf der Grünen Wiese" verzichtet werden. Der Plan setzt die Ordnungskomponente vor die der Entwicklung.

Die Wohnsiedlungstätigkeit und die gewerbliche Siedlungstätigkeit sollen sich in allen Gemeinden der Region grundsätzlich im Rahmen einer organischen Entwicklung vollziehen, deren Umfang im Einzelfall nach den Grundsätzen des Siedlungsleitbildes, den Zielen des LEP und der vorhandenen oder realisierbaren Infrastruktur festzustellen ist.

Die organische Entwicklung kann intensiviert werden in den zentralen Orten und Siedlungsschwerpunkten, nachdem diese aufgrund des vorhandenen Angebotes an Arbeitsplätzen, Gütern und Dienstleistungen grundsätzlich für eine stärkere Entwicklung geeignet erscheinen. Der Umfang bleibt auch hier wieder im Einzelfall abzuklären. Dagegen soll in den Erholungsgebieten, insbesondere des großen Verdichtungsraumes, eine stärkere Siedlungstätigkeit möglichst vermieden werden.

Zur Siedlungstätigkeit wird angeführt, daß zur Deckung des Wohnungsbedarfs der Wohnungsbau in allen Teilbereichen des Wohnungsmarktes, insbesondere im sozialen Wohnungsbau, zu fördern und zu stärken ist. In allen Gemeinden soll der Wohnungsbedarf der Ortsansässigen bevorzugt gedeckt werden.

Die Zielvorgabe des Regionalplanes wird, wenn dieser entsprechend dem Entwurf und des vorgesehenen Zeitplanes beschlossen und verbindlich werden sollte, für die mittlere Zukunft und insbesondere auch für die Bauleitplanung der Gemeinden ein erhöhtes Maß an Planungssicherheit bringen und damit die augenblickliche Situation verbessern.

Es wäre jedoch vermessen zu erwarten, daß mit Hilfe des Regionalplans in nächster Zukunft eine Aktivierung der Siedlungstätigkeit oder des Baulandmarktes erreicht werden kann.

Entsprechend der Weitmaschigkeit der Zieldichte bleibt den Gemeinden ein weiterer Spielraum für ihre Planung und für Einzelentscheidung erhalten; kommunalpolitischen Aktivitäten wird breiter Raum gegeben.

---

[16]) Vgl. auch den Beitrag von TUROWSKI, Kapitel 9, „Die Wirkungen raumordnerischer Instrumente auf den Wohnungsbau" in diesem Band.

Ein möglichst konkretes Siedlungsleitbild mit Vorgaben, die auch der Bauwirtschaft längerfristige Dispositionen ermöglichen – etwa mit Planungsgeboten, Prioritäten oder zeitlich gestaffelten Ablaufplänen –, wird weder angestrebt, noch wäre der notwendige Konsens hierfür erreichbar.

11.3.2 Entwicklungsachsen

Das Konzept der Entwicklungsachsen wurde in der Region München dank der Tätigkeit des Planungsverbandes Äußerer Wirtschaftsraum München und der Landesplanung schon zu einem früheren Zeitpunkt verfestigt.

Die Vorgabe der Nahverkehrsstrecken der Bundesbahn als Grundlage des heutigen S-Bahnsystems wurde schon in der ersten Generation der Bauleitpläne nach dem Krieg berücksichtigt und führte im wesentlichen zu einer axialen Entwicklung entlang des schienengebundenen Massenverkehrsmittels im Außenraum. Die Zersiedlung des Umlandes, entsprechend dem zufälligen Baulandangebot, konnte dabei ebenso verhindert werden wie eine massive Bebauung des Naherholungsgebiets der großen Verdichtungszone (Großforste und Seenbereiche).

Der Grundstücksmarkt hat sich jedoch sehr rasch auf das Konzept der kommunalen Entwicklungsachsen eingestellt. Die Preisentwicklung für Bauflächen in S-Bahnnähe hat sich auch im Außenraum den Münchner Grundstückspreisen angeglichen.

Das Konzept der Entwicklungsachsen ist im Raume München in erster Linie als Ordnungskonzept anzusehen. Eine wesentliche Ausdehnung in die Region oder eine Verdichtung des Netzes durch neue Achsen (neue S-Bahnstrecken oder Verlängerung der Bahnlinie) mit der Folge einer großzügigen Erschließung neuen Baulandes ist aus heutiger Sicht für die mittlere Zukunft nicht zu erwarten.

Das gleiche gilt für wesentliche Neuausweisungen oder Verdichtungen in S-Bahnnähe.

11.3.3 Zentrale Orte

Das Konzept der zentralen Orte ist abgeschlossen. Nach Ausweisung der Oberzentren, Mittelzentren und Unterzentren sowie der Siedlungsschwerpunkte im Verdichtungsraum im LEP hat der Regionale Planungsverband die Kleinzentren beschlossen. 75 der 187 Gemeinden (kreisangehörige und kreisfreie) der Region haben die Stellung eines zentralen Ortes.

In Verbindung mit dem Siedlungskonzept des Regionalen Planungsverbandes ist in Zukunft eine verstärkte Baulandausweisung, d.h. eine Ausweisung über die organische Entwicklung hinaus, in den zentralen Orten und Siedlungsschwerpunkten möglich und auch zu erwarten.

Die Realisierung ist jedoch abhängig von der Schaffung von Baurecht und der Ergänzung der notwendigen Infrastruktur durch die Gemeinden, sowie von der Verkaufsbereitschaft der Grundeigentümer, zu welchen auch die Gemeinden zählen können.

Kommunale und staatliche Vorratsflächen stehen für eine sofortige Realisierung nur in bescheidenem Maße zur Verfügung, insbesondere wenn das regionalplanerische Ziel einer Verbesserung der Umweltqualität (z.B. Erhaltung der Großforste und Wälder) berücksichtigt wird.

Mittel- und langfristig sollte sich jedoch gerade diese Gruppe der Gemeinden intensiv um eine kommunale Bodenpolitik bemühen. Eine unmittelbare Auswirkung auf den Grundstücksmarkt ist durch das Instrument der zentralen Orte nicht zu erwarten.

11.3.4 Richtzahlen

Richtzahlen als numerische Ziele anstelle verbaler Zielaussagen werden in Raumordnung und Landesplanung, ebenso wie im Städtebau oder bei Fachplanungen seit langem angewandt.

Es wäre daher falsch, sie als Erfindung der Gegenwart oder gar als neues restriktives Instrumentarium der Landes- oder Regionalplanung im Verhältnis zur Bauleitplanung anzusehen.

Auch die umstrittenen Bevölkerungsrichtzahlen der Regionalplanung in Verbindung mit der Bauleitplanung weisen, zumindest in Bayern, eine lange historische Entwicklung auf.

Es entsprach z. B. – noch vor der förmlichen Aufnahme der Richtzahlen in das Landesplanungsgesetz – der Verwaltungspraxis, in den landesplanerischen Stellungnahmen zu Bauleitplänen, die in der Regel eine umfassende Strukturuntersuchung enthielten, auch Aussagen über die mögliche und aus regionalplanerischer Sicht erwünschte Entwicklung der Bevölkerung der untersuchten Gemeinde aufzunehmen. Diese Empfehlung für einen Entwicklungsrahmen, ausgedrückt in der künftigen Einwohnerzahl, die einer Zielvorstellung ohne Rechts- oder Bindungswirkung entsprach, wurde in der Regel von der Gemeinde berücksichtigt oder führte, nach ausgiebigen Diskussionen zwischen Gemeinde, Planfertiger und Landesplanung, zu einem sowohl für die Gemeinde als auch für die Planungsbehörde akzeptablen Kompromiß.

Die Erfahrungen aus dieser Verwaltungspraxis und die Erkenntnis, daß es im Interesse der Planungssicherheit der Gemeinde liegt, möglichst konkrete und griffige Aussagen der Landes- und Regionalplanung zu bekommen, führte dazu, daß das Instrument der Richtzahlen auch in das Landesplanungsgesetz vom 6. 2. 1970 übernommen wurde. Danach sind sowohl nach den Mindestinhalten des Landesentwicklungsprogramms (Art. 13 [4]) als auch der Regionalpläne (Art. 17 [2]) „Richtzahlen für die durch raumbedeutsame Planung und Maßnahmen anzustrebende Entwicklung der Bevölkerung und der Arbeitsplätze in den Regionen (bzw. in Teilbereichen der Regionen oder einzelnen Gemeinden)" zu bestimmen.

Dieser gesetzliche Auftrag und die Richtzahlen blieben unbeanstandet bzw. wurden nicht als problembeladen angesehen, bis sie in die Praxis umgesetzt wurden und ihnen auf dem Wege über die Regionalplanung eine Bindungswirkung besonders für die Bauleitplanung gegeben wurde.

Das Richtzahlenverteilungsmodell wird heute, den Vorstellungen des StMLU entsprechend, nicht mehr angewandt. Die Richtzahlen in der Landesplanung sind, soweit sie Ziele der Raumordnung und Landesplanung beinhalten sollten, obsolet geworden.

Mit der Novellierung des Bayerischen Landesplanungsgesetzes zum 1. 1. 1982 und der generell angestrebten Reduzierung der Planungsdichte wird auf verbindliche Richtzahlen verzichtet.

In der Fortschreibung im Landesentwicklungsprogramm entfallen sie daher im Zielteil; an ihrer Stelle werden Richtwerte in den Begründungsteil aufgenommen.

Durch die Darstellung der Richtwerte in Form von Bandbreiten soll eine größere Flexibilität in der Handhabung erreicht und der im sozioökonomischen Bereich grundsätzlich gegebenen Planungsunsicherheit entsprechend Rechnung getragen werden.

Über Richtzahlen könnte in der gegenwärtigen Situation allenfalls eine Aktivierung der Baulandausweisung erreicht werden, wenn sie nicht – wie vielfach in der Vergangenheit geschehen – als Instrument einer restriktiven Raumordnungspolitik, sondern als Planungsinstrument mit dem Ziele eines Planungsgebotes angewandt würden.

Dies entspricht jedoch nicht der heutigen Rechtslage und wäre derzeit auch politisch nicht durchsetzbar.

11.3.5 Raumordnungsverfahren

Das Raumordnungsverfahren wird derzeit unbestritten als effektivstes Instrument der Raumordnungspolitik angesehen.

Seinem gesetzlichen Auftrag entsprechend hat es festzustellen, ob raumbedeutsame Planungen und Maßnahmen mit den Erfordernissen der Raumordnung übereinstimmen, und vorzuschlagen, wie raumbedeutsame Planungen und Maßnahmen unter Gesichtspunkten der Raumordnung aufeinander abgestimmt werden können (vgl. Art. 23 BayLplG).

Es beinhaltet jedoch kein Planungsgebot und stellt damit keine Planungsinitiative dar. Das Raumordnungsverfahren setzt vielmehr immer eine konkrete Planung voraus, die auch den Willen für eine Realisierung des zu überprüfenden Projekts durch den Planungsträger beinhaltet.

Wenngleich in der Vergangenheit in der Region München nahezu alle größeren Siedlungsvorhaben (Großsiedlungen Taufkirchen a. W., Poing-Nord, Kirchheim-Heimstetten usw.) mittels eines Raumordnungsverfahrens landesplanerisch überprüft und beurteilt wurden, kann das Raumordnungsverfahren nicht als Instrument zur Aktivierung der Baulandausweisung oder Baulandbereitstellung – evtl. sogar gegen den politischen Willen oder die planerische Absicht der Gemeinde – angewandt werden.

11.3.6 *Untersagung raumordnungswidriger Planungen und Maßnahmen*

Die Untersagung raumordnungswidriger Planungen und Maßnahmen gemäß Art. 24 BayLplG bzw. § 7 ROG ist anzuwenden, wenn zu befürchten ist, daß raumbedeutsame Planungen und Maßnahmen die Durchführung der Ziele der Raumordnung und Landesplanung unmöglich machen oder wesentlich erschweren werden.

Das Instrument dient, allein angewandt, primär der Ordnung und Disziplinierung. Es ist im Falle des Siedlungswesens nicht geeignet, neue Bauland- oder Baurechtsinitiativen auszulösen.

11.3.7 *Einzelne Ziele der Raumordnung und Landesplanung*

Gemäß Art. 26 BayLplG können bis zur Verbindlichkeitserklärung von Regionalplänen einzelne Ziele der Raumordnung und Landesplanung, die Inhalt eines Regionalplanes sein können, verbindlich festgesetzt werden, soweit wichtige Gründe dies erfordern.

Im Gegensatz zum Regionalplan werden diese „einzelnen Ziele" nicht vom Regionalen Planungsverband, sondern von der Höheren Landesplanungsbehörde ausgearbeitet. Da diese als staatliche Behörde der unmittelbaren Weisung der Obersten Landesplanungsbehörde untersteht, sind Fristvorgaben sowie Einwirkungen auf den Inhalt möglich. Es wäre daher vorstellbar, daß mittels dieses Instrumentariums ein Konzept für das Siedlungswesen relativ kurzfristig erstellt werden könnte.

In der Praxis steht dem jedoch entgegen, daß der Regionalplan für die Region München bereits soweit fortgeschritten ist, daß keine wichtigen Gründe gesehen werden können, die noch zeitlich vor seiner Verabschiedung bzw. Verbindlichkeitserklärung den Erlaß von „einzelnen Zielen" rechtfertigen würden.

Außerdem würde mit der Herausnahme eines wichtigen Teilbereichs aus dem Regionalplan und mit der Behandlung dieses Fachkapitels in Form „einzelner Ziele" der gesamte Regionalplan in Frage gestellt.

Dem Anliegen, die Baulandausweisung und die Baulandbereitstellung zu aktivieren, kann daher im gegenwärtigen Zeitpunkt mit Hilfe der „einzelnen Ziele" nicht entsprochen werden.

Als Ergebnis der Überprüfung ist daher festzuhalten, daß das derzeit zur Verfügung stehende Instrumentarium der Landes- und Regionalplanung nicht geeignet erscheint, kurzfristig die Ausweisung von Bauland oder den Baulandmarkt in der Region München zu aktivieren.

Es bleibt daher anderenorts zu prüfen, ob mit Instrumentarien des Baurechts und der Bauordnung oder mit „Einheimischenmodellen" die Bereitstellung oder die Ausnutzung vorhandenen Baulands intensiviert werden kann. Hinzu kommen ferner steuerrechtliche Möglichkeiten sowie steuerliche und rechtliche Lösungsvorschläge, z. B. zum Problem der Fehlbelegung von Sozialwohnungen, die gegenwärtig im politischen Raum diskutiert werden.

Literaturverzeichnis

DHEUS, E.: Die Entwicklung der Flächennutzung in München seit 1950. Münchener Statistik, Heft 7/80.

DICK, A.: Situation des Wohnungsbaus und der Baulandbeschaffung in der Region München. Rede vor dem Bezirkstag Oberbayern der CSU am 17. 7. 1981 (Maschinenmanuskript).

Ders.: Herausforderung der Zeit. Antworten für Raum und Umwelt. Referat vor dem Bayer. Landtag am 3. 6. 1981. Bayer. Staatsministerium für Landesentwicklung und Umweltfragen. München, Juli 1981.

GOEDECKE, O.: Probleme der Verdichtungsräume, Siedlungsstruktur und Siedlungsleitbild, ARL: Arbeitsmaterial Nr. 36, Hannover 1980.

Ders.: Baulandausweisung und Wohnungsnachfrage im Raum München. Informationen zur Raumentwicklung, Heft 5/6 1981, Bonn 1981.

Ders.: Planungs- und Umweltrecht im Einsatz zur Sicherung von Industrie- und Gewerbeflächen in der Region München. Referat im Deutschen Institut für Urbanistik Berlin vom 9. 4. 1981 (Maschinenmanuskript).

Landratsamt München: Wohnen und Wohnen lassen. Dokumentation zu Fragen der Baulandausweisung und Wohnungsversorgung im Landkreis München, München, Juli 1981.

Münchener Stadtanzeiger: Bericht über die Expertentagung des Verkehrsparlaments vom 22. 7. 1981 zum Thema „Kommunaler Egoismus – Ursache des Baulandmangels?" Artikelreihe August 1981.

Planungsverband – Äußerer Wirtschaftsraum München: Regionalentwicklungsplan München, München 1968.

Ders.: Bestimmungsgründe für die Kommunale Baulanderschließung. Gutachten April 1980.

Ders.: Erfassung der Siedlungsflächen und der Bauleitplanung in der Region 14. Studie im Auftrag des Regionalen Planungsverbandes, Oktober 1970.

Ders.: „Thema Bauland". Informationsblatt 15, München vom 1. 9. 1980.

PROGNOS AG Basel: Regionale Wohnungsmarktuntersuchung München. Kurzfassung, Basel, April 1978.

Regierung von Oberbayern – Bezirksplanungsstelle: Raumordnungsplan München-Nord. Entwurf 1963.

Dies.: Regionalplan München, Entwurf, Stand September 1981.

Regionaler Planungsverband München: Wohnungsmarktanalyse und Prognose für die Region München. Drucksache 38/78 vom 19. 9. 1978.

SCHULTES, W.: Neue Wohnungsnot in deutschen Großstädten. Herausforderung an die Kommunale Wohnungspolitik. Referat vom 6. 10. 1981 im Rahmen des 43. Deutschen Geographentages in Mannheim.

STEINBERG, E.: Sozialstruktur und Wohnungsmarkt in der Region München. Referat vom 17. 8. 1976 (Maschinenmanuskript).

WITZMANN, K.: Die Region München. Heft 12 der Schriftenreihe Raumforschung und Landesplanung von Prof. Dr. Guthsmuths, München 1962.

Ders.: Olympia 1972 in München. So planen und bauen. Monatsschrift des Deutschen Volksheimstättenwerks, Köln, September 1971.

Ders.: Wachstum in der Region München – was ist der Preis? Diskussionsveranstaltung des Verkehrsparlaments der SZ vom 21. 1. 1974 in Erding (Maschinenmanuskript).

12. Siedlungsentwicklung in Abhängigkeit wohnungspolitischer und kommunaler Rahmenbedingungen, dargestellt am Raum Hannover

von

Eckart Güldenberg, Hannover

Kurzfassung

Ziel der Fallstudie ist es, typische Wechselbeziehungen zwischen wohnungspolitischen Rahmenbedingungen und kommunalen Handlungszielen in ihrer Auswirkung auf die Siedlungsentwicklung aufzuzeigen. Dazu werden unterschiedliche Entwicklungsphasen der Nachkriegszeit charakterisiert:

1945–1960	Aufbau
1960–1968	Expansion
1968–1974	Intensivierung
1974–1981	Krise

Es wird deutlich, wie sich städtebauliche Leitbilder sowie Richtung und Intensität der Siedlungsentwicklung in Abhängigkeit der gesamtwirtschaftlichen und wohnungspolitischen Rahmenbedingungen verändern.

Lediglich in der unmittelbaren Nachkriegszeit bis etwa 1950 erzwingt die Not solidarisches Handeln beim Wiederaufbau. Als Ausfluß dessen entstehen bis ca. 1960 im Wohnbereich integrierende Nachbarschaftssiedlungen in überschaubarem Maßstab.

Parallel dazu formieren sich die ökonomischen Interessen und gewinnen bei der Umgestaltung der Innenstadt zum „Markt" der Stadt sowie der Zuordnung von Gewerbeflächen zunehmend Einfluß auf Gestalt und Struktur der Stadt.

Die wirtschaftliche Expansion städtischer Betriebe während der 50er und 60er Jahre und der steigende Wohlstand erfordern eine Siedlungspolitik, die versucht, sowohl einen regionalen Arbeitsmarkt zu erschließen als auch genügend Wohnungen für den Zuzug von außen sowie die wachsenden Ansprüche der ansässigen Bewohner zu errichten.

Dementsprechend wird bereits 1962 der Regionalverband Großraum Hannover geschaffen. Wichtigstes Ziel ist die Integration eines Raumes von der Größe des Saarlandes zu einem einheitlichen großräumigen und vielseitigen Wohn-, Arbeits- und Marktbereich. Funktion dieses Zieles ist die Verbesserung der inneren Mobilität. Auf dem Gebiet des öffentlichen Nahverkehrs erhält der Regionalverband umfassende Durchführungsaufgaben.

Parallel dazu entstehen – wie in allen deutschen Großstädten – die ersten Großsiedlungen (1961–1967) auf der grünen Wiese. Trendverlängernde Prognosen eines anhaltenden Arbeitsplatz- und Bevölkerungswachstums führen zu städtebaulichen Entwicklungskonzepten für Großsiedlungen bis zu 70 000 Einwohnern. Einzelne davon entstehen tatsächlich. Deren Großformen sprengen den menschlichen Maßstab.

Die Finanzierungsmodalitäten des sozialen Wohnungsbaues der Phase ab 1965 bergen große soziale Konfliktstoffe in sich und werden die öffentlichen Haushalte bis in die 90er Jahre nachhaltig binden.

Anfang der 70er Jahre wirken mehrere Faktoren verändernd auf die Siedlungsentwicklung und ihre Steuerungsbedingungen ein. Die Beteiligung der Kommunen an der Lohn- und Einkommenssteuer sowie das Scheitern größerer Eingemeindungsversuche verschärfen die Konkurrenz zwischen Kernstadt und Umlandgemeinden.

Der Versuch, den Regionalverband in dieser Situation (ab 1974) soweit zu stärken, daß er sich über die Interessengegensätze hinweg durchzusetzen vermag, um den Raum nach den Kriterien einer einheitlichen Siedlungsentwicklung fortzuentwickeln, scheitert. Der Integrationsverband wird 1980 aufgelöst.

Die wohnungspolitischen Rahmenbedingungen einer anhaltenden Präferenz der Eigentumsförderung und verstärkten Kapitalmarktfinanzierung des sozialen Wohnungsbaues sowie die Verlagerung auf Modernisierungsförderung zeigen angesichts der krisenhaften Wirtschaftsentwicklung besonders ab 1973/74 und den damit einhergehenden Reallohneinbußen breiter Bevölkerungsschichten deutliche Auswirkungen auf die Siedlungstätigkeit, die Wohnungsversorgung und die sozialräumliche Verteilung.

Die Disharmonien zwischen Wohnungspolitik und Regionalentwicklung lassen sich folgendermaßen beschreiben:

- quantitative und strukturelle Veränderungen der Neubautätigkeiten begünstigen flächenintensive Zersiedlungserscheinungen

- im Bestand führen die Modernisierungs- und Mietenpolitik zu funktionalen Verschiebungen im Gefüge unterschiedlicher Wohnungsteilmärkte mit der Konsequenz einer Gefährdung der Versorgungsfunktion breiter Bevölkerungsschichten und sozialräumlicher Problemverschärfung

- wohnungspolitische Anpassungszwänge, mangelnder finanzieller Handlungsspielraum und verschärfte Stadt-Umland-Konkurrenz um steuerkräftige Einwohnerpotentiale führen zu einer nachfrageorientierten Bauleitplanung, die sich oft weder regional noch kommunal in entsprechende Leitvorstellungen und Siedlungskonzeptionen einfügt.

Derzeit ist kein kommunaler Konsens im Hinblick auf eine regional abgestimmte Siedlungskonzeption erkennbar. Stärker als sein Vorgänger, der Verband Großraum Hannover, ist der Zweckverband Großraum Hannover von seiner rechtlichen Konstruktion her Träger kommunaler Interessen. Von diesem Selbstverständnis her ist der Zweckverband Großraum Hannover bemüht, Regionalplanung im Sinne einer Orientierungshilfe für die kommunale Siedlungspolitik zu betreiben.

Gliederung

12.1 Ausgangslage

12.2 Regionale Bevölkerungs- und Siedlungsentwicklung

    12.2.1 Wohnungsnot und Wiederaufbau (1945–1960)
    12.2.2 Entstehung der ersten Großsiedlungen (1961–1967)
    12.2.3 Die Krise 1967 und der Boom im Wohnungsbau (1968–1973)
    12.2.4 Stagnierendes Wirtschaftswachstum und erneute Wohnungsengpässe (1974–1980)

        12.2.4.1 Bedingungen des Wohnungsneubaus – insbesondere im sozialen Wohnungsbau
        12.2.4.2 Modernisierung und Eigentumsförderung im Bestand
        12.2.4.3 Nachfrageorientierte Baulandausweisung

12.3 Künftige Entwicklungslinien

    12.3.1 Wohnungspolitische Rahmenbedingungen
    12.3.2 Wohnungsbedarfsprognose, Bevölkerungsprognose und Baulandbilanz
    12.3.3 Erfordernis alternativer Siedlungskonzepte

12.1 Ausgangslage

Ziel dieser Fallstudie ist es, typische Wechselbeziehungen zwischen wohnungspolitischen, wohnungswirtschaftlichen Rahmenbedingungen und kommunalen Handlungsmaximen in ihrer Auswirkung auf die Siedlungsentwicklung aufzuzeigen.

Wohnungspolitische Ziele und kommunale Interessen sind ihrerseits aus den jeweiligen sozioökonomischen Trends von Konjunktur und Krise abzuleiten.

Gegenwärtig vollzieht sich ein krisenhafter Strukturwandel der Wirtschaft zugunsten einer Konzentration auf eine technologisch hochwertige, mit hohem Forschungs- und Entwicklungsaufwand verbundene Produktion. Langfristig tendieren Rationalisierung und Intensivierung der Produktion zu einer Konzentration auf ein geringeres und höher qualifiziertes Arbeitskräftepotential bei gleichzeitiger Dequalifikation breiter Bevölkerungsschichten. Kurz- und mittelfristig wird dieser Umstrukturierungsprozeß von Arbeitslosigkeit, struktureller Unterbeschäftigung und Reallohneinbußen breiter Schichten begleitet. Konsequenz dieser Situation sind eine zunehmend eingeschränkte Mietzahlungsfähigkeit und verringerte Möglichkeiten zur Veränderung der Haushaltsprioritäten zugunsten der Miete.

Auf der anderen Seite erweist sich der Handlungsspielraum des Staates in bezug auf Umverteilungsziele im Reproduktionssektor, also auch im Wohnungsbau, insofern als Sozialstaatsillusion, als daß die Ressourcen vornehmlich für Investitionen im Produktionssektor mobilisiert werden.

Auf der Ebene der Kommunen wird dieser Widerspruch im Bereich der Wohnungsversorgung deutlich:

Die zunehmende Abhängigkeit der materiellen Produktion von nicht unmittelbar produktiven „tertiären" Leistungen, insbesondere soweit sie Träger technischer und institutioneller Innovation sind, erhält den interkommunalen Konkurrenzkampf der großen Zentren untereinander sowie zwischen Kernstädten und Umlandgemeinden um die qualifizierten Arbeitskräfte und -plätze und bestimmt weiterhin die kommunalen Entwicklungsziele.

Andererseits engt sich der kommunale Handlungsspielraum durch mangelnde Investitionsmöglichkeiten in den Reproduktionsbereich ein – die Vermittlung gegensätzlicher Wirtschafts- und Bevölkerungsinteressen wird erschwert. Weit entfernt von einer Konfliktlösung sind die aktuellen kommunalen Strategien – vor allem im Wohnungssektor – eher dazu angetan, die sozialräumliche Stadtentwicklung weiter im Sinne einer forcierten Segregation und einer landschaftszerstörenden Flächennutzungsplanung zu beeinflussen.

Dies liegt unter anderem daran, daß die wohnungspolitischen Ziele und ihre Prämissen in ihren langfristigen Trends von der Kommunalpolitik kaum beeinflußt wurden.

Das wachsende finanzielle Engagement der Kommunen im Wohnungssektor fügte sich in die wohnungspolitischen Rahmenbedingungen einer allgemeinen Liberalisierung (Priorität der Eigentumsförderung, Abbau der objektbezogenen Darlehensförderung und Abbau eines staatlich regulierten, an der Kostenmiete orientierten Wohnungsteilmarktes, Abbau städtischer Belegungsrechte, Etablierung des Wohngeldes) ein, ohne eigene, lokale Zielsetzungen und Experimente zu ermöglichen. Allerdings wächst die Einsicht in diese Versäumnisse der Vergangenheit bei den Kommunen, mancherorts wird Neues diskutiert.

Vorerst verharren die Kommunen im vorgegebenen Rahmen und räumen unter dem doppelten Druck schichtenspezifischer Stadtumlandwanderung und eines eigentumsabhängigen Neubauvolumens der Wohn- und Siedlungsform des Einfamilienhauses Vorrang ein: Kennzeichnend dafür sind die Einfamilienhaussonderprogramme und eingeleiteten Umwidmungsverfahren bestehender Bauleitpläne zugunsten reduzierter Bebauungsdichten.

Unter dem Druck einer vermeintlichen Verslumungsgefahr innerstädtischer Altbauquartiere übernehmen die Kommunen bereitwillig das Konzept der Investitionsverlagerung von Neubau auf Modernisierung und unterstützen mehr oder weniger wohlwollend die Möglichkeit, Mietwohnungen in Eigentum zu überführen. Konsequenz sind rasch sinkende Belegungsdichten und schichtenspezifische Umstrukturierungsprozesse in Aktivräumen – für die verdrängten oder gar nicht erst zum Zuge kommenden Nachfragepotentiale gibt es kaum Konzepte. So konzentriert sich die Nachfrage unterer Einkommensschichten auf die Passivräume und stellt die Bemühungen um Sanierung dieser Gebiete in Frage.

Unumstritten sind bisher auch von den Kommunen die Trends steigenden Wohnflächenkonsums in die Flächennutzungsplanung übernommen worden – auf die sich verändernden Wohnbedürfnisse und die Herausbildung neuer Wohnformen wurde bisher kaum reagiert.

12.2 Regionale Bevölkerungs- und Siedlungsentwicklung

Soweit für das Verständnis und die Bewertung der gegenwärtigen Situation erforderlich, sollen in einem kurzen historischen Rückblick die wesentlichen ökonomischen und wohnungspolitischen Rahmenbedingungen in ihrer Wechselbeziehung zu kommunalen Planungszielen für die Siedlungsentwicklung aufgezeigt werden.

Vier Phasen der Nachkriegsentwicklung lassen sich unterscheiden:

12.2.1 *Wohnungsnot und Wiederaufbau (1945–1960)*

Wichtigster Faktor der Kapitalverwertung zu Beginn der Rekonstruktionsphase ist auch in Hannover die massenhafte Zuwanderung neuer Arbeitskräfte und die damit einhergehende extensive Erweiterung der Produktion. Dementsprechend verfolgt die Stadt Hannover während der Phase der sich extensiv erweiternden Produktion bis zur Krise 1966/67 eine Strategie der unspezifischen Schaffung allgemeiner Produktionsvoraussetzungen:

– dem allgemeinen Ausbau produktionsbezogener Infrastruktur entspricht das Akzeptieren von Industrieansiedlungen ungeachtet der Gefahr einer Kraftfahrzeug-Monostruktur (VW, Conti, Varta, Tewes)

– der Ausbau der Messe dient dem Image eines großen Industriestandortes; sie bleibt aber effektiv auf ihre Handelsfunktion beschränkt und ohne wesentliche Rückkoppelungseffekte auf erhoffte Industrieneuansiedlungen

– daneben gelingt es trotz der großzügigen Umstrukturierung der Innenstadt von einem zwar heruntergekommenen, aber im wesentlichen intakten, mit Kleingewerbe durchsetzten Wohngebiet zu einer regional bedeutsamen City kaum, größere Zentralverwaltungen anzuziehen.

Tab. 1   *Einwohner- und Wohnungsentwicklung der Innenstadt[1] Hannover*

	1939	1950	1961	1970	1980
Einwohner	47 860	14 300	18 180	14 250	11 597
Wohnungen	14 700	2 820	6 280	6 130	6 190

Quelle: Zusammenstellung nach Statistischen Vierteljahresberichten der Landeshauptstadt Hannover sowie nach Statistischen Vierteljahresberichten Hannover (ab 1974).

Wohnungspolitisch stehen – entsprechend dem großen Wohnungsmangel nach 1945 – zunächst die Wohnraumbewirtschaftung und Mietpreisbegrenzung (auf dem Stand von 1936) im Vordergrund der Maßnahmen. Das 1. Wohnungsbaugesetz 1950 berücksichtigt einerseits die Notwendigkeit staatlicher Eingriffe und legt daher eine Reihe unterschiedlicher Subventionsformen im Wohnungsbau fest, andererseits enthält es alle Ansätze einer Liberalisierung des Wohnungsmarktes.

Der in dieser Phase dominierende soziale Wohnungsbau wird zwar über langfristige, zinslose Darlehen vom Staat subventioniert (Objektförderung), Investor aber ist das private Kapital, wozu auch die gemeinnützige Wohnungswirtschaft zu zählen ist. Das Ziel einer allmählichen Überführung dieses Teilmarktes in den freien Wohnungsmarkt (Aufhebung der Belegungsbindung, Marktmiete anstatt Richtsatzmiete) ist vorgezeichnet[2].

In Hannover geht es zunächst um die Instandsetzung und Teilung vorhandener Wohnmöglichkeiten sowie um die Schaffung von Notunterkünften und Kleinsiedlungen, die teilweise in Selbsthilfe errichtet werden.

Ab 1950 errichten private oder gemeinnützige Baugesellschaften über ERP-Mittel finanzierte Siedlungen, die entweder an ausgebauten Straßen oder in Form von Arrondierungen vorhandener Wohnquartiere entstehen. Kennzeichnend sind einfachster Standard (Wohnküche, fehlende Balkone), geringe Wohnfläche, 3–4 Geschosse mit Sattel- oder Flachdach und die Ost-West-Ausrichtung von zumeist addierten 2–3-Spännern.

Zielgruppe des sozialen Wohungsbaues sind die unteren Einkommensschichten der Bevölkerung, die entsprechend den damaligen Verhältnissen (Besitzlosigkeit, Arbeitslosigkeit) mit „breiten Schichten" der Bevölkerung gleichzusetzen sind. Die soziale Mischung war angesichts der Wohnungsnot

---

[1]) Innenstadt Hannover entsprechend Statistischer Bezirk Mitte (011–018), vgl. auch die Siedlungsstrukturzone I auf der Karte 1.
[2]) Vgl. BECKER, R.: Grundzüge der Wohnungspolitik in der BRD seit 1949. In: Arch + 57/58 (1981).

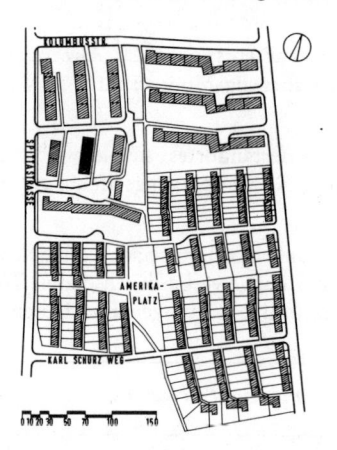

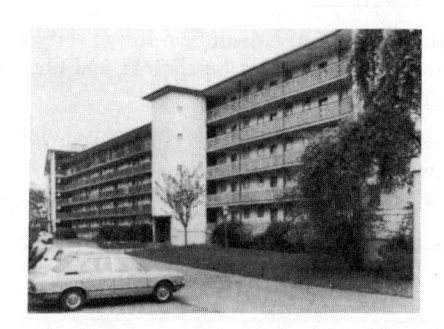

Abb. 1   ECA-Siedlung: Amerikaplatz, Hannover-Mittelfeld (1949)³)

5geschossiges Laubenganghaus, 4geschossige Wohnzeilen aus addierten 2-Spännern, Dreifamilien-Reihenhäuser mit ca. 50 m² großen Wohnungen in senkrecht zur Straße angeordneten Zeilen.

und der Praxis der Wohnraumbewirtschaftung selbstverständlich. Als siedlungspolitisches Ziel führt es frühzeitig zu einem Nebeneinander von Mietwohnungen und Eigentumswohnungen in der Form des Einfamilienreihenhauses.

Siedlungspolitisch steht die Rekonstruktion und Entwicklung der Gewerbeflächen im Vordergrund der Aufbauphase. Neben der Umstrukturierung der Innenstadt zum Handelszentrum bzw. „Markt der Stadt" werden vor allem neue Gewerbeflächen am Rande der überkommenen Wohnbebauung ausgewiesen. Diese Jahresringsegmente verweisen die später einsetzende Wohnflächenexpansion entweder in die verbleibenden Zwischenräume oder führen zu neuen Jahresringen jenseits davon.

Im Unterschied zu anderen Großstädten erfolgt die Entwicklung auf der Basis eines Leitmodells der städtebaulichen Entwicklung, dessen Rückgrat eine vorausschauende Straßennetzplanung ist. So sieht HILLEBRECHT die Chance, das überkommene Leitbild der Stadt den erweiterten Maßstäben der Erscheinungsformen der „zweiten industriellen Revolution" anzupassen[4]).

12.2.2 Entstehung der ersten Großsiedlungen (1961–1967)

Die beginnende Überlagerung der extensiven Produktionserweiterung durch Intensivierung und durch verstärkte Rationalisierungsinvestitionen bei gleichzeitiger Heranziehung ausländischer Arbeitskräfte kennzeichnet das Ausklingen der 1. Nachkriegsphase: Die Wirtschaft schwenkt in eine Phase krisenzyklischer Entwicklung ein.

Hannover kann bereits während dieses Zeitraumes keine größeren Industriebetriebe mehr neu ansiedeln, während die ansässigen Betriebe expandieren.

Ab 1960 sinkt die Einwohnerzahl der Stadt Hannover, während die der Region weiter wächst. Die Rückkehr kriegsbedingt Vertriebener ist weitgehend abgeschlossen, und der Flüchtlingsstrom versiegt allmählich.

---

[3]) Architektur in Hannover seit 1900. Herausgeber: Architektenkammer Niedersachsen, Hannover 1981, L 19 (anstatt Seitenangabe).
[4]) HILLEBRECHT, R.: Hannover als Beispiel des Wiederaufbaues. Vortrag Basel 1969, abgedruckt in: Städtebau als Herausforderung, Köln 1975, S. 103.

Tab. 2   Einwohner- und Wohnungsentwicklung 1950/61 und 1961/68*)

	Einwohner		Wohnungen	
	Großraum Hannover	LH Hannover	Großraum Hannover	LH Hannover
1950	833 796	474 103	–	89 900
1961	967 751	612 542	287 283	185 820
Zunahme absolut	133 955	138 439	–	95 920
Zunahme in %	16,1 %	29,2 %	–	106,7 %
	Großraum Hannover	LH Hannover	Großraum Hannover	LH Hannover
1961	967 751	612 542	287 283	185 820
1968	1 025 622	588 016	366 042	215 404
Zunahme absolut	57 871	– 24 526	78 759	29 584
Zunahme in %	5,9 %	– 4,0 %	27,4 %	15,9 %

*) Gebietsstand 1974.
Quelle: Zusammenstellung nach Statistischen Vierteljahresberichten der Landeshauptstadt Hannover.

Die Erweiterung des Wohnungsangebotes in der Kernrandzone sowie ein reduzierter positiver Außenwanderungssaldo ermöglichen den Abbau hoher Belegungsdichten in der Kernstadt und führen zur Stadtrandwanderung: 1965 erreicht der Negativsaldo der Stadtumlandwanderung mit 12 000 Einwohnern sein bisheriges Maximum.

Tab. 3   Salden der Umlandwanderung, großräumigen Binnenwanderung und Auslandswanderung der Stadt Hannover 1962 – 1980

	Zuzugs- (+) bzw. Fortzugsüberschuß (–)			
		darunter		
	insgesamt	Umlandwanderung*)	sonstige BRD u. übr. Nds.	Auslandswanderung
		Anzahl der Fälle		
1962	– 1 963	– 5 583	– 46	+ 3 666
1963	– 5 491	– 6 704	– 1 464	+ 2 677
1964	– 5 147	– 6 619	– 1 831	+ 3 303
1965	– 10 367	– 12 146	– 1 311	+ 3 090
1966	– 11 874	– 9 782	– 1 711	– 381
1967	– 13 535	– 6 341	– 4 357	– 2 837
1968	– 4 723	– 5 854	– 599	+ 1 730
1969	– 2 361	– 6 602	– 232	+ 4 473
1970	– 1 506	– 6 716	+ 214	+ 4 990
1971	– 2 034	– 6 570	+ 1 171	+ 3 365
1972	– 2 959	– 6 698	+ 954	+ 2 785
1973	– 3 492	– 6 366	– 616	+ 3 490
1974	– 4 317	– 4 652	– 87	+ 422
1975	– 6 791	– 3 704	+ 523	– 3 610
1976	– 3 134	– 2 974	+ 1 356	– 1 516
1977	– 2 757	– 3 444	+ 3 110	+ 1 286
1978	– 1 299	– 3 987	+ 1 797	+ 3 708
1979	+ 1 052	– 2 705	+ 2 122	+ 4 403
1980	+ 1 820	– 3 747	+ 748	+ 6 696

*) Umland: 1962 – 1967 = Landkreise Hannover, Neustadt, Burgdorf ohne die 4 Gemeinden aus dem Landkreis Schaumburg Lippe und die Stadt Springe, 1974 – 1977 = Landkreis Hannover (Gebietsstand 1. 4. 1974).
Quelle: Zusammenstellung nach Statistischen Vierteljahresberichten Landeshauptstadt Hannover, nach Statistischen Vierteljahresberichten Hannover.

1966 vollzieht sich die Wende vom Geburtenüberschuß zum -defizit. Bei weiter zunehmenden städtischen Arbeitsplätzen steigt die Pendlerzahl an. Schon 1959 pendeln 81 000 Arbeitskräfte täglich in die Stadt Hannover ein (1968 sind es 115 000 und 1973 sind es 130 000 Berufspendler).

Die kommunale Planung erfaßt die Einpendler als potentielle Zuwanderer, die es als Arbeitskräfte für expandierende ansässige und für neue ansiedlungswillige Unternehmen an die Stadt zu binden gilt.

1962 wird der Regionalverband Großraum Hannover durch ein entsprechendes Gesetz gegründet. Mit ihm wird ein Instrument geschaffen, die Expansion der Stadt und die Verflechtungsbeziehungen zwischen der Stadt und 200 Umlandgemeinden einheitlich zu planen.

Das Leitmodell der Regionalplanung definiert die Region als einheitlichen Lebens- und Arbeitsraum, innerhalb dessen vor allem der Ausbau der Verkehrsinfrastruktur die Mobilität von Bewohnern und Arbeitskräften zugunsten erhöhter Freizügigkeit und eines größeren Wirtschaftswachstums verbessern soll[5]).

Für den erwarteten Wohnflächenzuwachs von ca. 225 000 Einwohnern (davon ⅓ für den inneren Bedarf und ⅔ für Zuzug von außen) wird ein Verteilungsmodell konzipiert, das größere Wohnungsbauvorhaben vor allem in neu zu erschließenden Schwerpunkten der Kernrandzone und in gewissem Umfang in den Mittelzentren des äußeren Verbandsbereiches vorsieht.

Nachdem bereits Mitte der 50er Jahre das 1. Bundesmietengesetz die Mietpreisbindung für den Altbaubestand lockert und das 2. Wohnungsbaugesetz den Vorgang der Eigentumsförderung vor allem in Form des Familienheimes sicherstellt, folgt 1960 mit dem sogenannten Abbaugesetz ein weiterer wichtiger Schritt zur Liberalisierung des Wohnungsmarktes[6]).

Darin werden der Mieterschutz aufgehoben und die Subjektförderung in Form von Miet- und Lastenbeihilfen eingeführt.

Entsprechend diesem Gesetz wird Hannover 1966 „Weißer Kreis", d.h., die Altbaumieten werden freigegeben.

Mit dem Bundesbaugesetz vom 23. 6. 1960 wird dem privaten Eigentum an Grund und Boden eine starke Position eingeräumt. Zugleich wird der Preisstopp für unbebaute Grundstücke aufgehoben.

Die Wohnungsbautätigkeit gewinnt bei den privaten Investoren und in der kommunalen Siedlungspolitik an Bedeutung. Es beginnt die Phase der Großbauvorhaben. Als städtebauliches Leitbild gilt die „gegliederte Stadt", die im Rahmen des Prinzips funktionaler Trennung vor allem Wohnstandort ist.

Wichtige Einflußfaktoren für die Dimensionierung, Lage und städtebauliche Konzeption dieser in sich relativ geschlossenen Großsiedlungen sind:

– die Markt- und Produktionsinteressen der Bauwirtschaft, insbesondere das Interesse einer Anwendung industrieller Fertigungstechniken

– die Investitionskraft und -interessen der großen Kapital- und Wohnungsbaugesellschaften einschließlich der gemeinnützigen Wohnungsbaugesellschaften

– das Erfordernis, große zusammenhängende Bauflächen zu vergleichsweise niedrigen Baulandpreisen zu erstehen

---

[5]) Vgl. WEYL, H./KAPPERT, G./RIECHELS, E.: Die Region Hannover. In: Urbanistica, Bd. 53, 1968 (deutschsprachiger Sonderdruck) sowie SCHULZ, L.: Regionalplanung im Großraum Hannover – Bilanz und Ausblick. In: Neues Archiv für Niedersachsen, Heft 4/1979.

[6]) Gesetz über den Abbau der Wohnungszwangswirtschaft und über ein soziales Miet- und Wohnrecht vom 23. 6. 1960.

– die wohnungspolitische Zielgruppe der Sozialmieter verweist diese Projekte auch unter dem Aspekt ihrer Nähe zu den großen Produktionsstätten an den Stadtrand.

Nicht mehr Arrondierungen, sondern die Aufsiedlung dörflicher Stadtrandgemeinden und großer zusammenhängender landwirtschaftlich genutzter Flächen in günstiger Entfernung zum Stadtkern (aber meistens ohne vorhandene großräumige Verkehrsanbindung) stehen im Vordergrund dieser Entwicklungsphase.

Wichtigstes Projekt ist die Stadtrandsiedlung „Auf der Horst" (Garbsen) mit rd. 3000 Wohnungen für ca. 10 000 Einwohner auf einer Fläche von 114 ha.

Das Mischungsverhältnis weist noch 86 % Mietwohnungen in 3–8-geschossigen Zeilenbauten und einzelnen Punkthochhäusern sowie 14 % Einfamilienhäuser in Form des Gartenreihenhauses auf. Diese Siedlung wurde mit Hilfe von Montage- und Fertigteilbauten in nur 3 Jahren zwischen 1964 und 1967 u. a. von der Neuen Heimat und der Gemeinnützigen Baugesellschaft Hannover errichtet.

Abb. 2 *Siedlung Rehmerfeld West (1958 – 1962)[7])*

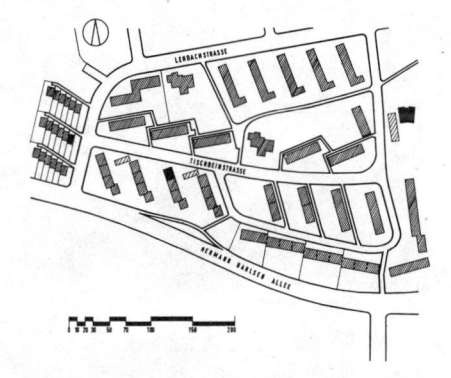

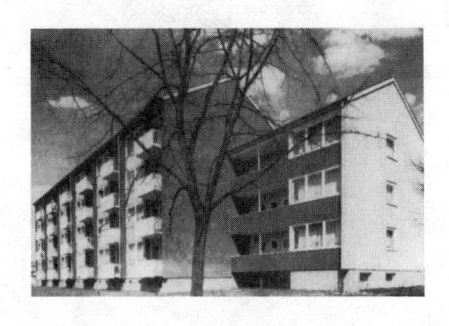

8geschossige Punkthochhäuser, 3–4geschossige Zeilenbebauung und Einfamilien-Reihenhäuser, Erdgeschoßwohnungen ohne Garten schaffen unbesetzte Freiräume.

Charakteristisch für die ersten Großsiedlungen sind die räumliche Trennung von Mietwohnungen und Eigenheimen sowie der Verzicht auf Erdgeschoßwohnungen bei den Geschoßbauten, so daß die Freiflächen zwischen den Gebäuden als schwer anzueignender Bereich verbleiben. Die Unterbringung des ruhenden Verkehrs erfolgt teilweise in Tiefgaragen.

Parallel zur Entstehung der ersten Großsiedlungen in Stadtrandlage findet in den Umlandgemeinden vor allem in Form der Einfamilienhausbebauung eine rege Bautätigkeit statt. Die Stadt verliert seit 1962 ca. 6000 Einwohner jährlich an das Umland. Die durchschnittliche jährliche Zuwachsrate an Wohnungen liegt im Zeitraum 1961/1968 im Umland mit 6660 Wohnungen bereits höher als im Stadtgebiet mit 4000 Wohnungen. Betrachtet man die Siedlungsstrukturzonen im Großraum Hannover im einzelnen, so ergeben sich für die Zonen I und II stagnierende Wohnungsbestände, während die Zonen III und IV (Kernrandzone innerhalb des Stadtgebietes und des Umlandes) mit jeweils ca. 3500 Wohneinheiten jährlich die höchsten Zuwachsraten aufweisen. Auch die Zone V (äußerer Umlandbereich) verzeichnet einen Zuwachs von durchschnittlich 3200 Wohneinheiten in dem Zeitraum 1961–1968[8]).

---

[7]) Architektur in Hannover seit 1900, a. a. O., L 28.
[8]) Zur Gliederung der Siedlungsstrukturzonen vgl. die Karte 1.

Karte 1 *Siedlungsstrukturzonen der Region Hannover*

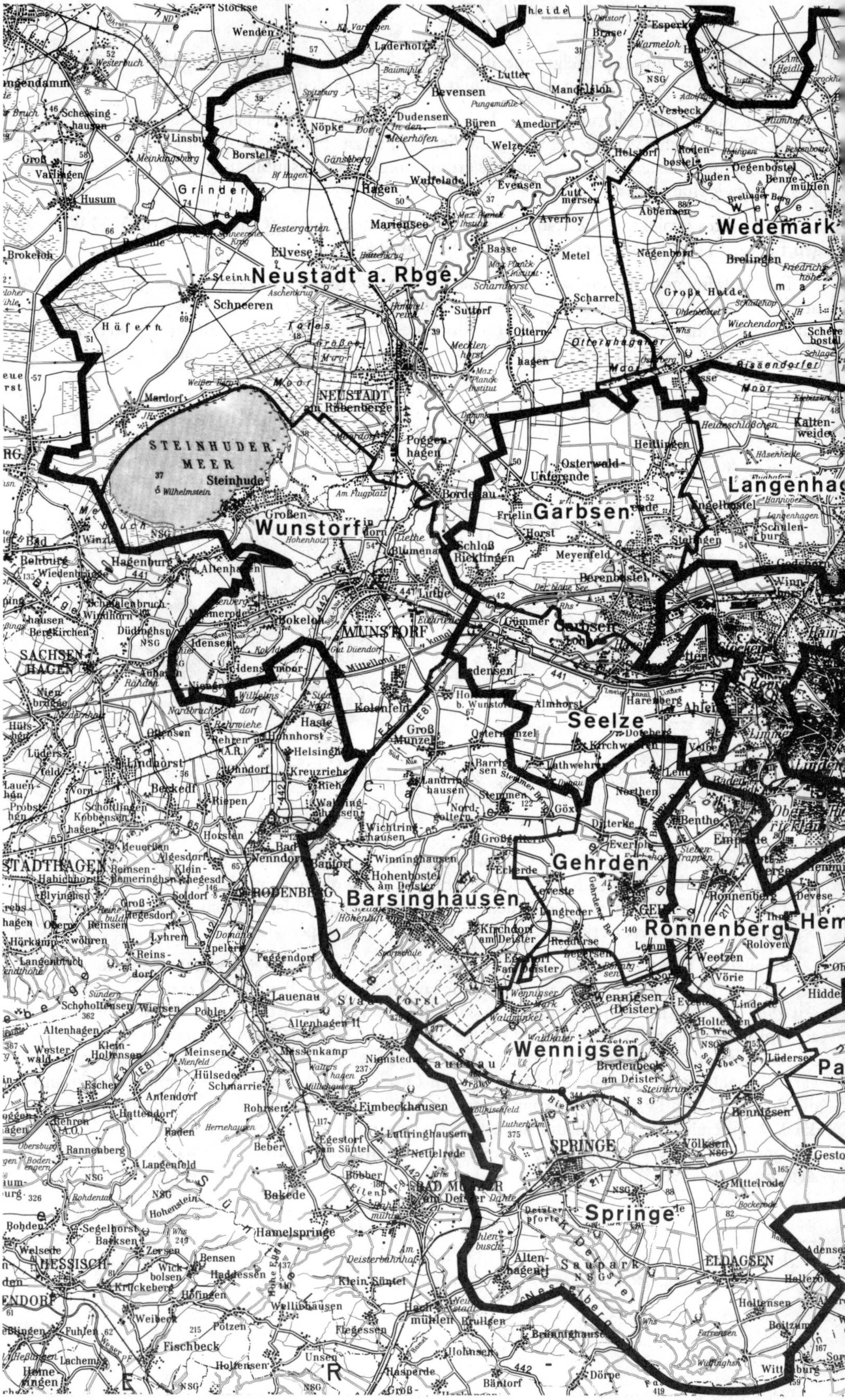

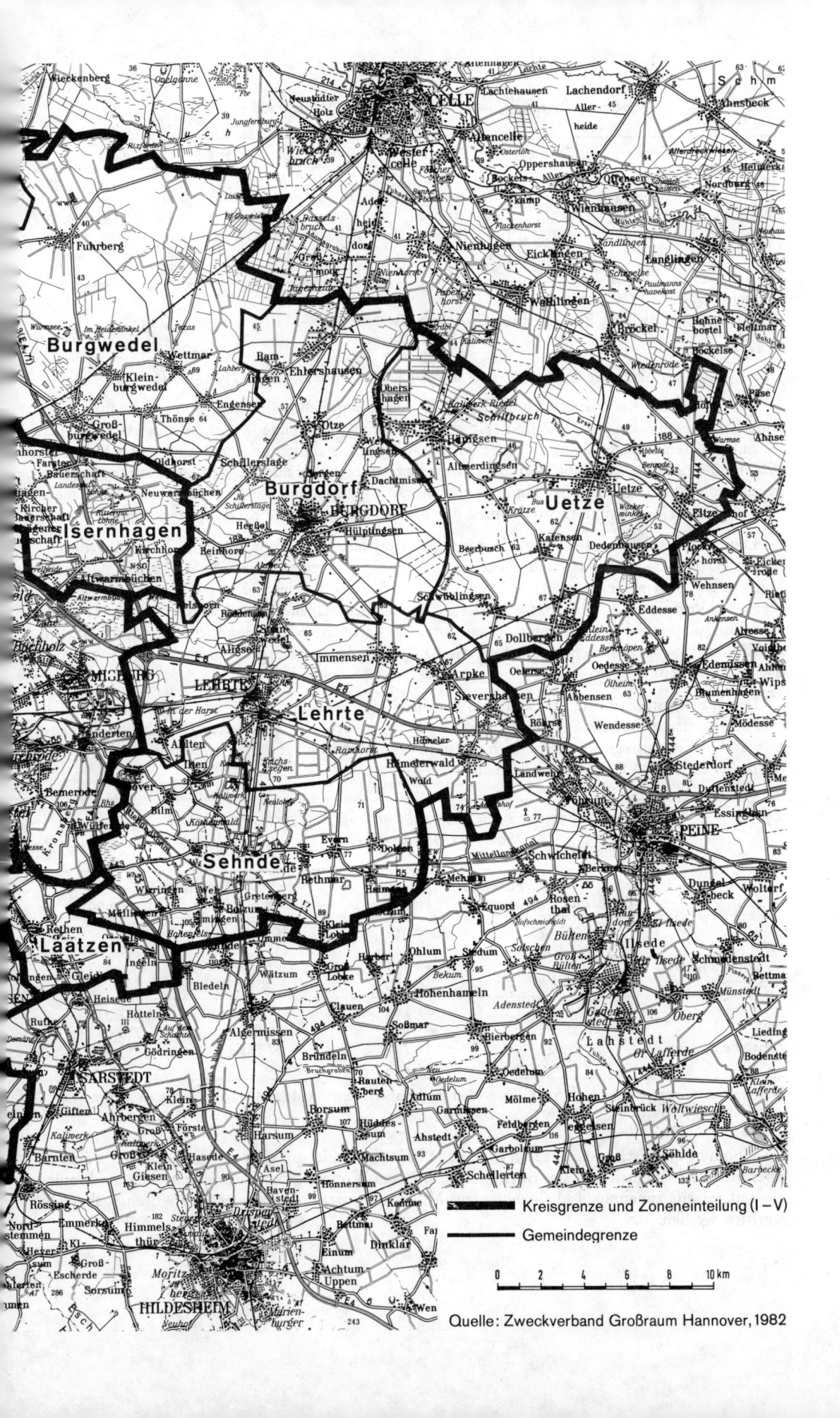

Kreisgrenze und Zoneneinteilung (I–V)
Gemeindegrenze

Quelle: Zweckverband Großraum Hannover, 1982

Tab. 4   Wohnungsbestände nach Siedlungsstrukturzonen 1956 – 1980*)

Jahr		Großraum	Zone 1	%	Zone 2	%	Zone 3	%	Zone 4	%	Zone 5	%
1956	25. 9.	232 811	–	–	–	–	–	–	22 622	9,72	53 076	22,80
1961	6. 6.	287 283	6 219	2,16	93 961	32,71	86 197	30,00	33 787	11,76	67 576	23,50
1968	25. 10.	366 042	6 201	1,69	97 074	26,52	112 127	30,63	59 277	16,19	91 361	24,90
1973	31. 12.	427 791	6 199	1,45	97 860	22,88	134 378	31,41	78 557	18,36	111 086	25,90
1975	31. 12.	446 051	6 153	1,38	99 486	22,30	139 732	31,33	83 363	18,69	117 576	26,90
1980	31. 12.	474 763	6 190	1,30	103 625	21,83	145 227	30,59	91 747	19,32	127 974	26,96

*) Gebietsstand vor 1974.
Quelle: Zusammenstellung: Zweckverband Großraum Hannover.

12.2.3 Die Krise 1967 und der Boom im Wohnungsbau (1968–1973)

Die zyklische Krisenentwicklung ist nach der Überproduktionskrise von 1967 durch den Aufschwung zunächst bis 1972 und seitdem durch eine anhaltende – von außenwirtschaftlichen Einflußfaktoren stark abhängige – Phase wirtschaftlicher Instabilität gekennzeichnet. Der Krise von 1967 folgt eine erste Welle von Rationalisierungsinvestitionen bei nochmals extensiv expandierender Produktion; allerdings wird in Hannover der Beschäftigungshöchststand der 60er Jahre nicht mehr ganz erreicht. Die Konjunkturprogramme des Bundes verkürzen die Krisenauswirkungen.

Die Krise hat in Hannover die Nachteile der Kraftfahrzeugmonostruktur in Form überdurchschnittlicher Arbeitslosigkeit und Steuerverluste spürbar werden lassen. Die Strategie der Stadt konzentriert sich auf eine gezielte Ansiedlung bestimmter Betriebe (Know-How-Industries) bei speziellen Vorleistungen. Bekanntgeworden ist der fehlgeschlagene Ansiedlungsversuch eines IBM-Forschungs- und Entwicklungszentrums mit erwarteten 6000 Beschäftigten und jährlich 20 Mio. DM Gewerbesteueraufkommen. Als Baugelände hatte die Stadt eine innenstadtnahe Grünfläche angeboten.

Die Wanderungsverluste der Stadt werden durch den erneuten Zustrom ausländischer Arbeitskräfte bzw. deren Familienangehörige teilweise kompensiert. Der Bevölkerungsanstieg im Umland hält an. Die Gesamtregion erreicht nach einem kurzen Einbruch 1968 wieder die früheren Zuwachsraten von ca. 10 000 Einwohnern jährlich.

Tab. 5   Entwicklung der Einwohnerzahl und des Wohnungsbestandes 1968 – 1974 und 1974 – 1980

	Einwohner		Wohnungen	
	Großraum Hannover	LH Hannover	Großraum Hannover	LH Hannover
1968	1 025 622	588 016	366 042	215 404
1974	1 092 904	568 843	437 101	242 034
Zunahme absolut	67 282	– 19 173	71 059	26 630
Zunahme in %	4,6 %	– 3,3 %	19,4 %	12,4 %
1974	1 092 904	568 843	437 101	242 034
1980	1 079 551	557 058	475 029	255 042
Zunahme absolut	– 13 353	– 11 785	37 928	13 008
Zunahme in %	– 1,2 %	– 2,1 %	8,7 %	5,4 %

Quelle: Zusammenstellung nach Statitischen Vierteljahresberichten Landeshauptstadt Hannover sowie Statitischen Vierteljahresberichten Hannover (seit 1974).

Wohnungspolitisch vollzieht sich in dieser Phase eine widersprüchliche Entwicklung: Während einerseits die Liberalisierung des öffentlich geförderten Wohnungsbaues vorangetrieben wird, müssen andererseits zunehmend Maßnahmen zur Milderung sozialer Spannungen im Wohnungsbereich ergriffen werden.

Die bereits im II. Wohnungsbaugesetz von 1956 vorgesehene stärkere Heranziehung von Kapitalmarktmitteln für den sozialen Wohnungsbau wird mit dem Wohnungsbauänderungsgesetz von 1965 durch Umstellung auf reine Zinssubventionierung anstelle zinsloser Darlehen voll ausgeschöpft.

Mit der Verlagerung der Förderung auf dem 2. Förderweg (u. a. höhere Einkommensgrenzen) wird zugleich eine Verlagerung der Mittel für den sozialen Wohnungsbau auf die Eigentumsförderung vollzogen.

Die grundlegende Annahme dieser Liberalisierungspolitik, wonach anhaltend positive Einkommenselastizitäten es dem einzelnen Haushalt ermöglichen, relativ steigende Ausgaben für das Wohnen zu tätigen, und eine Eigentumsförderung höherer und mittlerer Einkommensschichten über den Sickereffekt indirekt auch den unteren Einkommensschichten zugute kommt, wird durch die Wirtschaftskrise von 1967 erschüttert.

Die Gebäude- und Wohnungszählung von 1968 weist darüber hinaus erhebliche Wohnungsdefizite nach, so daß die Notwendigkeit des lenkenden Eingriffs des Staates in den Wohnungsmarkt wieder betont wird.

Zu diesen Maßnahmen zählen die Verfestigung und der Ausbau der Subjektförderung über das Wohngeld (1. Wohngeldgesetz, 1. 4. 1965, 2. Wohngeldgesetz, 14. 12. 1970) sowie die Maßnahmen zur Verbesserung des Mietrechts und zur Begrenzung des Mietpreisanstieges (1969) und die Etablierung eines langfristigen Wohnungsbauprogrammes (Wohnungsbauänderungsgesetz 1971) mit den drei Schwerpunkten: Sozialprogramm, Regionalprogramm, Modernisierungsprogramm.

Die treibenden Faktoren des Wohnungsbaubooms während dieser Entwicklungsphase sind:

- Aufschwung des Wohnungsbaues infolge entsprechender Konjunkturförderungsprogramme und zunächst relativ günstiger Hypothekenzinsen
- Ausweitung des sozialen Wohnungsbaues durch Umstellung der öffentlichen Förderung auf degressiv gestaffelte Zinssubventionen und eine stärkere Berücksichtigung von Eigentumsmaßnahmen, was den Wohnungsbauunternehmen einen schnelleren Kapitalumschlag und damit ein höheres Bauvolumen ermöglicht
- erhöhte Nachfrage im Zuge wachsender Ansprüche an erweiterte Wohnflächenstandards; entsprechend werden die Normen des sozialen Wohnungsbaus in bezug auf höhere Wohnflächen geändert
- erhöhte Nachfrage infolge von Umzugszwängen, die sich aus der Situation der innerstädtischen Altbauquartiere ergeben: sinkende Belegungsdichte durch Abriß, Zusammenlegung von Wohnungen und Wohnraumzweckentfremdung, sei es im Zuge geplanter Sanierungsmaßnahmen, sei es im Zuge privater Aufwertungsinvestitionen in Aktivräumen, sei es durch Funktionswandel zugunsten kapitalstärkerer Nutzungen, sei es als Flucht vor unzureichenden Wohnumfeldbedingungen
- Wohnungsdefizite, die durch die Gebäude- und Wohnungszählung von 1968 in bis dahin unvermuteter Höhe nachgewiesen werden.

Siedlungspolitisch vollzieht sich der Wohnungsneubau vor allem in Form von Großsiedlungen. Das neue Leitbild „Urbanität durch Dichte" versteht sich als eine (wenn auch falsch verstandene) Kritik der Siedlungen im Grünen und baut auf überzogenen Erwartungen hinsichtlich des Wirtschafts- und Bevölkerungswachstums auf.

Diese zweite Generation der Großsiedlungen liegt in der Kernrandzone sowohl auf Stadtgebiet als auch in angrenzenden Umlandgemeinden. Innerhalb der Stadt Hannover werden allein die drei größten Projekte (Mühlenberg, Roderbruch, Sahlkamp) auf 87 000 Einwohner projektiert. Als weiteres ist der Kronsberg mit 80 000 Einwohnern in der Planung; auf dem Gebiet der heutigen Stadt Laatzen in unmittelbarer Nachbarschaft zum Kronsberg entwickelt sich ein weiteres Großprojekt.

Abb. 3 Hannover-Roderbruch (1968)[9])

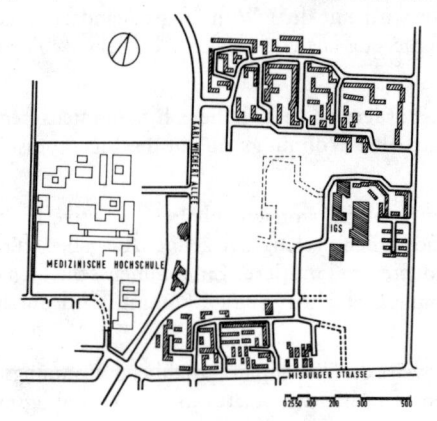

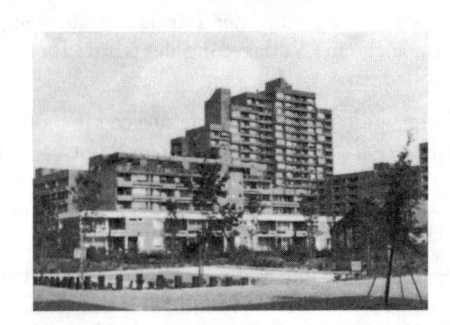

Hofbildung durch winkelförmige Geschoß-Wohnungsbauten, gestaffelt bis zu 20 Geschosse; Integration eines Einkaufzentrums, Stadtbahnanschluß, Zuordnung von Arbeitsstätten in der Nähe, aber kleinräumlich, funktional getrennt.

Kennzeichnend für diese Großsiedlungen sind Hofbildungen mit gestaffelten und zurückspringenden Hochhäusern bis zu 20 Geschossen und Tiefgaragen, wodurch in Teilbereichen Dichtewerte wie in den innenstadtnahen Altbauquartieren erreicht werden. Weiterhin sind kennzeichnend die Integration von „Einfamilienhäusern" im Erdgeschoß, wodurch die Freiflächen zwischen den Häusern teilweise privat zugeordnet werden, und ein hoher Anteil von Eigentumswohnungen.

12.2.4 Stagnierendes Wirtschaftswachstum und erneute Wohnungsengpässe (1974–1980)

Über den zyklischen und außenwirtschaftlich bedingten Abschwung hinaus machen sich die seit den 60er Jahren und verstärkt noch in den frühen 70er Jahren getätigten Rationalisierungsinvestitionen in einem rapiden Abbau der Arbeitsplätze bemerkbar. Die Produktion wird nicht mehr extensiv erweitert. Erstmalig sind auch im privaten Tertiärbereich der Stadt Hannover die Beschäftigten rückläufig, anhaltend positive Veränderungsraten des privaten Tertiärsektors im Umland kompensieren die Verluste der Stadt. Der öffentliche Tertiärsektor wächst 1970/76 sowohl im Umland als auch in der Stadt Hannover, während der Primär- und Sekundärsektor während dieses Zeitraumes in beiden Räumen stark abnimmt.

Tab. 6 *Arbeitsplatzentwicklung im Großraum Hannover 1961/70 und 1970/76*
Veränderungsrate der Beschäftigung in %

	Primär- und Sekundärsektor		Privater Tertiärsektor		Öffentlicher Tertiärsektor	
	1961/70	1970/76	1961/70	1970/76	1961/70	1970/76
Landkreis Hannover	+ 16,8	− 14,1	+ 41,7	+ 11,0	+ 77,4	+ 35,9
Landeshauptstadt Hannover	− 3,3	− 24,0	+ 0,7	− 2,7	+ 48,2	+ 23,2
Großraum Hannover	+ 1,3	− 21,4	+ 7,6	+ 0,3	+ 52,6	+ 25,5
absolute Werte	+ 3 242	− 53 158	+ 14 409	+ 703	+ 25 105	+ 18 542
Bundesgebiet	+ 4,0	− 13,9	+ 7,4	+ 0,9	+ 41,4	+ 13,4

Quelle: Arbeitsstättenerhebung Großraum Hannover 1976, Beiträge zur Regionalen Entwicklungsplanung, Heft 6, Hannover 1978, S. 14. (Eine Untersuchung der WIBERA, Wirtschaftsberatung AG, in Zusammenarbeit mit dem Großraum Hannover).

---

[9]) Architektur in Hannover seit 1900, a.a.O., L 33.

Der Bevölkerungsrückgang der Stadt verstärkt sich zunächst, insbesondere durch die Rückwanderung ausländischer Arbeitskräfte, aber auch als Folge eines mangelnden Arbeitsplatzangebotes und der dadurch gebremsten Zuwanderung der Bevölkerung aus ländlichen Siedlungsräumen. Der negative Saldo der Stadtumlandwanderung schwächt sich ab, die Bevölkerungsentwicklung im Großraum Hannover stagniert bzw. ist bis 1978 zunächst rückläufig. In der Zeit von 1978–1980 setzt ein erneuter Zustrom von Ausländern ein, der die Einwohnerverluste der Stadt nahezu kompensiert und – bezogen auf den Großraum Hannover – Einwohnerzuwächse bewirkt[10]).

Tab. 7 Bevölkerungsentwicklung im Verbandsbereich (1962 – 1980)

Jahr	Bestand am Jahresanfang	Veränderung im Jahresverlauf Biologische Bilanz	Wanderungsbilanz	Gesamtbilanz	Bestand am Jahresende
1962	967 751	3 820	9 015	12 835	980 586
1963	980 586	3 277	8 300	11 577	992 163
1964	992 163	4 594	8 350	12 944	1 005 107
1965	1 005 107	3 959	8 192	12 151	1 017 258
1966	1 017 258	4 103	1 703	5 806	1 023 064
1967	1 023 064	3 859	− 8 373	− 4 514	1 018 550
1968	1 018 550	− 2 360	4 112	7 072	1 025 622
1969	1 025 622	641	10 336	10 977	1 036 599
1970	1 036 599	1 320	12 412	11 092	1 042 017
1971	1 042 017	− 1 314	10 879	9 565	1 051 582
1972	1 051 582	− 2 145	7 942	5 797	1 057 379
1973	1 057 379	− 2 972	5 882	2 910	1 060 279
1974[1])	1 096 302	− 2 741	− 657	− 3 398	1 092 904
1975	1 092 904	− 3 949	− 4 614	− 8 563	1 084 341
1976	1 084 341	− 3 402	− 1 691	− 5 093	1 079 248
1977	1 079 248	− 3 575	1 772	− 1 803	1 077 445
1978	1 077 445	− 3 748	2 968	− 780	1 076 665
1979	1 076 665	− 3 568	4 325	757	1 077 422
1980	1 077 422	− 3 340	5 469	2 129	1 079 551

[1]) Bevölkerungsstand nach der Gebietsreform 1974.
Quelle: Regionales Raumordnungsprogramm 1981 für das Gebiet des Zweckverbandes Großraum Hannover, Erläuterungen, Hannover 1981.

Bei differenzierter Betrachtung des Umlandes zeigt sich im Beobachtungsjahr 1970, daß einige Städte und Gemeinden prozentual deutlich höhere Bevölkerungsverluste als die Stadt Hannover hinzunehmen hatten. Ein spürbares Bevölkerungswachstum ist lediglich in den Städten und Gemeinden Isernhagen, Laatzen, Burgwedel und Wedemark zu verzeichnen. In den übrigen Städten und Gemeinden des Großraumes Hannover läßt sich die Bevölkerungsentwicklung unter den Begriff „Stagnation" subsumieren. Über einen längeren Beobachtungszeitraum hinweg lassen sich Bevölkerungsverluste in den Landkreisgemeinden Gehrden, Seelze, Sehnde, Springe verfolgen[11]).

Der wirtschaftliche Abschwung seit 1973/74 läßt die kommunalen Bemühungen um eine aktive Strukturpolitik im Bereich der Wirtschaft, soweit sie sich um die Ansiedlung von Betriebsneugründungen und Verlagerungen von außerhalb bemüht, zunehmend als illusionär erscheinen.

---

[10]) Inzwischen lassen sich 3 Wellen der Ausländerzuwanderung unterscheiden:
1. Welle Anfang der 60er Jahre: Zustrom ausländischer Arbeitskräfte aus EG-Staaten und der Türkei;
2. Welle Anfang der 70er Jahre: Zuwanderung von Familienangehörigen ausländischer Arbeitskräfte, insbesondere der Türken;
3. Welle Anfang der 80er Jahre: Zuwanderung von sogenannten Asylanten, insbesondere aus Ländern der 3. Welt.

[11]) Vgl. Regionales Raumordnungsprogramm 1981 für das Gebiet des Zweckverbandes Großraum Hannover, Erläuterungen, Hannover 1981, S. 10.

Abb. 4   *Bevölkerungsentwicklung im Großraum Hannover*
          (in Prozentzahlen)

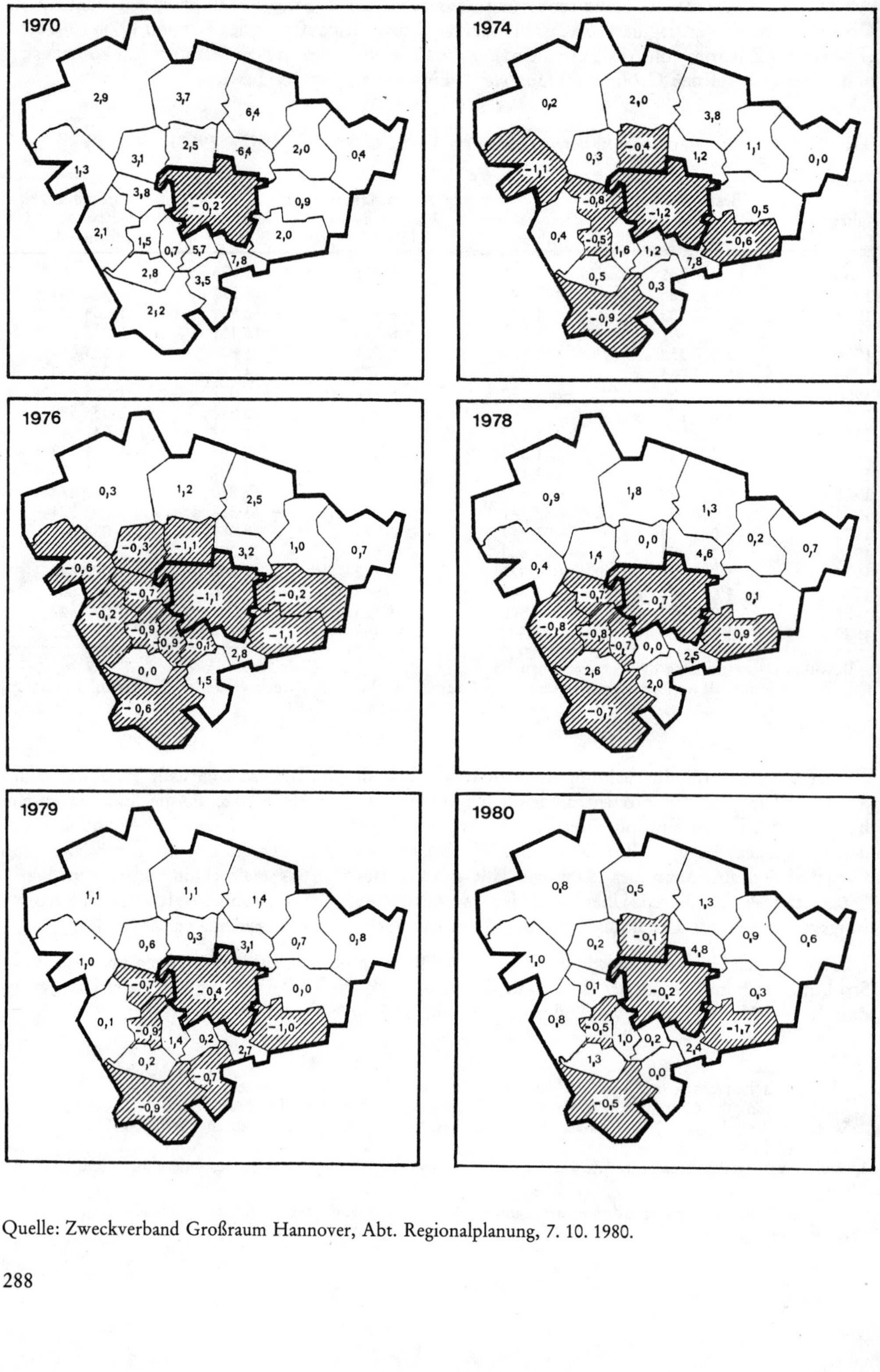

Quelle: Zweckverband Großraum Hannover, Abt. Regionalplanung, 7. 10. 1980.

Die Auswirkungen der Gemeindefinanzreform von 1969 sowie das Scheitern der großzügigen Eingemeindungsvorstellungen der Kernstadt (Gebietsreform, 1. 4. 1974) begründen deren zunehmende Abhängigkeit von der Anzahl und Einkommensstruktur der Bewohner.

Dementsprechend bemüht sich die Stadt um eine stärkere Berücksichtigung des Reproduktionsbereiches, z.B. durch Wohnumfeldverbesserung in der kommunalen Entwicklungsplanung.

Allerdings ist der Handlungsspielraum der Stadt in bezug auf Maßnahmen im Wohnungssektor sowohl durch den engen Finanzrahmen als auch durch die bundespolitischen Vorgaben im Wohnungswesen eingeengt. Während die dem Kapitalmarkt weitgehend überlassene Neubautätigkeit sowohl im Bereich des sozialen Wohnungsbaues als auch im Bereich des freifinanzierten Wohnungsbaues an dem hohen Zinsniveau scheitert, bemühen sich Bund und Land, die Investitionen in die Modernisierung der Altbausubstanz zu lenken. Im übrigen wirken die auf Liberalisierung zielenden wohnungspolitischen Rahmenbedingungen der 60er Jahre trotz zunehmender Wohnungsengpässe in den Ballungsräumen fort.

Siedlungspolitisch reagiert die Stadt Hannover auf die seit 1973/74 veränderte Wohnungsmarktlage und die wohnungspolitische Schwerpunktsetzung auf Modernisierungs- und Eigentumsförderung, indem sie einerseits die Revitalisierung der Altbauquartiere beschleunigt und andererseits Einfamilienhaussonderprogramme auflegt[12].

Der kommunale Investitionsspielraum für die Bezuschussung von Neubaumaßnahmen ist erschöpft.

12.2.4.1 Bedingungen des Wohnungsneubaues – insbesondere im sozialen Wohnungsbau

1973/74 bricht der Boom im Wohnungsbau zusammen. Besonders hart ist der soziale Wohnungsbau betroffen. Die Folgen des II. Wohnungsbau-Änderungsgesetzes schlagen angesichts der Hochzinspolitik voll durch und führen durch den planmäßigen Abbau laufender Subventionen zu vorprogrammierten Mietpreissteigerungen bis zu 10,– DM/m² Fläche ab 1985 (ohne Berücksichtigung der zu erwartenden Betriebskostenerhöhungen).

Die nachstehende Tabelle zeigt die voraussichtliche Entwicklung bis 1995 für 17 500 nach 1960 mit städtischen Aufwendungszuschüssen geförderte Sozialwohnungen. Betriebskostenerhöhungen und mögliche Veränderungen der Kapitalkosten, die auch in der Vergangenheit zunehmend für Mieterhöhungen verantwortlich waren, sind hierbei nicht berücksichtigt.

Der kommunale Haushalt für Wohnungsbau wird zunehmend mit den Folgen einer verfehlten Wohnungsbaupolitik belastet. Die Stadt Hannover hat den Wohnungsbau seit 1951 mit hohem finanziellem Aufwand gefördert. Insgesamt sind bis einschließlich 1980 rd. 339 Mio. DM als nachstellig gesicherte Darlehen oder Baukostenzuschüsse für den allgemeinen Wohnungsbau bereitgestellt worden. Die Stadt ist bis 1980 Verpflichtungen für Aufwendungszuschüsse von kapitalisiert 58 Mio. DM eingegangen. Die jährliche Rate steigt weiter. Nach Auslaufen der 15jährigen Aufwendungszuschüsse muß aus sozialpolitischen Gründen nachfinanziert werden[13].

1980 wurden ca. 20 000 Wohnungen bezuschußt; die daraus resultierenden Zins- und Tilgungsverpflichtungen betragen rd. 11,4 Mio. DM. Um einem weiteren Anstieg zu begegnen, will die Stadt ihre Finanzzuschüsse senken, was entsprechende Mieterhöhungen nach sich ziehen wird.

Stellt man die von der Stadt Hannover zur Förderung des Sozialwohnungsbaues in den Jahren 1972–1980 bereitgestellten Mittel den Zuweisungen des Landes gegenüber, ergibt sich eine Aufteilung der Leistungen im Verhältnis 75 % zu 25 %[14].

---

[12]) Vgl. Ratsdrucksache 333/77: Untersuchungen über die Möglichkeiten eines Sonderprogrammes „Entwicklung von Wohngebieten für Einfamilienhäuser".

[13]) Vgl. Wohnungsbau – Wohnungsversorgung 1980, a.a.O., S. 67.

[14]) Ebenda, S. 69.

Tab. 8   Voraussichtliche Mietentwicklung von 17 526 Sozialwohnungen
         nach 1960 gebaut und mit städtischen Aufwendungszuschüssen gefördert

	1980	1981	1982	1983	1984	1985	1986	1987	1988	1989	1990	1991	1992	1993	1994	1995
bis 4,–	–	–	–	–	–	–	–	–	–	–	–	–	–	–	–	–
4,01– 4,50	379	372	264	197	197	149	7	7	7	7	7	4	–	–	–	–
4,51– 5,–	5208	4713	3332	2968	2470	1957	1900	1871	1602	1558	1466	1062	753	463	437	328
5,01– 5,50	8243	6422	5878	5686	4256	3166	3062	2897	2600	2412	1677	1426	1032	775	727	595
5,51– 6,–	2971	3367	3714	3792	3620	4283	4239	3769	2996	2942	2466	2279	2101	2048	2048	2048
6,01– 6,50	513	1567	1783	1965	2840	3136	3272	3222	3158	2857	2857	2857	2857	2857	2857	2857
6,51– 7,–	194	1000	2194	2284	3120	3172	3079	2996	2996	2996	2996	2996	2996	2996	2996	2996
7,01– 7,50	–	–	177	387	460	669	771	803	883	883	883	883	883	883	883	883
7,51– 8,–	18	18	117	117	159	171	188	457	457	457	457	457	457	457	457	457
8,01– 9,–	–	67	67	67	67	426	611	646	711	729	748	780	986	986	986	986
9,01–10,–	–	–	–	63	337	349	529	1041	1081	1097	1100	1162	1172	1172	1172	
10,01–11,–	–	–	–	–	–	48	48	154	222	540	594	719	734	968	968	968
11,01–12,–	–	–	–	–	–	–	–	–	648	733	1178	1331	1457	1541	1572	1692
12,01–13,–	–	–	–	–	–	–	–	175	205	297	962	1010	1078	1215	1215	1215
13,01–14,–	–	–	–	–	–	–	–	–	–	34	138	188	410	482	525	634
14,01–15,–	–	–	–	–	–	–	–	–	–	–	–	218	404	449	449	449
15,01–18,51 und mehr	–	–	–	–	–	–	–	–	–	–	–	216	216	234	234	246
	17526 ⟶													⟵ 17526		

Quelle: Wohnungsbau – Wohnungsversorgung 1980. Bericht des Amtes für Wohnungswesen der Landeshauptstadt Hannover, S. 63.

Aufgrund der Regelungen des Wohnungsbau-Änderungsgesetzes 1980 wird vor allem die vorzeitige Ablösung von Darlehen mit der Beendigung der Bindungswirkung verknüpft, sobald das jeweilige Mietverhältnis endet. Da das Land Niedersachsen der Stadt Hannover die Erklärung zum „Gebiet mit erhöhtem Wohnbedarf" vorenthält und zwischen 1972 und 1980 für ca. 8000 Sozialwohnungen öffentliche Mittel vorzeitig zurückgezahlt wurden, hat sich das Angebot an Sozialwohnungen um ca. 11 % verringert[15].

Inzwischen kündigt die Stadt Hannover den Mietern von rd. 2200 städtischen Wohnungen Mieterhöhungen bis zu 1,– DM/m² bis 1982 an. Grund dafür sind die vom Land in Aussicht gestellten höheren Prämien (25 % der Restschuld) für die vorzeitige Ablösung bis 1965 gewährter Darlehen sowie die Zusicherung, die zurückgezahlten Darlehensbeträge zu 50 % den ablösenden Wohnungsunternehmen wieder zugute kommen zu lassen, wenn sie in Neubauvorhaben investiert werden[16].

Die Gewährung zinsloser bzw. zinsgünstiger Darlehen in der Phase 1956 bis 1964 hat vor allem dazu beigetragen, einen preiswerten Wohnungsteilmarkt mit Belegungsrechten der Stadt zu schaffen, der für untere Einkommensschichten und besondere Problemgruppen dringend benötigt wird. Nach Angaben des Amtes für Wohnungswesen der Landeshauptstadt Hannover gehörten 1980 ca. 50 000 Haushalte zu den Wohnungssuchenden, die einer besonderen Bedarfsgruppe angehören. Davon konnten nur 50 % versorgt werden. Die Unterversorgung wuchs 1980 weiter an. Der Wohnungsnotstand deutscher Familien ist relativ stark angewachsen; bei den Ausländern handelt es sich zu 62 % um türkische Familien[17].

Die Mobilisierung des in den frühen Jahrgängen des sozialen Wohnungsbaues aus der Nachkriegszeit investierten Kapitals ist nicht nur sozialpolitisch bedenklich angesichts der gegenwärtigen

---

[15]) Ebenda, S. 31.
[16]) Hannoversche Allgemeine Zeitung vom 12./13. Dezember 1981.
[17]) Vgl. Wohnungsbau – Wohnungsversorgung 1980, a.a.O., S. 10.

Reallohneinbußen und der Nebenkostenerhöhungen („2. Miete"). Sie führt vor allem zum Bruch mit dem Prinzip der Kostenmiete, die sich an den tatsächlichen Kosten orientiert.

Mit der Aufgabe des Kostenmietenprinzips entfällt ein wichtiges Regulativ für das Mietenniveau auch der anderen Wohnungsteilmärkte. Darüber hinaus kann die zweckgebundene Reinvestition angesichts der Neubaukosten und Finanzierungsmodalitäten im öffentlich geförderten Wohnungsbau kaum zur Versorgung breiter Schichten der Bevölkerung beitragen. Siedlungspolitisch entfällt mit den Möglichkeiten eines sozial orientierten Wohnungsneubaues eine wichtige kommunale raum- und sozialstrukturelle Lenkungsmöglichkeit. Damit bleiben die Maßnahmen im Bereich des sozialen Wohnungsbaues hinter den Möglichkeiten des Bundesbaugesetzes zurück, das nach seiner Novellierung seit 1976 sozial orientierte Flächenwidmungen zuläßt (§ 9 Abs. 1, Satz 7 und 8).

12.2.4.2 Modernisierung und Eigentumsförderung im Bestand

Parallel zum Rückgang des Mietwohnungsbaues erfolgt ab 1974 eine sprunghafte Zunahme der öffentlich geförderten Altbaumodernisierung; entsprechend der konjunkturpolitischen Funktion ist die Wirkung der ersten Programme mit städtebaulichen Erfordernissen und Prioritäten kaum abgestimmt. Hauptnutznießer sind zunächst die großen Wohnungsunternehmen. Die Modernisierungsinvestitionen sind um etliches rentabler als entsprechende Neubauinvestitionen. So reguliert sich das Modernisierungstempo kaum durch die Mietzahlungsfähigkeit.

Die Stadt Hannover greift die vorgegebene Modernisierungspolitik auf und versucht, die öffentlichen Mittel vornehmlich auf größere Modernisierungsschwerpunkte zu lenken, die zwar durch ähnliche Tatbestände hinsichtlich ihrer formalen Voraussetzungen für die Anerkennung als Modernisierungsschwerpunkte charakterisiert sind, ansonsten aber in unterschiedlichen Funktionszusammenhängen zur Gesamtstadt stehen.

Tab. 9   *Modernisierungsschwerpunkte (Programm 1979)*

	Wohnungsbestand	davon modernisierungsbedürftig
Döhren Nord und Süd	3 025	2 304
Nordstadt	4 365	3 500
Linden-Mitte	4 525	3 300
Oststadt I	2 731	2 000
	14 646	11 104

Während 1978 von dem für den Einsatz in Schwerpunkten vorgesehenen Anteil von 48 % der Gesamtmittel öffentlicher Modernisierungsförderung nur ca. 12 % zweckentsprechend verwendet wurden, waren es 1979 statt 65 % lediglich ca. 16 %[18]). Daraufhin wurden für 1980 zusätzliche Schwerpunkte dort ausgewiesen, wo insbesondere gemeinnützige Wohnungsunternehmen entsprechende Modernisierungsanträge vorliegen hatten. Die Einzelhauseigentümer der betroffenen Schwerpunkte sind oft nicht in der Lage, den erforderlichen Eigenanteil von 15 % der förderungsfähigen Modernisierungskosten aufzubringen oder nicht willens, sich in formeller Hinsicht zu verschulden.

Insgesamt wurden in den zurückliegenden Jahren jeweils ca. 1500 Wohnungen mit öffentlichen Mitteln im Stadtgebiet Hannover modernisiert. Das entspricht etwa der Anzahl der zwischen 1967 und 1974 jeweils geförderten Sozialwohnungen in Hannover.

---

[18]) Vgl. ebenda, S. 46, 49–52.

Bei der Modernisierung städtischer Wohnungen wird mit Mietpreissteigerungen von 2,– DM/m² gerechnet. Um die Mieten in den Fällen, in denen sie 5,10 DM/m² übersteigen, darauf zu begrenzen, bewilligt die Stadt entsprechende Aufwendungszuschüsse.

Modernisierungsumfang und -tempo werden weitgehend von der privaten Investitionsbereitschaft, oft auch unabhängig von der öffentlichen Förderung, bestimmt. Eine wichtige Rolle spielt dabei die Umwandlung von Miet- in Eigentumswohnungen, die sich auf bestimmte Vorzugslagen und Objekte innerhalb der Altbauquartiere konzentriert und eine Aufwertung der Sozialstruktur bei abnehmender Belegungsdichte sowie einen allgemeinen Preisauftrieb mit nachhaltigen Wirkungen auf das Mietpreisniveau nach sich zieht.

Bis 1980 wurden vom Bauordnungsamt der Stadt Hannover in 119 Fällen Abgeschlossenheitsbescheinigungen erteilt. Sie betreffen insgesamt 2107 Wohnungen, davon allein 1118 Wohnungen im Jahre 1980[19]).

Eine Untersuchung von 90 umgewandelten und modernisierten Altbauwohnungen in Hannover hat ergeben, daß das durchschnittliche Mietniveau von ca. 4,39 DM/m² nach einer entsprechenden Luxusmodernisierung und unter Berücksichtigung der spekulativen Profitspannen bei der Vermarktung der Objekte auf 8,18 DM/m² anstieg. Die gleiche Untersuchung kommt zu dem Ergebnis, daß eine den Wohnwertverbesserungsbedürfnissen der vorhandenen Mieter angepaßte Vorgehensweise unter Ausschluß einer spekulativen Vermarktung zu einer Steigerung zu 5,62 DM/m² führen würde. Die gänge Altbauspekulation bewirkt danach eine volkswirtschaftlich unverantwortliche Steigerung der Wohnkosten um ca. 46 %[20]).

Siedlungsstrukturell schlagen sich die Folgen dieser Modernisierungspraxis in einer verschärften sozialen Segregation nieder. Am deutlichsten wird dies in den Sanierungsgebieten, wo die Aufwertungsziele der Stadt mit der sich zunehmend auf diese Gebiete konzentrierenden Nachfrage nach billigem Wohnraum in Konflikt geraten. Während die Wohnungsbelegungsdichten in den Altbauquartieren, die private Investitionen auf sich lenken, nachweislich sinken (z. B. Oststadt), ist dies in den Altbauquartieren, die mit Hilfe öffentlicher Subventionierung modernisiert werden sollen, nicht der Fall (z. B. Linden-Nord). Kurz- und mittelfristige Versorgungsansprüche stehen mittel- und langfristigen städtebaulichen Verbesserungsmaßnahmen gegenüber. Die sozialpolitisch einseitige Modernisierungspolitik steht kommunalen und regionalen Zielen einer ausgewogenen räumlich funktionalen Arbeitsteilung entgegen.

12.2.4.3 Nachfrageorientierte Baulandausweisung

Die Analyse der Wohnbauflächen in Stadt und Umland ergibt 1976, daß im Flächennutzungsplan der Stadt Hannover Wohnungsbaureserven für ca. 28 000 Wohnungen enthalten sind, von denen etwa 16 000 planungsrechtlich gesichert sind (einschließlich Baulücken). Das entsprechende Ergebnis für den Landkreis: 38 000 zu 19 000 Wohneinheiten.

Tab. 10   *Reserveflächen für den Wohnungsbau (Baubilanzen 1976, 1978 und 1981) in Stadt und Umland*

	LH Hannover	LK Hannover	Großraum Hannover	Prozentanteile LHH : LKH
1976	28 300 WE	38 200 WE	66 500 WE	42,6 % : 57,4 %
1978	18 800 WE	27 700 WE	46 500 WE	40,4 % : 59,6 %
1981	15 300 WE	24 300 WE	39 600 WE	38,6 % : 61,4 %

Quelle: Informationsdrucksache I/124. Zweckverband Großraum Hannover vom 18. 5. 1981, S. 1.

[19]) Vgl. ebenda, S. 35.

[20]) Vgl. LAUE, D.: Die Folgen der Altbauspekulation, Fallstudie „90 Wohneinheiten in Hannover" – Prognose einer Entwicklung am Wohnungsmarkt. Hannover 1981.

Da die Wohnungsbaureserven des Umlandes im wesentlichen Baugrundstücke für Einfamilienhäuser enthalten, während sie im Stadtgebiet 1976 ca. 77 % (=ca. 20 000 Wohneinheiten) für den Geschoßwohnungsbau vorsehen, wird damit gerechnet, daß sich bei einem weiteren Rückgang des Wohnungsbaues allgemein und dem Geschoßwohnungsbau im besonderen die Wohnungsbautätigkeit weiter in das Umland verlagern würde.

Bereits in den Zeiträumen 1961/68 und 1968/74 wurden ca. 73 % der Neuzugänge aller Wohnungen im Umland realisiert.

Zugleich befürchtet die Stadt Hannover, daß durch eine Zersplitterung der geringen Bautätigkeit auf eine Vielzahl von Gebieten die Entwicklung der bereits begonnenen Neubaugebiete verzögert wird.

In dieser Situation wird daher vorgeschlagen, die für den Geschoßwohnungsbau vorgesehenen Gebiete danach zu untergliedern:

– inwieweit sie sich aufgrund geringerer Dichte für die Umwidmung in Einfamilienhausgebiete eignen

– inwieweit sie vorrangig zu entwickeln sind

– oder vorerst bzw. überhaupt zurückzustellen sind[21]).

Als vorrangig zu entwickelnde Gebiete werden die begonnenen großen Neubaugebiete Mühlenberg-Nord, Roderbruch und Sahlkamp mit 4300 Wohneinheiten im Geschoßwohnungsbau vorgesehen.

Die „Wolle-Döhren" soll zunächst nur im ersten Bauabschnitt (ca. 300 Wohneinheiten in Geschoßbauweise) realisiert werden. Damit konzentrieren sich die Bemühungen der Stadt Hannover auf die Realisierung von 4600 Geschoßwohnungen; das entspricht ca. 25 % der in Reserveflächen und in Baulücken vorhandenen Kapazitäten für Geschoßwohnungen. Selbst dieses Ziel erscheint angesichts der gegenwärtigen Neubauraten im Geschoßwohnungsbau, insbesondere auch des eingeschränkten sozialen Wohnungsbaues, problematisch, da es nur mit einem hohen Anteil an Eigentumswohnungen realisiert werden kann.

Daneben sieht sich die Stadt Hannover in Anpassung an die vorgegebenen wohnungspolitischen Rahmenbedingungen einer eigentumsabhängigen Wohnungsbauförderung, aber auch zur Verhinderung von Abwanderung der noch investitionsfähigen Mittelschichten, weitgehend gezwungen, der Nachfrage nach Einfamilienhäusern nachzugehen.

Daher werden:

– Reserveflächen mit rechtskräftigen Bebauungsplänen, die Geschoßwohnungsbau vorsehen, teilweise zugunsten von Einfamilienhausgebieten umgewidmet

– vorhandene Reserveflächen für Einfamilienhausgebiete vorrangig erschlossen

– neue Flächen in sog. Sonderprogrammen für Einfamilienhäuser ausgewiesen.

Im Ergebnis dieser Bemühungen ließen sich mittelfristig bis ca. 1985 8300 Wohneinheiten in Einfamilienhäusern auf dem Stadtgebiet realisieren.

---

[21]) Ratsdrucksache 230/76: Rangfolge für die Entwicklung von Wohnbauflächen, S. 2. Abgedruckt in: Beiträge zum Wohnungsbau. Herausgeber: Stadtplanungsamt, Amt für Wohnungswesen der Landeshauptstadt Hannover, Hannover 1977.

Tab. 11   *Flächen für Einfamilienhausgebiete der Stadt Hannover*

Flächenart	Anzahl	Verfahrensstand	Anzahl
a) Reserveflächen	5 414 WE	aa) B-Pläne rechtskräftig ab) B-PLäne im Verfahren ac) B-Pläne erforderlich	1 842 WE 1 577 WE 1 995 WE
b) Baulücken einschl. Verdichtg.	1 738 WE	ba) B-Pläne nicht erforderlich	1 738 WE
c) Sonderprogramm	1 150 WE	ca) F-Plan u. B-Plan erforderlich cb) Änderung B-Plan erforderlich (vgl. unter a)	1 150 WE 550 WE
	8 302 WE		

Quelle: Zusammengestellt nach Drucksache Nr. 754/77 der LH Hannover „Kapazität der Bauflächen für den Wohnungsbau in der Landeshauptstadt Hannover".

Damit ergeben sich die für alle Kernstädte der Ballungszentren typischen städtebaulichen Probleme:

– die bestehenden, teils rechtskräftigen mehrgeschossigen Bebauungsvorstellungen, insbesondere in den vorgesehenen Siedlungsschwerpunkten, lassen sich nur schwer realisieren

– einer konsequenten Umwidmung und Herabzonung dieser häufig gut erschlossenen und ausgestatteten Siedlungsflächen stehen infrastrukturelle Auslastungskriterien und baurechtliche Schwierigkeiten entgegen

– zusätzliche Flächenausweisungen bergen die Gefahr der Zersiedlung in sich, belasten den Haushalt durch zusätzliche Erschließungskosten und sich verselbständigende Ansprüche an die infrastrukturelle Ausstattung; sie entziehen den im Aufbau befindlichen Siedlungsschwerpunkten das nötige Entwicklungspotential.

Die von der Stadt Hannover projektierten Einfamilienhausgebiete bemühen sich um städtebauliche Dichtewerte zwischen 0,4 und 0,8 Geschoßflächenzahl und teilweise neue Bauformen, wie z.B. individuelle Reihenhäuser und Stadthäuser mit kleinen Grundstückszuschnitten um 250 m² Fläche.

Abb. 5   *Davenstedt-West, Hannover (ab 1978)*[22])

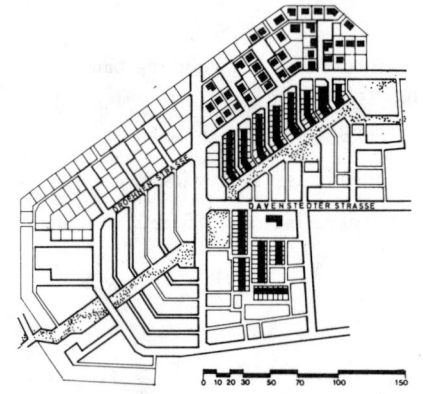

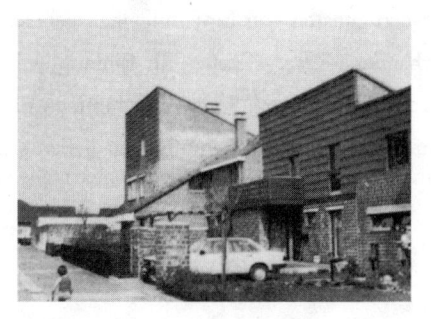

Mischung verschiedener Bauformen zweigeschossiger Einfamilienhäuser mit Gfz bis 0,8 im Bereich der Reihenhausbebauung; Erschließung der Hauszeilen in Doppelreihen über 5,50 m breite Wohnwege.

---

[22]) Architektur in Hannover seit 1900, a.a.O., L 35.

Dennoch wirken sich die veränderten Rahmenbedingungen des Wohnungsneubaues hinsichtlich einer zunehmend verringerten Siedlungsdichte aus. Dafür zwei Beispiele zweier jeweils benachbarter Wohnsiedlungen, die in der Kernrandzone einmal auf dem Gebiet der Stadt Garbsen und einmal auf dem Gebiet der Landeshauptstadt Hannover entstanden bzw. entstehen:

Garbsen

Auf der Horst	1965/70	ca. 47 WE/ha brutto
Mitte ‚EUROBAU'	1981	ca. 10 WE/ha brutto

Hannover

Mühlenberg	1970/74	ca. 69 WE/ha brutto
Wettbergen-West	Wettbewerb 1980	ca. 23 WE/ha brutto

Die Tendenzen einer Verringerung der Einwohnerdichte im Kernbereich und der Schwerpunktverlagerung der Einwohnerverteilung an den Stadtrand sind auch in der Vergangenheit bestimmende Kriterien gewesen:

a) Die Einwohnerverteilung verlagert sich ringförmig nach außen, wobei sich neben dem Maximum der Innenstadtrandlage ein zweites Maximum in einer Entfernung von ca. 5–7 km vom Zentrum ergibt.

b) Die Einwohnerdichte nimmt im Kernbereich ab, schwillt in der Kernrandzone an, wobei diese Anschwellung seit 1974 wieder deutlich abflacht.

Abb. 6
Einwohnerdichte in Abhängigkeit von der Entfernung zur Innenstadt 1939/1964/1978

Abb. 7
Einwohnerverteilung in Abhängigkeit von der Entfernung zur Innenstadt 1939/1964/1978

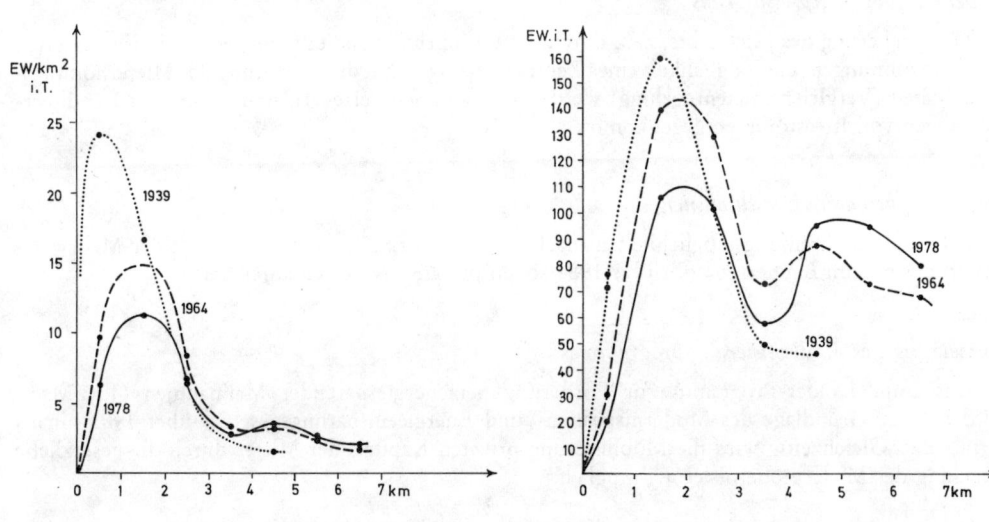

Quelle: Landeshauptstadt Hannover-Stadtplanungsamt, Statistisches Amt 1979 (Einwohnerpunktekarte als Grundlage).

12.3 Künftige Entwicklungslinien

Die künftige Siedlungsentwicklung wird maßgeblich von konjunkturpolitischen Maßnahmen im Bereich des Wohnungsbaues, der Einkommensentwicklung, den Haushaltspräferenzen, was Wohnflächenkonsum und Wohnstandort anbelangt, sowie von den Baulandangeboten der Städte und Gemeinden unter den Bedingungen einer verschärften Stadtumlandkonkurrenz und verminderter Lenkungsmöglichkeiten der Regionalplanung bestimmt.

12.3.1 Wohnungspolitische Rahmenbedingungen

Nachdem Mitte der 70er Jahre in den meisten Ballungsräumen Wohnungsengpässe auftreten und zu Hausbesetzungen führen, wird eine Phase wohnungspolitischer Diskussionen eingeleitet, in der neoliberale und investitionslenkende Grundsatzpositionen aufeinander treffen. Inzwischen lassen die wohnungspolitischen Gesetzesinitiativen des Bundes Ziele und Maßnahmen für die nächsten Jahre in Umrissen erkennen:

Beschränkung und Funktionalisierung des Sozialwohnungsbestandes

Der Teilmarkt der Sozialwohnungen soll auf bestimmte Bedarfsgruppen eingeschränkt werden; bereits das Wohnungsbau-Änderungsgesetz 1980 forciert die Umwandlung von Sozialmietwohnungen in Wohnungseigentum; durch „Zinsanhebungen" für Sozialwohnungen früherer Baujahre (insbesondere vor 1965) sowie eine Fehlbelegungsabgabe soll Kapital für Neubauvorhaben mobilisiert und das Mietniveau an die Vergleichsmiete herangeführt werden; die Maßnahmen können durch einen gewissen Interpretationsspielraum der Länder der Engpaßsituation der Ballungsräume angepaßt werden.

Anhebung des Mietpreisniveaus

Die Lockerung des Mietrechts, z.B. durch die Einführung von Staffelmieten bei freifinanzierten Neubauwohnungen, die Möglichkeit eines Zeitmietvertrages und die Lockerung der Mieterhöhungsmodalitäten (Vergleichsmietenregelung) werden das Wohnen verteuern und sollen den Renditeerwartungen von Investoren entgegenkommen.

Förderung privater Investitionsneigung

Erhöhte Abschreibungsmöglichkeiten (nach § 7b, 7 (5) EStG) sowie der Erhalt der Mehrwertsteueroption beim Bauherrenmodell bis 1984 sollen private Investoren anreizen.

Fortsetzung des Modernisierungsprogrammes

Das Bund-Länder-Programm zur Förderung heizenergiesparender Maßnahmen (4,35 Mrd.) wird auf der Grundlage des Modernisierungs- und Energieeinsparungsgesetzes über 1983 hinaus fortgesetzt. Gleichzeitig wird die Mobilisierung privaten Kapitals der Mieter durch die gesetzliche Regelung der Mietermodernisierung möglich.

Ein Sonderprogramm öffentlicher Wohnungsbauförderung des Bundes zur gezielten Beseitigung der Wohnungsengpässe in Ballungsräumen in der noch vor kurzem diskutierten Größenordnung von 60 000 Wohnungen erscheint ungewiß.

Vielmehr scheint der notleidenden Bauwirtschaft zu gelingen, was Wohnungsengpässe nicht zu bewirken vermochten: Aus konjunkturpolitischen Gründen werden Wohnungsbauprogramme auf Länderebene wieder in die Diskussion gebracht. Offen bleibt dabei, in welchem Umfang räumliche und sozialstrukturelle Komponenten in diesen Programmen enthalten sein werden.

Die Finanzierung eines erhöhten Neubauvolumens über die Angleichung des Mietniveaus unterschiedlich finanzierter Wohnungsteilmärkte sowie die Anhebung des Mietpreisniveaus bleibt sozialpolitisch für die Großstädte unbefriedigend. Erhöhte soziale Spannungen und verstärkte Segregationserscheinungen sind zu erwarten.

Abb. 8 *Einwohnerentwicklung im Großraum Hannover – beobachteter Verlauf und Zielvorgaben/Entwicklungserwartungen*

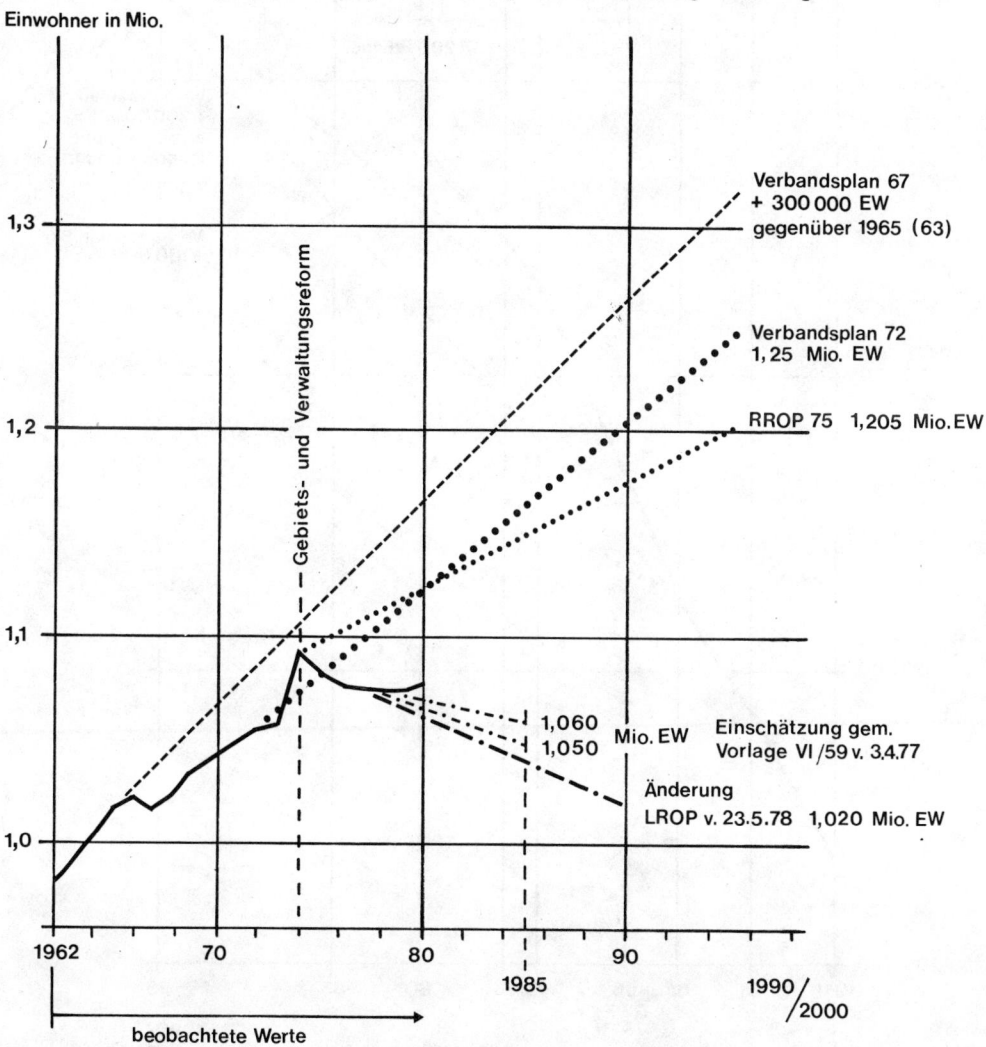

Quelle: Zweckverband Großraum Hannover, Abt. Regionalplanung, 1981.

Abb. 9 Wohnungsbauentwicklung im Großraum Hannover –
beobachteter Verlauf und Zielvorgaben/Entwicklungserwartungen

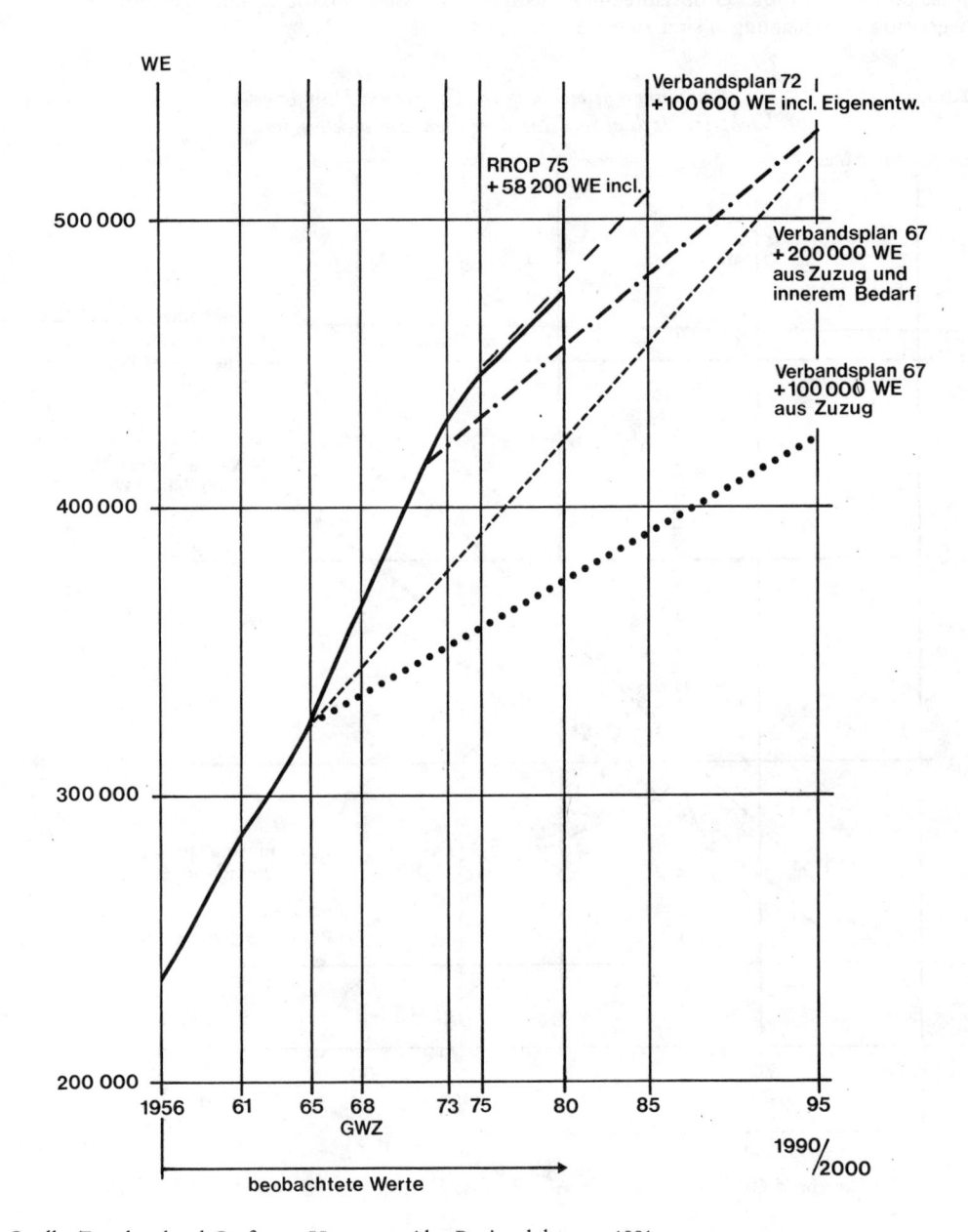

Quelle: Zweckverband Großraum Hannover, Abt. Regionalplanung, 1981.

12.3.2 Bevölkerungsprognose, Wohnungsbedarfsprognose und Baulandbilanz

Das Regionale Raumordnungsprogramm 1981 geht davon aus, daß sich die gegenwärtige Einwohnerzahl in der Region Hannover künftig nicht wesentlich ändert[23].

Die entsprechende Prognose der Bevölkerungsentwicklung und ihrer nahbereichsweisen Verteilung basiert auf der Analyse der bisherigen Entwicklung sowie der Entwicklungstendenzen, die mit Hilfe des von der PROGNOS AG erstellten Prognosemodells MINIBEPRO vorgenommen wurde.

Tab. 12 *Einschätzung der Bevölkerungsentwicklung bis 1990*
Ausgangsbasis 31. 12. 1979 – Wohnbevölkerung

Gebietseinheit	Bevölkerung 31. 12. 1979	Veränd. aus natürl. Bevölkerungsentwickl.	Veränd. aus natürl. Bevölkerungsentwickl. einschl. Wanderungen
Barsinghausen	32 699	32 100	33 000
Burgdorf	27 949	27 500	29 000
Burgwedel	18 338	18 300	18 500
Garbsen	57 406	59 800	60 000
Gehrden	12 036	11 700	12 000
Hemmingen	16 158	16 000	16 500
Isernhagen	18 286	18 700	21 000
Laatzen	33 919	33 000	37 000
Langenhagen	46 825	45 100	48 000
Lehrte	38 271	37 600	38 500
Neustadt	37 941	38 300	39 000
Pattensen	13 443	13 900	14 090
Ronnenberg	18 832	18 100	18 500
Seelze	30 293	29 900	30 500
Sehnde	18 493	17 900	18 000
Springe	30 528	30 000	31 000
Uetze	16 954	16 900	17 000
Wedemark	23 442	22 800	23 500
Wennigsen	12 457	12 300	13 000
Wunstorf	37 318	37 700	38 500
LK Hannover	541 568	537 800	556 500
Landeshauptstadt Hannover	535 854	497 200	503 500
Großraum Hannover	1 077 422	1 035 000	1 060 000

Quelle: Regionales Raumordnungsprogramm 1981 für das Gebiet des Zweckverbandes Großraum Hannover, Erläuterungen.

Darüber hinaus wurden folgende regionalplanerische Zielsetzungen einbezogen:

– Abfangen der Abwanderung aus der Stadt Hannover

– Stärkung der zentralen Orte der Kernrandzone sowie der Mittelzentren

– Minimierung der Pendlerströme durch möglichst kurze Wege zwischen Wohn- und Arbeitsstätten.

Im Ergebnis wird bis 1990 mit einer Einwohnerzahl von 1 060 000 gerechnet; dabei wird – ausgehend von der mit Hilfe der natürlichen Bevölkerungsprognose errechneten Zahl von 1 017 000 Einwohnern – die Beibehaltung der derzeitigen Wanderungsgewinne unterstellt.

---

[23] Vgl. zu diesen Angaben den Erläuterungstext zum Regionalen Raumordnungsprogramm 1981 für das Gebiet des Zweckverbandes Großraum Hannover, Hannover 1981.

Für die Stadt Hannover wird für 1990 mit 503 000 Einwohnern gerechnet; d.h., daß auch für die Stadt Wanderungsgewinne für möglich gehalten werden. Tatsächlich war dies 1979 und 1980 erstmals seit 1960 wieder der Fall.

Der Abschätzung der künftigen Wohnungsbauentwicklung und ihrer siedlungsstrukturellen Verteilung liegt die Baulandbilanz 1981 zugrunde, die sowohl Reserveflächen in Flächennutzungsplänen als auch bestehendes Bauland im Sinne der §§ 30 und 34 BBauG (Bebauungspläne und Baulücken) berücksichtigt.

Die bestehenden Flächennutzungspläne sind nach der Gebietsreform 1974 entwickelt und mit den Zielen der Raumordnung entsprechend dem Regionalen Raumordnungsprogramm 1975 noch weitgehend zielgerecht abgestimmt worden.

Tab. 13 Bilanz der Wohnbauflächen 1981

	1978 Reserven F-Plan	in B-Plänen Baulücken	insgesamt	1981 Reserven F-Plan	in B-Plänen Baulücken	insgesamt
Barsinghausen	905	699	1 604	1 142	772	1 914
Burgdorf	1 481	430	1 911	1 030	253	1 283
Burgwedel	408	347	755	307	200	507
Garbsen	1 450	768	2 218	1 468	590	2 058
Gehrden	345	116	461	357	128	485
Hemmingen	515	208	723	365	346	711
Isernhagen	582	315	897	259	80	339
Laatzen	1 179	3 025	4 204	1 089	1 320	2 409
Langenhagen	2 682	743	3 425	456	1 069	1 525
Lehrte	924	819	1 743	760	1 152	1 912
Neustadt	1 179	682	1 861	1 013	461	1 474
Pattensen	67	186	253	430	200	630
Ronnenberg	151	416	567	84	1 245	1 329
Seelze	484	782	1 266	404	750	1 154
Sehnde	491	199	690	328	301	629
Springe	1 045	691	1 736	965	662	1 627
Uetze	543	290	833	433	266	699
Wedemark	634	206	840	717	415	1 132
Wennigsen	216	150	366	268	391	659
Wunstorf	869	444	1 313	1 440	346	1 786
LK Hannover	16 150	11 516	27 666	13 315	10 947	24 262
LH Hannover		18 800		8 055	3 245 B.-Pl. 4 000 Baulü.	15 300
Großraum Hannover		46 500		21 370	18 192	39 562

Quelle: Regionales Raumordnungsprogramm 1981 für das Gebiet des Zweckverbandes Großraum Hannover, Erläuterungen.

Die Bilanz der Wohnflächen 1981 weist für die Stadt Hannover eine Kapazität von 15 300 Wohneinheiten aus. Darin haben sich bereits die zuvor erwähnten reduzierten Dichteerwartungen und Maßnahmen der Stadt zur Anpassung der Bebauungsmöglichkeiten an die Angebots- und Nachfragetrends niedergeschlagen. Im Umland bestehen für etwa 24 000 Wohneinheiten entsprechende Baulandreserven.

Aus Anlaß der Fortschreibung ihres Flächennutzungsplanes von 1975 versucht die Stadt aufgrund verschiedener Annahmen, die künftige Wohnungsnachfrage abzuschätzen, um sie den Bebauungsmöglichkeiten gegenüberstellen zu können[24].

---

[24] Vgl. Wohnbauflächenuntersuchung, Fortschreibung des Flächennutzungsplanes der Landeshauptstadt Hannover, Januar 1980.

Die Annahmen beziehen sich auf:

- unterschiedliche Einwohneranteile für die Stadt Hannover bis 1990 im Rahmen der mit der Regionalplanung abgestimmten Gesamtentwicklung
- unterschiedliche Trendannahmen der Steigerungsrate des Wohnflächenbedarfs.

Die Wohnfläche pro Einwohner hat sich in der Region von 25 m² im Jahre 1968 auf 32 m² im Jahre 1978 erhöht.

Eine bloße Trendfortschreibung würde für 1990 40 m² Wohnfläche pro Einwohner ergeben. Sowohl auf diesen Wert als auch auf den reduzierten Wert von 36 m² Wohnfläche pro Einwohner werden die unterschiedlichen Annahmen der Einwohnerentwicklung bezogen.

Tab. 14   *Wohnungsbedarfsprognose 1990*
            Großraum Hannover und Stadt Hannover

bei einem individuellen Wohnflächenbedarf	Zusätzlicher Wohnungsbedarf (in WE) 1990 für den Großraum Hannover	
	1 060 Mio Einwohner	1 017 Mio Einwohner
36 m² WF/E	+ 74 000	+ 56 800
40 m² WF/E	+ 125 000	+ 105 200

bei einem individuellen Wohnflächenbedarf von	Zusätzlicher Wohnungsbedarf (in WE) 1990 für die Stadt Hannover bei Annahme verschiedener Einwohnerzahlen			
	545 000 E	520 000 E	500 000 E	464 000 E
36 m² WF/E	+ 26 600	+ 16 600	+ 8 600	− 5 600
40 m² WF/E	+ 65 400	+ 44 300	+ 30 800	+ 12 000

Quelle: Wohnbauflächenuntersuchung, Fortschreibung des Flächennutzungsplans der Landeshauptstadt Hannover, Januar 1980, S. 8.

Für das Gebiet der Stadt Hannover folgt daraus, daß die derzeitige Einwohnerzahl von 545 000 weder von den bisherigen Wohnungsbauraten her noch von der Baulandausweisung und deren Erweiterungsmöglichkeiten bis 1990 her gehalten werden kann.

Auch für die in Übereinstimmung mit der Regionalplanung prognostizierte Einwohnerzahl von ca. 500 000 werden bis 1990 zwischen 8000 und 30 000 zusätzliche Wohneinheiten benötigt.

Allerdings erscheinen alle Annahmen einer anhaltenden Wohnflächensteigerung problematisch, soweit sie nicht auch die eingeschränkten Nachfragemöglichkeiten unterer und mittlerer Einkommensschichten und die Chancen eines veränderten Konsumverhaltens berücksichtigen.

Das Regionale Raumordnungsprogramm 1981 schätzt die Wohnungsbautätigkeit bis 1990 innerhalb der Stadt auf 15 000 Wohneinheiten und im Umland auf 26 500 Wohneinheiten.

Dafür würden die Flächenreserven der Stadt Hannover rein rechnerisch reichen, die des Umlandes liegen etwas darunter. Tatsächlich aber sind die Flächenreserven oft nicht verfügbar.

Aus diesem Grunde bemühen sich z.Z. nahezu alle Städte und Gemeinden der Region um zusätzliche Wohnbauflächenausweisungen.

Die mangelnde Verfügbarkeit über vorhandene Reserveflächen, aber auch die interkommunale Konkurrenz um die verbleibende Baulandnachfrage führt bei den Gemeinden dazu:

- zusätzliche Flächen zu möglichst günstigen Preiskonditionen zu mobilisieren.
Raumstrukturell wird die Bautätigkeit damit tendenziell in kleinere Ortslagen oder bisher von der Bauleit- und Regionalplanung freigehaltene Zwischenräume gelenkt.

Tab. 15   *Einschätzung der Wohnungsbautätigkeit 1990*

Nahbereich/ Gemeinde	Wohnungsbestand 31. 12. 79	zusätzliche WE bis 31. 12. 1990 inkl. Baulandbilanz
Barsinghausen	13 931	1 100
Burgdorf	11 168	2 000
Burgwedel	6 523	1 300
Garbsen	22 001	2 000
Gehrden	5 136	600
Hemmingen	6 847	600
Isernhagen	6 865	1 500
Laatzen	14 476	3 600
Langenhagen	18 395	2 600
Lehrte	15 818	1 700
Neustadt	13 584	1 600
Pattensen	5 481	500
Ronnenberg	8 054	900
Seelze	13 161	1 000
Sehnde	7 003	450
Springe	12 590	1 300
Uetze	6 587	500
Wedemark	8 505	1 500
Wennigsen	5 448	450
Wunstorf	14 215	1 300
Landkreis Hannover	215 789	26 500
Landeshauptstadt Hannover	253 484	15 000
Großraum Hannover	469 273	41 500

Quelle: Regionales Raumordnungsprogramm 1981 für das Gebiet des Zweckverbandes Großraum Hannover, Erläuterungen.

Gleichzeitig stagniert die Bebauung an sich vorhandenen Baulandes, das infrastrukturell oft besser erschlossen ist und verkehrsmäßig besser angebunden ist.

– besondere Baulandbeschaffungsprogramme aufzulegen.
Die Praxis, den Bodenpreis dadurch niedrig zu halten, daß das Baurecht erst nach Ankauf durch die Gemeinde (oder andere Verfahren) – wie z.B. garantierter Verkaufspreis – geschaffen wird, erfordert eine frühzeitige Abstimmung mit den übergeordneten Behörden und der Regionalplanung, die in der Praxis nicht von allen Gemeinden gesucht wird.

Diese Entwicklung wird durch eine Einschränkung des Instrumentariums und der Aussagedichte der Regionalplanung in Niedersachsen mit ermöglicht.

Die Landesregierung ist der Auffassung, daß sich die Wohnungsbauentwicklung im Großraum ohnehin konsolidieren wird, so daß es größere Fehlentwicklungen kaum geben wird. Aufgrund eines Runderlasses sollen die Gemeinden im Rahmen der Bauleitplanung selber bestimmen, in welchem der Ortsteile gebaut werden soll[25]. Dem Regionalen Raumordnungsprogramm sind ortsteilscharfe Wohnungsbauvorgaben sowie Aussagen zur Entwicklung der Siedlungsflächen verwehrt. Zugleich werden von einer vermehrten Baulandausweisung Dämpfungseffekte für die Preisentwicklung erwartet.

Die bloße Ausweisung von mehr oder weniger Bauland dürfte sich gegenüber anderen Einflußfaktoren kaum positiv auf die Bodenpreisentwicklung auswirken. Entscheidend sind die konkreten Baulandbeschaffungsmöglichkeiten, und hierbei kann vor allem eine kommunale Baulandpolitik preiswertes Bauland erschließen.

---

[25] Erlaß des Nds. Innenministers vom 18. 2. 1977 betreffend Raumordnungsprogramme.

12.3.3 Erfordernis alternativer Siedlungskonzepte

Eine Reihe von Einflußfaktoren hat ab Anfang der 70er Jahre eine Phase besonderer Unausgewogenheit und Konzeptionslosigkeit in der Siedlungsentwicklung der Ballungsräume eingeleitet.

- Die Gemeindefinanzreform von 1969 hat zwar die einseitige Abhängigkeit der Kommunen von der Gewerbesteuer vermindert, aber die siedlungspolitisch bedeutsame Konkurrenz um Gewerbebetriebe kaum entschärft. Neu hinzugekommen ist die Konkurrenz um steuerzahlende Einwohner, die sich auf die siedlungspolitischen Strategien insbesondere der Kernstädte erheblich auswirkt.

- Die Gebiets- und Verwaltungsreform von 1974 hat in wesentlichen Bereichen des Großraumes Hannover zu keiner Übereinstimmung räumlich funktionaler Teilräume und siedlungsstruktureller Verflechtungen mit den administrativen Grenzen geführt.

- Die instrumentale und seit 1980 auch institutionelle Einschränkung der Regionalplanung im Großraum Hannover führt zu Abstimmungsdefiziten über kommunale Entwicklungsziele und beeinträchtigt die regionale Ausgleichs- und Lenkungsfunktion. Die Stärkung der kommunalen Selbstverwaltung auf dem Gebiet der Bauleitplanung geht erfahrungsgemäß nicht mit der Herausbildung eines entsprechenden regionalen Konsenses einher.

- Die wohnungspolitischen Rahmenbedingungen einer anhaltenden Präferenz der Eigentumsförderung und verstärkten Kapitalmarktfinanzierung des sozialen Wohnungsbaues sowie der Verlagerung auf Modernisierungsförderung zeigen angesichts der krisenhaften Wirtschaftsentwicklung besonders ab 1973/74 entsprechende Auswirkungen auf die Siedlungstätigkeit. Dies betrifft sowohl die Lage als auch die städtebauliche Dichte und Konzeption neuer Siedlungen.
Insgesamt reagiert das Gefüge der sozialräumlichen Verteilung in Form zunehmender sozialer Segregation auf die veränderten Bedingungen der Wohnungsversorgung und entsprechende Disharmonien im Zusammenwirken unterschiedlicher Wohnungsteilmärkte.

Weder auf kommunaler noch auf regionaler Ebene gibt es derzeit gültige Leitbilder oder Modelle einer zukünftigen Siedlungsentwicklung. Die Stadt Hannover hat die Diskussion darum wieder aufgenommen, indem sie die unterschiedlichen Konsequenzen von drei denkbaren Entwicklungsalternativen hinsichtlich der jeweiligen Flächennutzung untersucht hat[26]).

Modell 1: Geringfügige Arrondierung; d.h. maßvolle Ergänzung vorhandener Stadtteile und Baugebiete.

Modell 2: Großflächige Arrondierung; d.h. größtmögliche Erweiterung vorhandener Stadtteile und Baugebiete.

Modell 3: Entwicklungsschwerpunkt Kronsberg; d.h. zusätzlich neuer Stadtteil in der Kernrandzone.

Die drei Modelle sind nicht nur hinsichtlich ihrer siedlungsstrukturellen Konsequenzen unterschiedlich, sie erscheinen auch vor dem Hintergrund des gegenwärtigen kommunalpolitischen Handlungsspielraumes und den wohnungspolitischen Rahmenbedingungen mehr oder weniger realistisch.

Die Diskussion um neue städtebauliche Leitbilder muß allerdings umfassender geführt werden als in den hier angedeuteten Flächenbedarfsdimensionen.

Sie muß auf regionaler Ebene die Maßstäbe einer künftigen dezentralen räumlich-funktionalen Arbeitsteilung und proportionalen, im Sinne einer enger aufeinander bezogenen, Verteilung der Wohn- und Arbeitsstätten neu definieren. Das Prinzip der kleinräumlichen Funktionsmischung orientiert sich an reduzierten Maßstäben räumlicher Mobilität und versucht, auch für die Bewohner

---

[26]) Vgl. Wohnbauflächenuntersuchung, Fortschreibung des Flächennutzungsplanes der Landeshauptstadt Hannover, a.a.O.

einer großstädtischen Region möglichst einheitliche und überschaubare Lebens- und Handlungsräume zu schaffen.

Sie muß auf der Ebene intraregionaler Funktionsräume stadtökologische Siedlungskonzeptionen entwickeln, die zu einem sparsamen Umgang mit der Fläche nicht im Widerspruch stehen dürfen[27].

Gemessen an einem solchermaßen definierten qualitativen Umstrukturierungsbedarf der Großstädte und ihres Umlandes werden die Stadt- und Regionalplanung künftig erhöhten Anforderungen ausgesetzt sein.

Mit der städtebaulichen Konzeption für das Gebiet der Döhrener Wolle hat die Stadt Hannover auf zwei Aspekte in der Diskussion um künftige städtebauliche Leitbilder aufmerksam gemacht[28]:

- Wohnqualität und städtebauliche Dichtewerte um 1,0 Geschoßflächenzahl widersprechen sich nicht. Der Wunsch nach persönlich gestaltbarer Wohnung und zugehöriger Freifläche einerseits und der städtebauliche Anspruch nach optimaler Flächennutzung sind auch bei Gebäuden mit 3–5 Geschossen miteinander vereinbar.
Die subjektiv immer wieder geäußerte Vorliebe für das freistehende Einfamilienhaus ist neben anderen oft zitierten Einflußfaktoren, wie z.B. der schlechten Wohnumfeldsituation innerstädtischer Quartiere und der bauwirtschaftlichen Interessenlage vieler Anbieter, vor allem auch auf fehlende städtebauliche Alternativen zurückzuführen.

- Für den Wohnungsneubau wurde eine ehemalige Fabrikfläche von ca. 5 ha genutzt. Das Beispiel verweist auf die zunehmende Bedeutung der Wiederverwendung und Umnutzung bebauter Flächen infolge des Strukturwandels, z.B. im Bereich der gewerblichen Produktion.
Die Möglichkeiten einer Wiederverwendung nicht mehr genutzter Gewerbeflächen für Wohn- oder Gewerbezwecke müssen konsequent untersucht und in die Überlegungen künftiger Siedlungskonzepte vorrangig einbezogen werden.

Abb. 10   *Döhrener Wolle-Leineinsel (Wettbewerb 1978)*
                1. Preis: Darbourne, Darke/Richmond, Weger/Stuttgart

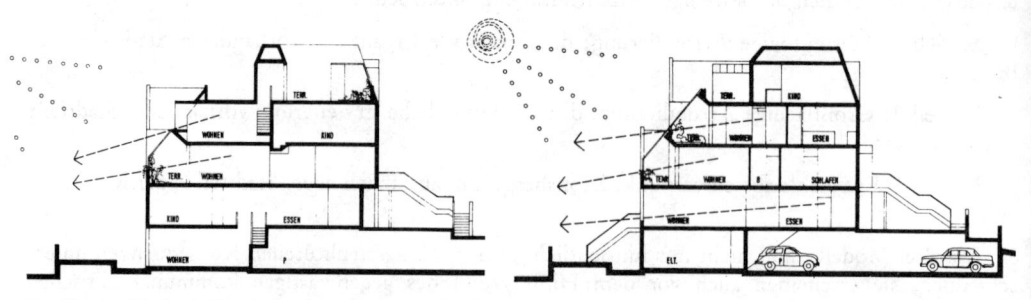

Quelle: Architektur-Wettbewerbe 99/1979, S. 35 ff.

---

[27] Als Elemente der ökologischen Stadtgestaltung lassen sich nennen:
- räumliche Integration von Wohnen und Arbeiten
- teilweise Rückführung der Nahrungsmittelproduktion und -verarbeitung in den Haushalt, die Nachbarschaft oder Gemeinden
- Erzielung eines ausgeglichenen Energiehaushaltes – Aufbau eines eigenständigen Wasserversorgungs- und -entsorgungssystems
- Wiederverwertung von festen und flüssigen Abfällen
- Stabilisierung des Mikroklimas und Neuschaffen von Biotopen
- Initiative der Bewohnerlebensweise.

Vgl. Ökologische Stadtgestaltung, Institut für Zukunftsforschung. Arbeitsmaterialien 1, Berlin 1979.

[28] Vgl. Wohnbebauung „Döhrener Wolle – Leineinsel" Hannover. In: Architektur-Wettbewerb 99/1979, S. 35ff.

Die Wohnungspolitik muß aus mehreren Gründen dauerhaft auf die Wohnungsmarktentwicklung einwirken.

- Der Versorgungsanspruch unterer Einkommensgruppen läßt sich über den freien Markt nicht befriedigend regulieren und erfordert den Eingriff der öffentlichen Hand. Die objektbezogene Darlehensförderung bzw. andere Formen der Abkopplung von der Kapitalmarktfinanzierung und ein sozial orientiertes Belegungsrecht sind bewährte Kriterien einer versorgungs- und sozialpolitisch motivierten Wohnungspolitik.
- Die Wohnungspolitik hat Avantgarde-Funktion zu übernehmen. Dies bezieht sich u.a. auf die Erprobung und Ermöglichung neuer Wohn- und Lebensformen, die Anwendung neuer Bautechnologien sowie das Verfügungsrecht über die Wohnung. In diesem Zusammenhang kommt der historischen Idee der Wohnungsbaugenossenschaften eine besondere Bedeutung zu, die es im Hinblick auf die selbstinitiierte Organisation des Bauprozesses sowie der Nutzung der Gebäude zu reaktivieren gilt.
- Im Rahmen dieser Betrachtungen sind aber vor allem die sozialräumlichen Verteilungswirkungen der Wohnungspolitik von Bedeutung.

Auch ohne Bodenrechtsreform müssen die vorhandenen Möglichkeiten, die das Bundesbaugesetz hinsichtlich der Flächenwidmung zugunsten von Personengruppen mit besonderem Wohnbedarf bzw. des sozialen Wohnungsbaues (§ 9 Abs. 1 BBauG) eröffnet, genutzt werden. Dazu ist die kommunale Verfügung über entsprechende Wohnungsbaukontingente eine wichtige Voraussetzung.

Insbesondere in Ballungsräumen ist die Regionalplanung ein Erfordernis der Koordination, des Ausgleichs und der Steuerung der räumlich funktionalen Arbeitsteilung,

Sie kann nicht leisten, was eine Bodenrechtsreform bewirken sollte; sie kann die kommunale Konkurrenz und deren Ursachen nicht ausschalten bzw. überspielen.

Sie kann aber, basierend auf dem kommunalen Konsens und einem allseitig akzeptierten Leitmodell, Orientierungshilfen für die kommunale Siedlungspolitik geben.

Der Zweckverband Großraum Hannover ist von seiner rechtlichen Konstruktion her viel stärker als die sogenannten „harten" Regionalverbände auf den kommunalen Konsens verwiesen[29]). Also auch stärker als sein Vorgänger, der Verband Großraum Hannover, es zwischen 1974 und 1980 war.

Er ist Träger kommunaler Interessen. Von diesem Selbstverständnis her ist der Zweckverband Großraum Hannover bemüht, Regionalplanung im Sinne einer Orientierungshilfe für die kommunale Siedlungspolitik zu betreiben. Dabei müssen die regional bedeutsamen wohnungspolitischen Verteilungseffekte stärker analysiert und berücksichtigt werden.

---

[29]) WAGENER, F.: Stadt-Umland-Verbände. In: Handbuch der kommunalen Wissenschaft und Praxis, Band 2, Berlin, Heidelberg 1982, S. 428.

Empfehlungen des Arbeitskreises „Siedlungspolitik und Regionalentwicklung"

Der Arbeitskreis „Siedlungspolitik und Regionalentwicklung" der AKADEMIE FÜR RAUMFORSCHUNG UND LANDESPLANUNG hat sich von 1979 bis 1982 intensiv mit Fragen der derzeitigen und zukünftigen Wohnungsmarktentwicklung in großstädtischen Verdichtungsräumen beschäftigt. Zum Abschluß seiner Arbeiten hat der Arbeitskreis die folgenden Empfehlungen formuliert, die insbesondere an die für Raumplanung und Wohnungsbau zuständigen Politiker in Bund, Ländern, Regionen und Gemeinden gerichtet sind.

1. Wohnungspolitische Maßnahmen sind – in einem bisher keineswegs ausreichend berücksichtigten Maße – raumwirksam. Dies betrifft insbesondere die Förderungsinstrumente. Die für Raumordnung und Stadtentwicklung zuständigen Politiker müssen sich jedoch verdeutlichen, daß die meisten wohnungspolitischen Förderungsinstrumente ausschließlich davon ausgehen, Investitionen im Wohnungsbau anzuregen und damit das Wohnungsangebot qualitativ zu verbessern bzw. quantitativ zu erhöhen. Bei dieser – zuerst einmal vollkommen raumunabhängigen – Zielsetzung kommt es entscheidend darauf an, Mitnehmereffekte und Streuwirkungen in Grenzen zu halten und auf diese Weise die Effizienz des wohnungspolitischen Instrumentariums sicherzustellen.

Diese Effizienz läßt sich erhöhen, wenn in stärkerem Maße als bisher die Tatsache Berücksichtigung findet, daß wohnungspolitische Maßnahmen von Region zu Region und auch kleinräumig differenziert sehr unterschiedliche Wirkung haben. Von der Ausgestaltung her ist das wohnungspolitische Instrumentarium bisher nicht auf eine Standortdifferenzierung angelegt. Um so mehr sollte der räumlich differenzierten Wirkung verstärkte Bedeutung beigemessen werden, um durch eine veränderte Ausgestaltung des Instrumentariums regionale Prioritäten setzen zu können. Dies gilt für z.B.

– den Abbau von Investitionshemmnissen

– den Ausgleich von Kostenunterschieden zwischen Regionen oder auch

– für kleinräumige stadtstrukturelle Differenzierungen.

So ist allseits der umfassende Rückgang des Mietwohnungsbaus in den 70er Jahren und der deutliche Rückgang auch des Eigenheimbaus zumindest im Jahr 1981 bekannt. Die Ursache liegt in beiden Fällen vor allem in den hohen und weiter erheblich steigenden Herstellungs- und Finanzierungskosten. Dort, wo diese Kostensteigerungen besonders hoch waren, nämlich in den Verdichtungsräumen, hat sich die kaufkräftige Nachfrage am stärksten auf günstigere Anlageobjekte konzentriert, schwerpunktmäßig auf den modernisierungsfähigen Altbau. Die gestiegene steuerliche Begünstigung von Investitionen für den Altbau (beispielsweise Erweiterung des § 7b EStG auf Altbau) wirkte in ihrem Kompensationseffekt gegenüber dem Neubau räumlich selektiv.

2. Die Ursachen des Rückgangs der Investitionsneigung in den Wohnungsneubau in den Verdichtungsräumen und ihrer Umgebung werden nach wie vor sehr kontrovers diskutiert. Der Arbeitskreis empfiehlt dringend, der Frage nach den Ursachen der rückläufigen Investitionsneigung in gezielten Forschungsvorhaben sorgfältig nachzugehen, da bisher keine der verschiedenen Argumentationen mit fundierten empirischen Ergebnissen belegt werden kann. Eine besondere Bedeutung hat dabei die Auswirkung des Mieterschutzes. Geklärt werden sollte in diesem Zusammenhang auch, welche Auswirkungen Regelungen haben würden, die die Bereitschaft der Mieter fördern, selbst in die Erhaltung und Qualitätsverbesserung ihrer Wohnung zu investieren.

3. Um Investitionsanreize im Wohnungsbau zu schaffen, bedarf es insbesondere der Verbesserung der Rentabilitätslage der Investoren. Bei z.T. gesetzlich in ihrer relativen Höhe limitierten Erträgen kommt dabei der Kostenentwicklung eine besondere Bedeutung zu. Dabei sind es insbesondere die Finanzierungskosten sowie die Kosten der Ausweisung von Bauland einschließlich Erschließung, die heute vielfach die Ertrag-Kosten-Relation für die Investoren so ungünstig gestal-

ten, daß die Investitionsneigung im Wohnungsbau stark rückläufig ist. Der Arbeitskreis empfiehlt nachdrücklich, die schon an vielen Orten laufenden Bestrebungen nach Aufhebung verzichtbarer kostenträchtiger Regelungen sowie nach bauflächensparenden Bauformen zu intensivieren und zu einem konkreten Abschluß zu bringen.

4. Nach Auffassung des Arbeitskreises sollte geprüft werden, ob die Grunderwerbsteuerbefreiung für Eigentümerwohnungen unter gewissen Voraussetzungen auf Mietwohnungsblöcke ausgedehnt werden kann. Dies käme insbesondere Wohnungsbaugesellschaften zugute, die damit einen Anreiz erhalten könnten, durch Verkauf bestimmter Mietwohnungsbestände stille Reserven mobilisieren zu können, die dann als Eigenkapital für Neuinvestitionen zur Verfügung stehen sollten. Geprüft werden müßte, ob an eine solche Grunderwerbsteuerbefreiung das Verbot einer vorzeitigen Ablösung öffentlicher Mittel geknüpft werden könnte. Gegebenenfalls könnte eine Befreiung auf Wohnungsbestände begrenzt werden, die nach 1960 oder auch 1965 gefördert worden sind und somit noch auf längere Zeit einer Belegungsbindung unterliegen. Eine solche Regelung bietet die Chance kurzfristiger Impulse für den Wohnungsneubau. Zudem wären auf der anderen Seite keine Verluste an Grunderwerbsteuer zu erwarten. Grundstücksverkäufe, wie sie hier angesprochen sind, werden von den gemeinnützigen Wohnungsunternehmen gerade wegen der Grunderwerbsteuer z.Z. nicht getätigt.

5. Die Polarisierung des Wohnungsmarktes in den Verdichtungsräumen nimmt wie schon in den 70er Jahren so auch in der absehbaren Zukunft zu. Auf der einen Seite stehen Wohnungsteilmärkte, auf denen einkommensstarke Haushalte (Doppelverdiener, Haushalte ohne Kinder etc.) ihre Ansprüche an die Wohnungsgröße und -ausstattung sowie das Stadtteilimage und die innerstädtische Lage durchsetzen können. Auf der anderen Seite stehen die Wohnungsteilmärkte, auf denen eine zunehmende Zahl von einkommensschwächeren Haushalten einer abnehmenden Zahl von preisgünstigen Wohnungen gegenübersteht. Dafür sind verantwortlich:

– in den 60er Jahren im Schnitt sinkende Reallöhne, ausgelöst u.a. durch zunehmende Arbeitslosigkeit (Technologieentwicklung, nachdrängende Jungerwerbsfähige, zunehmender Anteil einkommensschwächerer Ausländerhaushalte) und damit sinkende Mietzahlungsfähigkeit in den hauptbetroffenen Bevölkerungsgruppen

– eine schon heute sehr hohe Belastung durch Heizung und Mietnebenkosten („zweite Miete"), die voraussichtlich noch weiter ansteigen, zumindest aber mit hoher Wahrscheinlichkeit nicht abnehmen wird

– sinkender absoluter Umfang des Angebots an preisgünstigen Mietwohnungen durch Abriß, Modernisierung, Zweckentfremdung, Wohnungszusammenlegung.

Der Arbeitskreis empfiehlt, das wohnungspolitische Instrumentarium daraufhin durchzuprüfen, an welchen Stellen Veränderungen möglich sind, die einer weiteren Polarisierung entgegenwirken.

6. Der Arbeitskreis befürwortet, solche Planungen zu überprüfen, denen ein weiterhin erheblich zunehmender Verbrauch an Wohnfläche je Einwohner zugrunde liegt. Es mehren sich die Anzeichen, daß diese Zunahme für die 80er Jahre nicht mehr unterstellt werden darf. Die derzeitige Lage auf den Wohnungsmärkten mit preisgünstigem Angebot läßt

– generell Umzüge weniger häufig als in den 70er Jahren zu (erzwungene Seßhaftigkeit)

– Umzüge im einzelnen, wenn sie denn zwingend erforderlich sind, nur unter zufällig günstigen Umständen in einer Weise zu, daß nach dem Umzug eine größere Wohnung zur Verfügung steht.

Auf Wohnungsteilmärkten mit kaufkräftiger Nachfrage wird sicherlich auch weiterhin eine relative Wohnflächenzunahme zu beobachten sein. Über *alle* Wohnungsteilmärkte hinweg dürften sich die Steigerungsraten jedoch wesentlich verringern.

7. Eines der vorrangigen Ziele der Wohnungspolitik muß nach Auffassung des Arbeitskreises sein, den ungleichen Mieterwettbewerb um den modernisierungsfähigen Altbaubestand so zu entwickeln, daß die Investitionsbereitschaft einkommensstarker Haushalte wieder vermehrt auf den

Wohnungsneubau und damit auf den Einfamilienhausbau gelenkt wird. Der Arbeitskreis empfiehlt, insbesondere zu prüfen, ob diesem Ziel näherzukommen ist, wenn die steuerliche Förderung der Investitionen in den Altwohnungsbestand zumindest in den Verdichtungsräumen und in den Mittelstädten ausgesetzt würde.

8. Nach Auffassung des Arbeitskreises gibt es eine Reihe von Punkten, in denen die Wohneigentumsförderung effizienter gemacht werden kann. So ist seit langem bekannt, daß der § 7b EStG in ländlichen Regionen einen größeren Förderungseffekt als in Verdichtungsräumen mit sich bringt. Die dort ohnehin häufig guten und preiswerten Möglichkeiten der Wohnungsversorgung bedürfen zumindest keiner *so* intensiven Förderung, wie dies in den Verdichtungsräumen und ihrer Umgebung das Ziel sein sollte. Der Arbeitskreis empfiehlt daher zu prüfen, ob beispielsweise eine Differenzierung der Anrechnungshöchstgrenze zwischen ländlichen Räumen und Verdichtungsregionen sinnvoll sein könnte. In der gleichen Richtung könnte es wirken, wenn man eine Förderung von Zweitobjekten über den § 7b stärker als bisher auszuschließen versucht. Weiterhin empfiehlt der Arbeitskreis zu prüfen, ob durch eine Beseitigung des Progressionseffektes im § 7b eine stärkere Beteiligung einkommensschwächerer Schichten am Einfamilienhausbau möglich würde. Mit diesen Empfehlungen wird die generelle Aussage der Empfehlungen 1 und 2 aufgegriffen.

9. Die geringe Mobilität zwischen den angespannten Wohnungsteilmärkten der großstädtischen Agglomerationen sollte nicht durch Mietsteigerungen oder weitere rechtliche und administrative Maßnahmen, sondern unter den gegebenen Rahmenbedingungen vor allem durch eine Verbesserung der Markttransparenz und durch Hilfestellung für die Mieter gesteigert werden. Nach Auffassung des Arbeitskreises ist es notwendig, daß insbesondere die gemeinnützigen Wohnungsunternehmen, die häufig große, räumlich zusammenhängende Bestände verwalten, in Zusammenarbeit mit ihren Mietern und den Wohnungsämtern neue Formen der Bestandsbewirtschaftung (aktives Belegungsmanagement) entwickeln.

10. Wenn es gelingt,

– durch wieder etwas verstärkten Wohnungsneubau sowie

– intensivierte Mieterinvestitionstätigkeit

zu einem verringerten Druck auf den Altbaubestand zu kommen, sollte es nach Auffassung des Arbeitskreises für die Kommunen mit Aussicht auf Erfolg möglich sein, das vorhandene Bestandssicherungsinstrumentarium konsequent einzusetzen. Ergänzend müßten sozialpolitische und städtebauliche Maßnahmen ergriffen werden (Kommunalisierung der Wohnungspolitik).

11. Insgesamt wird deutlich, daß die wichtigsten Lösungsinstrumente zur Bewältigung der derzeitigen Situation auf den großstädtischen Wohnungsmärkten schon vorhanden sind. In den Kommunen, insbesondere aber auch auf regionaler Ebene, sollte vor der Forderung neuer Instrumente zur Steuerung der siedlungsstrukturellen Entwicklung mehr Mut zur politischen Entscheidung stehen.

Bereits heute vorhandene Möglichkeiten zur Lösung des Wohnungsproblems sind konsequent anzuwenden. Wenn mit dem Bemühen um stärker wirksame Instrumente – die evtl. auch bessere Eingriffe in das Marktgeschehen ermöglichen – jedoch nicht gleichzeitig das heute nur schwer handhabbare Instrumentarium entfeinert wird, dann werden auch mutige Planungsentscheidungen nur sehr begrenzt weiterhelfen.

12. Die derzeit betriebene erneute Änderung des Bundesbaugesetzes berücksichtigt dies nur zum Teil. Die Mehrzahl der Änderungsansätze zielt in die Richtung, Zeitverzögerungen in der Bauleitplanung soweit wie möglich zu verringern. Es muß grundsätzlich gefragt werden, ob die angestrebten Gesetzesänderungen nicht jedoch Neben- und Fernwirkungen haben, die gerade in die entgegengesetzte Richtung weisen. Es ist z.B. nicht auszuschließen, daß die angestrebte „erweiterte Umlegung" in der Praxis gerade zu einer langen Verfahrensdauer führt, obwohl der Entwurf eines Baulandbereitstellungsgesetzes auf das Gegenteil, nämlich eine Aktivierung des Baulandangebotes, abzielt.

Skepsis erscheint gegenüber großen Hoffnungen auf die vereinfachende oder beschleunigende Wirkung neuer Planungsinstrumente angebracht. Allgemeine wirtschaftliche und soziale Einflüsse schlagen stärker auf das Baugeschehen durch als Planung und Politik. So muß nicht näher ausgeführt werden, welche stimulierenden oder hemmenden Wirkungen z. B. Schwankungen des Zinsniveaus oder veränderte Erwartungshaltungen der Bürger an die Bauleitplanung und Wohnungsversorgung haben können. Im übrigen sei auf die Verunsicherung planender Verwaltungen und der Öffentlichkeit verwiesen, falls nun das Bau- und Bodenrecht nochmals innerhalb sehr kurzer Zeit verändert würde.

Forschungs- und Sitzungsberichte
der Akademie für Raumforschung und Landesplanung

Band 125:

Beiträge zum Problem der Suburbanisierung
(2. Teil)

Aus dem Inhalt:

		Seite
Olaf Boustedt, München	Vorwort	VII
Hans Hellberg und Hans-Georg Strauf, Hamburg	Surbanisierung unter veränderten Rahmenbedingungen?	1
Jürgen Friedrichs, Hamburg	Steuerungsmaßnahmen und Theorie der Suburbanisierung	15
Hans-Gottfried v. Rohr, Hamburg	Die Steuerung des Suburbanisierungsprozesses. Möglichkeiten und Grenzen zwischen Wohnungspolitik und Regionalentwicklung	35
Olaf Boustedt, München	Überlegungen zur planerischen Beeinflussung der Suburbanisierung	69
Gerhard Stepper, Hannover	Landesplanerische Ordnungs- und Entwicklungsvorstellungen für den suburbanen Raum	85
Klaus Fischer, Mannheim	Ziele und Instrumente zur Steuerung des Suburbanisierungsprozesses	97
Karl König, Augsburg	Suburbanisierung und Stadtverkehr – Räumliche Differenzierung der Daseinsgrundfunktionen und deren Einflüsse auf den Pendelverkehr zur Kernstadt, dargestellt am Beispiel der Stadtregion Augsburg	127
Anneliese Siebert, Hannover	Probleme der territorialen Neugliederung in suburbanen Räumen	157
Hans-Friedrich Eckey, Sprockhövel	Das Suburbanisierungsphänomen in Hamburg und seinem Umland	185

Entschließung der Ministerkonferenz für Raumordnung zur Gestaltung der Ordnungsräume vom 31. Oktober 1977 211

Der Band umfaßt 214 Seiten; Format DIN B 5; 1978; Preis 48,– DM
ISBN 3-87870-481-6

Auslieferung

CURT R. VINCENTZ VERLAG · HANNOVER

Forschungs- und Sitzungsberichte
der Akademie für Raumforschung und Landesplanung

Band 133:

Kleinräumige Siedlungsachsen
Zur Anwendung linearer Siedlungsstrukturkonzepte

Aus dem Inhalt:

		Seite
Hans Kistenmacher, Kaiserslautern	Vorwort	VII
Hans Kistenmacher, Kaiserslautern	Aufbau und Anwendung kleinräumiger Siedlungsachsen	1
Gerhard Boeddinghaus, Dortmund	Siedlungsachsen in der vergleichenden Modellbewertung	21
Heiner Dürr, München	Achsen im Aktionsraum privater Haushalte – Zur planerischen Bedeutung empirischer Befunde aus dem Bereich der Achse Ingolstadt-München	55
Wolfgang Eckstein und Rolf Romaus, München	Die Problematik von Siedlungsachsen vor dem Hintergrund empirischer Daten zum Standortverhalten privater Haushalte am Beispiel Münchens	91
Dieter Eberle, Kaiserslautern	Regionale Siedlungsachsen: Vom abstrakten Siedlungsleitbild zur differenzierten Weiterentwicklung der Siedlungsstruktur – Empirische Befunde und planungspraktische Perspektiven am Beispiel der Siedlungsachsenkonzeptionen im Mittleren Neckar-Raum und im Rhein-Neckar-Raum	137
Klaus Richrath, Karlsruhe	Siedlungsachsen und Siedlungsstruktur – Zur Kritik kleinräumiger Achsenkonzepte am Beispiel des Raumes Karlsruhe	177
Manfred Sinz, Bonn	Zur planungspraktischen Weiterentwicklung und Umsetzung der großräumig bedeutsamen Achsen in der Raumordnung	235

Der Band umfaßt 258 Seiten; Format DIN B 5; 1980; Preis 66,– DM
ISBN 3-87870-693-6

Auslieferung

CURT R. VINCENTZ VERLAG · HANNOVER